现代呼吸内科
常见病诊疗精粹

主编　张艳萍　高瑞华　贾　斌　张　丽
王德伟　薛　武　胥景花　邱景伟

上海科学技术文献出版社
Shanghai Scientific and Technological Literature Press

图书在版编目（CIP）数据

现代呼吸内科常见病诊疗精粹 / 张艳萍等主编 .-- 上海：上海科学技术文献出版社,2023

ISBN 978-7-5439-8981-8

Ⅰ. ①现… Ⅱ. ①张… Ⅲ. ①呼吸系统疾病 – 常见病 – 诊疗 Ⅳ. ① R56

中国国家版本馆CIP数据核字（2023）第225505号

组稿编辑：张　树

责任编辑：张　树　仲书怡

封面设计：宗　宁

现代呼吸内科常见病诊疗精粹

XIANDAI HUXINEIKE CHANGJIANBING ZHENLIAO JINGCUI

主　　编：张艳萍　高瑞华　贾　斌　张　丽　王德伟　薛　武　胥景花　邱景伟

出版发行：上海科学技术文献出版社

地　　址：上海市长乐路746号

邮政编码：200040

经　　销：全国新华书店

印　　刷：山东麦德森文化传媒有限公司

开　　本：787mm×1092mm　1/16

印　　张：19

字　　数：486 千字

版　　次：2023年11月第1版　2023年11月第1次印刷

书　　号：ISBN 978-7-5439-8981-8

定　　价：198.00 元

主　编

张艳萍（青岛市城阳区人民医院）

高瑞华（山东省曹县人民医院）

贾　斌（新疆医科大学第一附属医院）

张　丽（山东省济宁市兖州区铁路医院）

王德伟（山东省商河县中医医院）

薛　武（肥城市中医医院）

胥景花（济南市莱芜区人民医院）

邱景伟（联勤保障部队第九八三医院）

副主编

袁　霞（山东省东平县第一人民医院）

郑华晓（宁阳县第二人民医院）

高　迪（广东省水电医院）

山长红（济宁市兖州区人民医院）

牛艳芳（郓城县人民医院）

葛云茜（西平县人民医院）

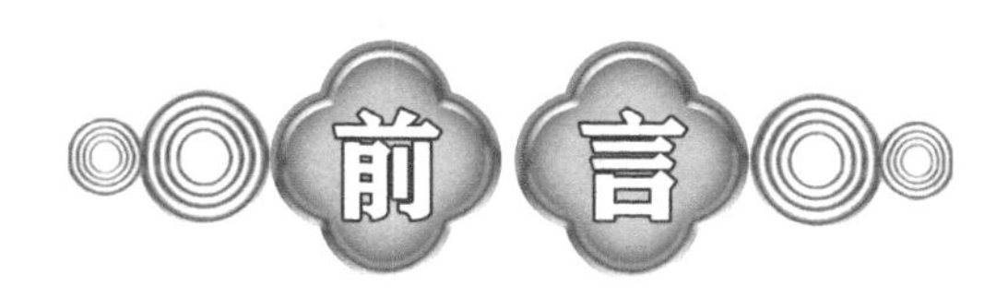

世界卫生组织数据显示，慢性呼吸系统疾病已成为继心脑血管疾病和恶性肿瘤之后的全球第三大致死类疾病。罹患呼吸系统疾病（如慢性阻塞性肺疾病、呼吸道感染、哮喘、肺结核等）的患者，通常会出现咳痰、胸痛、咳嗽等，严重者还会出现呼吸困难、呼吸衰竭及缺氧等情况，若不能及时有效地开展治疗工作，可能对患者的生命健康造成极大威胁。

近年来，随着科学技术的发展和对医学研究的深入，临床医师对呼吸系统疾病的认识跃上了新的台阶。但由于细菌、病毒等微生物感染，人口老龄化发展，环境污染加剧，吸烟率增加以及生活方式改变等，使得呼吸系统疾病的发病率和病死率仍在不断升高，呼吸系统疾病防治的任务任重而道远。这些现状也对呼吸内科医师提出了更高的要求，因此，我们特组织一批专家，参考国内外大量相关文献资料，结合多年的临床、科研及教学经验，编写了这本《现代呼吸内科常见病诊疗精粹》。

本书首先介绍了呼吸系统疾病常见症状和常用治疗手段，然后详细讲解了感染性、气流阻塞性、通气调节功能障碍性、弥漫性等呼吸内科疾病，包含了疾病的病因与发病机制、临床表现、诊断与鉴别诊断及治疗等。本书注重科学性和实用性的有机统一，具有很强的专业性和针对性，旨在使广大临床医师了解呼吸系统常见疾病诊疗的最新进展，以期能对提高呼吸系统疾病的诊断率与治愈率做出贡献，适合各级医疗机构从事呼吸系统疾病防治工作的医师使用。

由于呼吸系统疾病诊疗涉及的专业知识面广，编者编撰风格不一，加之编写时间仓促，书中难免存在疏漏之处，祈盼读者不吝指教，以期再版时完善。

《现代呼吸内科常见病诊疗精粹》编委会

2023年8月

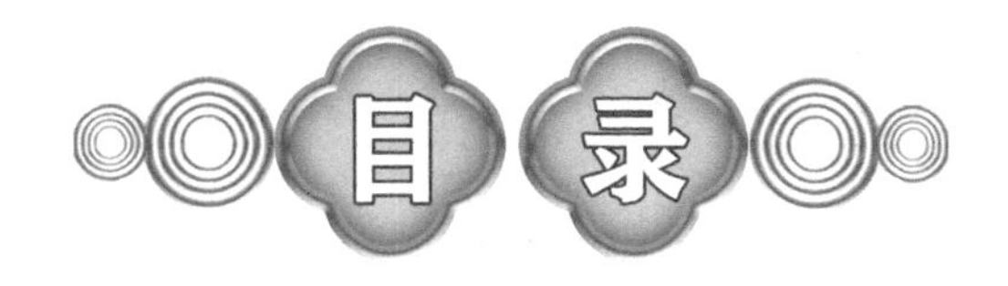
目 录

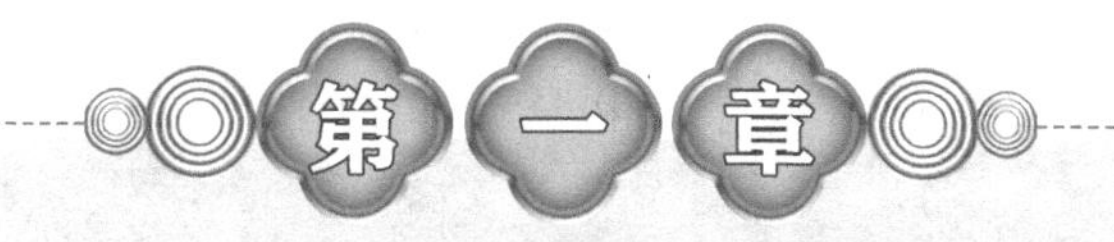

呼吸系统疾病常见症状

第一节　发　　热

正常人的体温受体温中枢调控，并通过神经、体液因素使产热和散热过程呈动态平衡，保持体温在相对恒定的范围内。当机体在致热源作用下或各种原因引起体温调节中枢的功能障碍时，体温升高超出正常范围，称为发热。

一、发生机制

在正常情况下，人体的产热和散热保持动态平衡。由于各种原因导致产热增加或散热减少，则出现发热。多数患者的发热是由于致热源所致，致热源包括外源性和内源性两大类。

（一）外源性致热源

微生物病原体及其产物、炎症渗出物，无菌性坏死组织、抗原抗体复合物等，不能直接作用于体温调节中枢，而是通过激活血液中的中性粒细胞，嗜酸粒细胞和单核、吞噬细胞系统，使其产生并释放内源性致热源，引起发热。

（二）内源性致热源

其又称白细胞致热源，如 IL-1、肿瘤坏死因子（TNF）和干扰素等。

（三）非热源性发热

非热源性发热见于体温调节中枢直接受损、引起产热过多的疾病、引起散热减少疾病等。

二、病因与分类

（一）感染性发热

各种病原体如病毒、细菌、支原体、立克次体、螺旋体、真菌、寄生虫等引起的感染，无论是急性、亚急性或慢性、局部或全身性，均可出现发热。

（二）非感染性发热

主要有以下几类原因。

1.细菌性坏死物质的吸收

（1）机械、物理或化学性损害，如大手术后组织损伤、内出血、大出血、大面积烧伤等。

(2)因血管栓塞或血栓形成而引起心肌、肺等内脏梗死或肢体坏死。

(3)坏死组织与细胞破坏,如癌、白血病、淋巴瘤、溶血反应等。

(4)抗原-抗体反应,如风湿热、血清病、药物热、结缔组织病等。

2.分泌代谢障碍

如甲状腺功能亢进、重度脱水等。

3.皮肤散热减少

如广泛性皮炎、鱼鳞病等,一般为低热。

4.体温调节中枢功能紊乱

(1)物理性:中暑等。

(2)化学性:重度安眠药中毒等。

(3)机械性:脑出血等。高热无汗是这类发热的特点。

5.自主神经功能紊乱

由于自主神经功能紊乱,影响正常的体温调节过程,使产热大于散热过程,体温升高,多为低热。

三、临床表现

(一)发热的分度

按发热的高低可分为 4 种:①低热,37.3～38 ℃;②中等度热,38.1～39 ℃;③高热,39.1～41 ℃;④超高热,41 ℃以上。

(二)发热的临床过程及特点

1.体温上升期

常伴有疲乏无力,肌肉酸、皮肤苍白、畏寒或寒战等现象。体温上升有以下两种方式。

(1)骤升型:体温在几小时内达 39～40 ℃,常伴有寒战。见于疟疾、大叶性肺炎、败血病、流行性感冒、急性肾盂肾炎、输液或某些药物反应。

(2)缓升型:体温逐渐上升,在数天内达高峰,多不伴寒战。如伤寒、结核病等。

2.高热期

此期是指体温上升达高峰之后保持一定时间,持续时间长短可因不同而有差异。如疟疾可持续数小时,大叶性肺炎、流行性感冒可持续数天,伤寒则可为数周。

3.体温下降期

由于病因的消除,致热源的作用逐渐减弱或消失,体温中枢的体温调定点逐渐降至正常水平,产热相对减少,散热大于产热,使体温降至正常水平。此期表现为出汗多,皮肤潮湿。体温下降有以下两种方式。

(1)骤降:是指体温于数小时内迅速降至正常,有时略低于正常,常伴有大汗淋漓,常见疟疾、急性肾盂肾炎、大叶性肺炎及输液反应。

(2)渐降:指明体温在数天内逐渐降至正常,如伤寒、风湿热等。

四、热型及临床意义

(一)稽留热

体温恒定地维持在 39～40 ℃,达数天或数周。24 小时内体温波动范围不超过 1 ℃。常见于大叶性肺炎、斑疹伤寒及伤寒高热期。

(二)弛张热

弛张热又称败血症热型，体温常在39 ℃以上，波动幅度大，24小时内波动范围超过2 ℃，但都在正常水平以上。常见于败血症、风湿热、重度肺结核及化脓性炎症等。

(三)间歇热

体温骤升达高峰后持续数小时，又迅速降至正常水平，无热期(间歇热)可持续1天至数天，如此高热期与无热期反复交替出现。见于疟疾、急性肾盂肾炎等。

(四)波状热

体温逐渐上升达39 ℃或以上，数天后又逐渐下降至正常水平，持续数天后又逐渐升高，如此反复多次。常见于布鲁菌病。

(五)回归热

体温急骤上升至39 ℃以上，持续数天后又骤然下降至正常水平。高热期与无热期各持续若干天后规律交替一次。可见于回归热、霍奇金病等。

(六)不规则热

发热的体温曲线无一定规律，可见于结核病、风湿热、支气管肺炎、渗出性胸膜炎等。

五、伴随症状

发热伴随的症状因病因不同而有所差别，其中寒战、结膜充血、淋巴结肿大、单纯疱疹、肝大、脾大、出血、关节肿痛、皮疹等较为常见，老年患者即使因普通感冒发热也可导致昏迷。因此，对发热的高龄患者要严密观察伴随症状。

六、治疗

(一)物理降温

体温39 ℃以上时应给予物理降温。物理降温30分钟后测体温。持续冷敷物理降温者，应保留一侧腋下勿置冰袋，或选择测量肛温，以保证测量体温的准确性。具体方法如下。

1.头部冷敷

用冷毛巾及冰帽放于头部，同时也可将冰袋放于腋窝、腹股沟等血管丰富处。冷敷时需注意防止冻伤，尤其应用冰袋时，要经常更换冷敷部位，冰袋须用干毛巾或干敷料包裹，以防局部冻伤。

2.酒精或温水擦浴

用30%～50%酒精擦浴或用32～34 ℃温水擦浴以助蒸发散热。擦浴时，注意保暖，可分部位擦拭，其余部位盖好衣被，防止着凉，加重感冒。如周围循环不良者，应在擦浴过程中，以热水袋置于足底部。

3.冷盐水或温水灌肠

可根据病情遵医嘱给予冷盐水灌肠或温水灌肠。

(二)加强营养和体液的补充

高热患者应给予高热、高蛋白、高维生素、低脂肪易消化的流质或半流质饮食，保证每天总热量不低于12 552 kJ(3 000 kcal)。鼓励患者多饮水，必要时静脉输液，24小时进入液体量约3 000 mL，以防患者脱水，促进毒素和代谢产物的排除。

(贾　斌)

第二节 咳　嗽

咳嗽是呼吸系统疾病症状中最常见的主诉之一,但咳嗽不一定表示疾病,许多情况可以引起咳嗽,从生理角度讲它是人体排除呼吸道异物和分泌物的一种重要保护机制。广义而论,咳嗽并不局限于有关呼吸系统本身的疾病,也可能由于呼吸系统疾病以外心、食道、胃及腹膜等处其他器官和组织的刺激所引起。咳嗽的危害性并不经常引起人们重视,长期吸烟的人虽有咳嗽,往往习以为常,通常在咳嗽剧烈或伴有胸痛、发热或咯血时,促使患者就医。咳嗽对疾病诊断的特征性不强,咳嗽可能是一般上呼吸道感染的一部分,但也可能是肺炎、结核、肺癌等严重疾病的临床表现之一,不可疏忽、漏诊。

一、病因和发生机制

咳嗽是一种神经反射过程,来自呼吸道黏膜或其他器官和组织的刺激,通过迷走神经传递至延脑咳嗽中枢,然后刺激通过迷走神经传出纤维下传,引起快速吸气后禁闭声门的动作,并有膈肌、其他呼吸肌和腹肌收缩,造成肺内压及胸腔内压升高,继而声门突然开放引起咳嗽。咳嗽通常由下列情况引起。

(一)感染因素

1.上呼吸道、气管、支气管和肺部的感染

常见于急性和慢性咽喉炎、喉结核、急性和慢性支气管炎,支气管扩张、支气管内膜结核、各种肺炎、肺脓肿、肺结核等疾病。

2.传染病和寄生虫病

百日咳、肺血吸虫病、肺吸虫、肺棘球蚴病、卡氏肺孢子虫病等。

(二)理化刺激因素

1.气雾刺激因素

吸入寒冷、高温气体、吸烟、吸入煤烟以及刺激性化学气体等。

2.呼吸道阻塞、受压因素

呼吸道分泌物、血液、误吸或异物吸入、支气管肿瘤、肺不张等引起的呼吸道阻塞;纵隔肿瘤、淋巴结肿大,及其他纵隔或肺部占位性病变引起的气道受压。

(三)变态反应因素

支气管哮喘(咳嗽变应性哮喘)、外源性变应性肺泡炎、Loffler 综合征等。

(四)其他

慢性鼻窦炎等引起的鼻后滴流综合征、胃食管反流致胃酸进入下端食道,二尖瓣狭窄引起的肺淤血或肺水肿,以及气胸、胸腔积液引起的胸腔压力增高,均可引起咳嗽,咳嗽也可能是服用血管紧张素转换酶抑制剂(ACEI)如培哚普利类药物的一种不良反应。

二、诊断方法

(一)病史询问

咳嗽对疾病的诊断缺乏特征性,仔细询问病史,详加分析对探明咳嗽的病因很有帮助。

1.咳嗽的性质

呼吸道分泌物潴留引起咳嗽排痰，是一种有效咳嗽不宜阻抑；干咳无痰或刺激性咳嗽属于无效咳嗽，提示气道受炎症或其他因素刺激所引起，干性或刺激性咳嗽多见于急性咽喉炎、急性支气管炎、支气管异物、百日咳、支气管肿瘤等情况。

2.咳嗽伴随症状

(1)咳嗽伴有发热多见于上呼吸道及肺部感染，如肺炎、肺脓肿、肺结核等。

(2)咳嗽伴大量脓痰提示支气管或肺部的化脓性感染，多见于支气管扩张及肺脓肿。

(3)咳嗽伴胸痛、气促要注意有无肺炎、胸膜炎、气胸、胸腔积液、肺梗死等情况。

(4)咳嗽伴咯血往往见于肺结核、支气管扩张，肺脓肿等支气管或肺部的疾病。此外还应考虑到肺外因素如二尖瓣狭窄或其他原因引起的左心衰竭肺瘀血，对咳嗽伴痰血持续数周的中老年患者更应警惕肺癌的可能。

3.年龄因素

小儿呛咳要考虑异物吸入、百日咳、淋巴结肿大压迫呼吸道等可能；青壮年长期咳嗽，要考虑肺结核或支气扩张等多发疾病，中老年长期吸烟者不明原因的咳嗽或咳嗽节律变化，应警惕肺癌的可能。

4.职业、环境及流行区因素

长期接触粉尘应考虑尘肺；厨工及长期接触油烟的家庭妇女常患有慢性支气管炎；来自内蒙古、新疆等牧区的患者应想到肺棘球蚴病的可能，肺血吸虫病常有疫区水接触史、肺吸虫则流行于四川和东南沿海地区，有食生蟹史。

(二)体检重点

颈部检查要注意气管是否移位，及有无淋巴结肿大，青少年两侧颈淋巴结肿大结核性多见，但中老年单侧锁骨上淋巴结肿大应首先考虑肺癌的转移，并应进一步深入检查。双侧背下部干、湿啰音可能是肺炎、支气管炎、支气管扩张或肺瘀血所致。肺上部局限性细湿啰音要除外肺结核、局限性干鸣音也可能是肿瘤或异物引起支气管狭窄所致，咳嗽伴有心脏器质性杂音，及胸腔积液等体征也是诊断的重要依据。

(三)实验室检查

咳嗽如伴有痰液，可做痰的检查，以明确诊断。痰的细菌学检查，涂片、培养找结核分枝杆菌，及脱落细胞检查，是发现病原菌、诊断肺部感染、肺结核和肺癌的重要手段。

(四)特殊检查

胸部X线检查是明确咳嗽病因的必要手段，发现肺部异常阴影结合病史、体征，往往能做出初步诊断，但起源于支气管内的病变，X线检查往往不能显影，因此，X线检查阴性结果不能排除支气管腔内病变如肺癌、支气管扩张、支气管内膜结核或异物的可能。胸部CT检查较普通胸片有较大优越性，可发现心后区病灶、仔细观察肺门、纵隔、胸膜情况，对诊断支气管扩张和肺癌等疾病很有帮助。对一些痰液及X线检查原因尚不明确的咳嗽，必要时可做纤维支气管镜检查，以直接窥见管腔内的病变，及通过刷检或活组织病理检查，进一步明确诊断。

三、鉴别诊断

(一)上呼吸道疾病

1.急、慢性咽喉炎

急性咽喉炎起病急，有咽喉疼痛、灼热、刺激性干咳，或声音嘶哑等不适，检查咽喉部有明显充血水肿;慢性咽喉炎长期咽喉燥痒感及干咳,或有声音沙哑,检查咽喉部黏膜有慢性充血增厚,咽后壁淋巴滤泡增生等改变。

2.喉结核

喉结核可有干咳、声音嘶哑,随病情发展而加重,后期伴失声、吞咽疼痛,常继发于开放性肺结核患者。通过喉镜或病理活检可以确诊。

3.喉癌

喉癌可有刺激性咳嗽、声音嘶哑、咳嗽时喉痛等症状,多见于中老年。诊断依靠喉镜和病理活检。

(二)支气管、肺部疾病

1.急性支气管炎

起病有刺激性干咳,或伴少量白色黏痰,体检和胸部X线检查多无特殊发现,一般经1~3周可自愈。

2.慢性支气管炎

慢性支气管炎以长期咳嗽、咳痰或伴喘息为特征,病因可能与长期吸烟有关。咳嗽于清晨及夜间为重,并在冬春气候突变时转剧,气温转暖时减缓,痰多为白色黏液,偶呈少量脓性。早期体检无异常发现,或于急性发作期肺部可闻及干、湿啰音。胸部X检查可无异常,或有肺纹理增深等改变,病情进展易并发阻塞性肺气肿和肺源性心脏病。

3.支气管扩张

支气管扩张以反复咳嗽、咯血、咳脓性痰为特征。晨起咳嗽剧烈,咳出较多积痰而缓解。体检可闻及胸背部湿性啰音,及杵状指。X线胸片可见卷发状阴影,支气管碘油造影或胸部CT检查可确定诊断。

4.支气管内膜结核

支气管内膜结核可有阵发性刺激性咳嗽。胸部X线胸片可能有张力性空洞或肺不张,单纯支气管内膜结核也可不伴有肺部结核病灶,痰中常易找到结核分枝杆菌;可通过痰结核分枝杆菌及纤维支气管镜检查证实。

5.肺癌

咳嗽是肺癌最常见的症状,或伴有持续小量痰血及胸痛等不适,多见于中老年。胸部X线检查及痰脱落细胞检查是诊断肺癌的主要手段,由于肺癌的预后极差,早期诊断非常重要,对疑诊的中老年患者经上述检查不能证实时,应进一步做胸部CT及纤维支气管镜检查。

6.支气管哮喘

反复发作的胸闷、呼气性呼吸困难,并伴有哮鸣音是哮喘的特征,病程中可伴有咳嗽,有时喘息不明显而咳嗽成为唯一症状,使用支气管解痉剂咳嗽可以缓解,称为咳嗽变异性哮喘。

7.肺炎

咳嗽是各型肺炎的一种常见症状,尚可伴有发热、胸痛、咳痰、气促等不适。各型肺炎的临床及胸部X线表现有很大差异,痰液检查对肺炎病因诊断有重要意义。

8.肺脓肿

肺脓肿多以畏寒高热起病,常伴有咳嗽,随着病情发展,脓肿形成并液化,可咳出大量脓性痰液,随之体温有明显下降,少数患者有不同程度的咯血。胸部X线可见空腔、液平等典型表现,病因多为细菌性感染,部分起病缓慢,发热不明显的中老年患者也可能是由癌肿阻塞管腔,引起的继发感染或肿瘤坏死形成的脓肿样 X 线表现，需进一步做痰脱落细胞检查及纤维支气管镜检查。

9.肺结核

咳嗽是肺结核主要症状之一，多为单声咳嗽，或伴少量黏液痰，其他尚有低热、乏力、盗汗、咯血等症状。根据咳嗽等临床表现尚难以做出诊断。应根据痰液结核分枝杆菌检查及胸部 X 线检查来确诊。

10.肺真菌病

肺真菌病表现多样，常有顽固性咳嗽、黏痰或血痰、乏力、低热、胸痛等症状。肺真菌病可由多种真菌引起，以白念珠菌及曲菌感染较为常见。白念珠菌病多发生在长期应用抗生素、激素或抗癌化疗免疫力低下的患者。胸部 X 线检查多在两肺中下部，有肺纹理增多或小片状、结节状阴影等非特征性改变，由于正常人有时痰中也可发现白念珠菌，连续培养 3 次阳性才有诊断意义。肺曲菌病常继发于肺结核等重症免疫力低下的患者，胸部 X 线检查有时发现空洞内有能随体位滚动的团块状曲菌球阴影，诊断依靠痰曲菌培养。

11.尘肺

长期吸入职业性粉尘可引起硅肺、石棉肺、水泥肺、煤肺等尘肺。临床有咳嗽、气短及胸痛等症状。应根据职业史，X 线弥漫性改变，及肺功能损害进行诊断及鉴定。

(三)传染病和寄生虫病

1.百日咳

百日咳是一种小儿急性传染病，易在儿童群体中流行；以阵发痉挛性咳嗽为特征，连续阵咳之后，在吸气时常伴高音调吼鸣。

2.肺血吸虫病

急性血吸虫感染，幼虫移行肺内，患者有咳嗽、气促、发热、肝脾大及血中嗜酸粒细胞增多。诊断依据疫区水接触史，及痰或粪便中找到血吸虫卵。

3.肺吸虫病

有慢性咳嗽、咳痰，或伴反复咯血，诊断依据流行病学史，有食生蟹或蝲蛄史，痰中查到肺吸虫卵，或肺吸虫抗原皮内试验阳性。

4.肺棘球蚴病

可有咳嗽、咳痰、咯血和胸痛，X 线典型征象为单个或多发性圆形或椭圆形囊肿阴影，破裂后其顶部呈半月形透光带。棘球蚴皮内试验、棘球蚴补体结合试验及间接血凝试验等均有诊断价值。

5.卡氏肺孢子虫病

起病多缓慢，有干咳、气促、低热、发绀等症状，胸部 X 线检查为双侧广泛性弥漫性炎性浸润，进而发展成实变阴影，可融合形成肺水肿样 X 线表现。临床多见于免疫功能损害的患者，如早产、营养不良的婴儿和长期使用免疫抑制剂和抗代谢药物的肿瘤和器官移植患者，特别是艾滋病患者。平时咳出的痰中肺孢子虫检出率不高，支气管肺泡灌洗、经皮或经支气管镜穿刺肺活检可增高检出率。

(四)胸膜疾病

胸膜疾病一般并不引起咳嗽，但在自发性气胸及胸膜炎患者，由于胸膜受到炎症和胸腔压力变化的刺激也可咳嗽或刺激性干咳。

(五)心源性疾病

1.充血性心力衰竭

咳嗽是左心衰竭的早期症状，有气短及夜间端坐、浆液或泡沫状痰。根据原有心脏病史及体征、发绀、呼吸困难、两肺底湿性啰音及胸部X线征象做出诊断。

2.肺水肿

急起咳嗽，咳出大量粉红色或血性泡沫状痰、呼吸困难、两肺广泛湿啰音、胸部X线检查有两肺蝶状自肺门向外的斑片影。可由于左心衰竭、输液过速过量、高山缺氧等情况引起。

3.心包炎

心包炎或伴心包积液均可引起咳嗽，并有胸闷、气短、胸前区疼痛。诊断依据心脏体征、胸部X线检查、超声心动图检查及心包积液穿刺检查。

(薛　武)

第三节　咳　痰

咳痰是指呼吸道分泌物由口腔咳出。正常情况下支气管黏液腺体和杯状细胞有少量黏液分泌，保持气道湿润，分泌增加形成痰液，痰液可将吸入的灰尘、细菌以及组织破坏产物等，借助纤毛运动及咳嗽气流而排出体外。因此，咳痰在一定程度上对机体起到保护作用。但是，痰液过多、分泌潴留易造成气道阻塞，加重呼吸困难，在衰弱患者甚至造成窒息。此外，痰液潴留也容易滋生感染使病情进一步恶化。

一、病因

(一)肺和呼吸道疾病引起的咳痰

(1)病毒、支原体及细菌性肺炎，肺结核、肺脓肿、肺癌、弥漫性肺间质纤维化及肺真菌病等。

(2)急性、慢性支气管炎、支气管扩张、支气管哮喘、支气管异物等。

(二)传染病及寄生虫病引起的咳痰

(1)Loeffler综合征、热带嗜酸粒细胞增多症等。

(2)肺阿米巴病、肺吸虫病、肺棘球蚴病等。

(三)心血管、循环障碍引起的咳痰

多见于急性肺水肿及心力衰竭等情况。

二、诊断方法

(一)病史询问

咳痰和咳嗽密切相关，应参考咳嗽章节注意病史询问。

1.痰的性状和痰量

观察痰的性状和量可以在一定程度上获得原发疾病的诊断线索。痰液根据组成成分不同，大致可分为黏液性、浆液性、黏液脓性、脓性、血性等。健康人很少有痰，初生痰液多为黏液、浆液性状，在潴留、伴发感染时可呈脓性。黏液、浆液性痰液特征性不强，常见于各种支气管和肺疾

病，如支气管炎和肺结核等。大量脓性痰多见于支气管扩张和肺脓肿，痰液静置后可出现分层现象，上层为泡沫，下层为脓性成分，中层为浑浊浆液成分；若有恶臭提示有厌氧菌感染。大量浆液粉红色泡沫性痰液多见于急性左心衰竭、肺水肿。在许多疾病中痰液可带血性，如大叶性肺炎可有铁锈色痰，肺癌患者可以持续小量痰血，其他如肺结核、钩端螺旋体病等多种疾病均可有咯血或痰血。少数情况下由于吸入灰尘或各种粉尘使痰呈灰色或黑色。

2.痰的伴随物

偶然痰中可有伴随物如支气管管型和结石，前者多见于急性纤维素性支气管炎或大咯血后，支气管内纤维素和黏液及白、红细胞相混，形成树状分支样物，后者可由淋巴结或病灶中钙化结石脱出。痰中偶有细小黄色颗粒（硫黄颗粒），为放线菌所形成的小体，见于肺放线菌病，应做显微镜检查。

（二）体检重点

痰液潴留气道可能在胸部听到干性或湿性啰音，随着痰液咳出可变化或消失。

（三）痰液检查

仔细观察痰液性状外，并应进一步做显微镜检查，包括细菌、真菌、寄生虫卵及脱落细胞检查，标本要新鲜，并清洁口腔，深咳取痰以防止污染。发现结核分枝杆菌、癌细胞、肺吸虫卵、阿米巴滋养体等对诊断有重要意义。痰的细菌学涂片和培养，由于易被口咽部非病原菌所污染，有时结果不太可靠，应采取多次漱口后深咳的标本送验，并结合临床判定。如能采用经纤维支气管镜带塞双导管保护下的刷检获取标本最为理想。

（四）胸部X线检查

胸部X线检查对明确咳痰的原因非常必要。

三、鉴别诊断

（一）胸部X线检查无肯定疾病的咳痰患者

1.急性支气管炎

有咳嗽，低热及全身不适，偶有肺部湿啰音体征，病程较短，多在1～3周痊愈。

2.慢性支气管炎

长期吸烟的中老年患者多见，有咳嗽、咳痰、气喘症状，每年持续3个月，并连续两年或以上。咳痰秋冬有季节性加剧，以黏液痰为主。

3.支气管哮喘

有反复发作的哮喘史，在哮喘发作时或哮喘缓解后，咳出黏液、泡沫痰。

4.支气管扩张

长期反复咳嗽、痰量多，常呈脓性，或伴有反复咯血。胸部检查可发现背下部有湿啰音。抗生素治疗有效，间歇期症状不明显，但常反复发作。

（二）胸部X线检查有异常阴影的咳痰患者

1.肺结核

一般为少量黏液痰，可伴有咯血，低热、盗汗等全身不适，胸部X线可见浸润、空洞或播散病灶，查痰可找到结核分枝杆菌，抗结核治疗有效。

2.肺炎

起病较急，伴有发热、胸痛等不适，肺部X线呈炎性阴影，血常规检查有白细胞总数增高及中性粒细胞增多，痰液呈“铁锈色”多见于肺炎链球菌肺炎，若呈脓血痰应考虑为葡萄球菌肺炎，痰液做细菌涂片及培养检查对病因有重要意义。

3.肺脓肿

起病较急，有发热，咳嗽、胸痛，肺部X线检查发现脓肿阴影，或伴空腔、液平，起病两周左右可咳出大量脓性痰，体温随之稍退。抗生素治疗一般有效。

4.肺癌

咳嗽、咳痰两周以上，尤其持续带有痰血，肺部X线检查发现结节，团块状、肺不张等异常阴影的中老年患者，应做痰液脱落细胞检查，及胸部CT检查，或必要时进行纤维支气管镜检查，是诊断肺癌的主要诊断方法。

(三)伴左心衰竭症状的咳痰患者

多见于急性肺水肿时，起病急剧，伴持续咳嗽、呼吸困难、烦躁不安，并咳出大量粉红色泡沫样痰，两肺底有湿啰音。

(邱景伟)

第四节　咯　　血

咯血是指喉以下，气管、支气管或肺组织出血，并经口腔咯出。

一、病因

(一)呼吸系统疾病

如肺结核、支气管炎、支气管扩张、肺炎、肺癌、肺脓肿等。

(二)循环系统疾病

风湿性心脏病二尖瓣狭窄、高血压心脏病、肺动脉高压、肺梗死、主动脉瘤、肺动静脉瘘等。

(三)伴有全身出血倾向的疾病

肺出血钩端螺旋体病、流行性出血热、血小板减少性紫癜、白血病、弥漫性血管内凝血、再生障碍性贫血、血友病、尿毒症等。

(四)外伤

如胸部刺伤、挫伤、肋骨骨折、枪弹伤、爆炸伤、医疗操作(胸腔或肺穿刺、活检、支气管镜检查等)所引起的损伤等。

(五)其他

如肺出血肾炎综合征、替代性月经、Kartagener综合征等。

二、诊断方法

(一)病史询问

应除外口鼻出血和消化道出血的情况，前者一般不伴随咳嗽，在闭口吸吮时吐出血液，鼻腔出血时血液可沿咽壁下流，吸入呼吸道后再咳出。咯血和上消化道出血引起的呕血有时鉴别甚为困难。咯血都伴有咳嗽，咳出鲜红色带泡沫的血液，咯血后往往继有血痰数天；呕血则先有恶心及上腹部不适，呕血量一般较大，呕出物可混有食物，并伴解出黑粪。

1.咯血量

大量咯血时血液自口鼻涌出，失血量多，可危及生命。但咯血量的多少并不一定代表病情的严重性，小量痰血有时为肺癌的症状不可忽视，而长期反复咯血有时血量较多，却可能是支气管扩张等慢性疾病的常见症状。

2.伴随症状

由于引起咯血的原发疾病不同，可以出现相应的伴随症状，如发热、胸痛、呼吸困难及咳嗽、脓痰等。

（二）体检重点

少量出血时可无明显体征，出血量多时可闻及肺部湿啰音，呼吸及心动过速，贫血及血压降低等表现。大量咯血患者咯血突然停止，但感胸闷、气促，一侧肺部呼吸音消失，要考虑血液堵塞支气管引起急性肺不张。

（三）实验室检查

血常规及出凝血检查可明确贫血及出凝血情况，痰液做细菌学及脱落细胞检查对查明感染病原菌及肺癌等疾病有重要意义。

（四）特殊检查

胸部X线检查是发现肺实质病变，和心脏异常改变的必要检查，无肺实质病变的患者不能除外支气管病变引起的咯血，必要时可进行胸部高分辨率CT检查。对原因未明的持续小量咯血，可考虑做纤维支气管镜检查，以除外肺癌及支气管内膜结核等疾病。

三、鉴别诊断

（一）肺结核

多始于青年，常有低热等毒性症状，X线检查多能发现肺部浸润、空洞或播散病灶。痰查到结核分枝杆菌可确定诊断。咯血后伴有发热往往提示病灶播散或病情发展。

（二）支气管扩张

常有慢性咳嗽，咳大量脓痰的病史。X线胸片可无异常发现，或仅有单侧或双侧肺纹理增深、粗乱及卷发状阴影。确诊有赖于支气管碘油造影或CT检查。

（三）肺癌

多见于中老年，尤以男性，一般为持续或间断的痰中带血或小量咯血，大量咯血较为少见。体格检查要注意有无肺部局限性哮鸣音，及锁骨上淋巴结肿大等肺癌有关的体征。X线检查可发现肺内块影、肺门影增大、阻塞性肺炎、肺不张、癌性空洞及胸腔积液等征象。痰脱落细胞检查找到癌细胞可以确定诊断，痰检查阴性的患者不应否定诊断，须多次重复检查。必要时可做胸部CT检查及纤维支气管镜检查，进行刷检或活组织病理检查。

（四）肺脓肿

多急性起病，有高热、咳嗽、胸痛、咳大量脓臭痰或脓血痰，血白细胞总数及中性粒细胞增高，有时也可引起大量咯血。胸部X线检查随病变的发展而不同，早期浓密大片阴影，以后形成脓肿，随着大量脓痰咳出可见液平面。痰培养有葡萄球菌等致病菌。

（五）急性或慢性支气管炎

有时也可咯血，一般为小量或痰中带血，若为持续痰血应注意与肺癌等疾病鉴别。

（六）肺炎

各型肺炎均可引起咯血。肺炎链球菌肺炎在起病早期有寒战、高热、咳嗽、胸痛外，可有铁锈色痰或血痰；肺炎杆菌肺炎除急性感染症状外，有时有砖红色胶冻样痰；葡萄球菌肺炎急性起病，可有脓血样痰。

（七）风湿性心脏病二尖瓣狭窄

有心脏病史、心尖舒张期雷鸣样杂音，多为痰中带血或小量咯血。X线检查有左心房增大。

（八）急性肺水肿

左心衰竭伴发急性肺水肿时，有咳嗽、气促、发绀，可咳出大量粉红色泡沫样痰。

（九）肺梗死

有突然胸痛、咳嗽、气促、发热等症状，多为小量咯血或痰中带血。X线检查早期可能显示基底向着胸膜的楔状阴影，放射性核素显像可确诊。

（十）流行性出血热

有发热，全身皮肤、黏膜广泛出血，咯血为出血表现之一。在流行地区、高发季节，根据肾脏损害表现、流行性出血热免疫荧光抗体阳性做出诊断。

（十一）肺出血型钩端螺旋体病

有高热、肌痛、气促及咯血等症状，重症有致命大咯血。X线检查可见两肺中、下部散在斑片状阴影。根据流行季节疫区水接触史，尿中分离出病原体而确诊。

（十二）肺吸虫

有进食未煮熟的蝲蛄或石蟹史，体征一般不明显，血中嗜酸性粒细胞增多，多为反复小量咯血，呈特殊的棕黄色血痰。X线检查有时能见肺部浸润、囊样阴影及胸膜变化。肺吸虫抗原皮内试验阳性，结合流行病史能大致做出诊断，痰中找到肺吸虫卵能确诊。

（十三）肺阿米巴病

有发热等全身症状，有血性或黏液脓血性痰，典型的痰液呈棕褐色而带腥臭味。X线检查可见肺内片状炎症或空洞影，多在右下肺。痰内偶可找到溶组织阿米巴滋养体。

（十四）肺真菌病

肺真菌病包括肺白念珠菌、肺曲菌、肺放线菌及肺新型隐球菌病。通常有发热、乏力、咳嗽、也可引起血痰或脓血痰。X线影像易与化脓性肺炎及肺结核相混淆。诊断依靠呼吸道分泌物中多次找到真菌及阳性血清反应。

（十五）肺出血肾炎综合征（Good-Pasture 综合征）

临床特点为肺出血伴有迅速发展的肾小球肾炎，最终导致肾衰竭而死亡。多见于青少年，发病较急，早期有发热、咳嗽、咳痰、间歇咯血等，病情进而有呼吸困难及胸痛，同时伴有肾功能损害。肺部X线可显示短暂弥漫性斑点状阴影。病情发展迅速可死于尿毒症。诊断根据肾或肺活检的病理检查。

（十六）恶性肿瘤肺内转移

绒毛膜上皮细胞癌、睾丸畸胎瘤等恶性肿瘤及恶性葡萄胎肺内转移可有咯血。X线检查可见多个转移灶，有时也可仅为单个。

（十七）支气管结石

有咳嗽、胸痛、咯血等症状，临床有结石咳出，或系列胸片中有肺门附近钙化结节影突然消失，是诊断支气管结石症的重要依据，也可由纤维支气管镜窥见并取出。

(十八)替代性月经

咯血与月经周期有密切关系,在月经期有咯血,月经终止则咯血停止。与支气管内子宫内膜移位及体内雌激素水平周期性增高有关。

(十九)Kartagener 综合征

Kartagener 综合征指有支气管扩张、鼻旁窦炎和内脏逆位同时存在的患者,多见于 10～19 岁,常见有流涕、咳嗽、脓痰、反复咯血和杵状指等症状。X 线检查发现心脏、胃泡右位,心电图显示右位心,支气管碘油造影或 CT 检查有支气管扩张可以确诊。

(袁　霞)

第五节 胸　痛

胸痛是临床常见症状之一,多数由胸部疾病引起,少数由胸外疾病引起。由于疼痛阈值个体差异大,胸痛程度与病情轻重程度并不呈平行关系。各种疾病所致胸痛的临床表现各有特点,依据胸痛的临床表现结合其他临床资料(实验室检查、特殊检查),进行综合分析,鉴别诊断,常能对引起胸痛的原发疾病做出正确诊断。

一、病因和发生机制

(一)胸部疾病

以下疾病是引起胸痛的常见原因。

1.胸壁疾病

各种胸部外伤(如顿挫伤、刺痛、穿通伤、肋骨骨折,胸骨挫伤、骨折等),胸壁感染(皮炎、疖肿、蜂窝织炎、非化脓性肋软骨炎、肋间神经炎、带状疱疹、流行性胸痛等)、肿瘤(多发性骨髓瘤、恶性肿瘤肋骨转移)。

2.心血管疾病

冠心病(心绞痛、急性心肌梗死)、心肌炎、心肌病、心包炎、二尖瓣或主动脉瓣病变,主动脉瘤及其破裂,肺动脉梗死,心脏神经症等。

3.呼吸系统疾病

肺炎、胸膜炎、急性气管-支气管炎、肺脓肿、自发性气胸、肺癌、气道异物、肺部寄生虫病等。

4.纵隔疾病

纵隔炎、纵隔脓肿、纵隔淋巴结结核、纵隔肿瘤、食管炎、食管癌、食管裂孔疝、纵隔气肿等。

(二)胸外疾病

颈椎疾病、肩关节疾病、肝胆疾病(胆囊炎、胆石症、肝结石、肝炎、肝脓肿)、脾梗死、膈下脓肿。

上述疾病的不良刺激因子刺激胸部的感觉神经末梢,产生痛觉冲动,传至大脑皮质痛觉中枢引起胸痛。胸部疾病常引起胸痛。为何胸外疾病也可引起胸痛,这是由于胸外脏器的传入神经与体表的传入神经进入脊髓同一节段并在脊髓后角发生联系,痛觉冲动激发胸部相应体表区域的痛觉,称为放射痛或牵涉痛。

二、诊断方法

(一)问诊要点

胸痛患者病史询问应注意以下几点。

1.发病年龄

青年胸痛患者应注意结核性胸膜炎、大叶肺炎、自发性气胸、心肌炎、心肌病、风湿性心瓣膜病;40岁以上中老年胸痛患者要警惕心绞痛、心肌梗死、肺癌等。

2.起病缓急

外伤、急性炎症、气胸、心绞痛、心肌梗死、夹层动脉瘤破裂等疾病,胸痛发生迅急;慢性炎症,恶性肿瘤、慢性损伤等胸痛发生缓慢。

3.胸痛部位

胸痛部位包括疼痛部位及疼痛放射部位。

4.胸痛性质、轻重程度

详细询问和描述疼痛的性质(刺痛、刀割样痛、烧灼痛、撕裂痛、隐痛、闷痛、酸痛)轻微疼痛或剧烈疼痛,能否忍受。

5.持续时间

胸痛短暂或持久,呈阵发性或持续性。

6.影响因素

胸痛的诱发因素,加重因素,缓解因素。

7.伴随症状

胸痛伴咳嗽、咯血提示气管-支气管或肺部疾病;伴呼吸困难提示重症肺部疾病、气胸、心血管疾病;伴吞咽困难提示食管疾病(如食管癌、反流性食管炎);伴苍白、大汗、血压下降、休克表现,要考虑是否为心肌梗死、夹层动脉瘤或主动脉窦瘤破裂、大面积肺栓塞等。

(二)体检重点

胸部是重点检查部位,仔细的“视、触、叩、听”四诊检查很重要,前胸、腋下和背部全面检查,并左右对比,不要遗漏异常体征。某些胸外脏器疾病、全身性疾病也可有胸痛症状,全身各系统的检查不可忽视。

(三)实验室检查

血常规白细胞总数及中性粒细胞升高提示细菌感染性疾病,嗜酸性粒细胞升高提示变态反应性疾病或寄生虫疾病。疑诊心脏病可做心肌酶谱检查,疑诊感染性疾病应做痰等标本的病原菌检查。疑诊肺癌应做痰脱落细胞检查。

(四)特殊检查

胸痛患者应常规行X线检查(透视、平片)和心电图检查,疑诊心脏病者选做超声心动图或彩色多普勒。疑诊肺癌可做纤维支气管镜检查。疑诊肺栓塞做核素显影。疑诊恶性肿瘤骨转移可做核素扫描(ECT)。肿大淋巴结应活检。

三、鉴别诊断

(一)胸壁疾病

1.胸壁外伤

有外伤史,胸壁瘀血、肿胀或有创口,触压痛明显,如有肋骨骨折可有骨擦感和骨擦音。胸痛程度视外伤严重程度而有差异。咳嗽、深呼吸使胸痛加剧，以致患者屏气以减轻疼痛，表现为断续性呼吸。应摄X线片了解有无骨折、有无血气胸、肺出血。

2.胸壁炎症

皮肌炎、肌炎、疖肿、蜂窝织炎等炎性疾病疼痛部位局限，持续性疼痛，病变局部有触压痛，还有红、肿、热表现。带状疱疹表现为成簇水疱沿一侧肋间神经分布，疼痛剧烈。非化脓性肋软骨炎多侵犯第一、二肋软骨，局部隆凸肿胀，肤色正常，有压痛，咳嗽、深呼吸、上肢运动可使疼痛加重。肋间神经炎呈阵发性刀割样疼痛和刺痛，或呈触电样烧灼痛，沿肋间神经支配区域分布。

（二）胸膜、肺疾病

1.胸膜炎

结核性胸膜炎和其他感染性胸膜炎患者常有胸痛。胸膜炎干性阶段由于胸膜炎症，纤维素渗出，胸膜粗糙，呼吸时两层胸膜摩擦而产生胸痛，咳嗽和深呼吸胸痛加重，停止呼吸（屏气）胸痛减轻甚至消失；渗出阶段由于胸腔积液逐渐增多，两层胸膜距离增宽，不发生摩擦，胸痛反而减轻、消失。这些特点有助于与胸膜癌变所致的胸痛进行加重相鉴别。膈胸膜炎可引起上腹痛及腹肌紧张，常误诊为腹腔疾病。胸膜炎患者常有发热、干咳、胸膜摩擦感和摩擦音（干性阶段），胸部检查有胸腔积液的体征。胸部X线检查（透视、摄片）、B超对胸膜炎的诊断及积液量的估计有肯定意义。胸液的常规和生化检查、病原学检查对胸膜炎的病因有确诊价值。

2.胸膜恶性病变

胸膜继发性肿瘤（肺癌、乳腺癌胸膜转移）、胸膜原发肿瘤（如恶性胸膜间皮瘤），当胸膜恶性病变较广泛时，胸液循环障碍导致胸腔积液。胸痛由轻至重，进行性加重。晚期持续性剧痛，不能忍受，常规止痛药不能缓解，而被迫使用吗啡类镇痛药物。胸腔积液顽固性增长，胸液增多，胸痛不减轻，反而加重，患者常无发热等感染症状，这些是与感染性胸膜炎胸痛的重要鉴别点。有原发癌肿的临床表现，胸膜活检（阳性率约50%）和胸液恶性细胞检出可以确诊。

3.自发性气胸、血气胸

呈尖锐刺痛，或撕裂痛，胸痛为突发性，发病前有搬重物、剧咳等诱因，常伴呼吸困难，胸部检查有胸腔积气、积液的体征。部分患者胸痛轻微，不伴有呼吸困难（因青壮年人肺功能良好）。气胸、血气胸确诊主要靠X线检查（透视、摄片），有检查条件，病情允许的情况下，尽可能做X线检查。若无检查条件或病情危重不允许X线检查，可在高度怀疑部位诊断胸膜腔穿刺抽出气体、血液即可确诊。

4.急性气管-支气管炎

因剧烈咳嗽引起胸骨后隐痛或紧迫感，患者常有上呼吸道感染史，发热，咳脓性痰等症状，肺部可闻及湿啰音。

5.支气管肺癌（简称“肺癌”）

转移至胸膜、胸壁、肋骨可引起胸痛，疼痛进行性加重。凡40岁以上中老年人，尤其是长期吸烟者，出现不明原因的胸痛，刺激性咳嗽、咯血，应考虑本病。应做胸部X线、CT、纤维支气管镜检查，反复痰查癌细胞，以明确诊断。

6.肺部炎症

肺部炎症包括各型肺炎、肺脓肿，炎症波及胸膜可引起胸痛、咳嗽、深呼吸时加重，胸痛一般不甚剧烈，随着炎症控制，胸痛逐渐减轻、消失。依据发热、咳嗽、咳痰等临床表现，X线检查，血象改变，痰的病原菌检查，可以确诊。

(三)心血管疾病

1.心绞痛

冠状动脉粥样硬化,狭窄、痉挛,心肌缺血、缺氧引起胸痛。因病情、患者感受的差异,疼痛表现呈多样性。多发生于中、老年人,疼痛部位以胸骨后多见,也有在心前区,少数在剑突下,疼痛常向左臂内侧放射,甚至达小指、无名指,也有向背部、颈、咽、下颌、舌、鼻、耳垂、乳突及牙齿等部位放射。疼痛轻重不一,轻度疼痛表现为胸骨后闷痛、不适,压榨感,刺痛;重症表现为剧烈的绞榨样疼痛,刀割样疼痛,甚至窒息感、濒死感。持续数分钟至30分钟不等,休息或含服硝酸甘油等冠脉扩张剂可缓解。常有过劳、激动、饮酒、吸烟等诱发因素。心电图有心肌缺血的表现如S-T段降低,T波倒置等。

2.心肌梗死

常有冠心病和高血压病基础疾病,也可见于梅毒性动脉炎、风湿性冠状动脉炎患者,由于冠状动脉阻塞,大面积心肌缺血、坏死,导致剧烈胸痛,心功能严重障碍,甚至猝死。疼痛性质、表现与心绞痛类似,不同的是疼痛程度更剧烈,持续时间长达数小时至数天,服用硝酸甘油疼痛不缓解,常伴有心律失常、心源性休克、心力衰竭的表现。心肌梗死确诊主要依靠心电图的特殊表现,血清酶学改变对诊断也有帮助。

3.肺栓塞

体循环静脉内栓子或右心栓子脱落进入肺循环,阻塞肺动脉及其分支称肺栓塞;由于肺栓塞或肺动脉血栓形成,引起肺组织缺血、坏死称肺梗死。因栓塞动脉的大小、数量不同,临床表现各异。如栓塞肺动脉小分支,症状较轻,突发性胸痛,咳嗽、咯血;栓塞肺动脉主干、大分支可引起剧烈胸痛、昏厥、休克、发绀,呼吸困难,甚至猝死。肺栓塞在X线胸片的典型表现为楔形致密影,底边向胸膜、尖端向肺门;也有呈圆形或小片状影等不典型征象。肺栓塞诊断依据病史、心电图、X线胸片、肺动脉造影、肺动脉核素扫描。

4.动脉瘤

主动脉瘤、夹层动脉瘤见于动脉粥样硬化、梅毒患者,动脉瘤压迫邻近组织器官,可引起胸骨后持续性锥刺样疼痛或灼痛;动脉瘤破裂引起胸骨后或心前区撕裂样剧烈疼痛,迅速出现休克症状,猝死。动脉瘤未破裂时X线检查可见主动脉增宽,局部呈囊状或梭状畸形,透视下有膨胀性搏动,与主动脉不能分开。诊断依据X线检查、CT或MRI、动脉造影。

5.心脏瓣膜病

主动脉瓣狭窄、闭锁不全,二尖瓣脱垂,均可引起心前区疼痛,硝酸甘油不能缓解,有心脏病的体征,病理性杂音,诊断较容易。超声心动图或彩色多普勒血流图有助诊断。

(四)纵隔疾病

胸部创伤、胸骨骨折、食管、气管穿破,支气管肺感染,均可波及纵隔,引起纵隔急性炎症,有恶寒、高热,胸骨后持续性疼痛,向背部放射,胸骨压痛,胸骨上切迹肿胀。X线检查可见纵隔影增宽。

纵隔淋巴结结核、纵隔肿瘤(肺癌纵隔淋巴结转移、恶性淋巴瘤、胸腺肿瘤)也可引起胸骨后疼痛,有紧缩感或压迫感,X线胸片、CT或MRI有相应的影像表现。右上纵隔肿瘤、结核压迫上腔静脉,可引起上腔静脉压迫综合征,表现为面、颈、前胸、上肢水肿,静脉怒张。影像检查了解肿块位置对诊断有较大帮助:后纵隔多为神经纤维瘤;中纵隔气管分叉处多患淋巴瘤、转移性癌肿,淋巴结结核,主动脉瘤;前上纵隔多为胸腺瘤;前下纵隔多为畸胎瘤、支气管囊肿、皮样囊肿、心包囊肿。

纵隔气肿见于胸部外伤，颈部外伤，食管、气管穿孔，张力性气胸，空气进入纵隔，人工气腹空气沿食管、主动脉孔进入纵隔。纵隔气肿可引起胸骨后持续性压榨样疼痛，吞咽时疼痛加重，向颈、肩、背及前臂放射，常伴有呼吸困难、心动过速及窒息感。检查颈部有皮下气肿，捻发感，皮下气肿迅速向面部、胸部扩展，心浊音界缩小或消失，心尖区可听到收缩期爆裂音。X线检查可见纵隔周围有透亮带，侧位胸片可见胸骨与心脏之间有透亮带。

食管癌常有胸骨后疼痛，吞咽梗阻进行性加重。食管炎胸骨后疼痛，吞咽时加重。食管痉挛、食管贲门失弛缓症均能产生胸痛，与心绞痛类似，但冠脉扩张剂无效，心电图正常。

（五）腹腔疾病

肝癌（右叶顶部的）、阿米巴肝脓肿、肝瘀血、肝炎、胆囊炎、胆石症，均可有右上腹痛，右下胸痛，向右肩放射。疼痛轻重不一，胆石症有时引起阵发性绞痛。膈下脓肿常位于右侧，由邻近脏器感染蔓延而来，除恶寒、高热等感染症外，有胸痛（侧胸部、前下胸部）和背痛，向肩部放射，检查可见患侧呼吸运动减弱，局部压痛。X线检查患侧膈肌升高且固定，膈下可有气体和液平面。在B超或CT引导下穿刺可抽出脓液。

急性胰腺炎可有左上腹痛及左下胸疼痛，向左肩放射，血淀粉酶升高，B超检查有助诊断。

脾栓塞、梗死可引起左上腹、心前区和左下胸痛，呈钝痛或绞痛，进行性加重，向背部、左肩、左上臂放射。左上腹压痛、肌紧张及反跳痛，脾大，脾区摩擦音。X线检查左上腹肠曲扩张充气，左隔升高。CT或MRI显示脾梗死征象。

（郑华晓）

第六节　发　　绀

健康人血红蛋白（Hb）氧合充分（动脉血氧饱和度95%以上），皮肤黏膜色泽红润，当还原（未氧和）Hb过多，皮肤黏膜呈现青紫色，称为发绀。血中存在异常血红蛋白（高铁血红蛋白、硫化血红蛋白）也可出现发绀，也属发绀范畴。发绀既是缺氧的症状，也是缺氧的体征。常见病因是呼吸系统疾病、心血管疾病，其次是血液疾病、环境缺氧。

一、发生机制

绝大多数发绀是由于血液中还原血红蛋白异常增加所致。还原Hb可用血氧未饱和度来表示。健康人的动脉血氧饱和度（SaO_2）为95%以上，未饱和度5%，静脉血未饱和度为30%（血氧饱和度70%），毛细血管血氧未饱和度为前二者的平均数。1 g Hb可与1.34 mL氧结合。传统观点认为，当还原Hb>5 g/100 mL（50 g/L）时，皮肤黏膜即可出现发绀。但诸多研究证明这种定量标准与临床实际情况并不完全符合。例如Hb为150 g/L的情况下，如果还原Hb达50 g/L，提示有1/3（33%）Hb未氧合，SaO_2只有66%，相应动脉血氧分压（PaO_2）已降至4.5 kPa（34 mmHg）的危险水平。但在Hb数量正常的患者SaO_2<85%即可出现发绀，约有60%发绀患者SaO_2>85%；重度贫血（Hb<60 g/L）即使SaO_2明显降低，发绀也难以查见。综上所述，发绀是缺氧的一个重要体征，一般与缺氧程度呈平行关系，发绀越深，提示缺氧越严重，但发绀并不

能精确反映动脉血氧饱和度降低的程度。

发绀发生机制有以下5个方面。

(1)动脉血中还原Hb增多:产生中心性发绀,主要由于心肺疾病引起。

(2)静脉血中还原Hb增多:产生周围性发绀,主要由于周围循环障碍引起。

(3)血红蛋白总量异常增多:血液黏稠,流速缓慢,组织摄取氧过多,加重发绀形成。

(4)异常血红蛋白:药物、化学毒物中毒使Hb性质改变,携带氧能力丧失,使SaO_2降低。

(5)环境缺氧。

二、病因

按病因和发生机制不同,发绀可分为两大类。

(一)血液中还原Hb异常增多

1.中心性发绀

许多重症呼吸系统疾病、心脏疾病均可引起发绀,如各种肺炎、气道阻塞、支气管哮喘、阻塞性肺气肿、肺水肿、肺栓塞、弥漫性肺间质纤维化、尘肺、肺结核、气胸、胸腔积液、肺不张等,某些全身性疾病肺受累;各种后天性心脏病如风湿性心脏病、冠心病、高血压心脏病;先天性心血管疾病如法洛四联症、法洛三联症、三尖瓣闭锁、肺动脉瓣闭锁等。这些疾病导致缺氧,还原Hb增多,SaO_2降低,引起发绀。环境缺氧也可引起发绀。

2.周围性发绀

引起周围血循环障碍的某些全身性疾病如休克、充血性心力衰竭、局部动脉栓塞性疾病(血栓闭塞性脉管炎、动脉栓塞、弥漫性血管内凝血等),周围循环瘀血或缺血,组织血流灌注不足,还原Hb增多,SaO_2降低,引起发绀。

3.混合性发绀

中心性发绀与周围性发绀两种表现并存。某些疾病如左心衰竭、右心衰竭、全心衰竭可引起中心性与周围性两种类型发绀。

(二)血液中异常血红蛋白存在

多为药物、化学物品中毒引起,又称化学性发绀。可引起高铁血红蛋白的药物、化学物质有伯氨喹、亚硝酸盐、氯酸钾、碱式硝酸铋、磺胺类、硝基苯、苯丙砜、苯胺、含硫氨基酸、硫化物(硫化氢)等,这些物质中毒,使血红蛋白变性,丧失携氧能力,SaO_2降低,引起发绀。

三、诊断

(一)病史要点

(1)发病年龄、起病时间、发绀出现缓急。

(2)发绀分布范围,是全身性还是局部性,皮肤是温暖还是发凉。

(3)如为中心性发绀,注意询问有无心悸、气急、咳嗽、咳痰、咯血、喘气等心肺疾病的症状。

(4)如为周围性发绀,应注意询问发绀出现的部位,某个肢体或肢端局部有无肿胀、疼痛、肢体受寒、发凉。

(5)如发绀既不属于中心性,又不属于周围性,无相应的基础疾病存在,应考虑可能为异常血红蛋白血症,注意询问有无药物、毒物、变质蔬菜、含氰化物的食物(如苦杏仁、发芽马铃薯)摄入史。有无长期便秘史及过多蛋类、含硫食物摄入史。

(6)伴随症状伴有呼吸困难提示严重心肺疾病;伴杵状指提示先天性心脏病、某些慢性肺部疾病如支气管扩张等;突发发绀伴意识障碍要考虑药物、化学物质中毒;发绀发生如与月经周期有关,提示特发性阵发性高铁血红蛋白血症。

(二)体检重点

除全身系统检查了解引起发绀的基础疾病的体征外,重点检查发绀的分布、部位、程度、色泽、皮肤温度,加温可否使发绀消退,吸氧后发绀变化,有无减轻,或消失。

(三)实验室检查和特殊检查

主要是动脉血气分析,PaO_2 和 SaO_2,以了解发绀的严重程度,与 SaO_2 的联系,预后估计,氧气疗法指征及疗效考核,均需做血气分析。X 线胸片、心电图、超声心动图、心导管检查、选择性心血管造影、超声声学造影等特殊检查,视病情和诊断需要选做。

(四)发绀类型的判断

1.中心发绀

特点是全身性分布,全身皮肤黏膜均可查见发绀,而以皮肤较薄、血循环丰富的面颊、唇、舌、甲床等处发绀更为明显,一般皮肤温暖。按摩加温后发绀不减轻、消失。

2.周围性发绀

特点是发绀呈局部分布,如肢体末端、耳垂、鼻尖等处,皮肤温度低,发凉,如加温或按摩让其变温暖,发绀可减轻、消失。

(五)发绀性质的判定

1.氧疗效果

吸低浓度氧或纯氧后发绀减轻甚至消失提示肺源性发绀;吸氧后发绀稍有减轻,属周围性发绀;如吸氧后发绀无改变,可能是心脏分流或异常血红蛋白血症。

2.化验检查

抽出的静脉血如是棕红色,暴露于空气中或振荡后血液变为红色,提示还原 Hb;不变成鲜红色,但加入维生素 C 或氰化钾后转变为鲜红色者,提示为高铁血红蛋白;如抽出的静脉血呈蓝褐色,在空气中振荡后不能转变为红色,加入氰化钾也不变成红色,则大多为硫化血红蛋白。

(六)发绀的病因诊断

1.呼吸系统疾病

(1)气管-支气管疾病:喉、气管、大支气管炎症、肿瘤、异物、痉挛,气道狭窄、阻塞,通气不足,氧摄入减少,导致 SaO_2 下降,出现发绀,伴有吸气性呼吸困难,依据各病的病史、特殊临床表现,喉镜、纤维支气管镜检查容易诊断。

(2)肺炎:如前所述,各种重症肺炎,由于呼吸面积减少,通气/血流比例失调,导致缺氧,出现发绀。依据病史、临床表现及 X 线胸片征象、病原体检查,肺炎诊断不难做出。

(3)急性呼吸窘迫综合征(ARDS):严重创伤、感染、中毒、休克、广泛肺栓塞等多种原因均可引发 ARDS,肺部主要病理变化是肺水肿、肺泡陷闭,导致严重低氧血症,呼吸窘迫,进行性加重的呼吸困难及发绀,常规氧疗不能缓解,只有呼气末正压机械通气给氧才能纠正缺氧和发绀。

(4)慢性阻塞性肺气肿:慢支炎、支气管哮喘、肺结核、支气管扩张、硅肺等,并发阻塞性肺气肿时,均可出现劳力性呼吸困难和发绀,休息后可缓解;当发展至肺心病、心力衰竭和呼吸衰竭时,发绀程度加重,难以自行消失,氧疗或心力衰竭控制后才能缓解。

(5)弥漫性肺间质纤维化:肺通气和换气功能障碍,导致缺氧,临床表现为进行性呼吸困难,发绀。此病依据肺的影像检查(X线胸片、CT)做出诊断,有条件单位可做肺活检。

(6)特发性含铁血黄素增多症:病因未明先天性疾病,含铁血黄素沉积肺部,引起呼吸困难、发绀等临床表现,X线胸片表现无特征性。痰检发现吞噬有含铁血黄素颗粒的吞噬细胞可确诊。

(7)闭锁肺综合征:见于长期吸入异丙肾上腺素气雾剂,或长期超声雾化吸入,或长期使用呼吸机的患者,支气管痉挛,导致阻塞性通气障碍,缺氧,临床表现为严重的哮喘持续状态,呼气性呼吸困难,发绀明显,异丙肾上腺素气雾剂吸入后,哮喘反而加重,氨茶碱、正压机械通气也不能使其缓解,停用异丙肾上腺素吸入后却可缓解。

2.心血管疾病

(1)法洛四联症:肺动脉瓣狭窄,室间隔缺损,右心室肥大,主动脉骑跨四大畸形,为最常见的先天性心脏病,右心室大部分血液直接进入左心室和主动脉,肺血流量减少,血红蛋白氧合少,因而发绀较重。发绀多在1岁以后开始出现,逐渐加深,终生存在;活动、用力后发绀加重,严重者发生昏厥,癫痫样抽搐,称为缺氧性昏厥,其发生机制可能是右心室流出道肌肉阵发性痉挛。此症体检时胸骨左缘二、三肋间扪及收缩期震颤,闻及喷射状杂音,肺动脉瓣第二音减弱,X线胸片上见心尖上翘、心影呈靴形,或心腰平直,稍膨隆。确诊依靠心脏超声检查,或心血管造影。

(2)法洛三联症:肺动脉瓣狭窄,卵圆孔未闭或房间隔缺损,右心室肥大三大畸形,心间隔完好。右心房血向左心房分流,肺血流减少,氧合减少,SaO_2低,终生性发绀,出现时间在出生数年之后,晚于法洛四联症。确诊方法同法洛四联症。

(3)Eisenmenger病或综合征:室间隔缺损伴有肺动脉高压,肺动脉瓣无狭窄,右心血向左心分流,自幼出现发绀,称为Eisenmenger病。有间隔缺损(室间隔缺损或房间隔缺损或动脉导管未闭)后期并发肺动脉高压,产生右心向左心分流,发绀出现较晚,称Eisenmenger综合征。这两种先天性心脏病肺血流量稍多,故发绀程度较法洛四联症、法洛三联症轻。

(4)其他先天性心血管病:永存动脉干(主动脉与肺动脉发育不全未分开),肺动脉与主动脉错位(位置互换)、单心室、左心发育不全等罕见先天性心血管疾病,均出现发绀,确诊依靠超声检查、心血管造影。

(5)充血性心力衰竭:各种心脏病导致充血性心力衰竭,体循环瘀血、血流缓慢,引起周围性发绀。

(6)缺血性发绀:休克时心排血量减少,周围循环衰竭,产生缺血性发绀。

(7)周围血管疾病:雷诺病是由于血管神经调节功能紊乱,周围血管痉挛,多在寒冷季节发病,手指皮肤先变苍白,继而青紫,局部冰冷、麻木、刺痛,持续数分钟后皮肤转红,晚期严重者可发生指尖溃疡、坏死;血栓闭塞性脉管炎是一种慢性进行性动静脉同时受累的全身性血管疾病,临床表现患肢疼痛、麻木、发冷、肢端发绀、动脉搏动减弱,严重者可引起足趾溃疡、坏疽;冷球蛋白血症患者因血中含有大量冷球蛋白,在低温时可自行凝集引起局部或广泛的发绀或雷诺现象,冷球蛋白测定可确诊;肢端发绀症也是血管神经自主调节紊乱引起手、足皮肤血管痉挛,在整个手、腕部,甚至足部均匀出现发绀,发凉,手心多汗,与雷诺病不同的是发绀皮肤颜色不改变。

3.血液疾病

(1)先天性高铁血红蛋白血症:罕见的遗传性疾病,有家族史,出生时即有发绀,但生长发育不受限制,活动正常,无心肺疾病。静脉血呈暗红色或红葡萄酒色,在空气中摇荡后不变色。静脉注射亚甲蓝或大剂量维生素C后发绀可暂时消失。分光镜检查在高铁血红蛋白在630 nm处产生吸收光带,加入2～3滴5%氰化钾后立即消失。

(2)继发性高铁血红蛋白血症:某些食物、药物或化学物质中毒使血红蛋白变成高铁血红蛋白,丧失携氧能力,引起发绀。过量进食含有亚硝酸盐的蔬菜(腌菜、泡菜、隔夜热青菜)后,突然发生缺氧症状如头晕、乏力、发绀,少数有恶心、呕吐、腹痛、腹泻,严重者昏迷休克而死亡,称为肠源性青紫症。静脉血呈棕红色,放置空气中摇荡血液不变为红色,加入氰化钾或维生素C后转变为红色。静脉注射大剂量维生素C可使发绀消失。

(3)硫化血红蛋白血症:远较高铁血红蛋白血症少见。凡能产生高铁血红蛋白的药物或化学物品都能产生硫化血红蛋白,但必须同时有便秘或服用硫化物,在肠道产生大量硫化氢,然后与药物、化学物品的共同作用下形成硫化血红蛋白血症而引起发绀,发绀可持续数年。患者血液呈蓝褐色,在空气中振荡不能变为红色,也不被氰化钾还原变为红色。分光镜检查时硫化血红蛋白的吸收光带在618 nm处。

(4)真性红细胞增多症:病因尚未明了,慢性进行性红细胞增多,绝对计数$>6.5\times10^{12}/L$,血红蛋白>170 g/L,常有肝脾大。由于红细胞异常增多,血黏稠度过高,血流缓慢,引起发绀,多表现为口唇、肢端发绀。本病红细胞绝对计数增多,应与失水引起的相对性红细胞增多相区别。

4.环境缺氧

在高原、高山、深海、太空,密闭空间,由于环境缺氧,氧摄入不足,SaO_2低,还原Hb增多,引起发绀,携带制氧装置补充氧,可预防发绀发生,或脱离缺氧环境后发绀可减轻消失。

(高　迪)

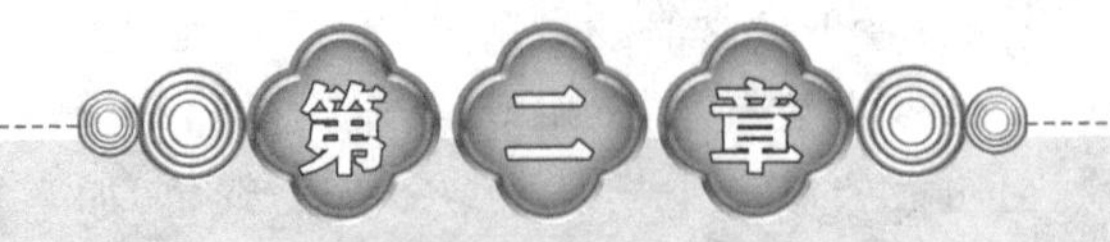

呼吸系统疾病常用治疗手段

第一节 吸入疗法

吸入治疗是将干粉剂或转化为气溶胶的药物,经吸入途径直接吸至下气道和肺达到治疗目的的一种治疗方法。气溶胶是指能悬浮于空气中的微小液体或固体微粒。气溶胶微粒有一个十分有利的表面积与容量的比例,有利于药物迅速弥散,进入气道后有广泛的接触面(成人肺泡面积 40～70 m^2)且作用部位直接。给药剂量很低,肺内沉积率高,体内的吸收很少,因此不良反应很轻微。药物开始作用的时间迅速而作用持续的时间较长,在治疗呼吸系统疾病时,呼入治疗和静脉及口服用药相比有独特的优势,近年来已被广泛应用于临床并取得了较好的治疗效果。因此,一般情况下常首选吸入治疗。

一、雾化治疗装置

常用的吸入装置有喷射雾化器、超声雾化器、定量吸入器和干粉吸入器。

(一)喷射雾化器

它是临床上最常用的雾化器,其以压缩空气和氧气气流为驱动力,高速气流通过细孔喷嘴,根据Venturi效应在其周围产生负压携带贮罐内的液体卷入高速气流而被粉碎成为细小的雾滴,再通过喷嘴两侧的挡板拦截筛选,使雾滴变得均一细小。一般喷射型雾化器每次置入药液 4～6 mL,驱动气流量 6～8 L/min,常可产生理想的气雾量和雾化微粒。氧气驱动雾化吸入是以氧气作为驱动力,氧气驱动雾化吸入过程中患者可以持续得到充足的氧气供给,在雾化吸入治疗同时 SaO_2 上升,吸入雾气对患者呼吸道刺激性小,患者感觉舒适,但对慢性呼吸衰竭低氧血症伴高碳酸血症患者应慎用。喷射雾化吸入是以压缩空气作为动力,将雾化液制成气溶胶微粒,药液迅速到达深部细支气管和肺组织等病变部位,起效快,吸入时间短,操作方便,简单易行。氧气驱动雾化吸入和喷射雾化吸入的液体量少,且雾化颗粒小,一方面使水蒸气对吸入氧浓度的影响减少,另一方面也减少了湿化气对呼吸道的阻力,减轻了患者的呼吸做功,避免了呼吸肌疲劳。

(二)超声雾化器

它是利用超声发生器薄板的高频震动将液体转化为雾粒,同时将部分能量转化为热能使雾粒加温。由于一些药物在超声雾化后可能会影响其稳定性,目前超声雾化器一般仅用于化痰、湿化等治疗，而不主张使用平喘药和糖皮质激素等药液的雾化吸入治疗。此外有研究显示，老年慢性阻塞性肺疾病加重期(AECOPD)患者采用超声雾化治疗的不良反应(发绀、心悸、胸闷、喘息加重)发生率较高。原因可能是：①吸入气雾中水蒸气含量大，使吸入气体氧浓度降低，从而使患者的 SaO_2 明显降低；②吸入过多的水蒸气后气道阻力增加，同时气道内干稠分泌物吸水后膨胀，加大了气道阻力，使呼吸做功加大，耗氧量增加，产生膈肌疲劳，难以维持必要的肺泡通气量；③老年 AECOPD 患者，由于肺功能受损，肺储备降低，代偿能力差，在雾化吸入治疗过程中容易受到吸入气溶胶的刺激，引起剧烈咳嗽，诱发支气管痉挛，加重低氧血症。因此，建议老年 COPD 患者在雾化吸入治疗时选择氧气驱动雾化吸入或喷射雾化吸入，以减少不良反应的发生，提高舒适度。

(三)定量吸入器(metered dose inhalers,MDI)

此装置内含有加压混合物，包括推进剂，表面活性剂和药物(仅占总量的1%)等。使用 MDI 无需额外动力，操作简单、便于携带，且无继发感染的问题。但使用 MDI 必须掌握正确的缓慢吸气与手的同步动作，才能将药液吸入到肺内。

(四)干粉吸入器(dry power inhalers,DPI)

吸入器内可装多个剂量，每次传送相同剂量，操作简便，携带方便。干粉吸入器是呼吸驱动的，因此不需要患者像应用 MDI 那样掌握动作的协调性。但吸入器有一定的吸气阻力，需要达到一定的吸气峰流速才能吸入药物。

二、吸入治疗的常用药物及临床应用

支气管舒张药能够通过松弛呼吸道平滑肌、减少气道炎症细胞释放介质、降低血管通透性等作用，最终达到扩张支气管管腔，改善症状的目的。常用于 COPD、支气管哮喘，其他具有喘息、气道阻塞性疾病也可选用。目前常用的支气管舒张药包括 β_2 受体激动药，抗胆碱能药等。

(一)β_2 受体激动药

它可以选择性作用于 β_2-肾上腺素能受体，激活腺苷酸环化酶从而使细胞内 cAMP 浓度增加，引起细胞内的蛋白激酶 A 脱磷酸化，并抑制肌球蛋白的磷酸化，引起细胞内的 Ca^{2+} 泵和气道平滑肌上的 K^+ 通道激活，从而使细胞内的 Ca^{2+} 排出细胞外，细胞内 Ca^{2+} 浓度下降，造成细胞内粗细丝微细结构发生改变、肌节延长，达到支气管扩张的目的。根据药物种类，药物的起效时间和作用时间不同，分为短效和长效的 β_2 受体激动药。

1.短效 β_2 受体激动药

沙丁胺醇、特布他林，为选择性 β_2 肾上腺素受体激动药，是目前临床最常用的短效的快速起效的选择性 β_2 受体激动药。它能选择性地与支气管平滑肌上的 β_2 受体结合，对心脏 β_1 受体作用弱，对 α 受体几乎无作用。由于它选择性高，选择性指数(即气道平滑肌与心肌作用所需的等强度浓度之比)沙丁胺醇为 250，特布他林为 138，异丙肾上腺素只是 1.4，所以较少发生心血管系统不良反应。且它有较好的稳定性，作用维持时间长，给药途径多等优点。剂型有雾化吸入剂，雾化溶液和干粉剂。沙丁胺醇每次吸入 100～200 μg，雾化溶液每次 2～4 mg。

2.长效 β_2 受体激动药(LABA)

福莫特罗、沙美特罗为长效定量吸入剂，作用持续 12 小时以上，与短效 β_2 激动药相比，作用更有效与方便。福莫特罗吸入后 1～3 分钟起效，常用剂量为每次4.5～9 μg，2 次/天。沙美特罗 30 分钟起效，推荐剂量 50 μg，2 次/天。

(二)抗胆碱能药物

抗胆碱能药物是目前治疗COPD最有效的支气管扩张药物。抗胆碱能药物主要作用于气道平滑肌和黏膜下腺体的胆碱能受体,抑制细胞内环磷酸鸟苷(cGMP)的合成,降低迷走神经张力,抑制胆碱能神经对支气管平滑肌和黏液腺的兴奋,使支气管平滑肌松弛,黏液分泌减少。由于M_3受体主要分布在大气道,故胆碱能药物对大气道的作用优于周围支气管。抗胆碱能药物的起效时间较β_2受体激动药慢,作用时间因药物种类而异。常用药物有异丙托溴铵与噻托溴铵。

1.异丙托溴铵

异丙托溴铵是阿托品的第四代衍生物,有舒张支气管作用。由于它脂溶性低,降低了黏膜表面对它的吸收及其对中枢神经的侵入性。它是一种强效高选择性抗胆碱能药物,是一种水溶性季胺类,口服不易被吸收,所以该药很少被全身吸收(<1%),即使在实验给药高达1 000 μg亦不会产生明显药物毒性,临床安全性显著。临床主要采用雾化成气雾吸入给药。雾化吸入后直接进入气道,作用于胆碱能节后神经节,吸入后5~10分钟起效,30~60分钟达最大效应,能维持4~6小时。阻断支气管平滑肌M_3胆碱受体,可有效地解除平滑肌痉挛,既对大气道又对小气道具有较强的支气管弛张作用。其半衰期为3~4小时。多次用药不会导致耐受,对呼吸道腺体及心血管作用较弱。它能选择性地抑制迷走神经,阻断支气管平滑肌M_1胆碱受体,有效抑制气道的胆碱能神经功能,降低迷走神经张力,抑制肺内活性物质的释放(如5-羟色胺),从而促使支气管平滑肌松弛,发挥解痉作用。异丙托溴铵是仅次于速效β_2受体激动药的另一种急性缓解药物,与β_2受体激动药联合应用可产生更好效果,不良反应更小。本品有气雾剂和雾化溶液两种剂型。雾化剂常用剂量为20~40 mg,3~4次/天;雾化溶液经雾化泵吸入,常用剂量为50~125 mg,3~4次/天,主要用于治疗支气管哮喘、COPD。在COPD急性加重和哮喘持续发作时一次最大剂量可500 mg,3~4次/天。

2.噻托溴铵

噻托溴铵选择性作用于M_3和M_1受体,为长效抗胆碱能药物,作用可达24小时以上,为干粉剂,吸入剂量为18 μg,每天1次。长期吸入可增加深吸气量(IC),减低呼气末肺容积(EELV),进而改善呼吸困难,提高运动耐力和生活质量,也可减少急性加重频率。

(三)糖皮质激素

糖皮质激素是最有效的控制气道炎症的药物。多用于气道炎症性疾病,主要有过敏性鼻炎,慢性阻塞性肺病及支气管哮喘等。品种有二丙酸倍氯米松,布地奈德,丙酸倍氯米松等。常用的剂型有定量雾化吸入、干粉吸入与雾化溶液吸入。雾化溶液是布地奈德,每次2~4 mg,2次/天,用于哮喘急性发作和COPD急性加重,儿童和老人不能配合MDI吸入时,也可应用。吸入治疗药物直接作用于呼吸道,所需剂量小,不良反应小。吸入后应及时用清水漱口,避免或减少声音嘶哑,咽部不适和假丝酵母感染。

(四)联合制剂

联合用药较单独用药效果要好,在我国常用的联合制剂有激素/LABA、异丙托溴铵/沙丁胺醇。激素和LABA两者具有抗炎和平喘协同作用。联合应用效果更好。

三、雾化吸入治疗的注意事项

(1)指导患者配合治疗,保证吸入治疗效果:治疗前、后充分做好解释工作,根据具体情况给予耐心解释与说明,介绍吸入方法、时间、效果及作用原理,教会患者如何配合呼吸。定量雾化吸入和干粉吸入应先做呼气动作，然后深吸气，将药物吸入下呼吸道，屏气10秒，恢复正常呼吸。溶液雾化吸入过程中嘱患者深吸气，吸气末尽可能稍作停顿，使雾粒吸入更深。对不适应且难以坚持吸入的患者可采用间歇吸入法，即吸入数分钟暂停片刻后继续吸入，反复进行直到吸完治疗药液。治疗时宜选择坐位，有利于吸入的药液沉积于终末细支气管及肺泡局部。对体质较差的患者可采取侧卧位或床头抬高30°～45°，有利于横膈下降、增大潮气量。雾化吸入用的面罩或口含器应专人专用，用后以浓度为500 mg/L的含氯消毒剂浸泡30分钟，灭菌蒸馏水冲洗干净后晾干备用。

(2)溶液雾化吸入过程中，严密观察不良反应、保持呼吸道通畅。治疗过程中严密观察病情变化，密切监测患者的神志、心率、SaO_2、呼吸变化，并注意监测动脉血气指标变化，如患者在治疗过程中出现不适症状，如胸闷、憋气、喘息、心悸、呼吸及心率加快、发绀、呼吸困难等，或出现血氧饱和度下降至90%以下时，应暂停雾化治疗，予以吸氧，积极采取措施，分析原因，对症处理。雾化吸入前、后要始终保持呼吸道通畅，雾化过程中痰液稀释、分泌物增多，应及时将痰液排出，对痰液阻塞呼吸道明显者应先进行排痰处理，积极指导并鼓励患者进行有效咳嗽、咳痰，及时拍背及体位引流，必要时行负压吸引协助排痰以使雾粒进入呼吸道深部，有利于药液吸入和气体交换并防止痰堵。

(3)凡吸入激素者，应及时漱口，以防口咽部假丝酵母感染和不适。

(胥景花)

第二节 氧气疗法

氧疗是各种原因引起的急性低氧血症患者常规和必不可少的治疗，有着纠正缺氧、缓解呼吸困难、保护重要生命器官的功能，有利于疾病痊愈。

低氧血症是肺心病发生和发展的一个重要影响因素，如果长期的低氧血症得不到纠正，持续的肺血管痉挛和肺动脉高压可使肺小动脉肌层肥厚、内膜纤维增生、管腔狭窄，加上肺毛细血管床大大减少，肺循环阻力增加，肺动脉压力持续和显著升高，右心负荷增加，最终导致右心衰竭。

夜间氧疗试验(NOTT)和医学研究协会(MRC)的研究结果显示：长期氧疗(LTOT)是影响慢性阻塞性肺部疾病(COPD)发展最重要的因素之一。持续家庭氧疗可延长COPD患者的寿命，所延长寿命的时间与每天吸氧时间相关。其他长期氧疗的效果包括可减少红细胞增多的发生(与降低碳氧血红蛋白水平有关，而不是改善动脉血氧饱和度的结果)、降低肺动脉压力、改善呼吸困难、改善睡眠、减少夜间心律失常的发生。氧疗增加运动耐力，其主要机制是在同样工作负荷下减少每分通气量，因而氧疗延迟了通气受限的发生；提高动脉氧分压，使氧输送能力增强、逆转了低氧血症引起的支气管痉挛；增加了呼吸肌对氧的摄取利用。总之，COPD急性加重期吸氧具有挽救生命的作用，慢性呼吸衰竭患者长期氧疗可延长寿命。

一、氧疗的发展史

自普里斯特利发现氧气以来，已有几百年了。从那以后，长期氧疗就逐渐发展起来。

据历史上记载，1774年8月1日，当约瑟夫·普里斯特利加热红色的氧化汞时，得到一种无色的气体，并且这种气体能使蜡烛燃烧的火焰更加明亮，于是他将该气体装入一个倒置的钟型容器内，他本人和两只小老鼠首先试着呼吸了这种“纯净”的气体，他感到有一种“轻快和舒服的感觉”，当时就预言说这种气体在不远的将来会成为一种时髦的物质。

早在1773年，瑞士的一名化学家卡尔·威尔海姆·舍勒也发现了氧气，且普里斯特利的朋友安托万·拉瓦锡也成功地重复了普里斯特利的试验，并将这种气体命名为氧气。

第一次使用氧气是在1885年3月6日，美国纽约的George Holtzapple医师用火焰加热大玻璃容器内的氯化钾和黑色的氧化锰，产生氧，再通过橡胶管送给一位患有急性细菌性肺炎的年轻患者。几个小时之后，年轻人度过了危险期，最后恢复了健康。

在20世纪60年代，美国科罗拉多州丹佛市的研究人员开始系统地评价氧疗在慢性低氧血症患者中的作用，为现代氧疗奠定了基础，促进了此领域的发展。与此同时，威弗尼对一小组慢性低氧血症的患者进行氧疗，结果发现氧疗可纠正慢性低氧血症引起的肺动脉高压，减轻红细胞增多症及增加运动耐力。其他研究者也有同样的发现，并发现氧疗还可提高患者的生存率。每天接受15个小时的氧疗可明显地提高患者的生存率(图2-1)，18个小时的氧疗效果更好，而24小时的氧疗是最有益的(图2-2)。肺心病患者实行氧疗与非氧疗、仅夜间氧疗与持续氧疗之间进行对比观察，发现患者的生存率有明显的差别，而且越早开始持续氧疗，其生存率越高。

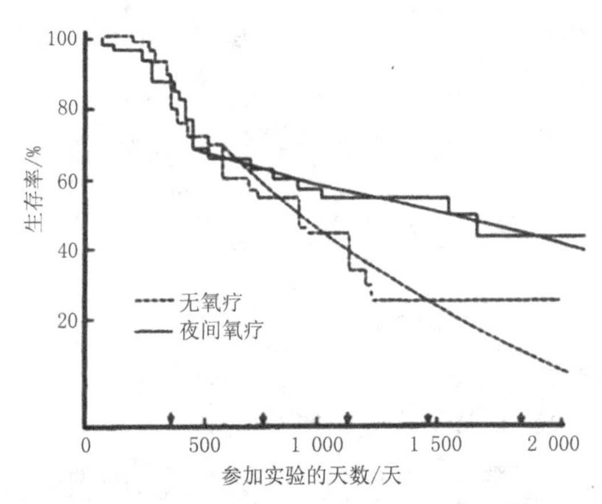

图2-1 每天予以15小时的氧疗与非氧疗相比较对生存率的影响

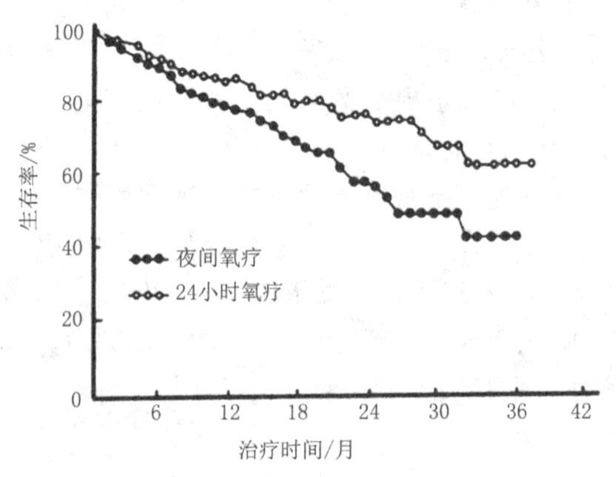

图2-2 24小时氧疗(实际吸氧时间平均为19.9小时)与仅夜间氧疗(吸氧时间为11.8小时)相比较对生存率的影响

有人比较了氧疗 6 个月前后的肺动脉压(尤其是平均肺动脉压)、肺血管阻力,发现均有改善。氧疗后肺动脉压降低超过 0.7 kPa(5 mmHg)以上者,其生存率就会有所增加。另一种观点认为肺动脉高压与死亡率仅是机体病理生理改变中的一个表面现象,尽管予以氧疗,气道功能仍持续下降,且气道阻塞的严重程度与生存率有明显的相关关系。总之,长期氧疗(LTOT)应成为有慢性低氧血症的肺部疾病患者整体治疗的一部分,即氧疗应作为肺康复整体治疗的一个部分。

标准的长期氧疗指慢性低氧血症的患者(包括睡眠和运动时低氧血症)每天 24 小时吸氧,并持续较长的时间。目前认为应每天至少吸氧 15 小时,至少达 6 个月以上。使动脉血氧分压至少达到 8.0 kPa(60 mmHg),才能获得较好的氧疗效果。长期家庭氧疗是指患者离开医院后返回家庭而实行的长期氧疗。

二、氧疗的生理机制

为了明确氧疗的机制,首先要了解低氧和低氧血症的病理生理。长期氧疗的目的是纠正低氧血症,而又不引起高碳酸血症酸中毒,且有利于提高患者的生存率、改善生活质量、预防肺心病和右心衰竭的发生。总之,纠正低氧可保持生命器官的功能。

氧分压(PaO_2)由 3 个因素决定:①吸入氧浓度(FiO_2);②肺泡通气量(VA);③肺弥散功能与通气/血流比。高原地区的 FiO_2 减少、肺泡通气降低和心肺疾病引起的肺弥散功能和通气/血流(V/Q)分布异常时均可产生低氧血症。氧疗可提高 FiO_2,但是否能提高 PaO_2,很大程度上与肺弥散功能和通气/血流比异常的程度有关。其他可影响氧疗效果的因素有:肺不张、低氧性的肺血管痉挛,或两者引起的 V/Q 失衡、通气减少等。输送氧到组织依赖于心排血量、机体脏器灌注和毛细血管情况,血液的氧输送量由血红蛋白浓度和血红蛋白对氧的亲和力来决定,血 pH、PCO_2 和 2,3-二磷酸甘油水平会影响氧的这种输送能力,氧输送能力可因碳氧血红蛋白水平增高而降低。

(一)呼吸系统效果

氧疗可使气道阻力减小,而每分通气量(VE)和平均吸气流速均与 $P_{0.1}$(作为呼吸驱动的指标)有关。患者于运动时吸氧,呼吸肌运动较弱时就能满足机体对氧的需求,因而运动耐力有所提高。正常人吸 40%的氧气即可减少通气和膈肌疲劳肌电图信号,并伴有疲劳程度的降低。在 COPD 患者中,氧疗也可使膈肌疲劳及反常腹肌运动的肌电图信号延迟。

(二)血流动力学效果

正常人予以氧疗可以使心率下降,COPD 患者也有同样的现象。这种心率下降与心排血量增加有关。有一些 COPD 患者还表现有左室射血分数的增加。

氧疗还可减少夜间 SaO_2 的降低,使夜间肺动脉压降低。FiO_2 增加,使肺血管扩张,因而可改善 COPD 的预后,如肺动脉压降低超过 0.7 kPa(5 mmHg),则 COPD 患者的预后较好。

(三)组织氧的改善

正常人运动时,做功量一定的情况下,低氧与每分通气量(VE)增高和血乳酸水平增高相关,因此氧疗可减少动脉乳酸水平,二氧化碳排除和 VE。限制性肺部疾病患者氧疗后也显示有血乳酸水平降低,反映了组织氧供的改善,这是由于动脉血氧含量增加所致。

(四)神经精神的改善

许多有低氧血症的 COPD 患者除了有肺、心血管功能异常外,还有脑部的损害。长期慢性缺氧使患者注意力不集中、记忆力和智力减退、定向力障碍,并有头痛、嗜睡、烦躁等表现。神经精神症状的轻重与慢性低氧血症的程度有关。吸氧可使COPD患者的神经精神功能有所改善，这个现象提示纠正组织缺氧对于改善精神状况非常重要。总之，长期氧疗可改善大脑的缺氧状态，减轻神经精神症状。

（五）血液系统的效果

氧疗可逆转继发性的红细胞增多症及延长血小板存活时间。

三、氧疗的肺康复作用

肺康复治疗中提倡便携式和家庭氧疗处方。长期氧疗的作用主要体现在以下几方面。

（一）增加运动耐力

无数研究表明，当呼吸不同浓度的氧气时，低氧血症患者的运动耐力有所增加，运动耐受时间延长。有人认为携带便携式氧气设备的额外做功可抵消氧疗的作用，但也有研究表明，尽管增加了携带氧气设备的做功，但仍能从氧疗中获益，且随着氧流量增加，则这种益处会相应增加。

（二）症状改善

氧疗对周围化学感受器张力有重要的作用。由于提高了 PaO_2，减少了颈动脉体的刺激，因而减轻了COPD患者的呼吸困难，在正常个体也是这样。

疲劳症状的改善与前述对神经精神的作用有关，氧疗更大的益处可能是由于增加了患者的活动能力，使其能更加主动地参加锻炼、减轻抑郁。

（三）纠正低氧血症和减缓肺功能恶化

氧疗后大多数患者动脉血氧分压明显升高，而没有出现二氧化碳潴留。研究结果发现，夜间氧疗可维持动脉血氧饱和度在90%以上，睡眠时动脉二氧化碳分压仅轻度增加，且这种轻度增高无重要意义。氧疗可延缓肺功能的恶化，氧疗后正常人 FEV_1 降低值为每年18～35 mL，COPD患者 FEV_1 下降值为50～90 mL。

（四）降低肺动脉压和延缓肺心病进展

长期氧疗可降低肺动脉压，减轻或逆转肺动脉高压的恶化。对肺动脉的改善作用受以下因素的影响。

1.氧疗的时间

每天氧疗的时间越长，肺动脉压的改善越明显。

2.肺动脉压的水平

长期氧疗对轻、中度肺动脉高压效果更好。

3.个体差异

对缺氧以及氧疗的反应存在着个体化差异，每天吸氧15个小时以上能纠正大多数重症COPD患者的肺动脉压的恶化。

因此可以肯定，长期氧疗能稳定或阻断肺动脉高压的发展，一部分患者可缓解肺动脉高压。

长期氧疗还可使红细胞比容减少、血液黏稠度降低以及使心、肺供氧增加，进一步改善心功能，延缓肺心病的发展。COPD患者在氧疗4～6周后始出现红细胞比容降低，且氧疗前红细胞比容越高（≥0.55）者，疗效越好。

（五）提高生存率及生活质量

有一研究对COPD长期家庭氧疗患者进行了5年的随访发现，氧疗组每天鼻导管吸氧至少15个小时，病死率为45%，而非氧疗组为67%。可移动式氧疗能使患者增加身体锻炼的机会，从而打破了慢性呼吸疾病患者由于不能运动而形成的恶性循环，可更好地改善生存率，并提高生活质量。

四、氧疗的临床指征

急性低氧血症患者常规予以吸氧治疗，吸氧的方式依病情而定，此为住院患者综合治疗的一部分。

长期氧疗（LTOT）非常昂贵，因此氧疗处方必须有充分的临床依据。不同的国家有不同的LTOT处方标准。因有不同的供氧和输送方式，故标准也不同。

目前仅有COPD患者的氧疗标准，但一般认为这些标准也适用于其他肺部疾病引起的慢性低氧血症患者，如囊性纤维化、继发于间质性肺炎和慢性肉芽肿性疾病的肺纤维化，严重的限制性肺部疾病。

长期氧疗（LTOT）是依据患者在海平面上呼吸室内空气时出现慢性低氧血症，测定其动脉血气值和脉搏血氧饱和度值来确定的。

（一）家庭氧疗处方

几个国家已经制订出严格的LTOT处方标准，在美国LTOT处方是根据两个关于氧疗的会议制订的。

开始LTOT的临床标准是依据休息时PaO_2测定的结果。血氧定量法测SaO_2用来随时调整氧流速，如果怀疑高碳酸血症或酸中毒，则必须测定动脉血气。

1.长期氧疗的适应证

慢性呼吸衰竭稳定3～4周，尽管已进行了必要的和适当的治疗，仍有：①静息时，PaO_2 ≤7.3 kPa(54.8 mmHg)或SaO_2≤88%，有或无高碳酸血症；②静息时PaO_2在7.3～8.0 kPa(55～60 mmHg)之间或SaO_2≤89%，如果患者有肺动脉高压、充血性心力衰竭（并重力依赖性水肿）或红细胞比容>55%。

长期氧疗一般用于第Ⅳ期COPD患者，一些COPD患者在急性发作前没有低氧血症，且发作后可恢复到以往的水平，则不再需要长期吸氧。接受了适当的治疗，患者病情稳定后，患者需要在30～90天后重新评估，如果患者没有达到氧疗的血气标准，则氧疗不再继续。

2.氧疗的剂量

足以将PaO_2提高至8.0 kPa(60 mmHg)或SaO_2≥90%的氧流量大小。

3.氧疗的时间

除了仅在运动和睡眠时需要吸氧外，氧疗的时间一般至少15 h/d。

4.治疗的目标

将SaO_2提高到≥90%和/或PaO_2≥8.0 kPa(60 mmHg)，但是$PaCO_2$升高不超过1.3 kPa (10 mmHg)，pH不低于7.25。应当规律地监测动脉血气PaO_2，不断调整氧流量直到达到预期治疗目的。

LTOT时通常采用鼻导管给氧，Venturi面罩供氧则给氧浓度更为准确。

（二）临床稳定性

进行夜间氧疗（NOT）试验后，许多患者PaO_2有自动改善的现象。蒂姆斯发现，NOT试验4周以后，PaO_2上升到了7.3 kPa(55 mmHg)以上，则不再需要氧疗，可用于氧疗患者的筛选。另外也有人发现适合进行LTOT的患者予以氧疗3个月以后，在不吸氧的情况下，PaO_2可升至

7.9 kPa(59 mmHg)。目前还没有能力预测哪些患者 PaO_2 能够提高到这种程度。

应鼓励进行 LTOT 的患者戒烟,因研究发现在 LTOT 期间仍有 8%~10%的患者继续吸烟。

(三)特殊情况下的氧疗

美国目前的处方标准是,低氧血症患者在运动和睡眠时应予以氧疗。一般情况下在睡眠和运动(即低氧血症恶化)时,已经氧疗的患者需要将氧流量增加1 L/min。如果在运动时,PaO_2 下降至 7.3 kPa(55 mmHg),则推荐使用便携式氧疗系统。目前已认识到 COPD、脊柱后凸、囊性纤维化、间质性肺疾病患者在睡眠时有低氧血症的情况,且夜间 SaO_2 的降低与肺动脉压增加相关,夜间氧疗可改善夜间的 PaO_2,而不会引起 $PaCO_2$ 大幅度的增高,且夜间氧疗消除了夜间发生氧饱和度降低的可能,使肺动脉压趋于正常。

低氧血症患者乘飞机旅行时应特别注意,虽然通常商业飞机的飞行高度超过9 144 m,但大多数航班机舱内予以加压,使之相当于 2 438.4 m 的高度,在这个高度时正常人和患者的 PaO_2 可下降 2.1~4.3 kPa(16~32 mmHg),已经接受 LTOT 的慢性低氧血症患者或接近低氧血症的患者,在旅行前需要予以仔细评估。一种方法是使用低氧血症激发试验:COPD 患者休息时呼吸15%的氧气(相当于 2 438.4 m 激发试验高度),如患者的 PaO_2 降至6.7 kPa(50 mmHg),则在飞行期间需要另外补充氧。临床症状不稳定的低氧血症患者不提倡乘飞机旅行。

五、供氧和氧输送设备

(一)供氧设备

住院患者多使用墙壁氧,必要时可结合有创或无创呼吸机。

家庭氧疗的供氧设备基本上有 4 种:压缩气罐、液体氧、分子筛氧浓缩器和新的膜分离器。每一系统均有其优点和缺点。每一患者所适合的系统依赖于患者的条件和临床用途。氧疗系统的重量、价格,便携方式对老年残疾患者特别重要。原则上如果患者能走动,那么就不能使用限制患者活动的氧疗设备,至少部分时间是这样。

1.压缩气体罐

为传统的供氧设备,较便宜,在高流量时可释放 100%的氧气。压缩气体罐在高压下贮存。便携式(小的)压缩气罐因氧气供应时间短和需频繁再填充而使其使用受限。一般不提倡在家中填充氧气罐,因此需要氧气供应商的帮助。

压缩氧气的优点是价格便宜、实用,能够长期贮存。

压缩氧气的缺点是重量大、氧气供应时间短、不易搬动,如果开关阀突然自行打开可发生危险。

2.液体氧

液体氧贮存在极低的温度下,比压缩气体所需的贮存容积小(1 L 液体氧=860 L 气体),可将室温下等量的气体缩小至原来容量的 1%。其他优点有:系统的压力低,可提供更多的便携式氧疗机会,且易于运输;液体氧的便携式设备更轻便,也容易从大的氧站再填充;同压缩气体一样,液体氧也可提供 100%的氧浓度。液体氧系统的流量范围是通过加热、控制气体蒸发的速度来调节的。

液体氧比压缩气体更昂贵。如果患者有能力支付和需要外出旅行时,这种液体氧更适合。液体氧的缺点是价格高、需要间断地进行压力释放导致氧浪费,甚至不用时也需这样做。

3.分子筛氧浓缩器

分子筛氧浓缩器是目前最便宜的供氧设备，为电力设备，通过一个分子筛从空气中分离氧，氧气输送给患者，氮气则回到空气中。氧浓缩器的重要优点是价格效益比高，缺点是移动性差，不能携带，一般在固定的地方如汽车或房间里使用，且需要电源和常规维护，可作为供氧后备设备。分子筛氧浓缩器是一种复杂的仪器，需要经常维修才能保证其功能正常。当使用的氧流量过大时，氧浓度会降低，避免这一问题的方法是选择大型号的筛床；另一个问题是增加仪器的使用时间，会使输出氧浓度降低，即使是常规维修，细心保养也是如此，因此分子筛氧浓缩器需要进行系统技术检查，以保证其工作状态良好。目前新型仪器有氧浓度表，有助于患者的使用。分子筛不能浓缩水蒸气，因此需要高流量氧气时，常需要湿化。另外仪器也可浓缩有毒气体，筛床的消耗还可造成工业污染，设备位置固定限制了患者的活动。尽管有这些缺点，这种氧浓缩器还是具有明显的优点，如不需要反复填充就是其最大的优点。

4.膜分离器

使用聚乙烯膜和压缩器从空气中浓缩氧气。这种膜通常可使氧气和水蒸气透过，可使输出的氧气得到适当的湿化。膜分离器较分子筛浓缩器有技术优势：首先，膜浓缩器需更换的零件较少(仅有管内滤器需要更换)，这种设备尤其适用于农村；作为后备设备，维护费用低，有经济上的优势；虽然膜分离器产生的氧浓度低为45%，但氧流量的范围仍较大；不需要湿化是其在经济上的另一个优势，适合于气管内氧疗；它还是一个细菌滤过器，聚乙烯有异物屏障作用。

(二)氧输送设备

氧输送设备有多种，传统的面罩和鼻导管最常见，经气管氧疗(TTOT)有增加的趋势，不同的氧输送设备，可使吸氧效率得到不同程度的改善。

1.面罩

使用合适的面罩是最好的氧输送方法之一，但不如鼻导管的耐受性好。固定式面罩使用高流量氧气，这种面罩可提供一个持续的、预定好的氧浓度。可调式面罩如Venturi面罩的氧浓度可调，调节空气的进量可控制氧浓度在25%～50%。在高流量时面罩的使用效果好，当氧浓度<35%时多不需要使用。

面罩的优点是可保持一定的吸氧浓度，吸入氧浓度不受潮气量和呼吸频率的影响。

面罩的缺点是面罩的无效腔会影响二氧化碳的排出，增加二氧化碳分压；所需氧流量较高(一般>4 L/min)，耗氧量大，故家庭氧疗中很少使用；患者感觉不舒适、进食和讲话不方便。

2.鼻导管

鼻导管无疑是最常用的氧输送形式。它廉价、舒适，患者易于接受，吸氧的同时可以吃饭、睡眠，谈话和吐痰。氧浓度不会因患者从鼻子或口腔呼吸而有所改变。但吸入氧浓度随患者呼吸深度和频率不同而有所变化。氧流量与吸入氧浓度大致呈以下关系：吸入氧浓度＝21＋4×氧流量(L/min)。氧流量高时患者往往不能耐受局部冲力和刺激作用，可产生皮炎和黏膜干燥，故FiO_2不能过高。在某种程度上，适当湿化可避免此种情况的发生。与面罩吸氧不同，鼻导管吸氧不会使CO_2重新吸入。

由于向肺泡输送氧气仅占自由呼吸周期的一小部分(大约是开始的1/6)，剩余的时间用来填充无效腔和呼气，因此，输送的大部分氧气没有被患者利用，而是跑到空气中白白地浪费掉了，在呼气时氧气被浪费30%～70%。

3.经气管氧疗(TTOT)

经气管氧疗于1982年首先由 Heim Lich 提出。在局麻下，将穿刺针穿刺进入气管内，将导管(直径1.7～2.0 mm)放入气管内，拔出穿刺针，导管送至隆突上2 cm处。外端固定于颈部，与输氧管相接。呼气时，气道无效腔可起储存氧气的作用，故氧流量比经鼻氧疗减少50%，且供氧不随呼吸深浅和频率的变化而变化。

TTOT 有美容优点，能保持患者的个人形象，帮助患者避免了社会孤独症，使患者容易接受这种治疗，且此氧疗使所需氧流量较少，因而仪器变轻，移动范围加大，患者感觉较好，氧疗的效果也好，还可减少家庭氧疗费用。

TTOT 的缺点是易发生干燥，分泌物阻塞导管，需每天冲洗导管2～3次，还可发生局部皮下气肿、局部皮肤感染，出血和肺部感染。对有气道高反应、严重心律失常和精神焦虑者慎用。在我国使用较少。

六、氧中毒

(一)氧中毒的病理生理

1.呼吸驱动受抑制、肺血管扩张及高碳酸血症

高氧产生高碳酸血症，可引起重度 COPD 患者严重的呼吸抑制。

高氧引起 COPD 患者高碳酸血症的机理：传统的观点是高氧引起的高碳酸血症是由于肺泡低通气，即动脉 PO_2 升高，引起低氧通气驱动减弱而造成的。其他机制包括 Haldane 效应和肺通气/灌注比例失调。

2.吸收性的肺不张

吸氧期间，通气/灌注比率很低的肺单位中发生了吸收性的肺不张，即吸气过程中，肺泡吸收气体的速率超过了吸氧时吸进肺泡气体的速率。这种结果的产生依赖于通气/灌注比例、通气类型(如出现叹气)、吸入 O_2 浓度、吸氧的时间、肺内在的稳定性(如组织和表面活性物质的因素等)，局部产生低氧性肺血管痉挛的程度。

高氧也可通过干扰肺表面活性物质系统引起肺不张。高氧既可破坏Ⅱ型肺泡细胞的合成、分泌，又可损伤肺泡-毛细血管界面，导致血浆蛋白的流失，从而抑制了表面活性物质的功能。与吸收性肺不张相比，表面活性物质缺乏性肺不张发生时较缓慢，这是因为：①产生高氧性肺损害需要时间；②表面活性物质正常的半衰期为20小时，高氧期间表面活性物质的半衰期似乎有所延长。

3.急性气管支气管炎

1945年 Comroe 详细描述了急性气管支气管炎综合征，正常个体呼吸100%的 O_2 24小时后可出现以下症状：胸骨后发紧、咳嗽、喉痛、鼻充血、眼刺激征、耳朵不适、疲劳、感觉异常，还有肺活量的减少。综合征于吸氧4～22小时后开始，吸入75%的 O_2 24小时也可出现胸骨后发紧，而吸入50%的 O_2 24小时则不会出现。在正常个体中胸骨后发紧是出现急性气管支气管炎的第一个症状，被认为是再现了急性气管支气管炎，但这也可以是单纯肺不张的症状，这些症状群已被无数的研究所重复并肯定。研究发现神志清的健康人呼吸90%～95% O_2 6小时后，使用纤维支气管镜可直接找到气管支气管炎的证据(局部有发红、水肿、气管小血管充血)，他们也发现仅需吸 O_2 3小时黏液分泌速度就明显受抑制。

肺活量的减少被认为是 O_2 中毒的最好的指标，肺活量的减少可能是由于急性气管支气管

炎于吸气时感到疼痛和吸收性肺不张而产生。

4.减慢代谢率

由氧耗测得的结果显示常压高氧可减慢代谢率。机制不清楚，可能包括：①全身性细胞氧中毒；②微循环水平矛盾性的氧供不足，或者是“高氧性低氧”；③氧需求选择性减少，正如在哺乳动物中遇到一定的生理性应激所表现的那样，而与高氧无关。

5.急性血流动力学效果

氧中毒患者的心率减少是迷走神经兴奋引起的，可由阿托品来阻断；心排血量的减少与心动过缓有关。心功能减退开始由心动过缓引起，后来由于肺血管扩张使右室后负荷降低。在高氧期间全身血管床均处于收缩状态。尽管有全身血管收缩，对系统动脉压的影响却不同，这要看心排血量是否同时减少。

（二）肺氧中毒的病理

高氧性肺损伤的组织病理学是以弥漫性肺泡损伤（或 DAD）为特征的。DAD 可被划为两个时期。首先第一周内急性早期或渗出期，以肺泡间质水肿、肺泡内出血和纤维素渗出为特点，肺泡细胞脱落（Ⅰ型细胞）伴有肺泡基底膜和透明膜的剥脱。小肺动脉，肺泡毛细血管可显示有纤维蛋白血栓形成。第一周末Ⅱ型细胞沿着肺泡表面增生。

DAD 的第二阶段是增生和机化阶段，发生于第一周以后。肺间质成纤维细胞增生和局部肺泡内纤维化。水肿和透明膜已经大部分清除，但仍有间质炎症浸润和肺泡衬里细胞过度增生。有显著的肺间质纤维化。

（三）氧中毒机制

现普遍认为高氧的中毒作用是高活性氧自由基浓度增加的直接结果，过量的氧自由基超过了机体的抗氧防御能力。尽管细胞针对氧自由基有防御机制，但在高氧时氧自由基产生速度足以对抗这些防御机制，造成没有察觉的细胞损害。

氧分子本身一般是无毒的，仅有中等量活性。在氧还原 4 个电子形成水的过程产生的自由基团中间产物有很高的活性，这是由于它们对外来电子有很高的亲和力的结果，这种极高的电子亲和力使这些基团能迅速从附近的分子中获得电子，从而破坏了邻近的脂类、蛋白和 DNA，这种过氧化物的破坏过程表现为脂过氧化、酶受抑制和 DNA 链断裂，最终使细胞完整性受损和细胞死亡。

（四）机体的抗氧化防御机制

细胞有 4 个抗氧化防御机制：①防止自由基团的生成；②把氧化物转变成毒性小的物质；③隔离活性物质，远离生命细胞结构；④还原自由基团，修复损伤的分子。

（五）致氧中毒的氧分压域值

现一般认为吸氧浓度 $FiO_2>50\%$ 为高浓度氧，需要强调的是，吸入高浓度氧，即使 PaO_2 很高，若并无高 PO_2，则组织损害主要局限于肺。宇航员在减压舱内长期吸纯氧而无害，说明氧中毒主要取决于氧分压。

像其他药物中毒一样，氧中毒情况也可以用经典的药理学上的剂量-反应曲线来表示。表示氧中毒的剂量-反应关系是由肺活量的减少来表示的，规定0.5 大气压的 PO_2 域值作为 O_2 中毒发生的域值，由肺活量的减少作为评价指标。

（六）氧中毒的诊断和治疗

1.诊断

对于接受高浓度氧疗的肺疾病患者，目前临床上尚没有实用的诊断方法判断其是否发生了肺氧中毒。氧中毒最好的指标是提示急性气管支气管炎的胸骨后疼痛等症状，肺氧中毒的诊断应根据以下几方面综合判断：①高浓度高压氧接触史；②急性气管支气管炎的症状；③肺功能改变，肺活量减少；④生化检验，如5-羟色胺的廓清、转化酶的活性等。

2.氧中毒的治疗

(1)提高肺的抗氧化能力：为提高肺的抗氧化能力采取了许多治疗方法。①予以外源性的抗氧化酶如SOD、催化酶和GSH的治疗；②抑制自由基团产生的药物，如应用铁螯合物结合铁；③加入非酶抗氧化剂，如维生素E、N-乙酰半胱氨酸和Dimethylthiourea(DMTU)。

(2)高氧的还原耐力：研究显示动物接触细菌内毒素、细胞因子、肿瘤坏死因子-α(TNF-α)和白介素-1(IL-1)、亚致死水平的高氧(85% O_2)或低氧，则可提供一个保护性的作用，这种保护作用与SOD、催化酶和谷胱甘肽过氧化酶的水平增加有关。

(3)外源性表面活性物质的治疗：研究显示动物使用外源性表面活性物质治疗可减轻高氧肺损伤和减少由于呼吸衰竭而发生的死亡。外源性的表面活性物从3个方面起作用：①维持肺泡的稳定性；②清除细胞外产生的氧基团；③增加细胞内抗氧化酶的含量。

一旦考虑到有肺氧中毒的可能(一般发生在ARDS患者，他们需要的吸氧浓度超过60%，且时间超过24～48小时)，目前临床上唯一能接受的治疗是减低吸氧浓度至最低限度，使之能维持适当的氧合水平。为了达到这一目的，首先要减少额外氧的需求(如发热、感染、"呼吸机打架")。其次应仔细查找影响氧合的复杂疾病，并予以治疗，如院内感染、过度分泌、支气管痉挛、隐性气胸，与气压伤有关的肺实质性损害、支气管气管插管损伤、大量胸腔积液、静水压增高的肺水肿(肺动脉楔压升高)，与肺实质损伤无关的心肺血管短路、肺栓子形成、心排血量低、肺心病等。

难治性ARDS患者和顽固性低氧血症患者，需要持续的高浓度氧疗，这时临床医师将面对棘手的3个问题：①接受一个低水平的动脉氧合；②增加通常已经较高的气道压力(如增加PEEP)，将有气压伤的危险，包括最严重的张力气胸；③维持甚至增加已经较高的 FiO_2。应谨慎牢记，全身低氧血症和气压伤的即刻危险比将来可能出现的高氧性肺损伤更快，且更严重。

七、LTOT非医疗性危险

(一)氧气的火灾危险

氧气本身既非可燃物，也非可爆炸物，但可使可燃物燃烧。氧浓度越高，则燃烧越快，释放热量越多。氧气治疗时主要火灾危险有：①使用塑料传送管，增加了燃烧的机会；②氧气从贮存罐、低温库和浓缩器中泄漏，可引燃附近的物品如地毯等；③吸烟尤其容易被烧伤，许多患者，包括这些做LTOT的患者，仍继续吸烟，而无视吸烟本身会加速疾病进展这个事实。当然，尽管有发生火灾的危险，医学文献中报道很少有严重伤害的情况。

(二)高压氧气罐的危险性

有时家庭中进行LTOT的氧气是以压缩气体的方式输送，压缩气体放在巨大的金属罐中，这种贮存方式有许多潜在的危险。当周围温度升高时，贮存罐中的压力会超过其安全水平。当压力上升到一定数值时，安全阀打开，氧气释放到周围空气中去，如果附近有火种或过热时，可产生火灾。因此贮存罐必须远离火种和发热仪器，如散热器和加热器等。当贮存罐歪倒和压力调节器移位时，气体贮存罐就会破裂，高压气体就会通过一个小孔发生外泄产生后坐力而移位，这种氧气"旋风"可穿透混凝土墙，并可引起严重伤害。因此，所有氧气罐均需以安全地垂直位存放。

（三）氧浓缩器的危险性

氧浓缩器是在1973年引入家庭LTOT的，从此以后便得到了广泛的应用。浓缩器是由电驱动的，氧气离电线很近，但目前未有由其引起火灾相关报道。

（四）液氧输送系统的危险

家庭LTOT使用液体氧气，液体状态贮存于－297℃以下的氧气可以蒸发。

危险主要与液体氧的超低温有关。当从大贮存罐向小贮存罐灌注的过程中，易使人接触到液体氧而有可能发生冻伤。

（五）其他不良反应

高流量和湿化不足可引起黏膜干燥、鼻黏膜刺激，甚至鼻腔出血。未经充分湿化的氧气，特别是流量较大时，可引起气道分泌物黏稠，引流不畅。吸入从压缩氧气瓶释放出的氧气，其湿度大多＜40％，故即使在低流量吸氧时，也应接气泡式湿化瓶。

使用鼻导管时有人对聚氯乙烯过敏，治疗应予以局部涂激素膏或更换一个新的导管。

使用低流量氧疗患者的心理和社会效应很少引起人们的注意，一些患者害怕吸氧，因为他们认为吸氧与临终状态相关。许多患者带着鼻导管和背着氧气罐出门时，心里总是自我暗示：我是患者。另一些患者则以为一旦吸氧，则会发生氧气依赖、上瘾，不能断开。这需要医务人员认真开导患者及家属，使他们逐渐接受和熟悉这种可延长生命的治疗方法。社会心理问题则需要认真对待，说服教育。

我们已经认识到高流量吸氧可造成器官损害，相反，低流量吸氧相当安全，尽管有报道说低流量吸氧也可损害肺组织，但仔细选择病例进行氧疗的益处远远大于害处。COPD患者接受低流量氧疗后少数患者出现$PaCO_2$升高，与肺通气/血流比例和血流中CO_2的输送发生改变有关，不是通常人们所认为的那样是由于呼吸驱动减弱所造成的。多数患者中最常见的是肺通气/灌注比例失调加重，无效腔/潮气量的比值增加，这可能是由于吸氧后局部低氧性血管痉挛情况消失，增加了通气差区域的灌注所致，这种作用较小，且不是进展性的。COPD中长期使用低流量家庭氧疗后没有出现细胞毒性和肺不张。

另外应注意供氧装置、给氧器具和湿化装置包括鼻导管、鼻塞和湿化瓶等均应定期消毒，专人使用，以防引起或加重呼吸道感染。医护人员也应定期随访LTOT患者，说明长期氧疗的重要性，指导氧疗患者正确使用氧疗装置及其消毒，以提高氧疗的依从性。长期氧疗患者定期复查的时间为6个月。

最后应强调，氧疗不能替代药物治疗及体质锻炼等其他康复治疗，因此应采取综合治疗措施，才能更好地改善患者的预后。

（胥景花）

第三节　机械通气

一、基本原理

正常人自主呼吸时由于呼吸肌主动收缩，膈下降，胸内负压增加，使肺泡内压低于气道口压，气体进入气管、支气管和肺泡内。目前临床采用的机械通气，主要是使用正压通气的方式来支持肺功能。正压通气是指由呼吸机提供高于肺泡内压的正压气流，使气道口与肺泡之间产生压力差，从而建立人工通气，因而，机械通气在通气过程中，气道压力势必升高。任何正压通气方式均应有 3 个必备的机械功能：启动，限制和切换。

(一)启动

启动是指使呼吸机开始送气的驱动方式，它有 3 种方式：时间启动，压力启动和流量启动。

1.时间启动

时间启动用于控制通气，是指呼吸机按固定频率进行通气。当呼气期达到预定的时间后，呼吸机开始送气，即进入吸气期，不受患者自主吸气的影响。

2.压力启动

压力启动用于辅助呼吸。压力启动是当患者存在微弱的自主呼吸时，吸气时气道内压降低为负压，触发呼吸机送气，而完成同步吸气。呼吸机的负压触发范围－0.49～－0.098 kPa(－5～－1 cmH_2O)，一般成人设置在－0.098 kPa(－1 cmH_2O)，小儿 0.049 kPa(0.5 cmH_2O)以上。辅助呼吸使用压力触发时，能保持呼吸机工作与患者吸气同步，利于撤离呼吸机。当患者吸气用力强弱不等时，传感器装置的灵敏度调节困难，易发生患者自主呼吸与呼吸机对抗以及过度通气或通气不足。

由于同步装置的技术限制，患者开始吸气时，呼吸机要延迟 20 毫秒左右才能同步送气，这称为呼吸滞后。患者呼吸频率越快，呼吸机滞后时间越长，患者出现欲吸而无气，反而增加呼吸做功。

3.流量启动

流量启动用于辅助呼吸。流量启动是指在患者吸气开始前，呼吸机输送慢而恒定的持续气流，并在呼吸回路入口和出口装有流速传感器，由微机测量两端的流速差值，若差值达到预定水平，即触发呼吸机送气。持续气流流速一般设定为 10 L/min，预定触发流速为 3 L/min。流量触发较压力触发灵敏度高，患者呼吸做功较小。

(二)限定

限定是指正压通气时，为避免对患者和机器回路产生损害作用，应限定呼吸机输送气体的量。一般有 3 种方式。

1.容量限定

预设潮气量，通过改变流量、压力和时间 3 个变量来输送潮气量。

2.压力限定

预设气道压力，通过改变流量、容量和时间 3 个变量来维持回路内压力。

3.流速限定

预设流速，通过改变压力、容量和时间 3 个变量来达到预设的流速。

(三)切换

切换指呼吸机由吸气期转换成呼气期的方式。有 4 种切换方式。

1.时间切换

达到预设的吸气时间，即停止送气，转向呼气。

2.容量切换

当预设的潮气量送入肺后，即转向呼气。

3.流速切换

当吸气流速降低到一定程度后，即转向呼气。

4.压力切换

当吸气压力达到预定值后，即转向呼气。

随着呼吸生理理论的发展，呼吸机的技术性能不断改善，机械通气在临床上应用日益增多。机械通气可大大降低呼吸衰竭的病死率，是治疗呼吸衰竭重要的有效手段。

二、适应证与禁忌证

(一)适应证

任何原因引起的缺氧与二氧化碳潴留，均是呼吸机治疗的适应证。

1.应用范围

(1)心肺脑复苏时。

(2)中毒所致的呼吸抑制。

(3)神经-肌肉系统疾病造成的中枢或周围性呼吸抑制和停止。脑卒中、脑外伤、各类脑炎、脑部手术、癫痫持续状态、各种原因所致的脑水肿，脊髓、神经根、呼吸肌等受损造成的呼吸抑制、减弱和停止等。

(4)胸、肺部疾病，如 ARDS、严重肺炎、胸肺部大手术后、COPD、危重哮喘等。

(5)胸部外伤，如肺挫伤、开放性或闭合性血气胸、多发多处肋骨骨折所致的连枷胸，只要出现无法纠正的低氧血症，均是应用机械通气的适应证。

(6)循环系统疾病，急性肺水肿、心脏大手术后常规机械通气支持等。

(7)雾化吸入治疗。

2.应用指征

(1)任何原因引起的呼吸停止或减弱(<10 次/分)。

(2)呼吸窘迫伴低氧血症[PaO_2<8.0 kPa(60 mmHg)]。

(3)肺性脑病(强调意识障碍严重程度)。

(4)呼吸道分泌物多，无力排出。

(5)胸部手术后严重低氧血症。

(6)心脏大手术后，尤其是接受体外循环的患者。

(7)胸部外伤致连枷胸和反常呼吸。

(二)禁忌证

呼吸机治疗没有绝对禁忌证。任何情况下，对危重患者的抢救和治疗，均强调权衡利弊。病情复杂，矛盾重重，需选择利最大、弊最小的治疗方案。除未经引流的气胸和肺大疱是呼吸机治疗的禁忌证外，其余均是相对禁忌证。

(1)严重肺大疱和未经引流的气胸。

(2)低血容量性休克患者在血容量未补足以前。

(3)肺组织无功能。

(4)大咯血气道未通畅前。

(5)心肌梗死。

(6)支气管胸膜瘘。

(7)缺乏应用机械通气的基本知识或对机械通气机性能不了解。

三、常用机械通气模式

几种常见的通气模式典型气道压力曲线示意图见图 2-3。

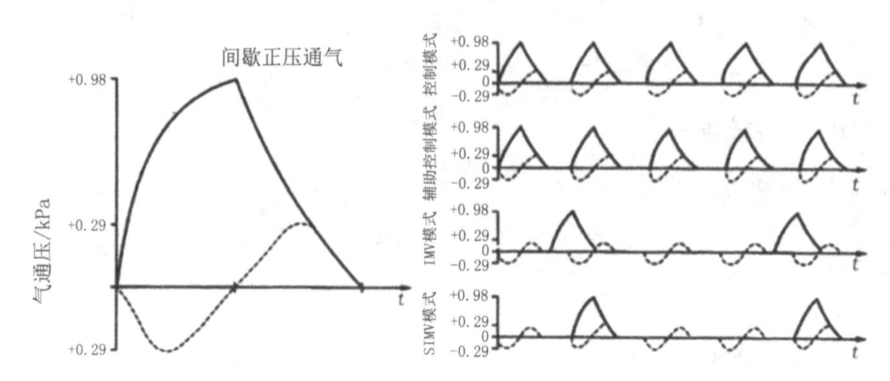

图 2-3 几种通气模式的典型气道压力曲线

(虚线示正常的自主呼吸,实线示机械通气时的压力曲线)

(一)控制通气

控制通气(CV)也称为间歇正压通气(IPPV),其特点是无论患者自主呼吸如何,呼吸机总是按预定的频率、潮气量(VT)或压力进行规律的通气,适应于自主呼吸消失或很微弱的患者。应用于自主呼吸较强的患者则很难达到自主呼吸与机械通气的协调。对自主呼吸增强的患者,如应用辅助通气模式仍不能与自主呼吸协调,可应用药物抑制自主呼吸后再采用控制通气模式。近年生产的呼吸机均兼有控制与辅助通气方式,或二者结合组成辅助控制通气方式。

(二)辅助通气

辅助通气(AV)与控制通气不同,启动是由患者自发吸气动作来触发。因此,它的通气频率决定于患者的自主呼吸,VT 决定于预先设定的容积(或压力)的大小。对自主呼吸频率尚稳定的患者,应尽量采用辅助通气。

(三)辅助控制通气

辅助控制通气是一种较先进的通气模式。它与单纯辅助通气的主要不同在于,当自主呼吸频率过慢,每分通气量小于设定值时,呼吸机本身可测知,并自动以控制通气方式来补充,以防止通气不足,比较安全。即使采用辅助或辅助控制通气模式,有时自主呼吸仍难与机械通气协调,这时应注意触发灵敏度的调节,同时应注意气路是否漏气、堵塞,吸氧浓度是否不足,设定通气频率、每分通气量是否合适等。

(四)间歇指令通气与同步间歇指令通气

1.间歇指令通气(IMV)

在每分钟内,按事先设置的呼吸参数(频率、流速、流量、容量、吸/呼等),给予患者指令性呼吸,通气与自主呼吸不同步;在指令通气间隔时间内,患者可以有自主呼吸,自主呼吸频率、流速、流量、容量、吸/呼等不受呼吸机的影响。

2.同步间歇指令通气(SIMV)

呼吸机提供的指令性通气可以由自主呼吸触发,即通气能与自主呼吸同步,是 IMV 的改良。

3.IMV/SIMV 通气模式的优点

(1)无须大量镇静剂。

(2)可减少因通气过度而发生碱中毒的机会。

(3)长期通气治疗时可防止呼吸肌萎缩,有利于脱离机械通气。

(4)降低平均气道内压,减少机械通气对循环系统的不良影响。

4.IMV/SIMV 通气模式的缺点

对患者增加通气的要求反应不良,可导致通气不足,增加患者呼吸功消耗,可导致呼吸肌疲劳,使呼吸机撤离过渡时间延长。

(五)压力支持通气

1.工作原理

压力支持通气(PSV)是一种辅助通气方式,在自主呼吸的前提下,每次吸气都接受一定水平的压力支持,以辅助和增强患者的吸气能力,增加吸气幅度和吸入气量。与单独应用 IMV/SIMV 通气模式的不同之处是患者每次吸气(指令性或自主性),均能得到压力支持,支持水平随需要设定。

2.临床应用

主要应用于自主呼吸能力不足,但神经调节无明显异常的患者。应用 PSV 时,机体可在一定水平的压力支持下,克服疾病造成的呼吸道阻力增加和肺顺应性下降,得到充足的 VT。随病情好转,压力支持水平可逐渐降低,常用于机械通气撤除的过程中、重症哮喘、COPD,胸部外伤和手术后需长期机械通气机支持者。

(六)容积支持通气

容积支持通气(VSV)是一种特殊的辅助通气模式,它的优点能保持恒定的潮气量,当患者自主呼吸增强时支持压力水平自动降低,相反,则自动增加支持压力水平。当患者自主呼吸停止 20 秒以上时,VSV 可自动转换为压力调节容积控制通气。

(七)持续气道正压通气

持续气道正压通气(CPAP)是指在有自主呼吸的条件下,整个呼吸周期内均人为地施以一定水平的正压,故又可称为自主呼吸基础上的全周期正压通气。

1.CPAP 通气模式的特点

(1)CPAP 是一种独立的通气模式。

(2)CPAP 是在自主呼吸的基础上,整个呼吸周期内均给予一定水平的正压。

(3)CPAP 与呼气末正压通气(PEEP)相仿,也能防止气道闭合和肺泡萎陷,但 CPAP 仅仅是一种自主呼吸的通气方式,呼吸机并不提供恒定的潮气容积与吸气流速,在纠正由严重肺功能障碍所致的换气功能障碍时,远不如 PEEP 效果明显。

(4)CPAP 对自主呼吸要求较高,许多有严重肺功能障碍的患者,不适合应用于 CPAP 通气模式。

2.CPAP 通气模式的主要优缺点

吸气时恒定的持续正压气流(超过吸气气流)使吸气省力,呼吸做功减少;与患者的连接方式较为灵活,经人工气道或面罩均可。CPAP 可引起循环紊乱和气压伤等。

3.临床应用

主要用于脱机前过渡或观察自主呼吸情况,如吸气压力、VT、VE 等。

(八)双气道正压通气

1.工作原理

吸气、呼气相的压力均可调节。P1 相当于吸气压力,P2 相当于呼气压力;T_1 相当于吸气时间,T_2 相当于呼气时间。这两个时相的压力和时间均可根据临床的需要随意调整。

2.临床应用

自主呼吸和控制呼吸时均可使用。一般情况下,根据临床需要,可灵活调节出多种通气方式。当P1=吸气压力,T_1=吸气时间,P2=0 或 PEEP 值,T_2=呼气时间,即相当于定时压力调节的 PPV;当P1=PEEP,T_1=无穷大,P2=0,T_2=0,即相当于 CPAP;当 P1=吸气压力,T_1=吸气时间,P2=0 或 PEEP 值,T_2 值为期望的控制呼吸周期,即相当于 IMV 或 SIMV。

3.注意事项

应用时应监测 VT,适当设置报警参数,以防通气量不足,尤其当气道压力增高时,VT 常常多变或不恒定。

(九)压力调节容积控制通气

1.工作原理

呼吸机通过不断监测患者的胸/肺的顺应性(压力-容量变化),计算出达到预定潮气量所需的最低吸气压力,反馈性地自动调节吸气压力,在 VT 保证前提下,将患者的吸气压力降低至最恰当水平。

2.临床应用

压力调节容积控制通气(PRVCV)模式主要适用于有气道阻力增高的患者,如危重支气管哮喘;或肺部病变较重如气道阻力增加和肺顺应性下降明显的患者。即使肺内存在着严重的时间常数不等和气体分布不均,应用 PRVCV 通气模式,也能得到较好的治疗效果;对需要较高初始流速或流量才能打开的闭合气道和肺单位,PRVCV 可能会有一定的价值,如 ARDS 患者的肺泡萎陷。

四、几种主要的通气功能

(一)吸气末屏气

呼吸机在吸气相产生正压,但在吸气末和呼气前,压力仍保持在一定水平,犹如自主吸气的屏气;然后再行呼气。这种将吸气末压力保持在一定水平的通气功能,称为吸气末屏气,或称为吸气平台或吸气末停顿。

该通气功能的优点是,延长了吸气时间,有利于气体分布与弥散,适用于气体分布不均、以缺氧为主(如弥散障碍或通气/血流比例失调)的呼吸衰竭。吸气末屏气通气功能有利于雾化吸入药物在肺内的分布和弥散,也有助于进行某些肺功能数据的监测,如气道阻力和静态顺应性等。

(二)呼气末正压通气

呼气末正压通气(PEEP)是指呼吸机在呼气末仍保持在一定的正压水平。

1.临床应用

PEEP 适用于由 Qs/QT 增加所致的低氧血症,如 ARDS。PEEP 纠正 ARDS 低氧血症的作用机制是避免和防止小气道的闭合,减少肺泡萎陷,降低 Qs/QT,纠正由 Qs/QT 增加所致的低氧血症;增加 FRC,有利于肺泡-毛细血管两侧气体的充分交换;肺泡压升高,在 FiO_2 不变的前提下,能使 $P_{(A-a)}O_2$ 升高,有利于氧向肺毛细血管内弥散;PEEP 使肺泡始终处于膨胀状态,能增加肺泡的弥散面积；肺泡充气的改善，能使肺顺应性增加，在改善肺的通气、弥散、V/Q 失调的同时，还可减少呼吸做功。

2.最佳 PEEP 选择

最佳 PEEP 应是能使萎陷的肺泡膨胀至最好状态、Qs/QT 降低至最低水平、PaO_2 被提高至基本满意水平、对血流动力学影响和肺组织气压伤降低至最低程度的 PEEP 水平。疾病的严重程度不同，最佳 PEEP 水平不尽相同，即使是同一个患者，在疾病发生和发展的不同阶段，所需要的 PEEP 水平也可能不同。确定最佳 PEEP 水平最简便的选择法是：在保持 FiO_2＜60％前提下，能使PaO_2≥8.0 kPa(60 mmHg)时的最低 PEEP 水平。临床常用的确定最佳 PEEP 水平的方法是：在循环状态能负担前提下，FiO_2 降至 40％～50％、PaO_2≥8.0 kPa(60 mmHg)时的最低 PEEP 水平。呼吸机应用过程中，应该根据患者氧合状况监测结果随时调节 PEEP 水平。

3.内源（内生）性 PEEP（PEEPi）或自发性 PEEP（auto-PEEP）

内源性 PEEP 是指因呼气时间短或呼吸阻力过高，致肺泡内气体滞留，使肺泡内压在整个呼吸周期均保持正压，相当于 PEEP 的作用，称 PEEPi 或 auto-PEEP，可由多种使呼吸道阻力增加的疾病造成，克服 PEEPi 的常用方法是应用相同水平的 PEEP。

（三）呼气延长或延迟

根据等压点（EPP）学说，呼气延长或延迟可减少支气道的动态压缩，有助于气体排出。COPD 患者习惯于噘嘴样呼吸，目的在于使 EPP 向口腔端移动，减少气道的动态压缩，有利于呼气。

（四）叹息

叹息即指深吸气。不同呼吸机设置的叹息次数和量不尽相同，一般每50～100 次呼吸周期中有 1～3 次相当于 1.5～2 倍于潮气量的深吸气，它相当于正常人的呵欠。目的是使那些易于陷闭的肺泡定时膨胀，改善这些部位肺泡的通气，防止肺不张，对长期卧床和接受机械通气治疗的患者有一定价值。

（五）反比通气

正常状态下，吸气时间总是少于呼气时间，吸/呼（I/E）多在 1∶（1.5～2）。反比通气（IRV）时，吸气延长，大于呼气时间，I/E 可在（1.1～1.7）∶1。吸气延长有利于改善氧合、纠正缺氧、减少二氧化碳的排出，可以用于治疗 ARDS 或其他原因所致的低碳酸血症。

五、参数设置和调节

（一）常用参数及设置

1.呼吸频率

呼吸频率主要考虑因素是自主呼吸频率。自主呼吸频率正常、减弱、停止时，按正常呼吸频率设置（16～20 次/分），自主呼吸频率＞28 次/分时，初始呼吸频率不易设置过低，随着引起自主呼吸频率增快的原因去除，再将呼吸频率逐渐下调。其次考虑呼吸衰竭的病理生理，在有气道阻力增高时，选择慢而深的呼吸频率，限制性肺部疾病时，选择稍快的呼吸频率（18～24 次/分）。

2.潮气量（VT）与每分通气量（VE）

VT 与呼吸频率有一定关系，首次 VT 设置，应掌握一定规律，减少设置盲目性。一般先以 5～10 mL/kg设置，以后根据动脉血气分析调整。特殊状况下，如有肺大疱、可疑气胸、血容量减少尚未纠正、血压下降等，应先将 VT 设置在较低水平，将呼吸频率适当提高，以预防通气不足。

自主呼吸频率过快时，为减少对抗，呼吸频率设置应与自主呼吸频率接近，此时应适当降低 VT 水平。VE 等于 VT 与呼吸频率乘积，VE 可以不做设置。

3.吸/呼比

呼吸功能正常者以 1∶1.5 左右为妥，阻塞性通气功能障碍为 1∶(2～2.5)；限制性通气功能障碍为1∶(1～1.5)。吸气末屏气时间，应算在吸气时间内。

4.PEEP

初接受呼吸机治疗时，一般不主张立即应用或设置 PEEP。根据缺氧纠正的难易度适当设置 PEEP 水平，再依据缺氧纠正情况，调节 PEEP 水平。

5.FiO_2 设置

开始时为迅速纠正低氧血症，可应用较高 FiO_2(＞60％)，100％也十分常用。随着低氧血症的纠正，再将 FiO_2 逐渐降低至 60％以下；低氧血症改善明显后，将 FiO_2 设置在 40％～50％水平为最佳。FiO_2 设置原则是使 PaO_2 维持在8.0 kPa(60 mmHg)前提下的最低 FiO_2 水平。当低氧血症未能纠正时，不能盲目以提高 FiO_2 的方式纠正缺氧，应该选择其他通气方式，如 PEEP 等。

(二)常用参数调节

合理调节机械通气各类参数是机械通气治疗的必备条件，否则，非但达不到治疗目的，相反却会引起各种并发症，严重时能直接导致死亡。常用参数调节依据动脉血气分析指标、心脏功能、血流动力学状况，避免肺组织气压伤。

1.动脉血气分析指标

(1)PaO_2：是低氧血症是否被纠正的标准。$PaO_2 \geq 8.0$ kPa(60 mmHg)，说明所设置的参数基本合理，如果 FiO_2 水平已经降至 40％～50％水平，可以暂不作调整，待 PaO_2 稳定一段时间后再作调整，直至降低至准备脱机前的水平；如果所设置的 FiO_2 水平较高，应逐渐降低 FiO_2 直至相对安全的水平。

若低氧血症未被纠正时，可按以下思路调整机械通气参数。①分析低氧血症产生的原因，调整相应参数。Qs/QT 增加时，选择 PEEP；弥散障碍时，提高 FiO_2；通气功能障碍时，去除呼吸道分泌物、保持呼吸道通畅，并适当增加 VT。合并二氧化碳潴留时，调节方法见 $PaCO_2$ 升高的处理方法。②采用各种能纠正低氧血症的方法，如增加 VT、延长吸气时间、增加吸气平台压或吸气屏气的时间、应用 PEEP、提高 FiO_2 等，并观察疗效，酌情选择最佳方法。

(2)$PaCO_2$：是判断呼吸性酸、碱中毒的主要指标。呼吸性酸中毒，$PaCO_2 > 6.7$ kPa(50 mmHg)，提示通气不足；呼吸性碱中毒，$PaCO_2 < 4.7$ kPa(35 mmHg)，提示通气过度。过度通气时，降低 VT，缩短呼气时间；严重低碳酸血症，如心功能和血流动力学状况允许，采用反比通气。通气不足时，保持呼吸道通畅，增加 VT、VE，呼吸频率和延长呼气时间。

2.心功能和血流动力学状况

已存在心功能障碍和血流动力学紊乱，慎用 PEEP、吸气延长，吸气末屏气和反比通气等。

3.肺组织气压伤

熟悉容易引起气压伤的通气模式和通气功能，如 PEEP、PSV、高 VT 等。如有肺组织气压伤易发因素，如先天性或后天性肺大疱、肺损伤时，避免使用容易引起气压伤的通气模式和功能。无法避免使用这些模式和功能时，严密观察，及时发现和处理。即使是没有肺组织气压伤易发因素的患者，也应严密观察，警惕气压伤。

(三)报警参数设置和调节

1.容量(VT 或 VE)报警

容量报警的临床意义是预防漏气和脱机。多数呼吸机监测呼出气 VT、VE 或 VT 和 VE 同时监测。设置依据:依 VT 或 VE 的水平不同而异,高水平设置与 VT 或 VE 相同;低水平能维持生命的最低 VT 或 VE 水平。

2.压力报警

分上限、下限压力报警,用于对气道压力的监测。气道压升高,超过上限水平时,高压报警;气道压降低,低于低压水平时,低压报警装置被启用。低压报警装置是对脱机的又一种保护措施,高压报警多提示咳嗽、分泌物堵塞、管道扭曲、自主呼吸与机械通气拮抗或不协调等。高压报警参数,设置在正常气道最高压(峰压)0.49～0.98 kPa(5～10 cmH_2O)水平;低压报警参数,设置为能保持吸气的最低压力水平。

3.低 PEEP 或 CPAP 水平报警

低 PEEP 或 CPAP 水平报警是保障 PEEP 或 CPAP 的压力能在所要求的水平。未应用 PEEP 或 CPAP 时,不需要设置。

4.FiO_2 报警

FiO_2 报警是保障 FiO_2 在所需要的水平。设置依据根据病情,一般高于或低于实际设置的 FiO_2 值的 10%～20%即可。

六、机械通气对生理的影响

(一)对血流动力学的影响

正压通气使胸腔内压(ITP)增高,减少静脉回流至右心的血量,从而导致心排血量下降,下降程度与平均气道压、肺顺应性、胸壁顺应性及 PEEP(CPAP)水平有关。ITP 升高还阻碍右心室排空,使右心室收缩末容量增加,右房压升高,体循环静脉回流下降;过大的潮气量和高水平的 PEEP(CPAP)会对右冠状动脉疾病和右室功能不全患者产生不利影响。肺泡扩张压迫肺毛细血管床,从而增加肺血管阻力(PVR),增加右心室后负荷。当升高气道压力传递到心脏周围时,左心室也会发生改变。其机制是:高 PEEP(CPAP)使右心室舒张末容量(RVEDV)增加,导致室间隔右向左移动,降低左室顺应性、影响前负荷;较高的 RVEDV 也使心包腔内压增加,限制心脏活动。

为了避免有害的血流动力学影响,应采用支持心血管功能的措施,包括:①谨慎补充液体,维持合理的血容量及合适的前负荷;②给予强心药维持足够的心肌收缩力;③应用血管扩张药或血管收缩药。但最关键的是选择合适的通气方式、合理调节 VT、吸气时间及吸气流速,把机械通气对静脉回流影响减至最小。

(二)对脏器功能的影响

正压通气对肾功能的直接影响是使肾灌注减少、肾内血流重新分布,致肾小球滤过率降低,钠和水排泄减少,尿量减少。扩充血容量、给予利尿剂,或给予小剂量多巴胺可减少正压通气对肾功能的直接影响。

应用正压通气治疗超过 3 天,有近 40%的患者会出现胃肠道出血,这主要由于胃肠黏膜急性的多发性溃疡所致。应用抗酸治疗,维持胃液 pH>5.0,能有效防止胃肠道出血。

七、呼吸机撤离

呼吸机治疗的时间随病情而异，少时可仅数小时，多时可数月或数年。合理掌握脱机时机，能降低呼吸机治疗的并发症。

（一）脱机指征

（1）导致呼吸衰竭的原发病已经解除或正在解除之中。

（2）通气和氧合能力良好。

（3）咳嗽和主动排痰能力强。

（4）呼吸肌有力量。

（5）气道通畅。

（二）撤离呼吸机标准

1.通气功能

VC为10～15 mL/kg，VT为5～8 mL/kg，FEV_1＞10 mL/kg，最大吸气压＞1.96 kPa（20 cmH_2O），静态每分通气量＜10 L，每分钟最大自主通气量不少于20 L（≥20 L）。

2.氧合指标（动脉血气分析）

（1）FiO_2＜40%时，PaO_2＞8.0 kPa（60 mmHg）。

（2）FiO_2为100%时，PaO_2＞40.0 kPa（300 mmHg）；$P_{(A-a)}O_2$为40.0～47.0 kPa（300～353 mmHg）。

（3）Qs/QT＜15%，SaO_2＞85%。

（4）VD/V_T为0.55～0.6。

3.浅快呼吸指数（f/V_T）和吸气初始0.1秒时口腔闭合压（$P_{0.1}$）

浅快呼吸指数和吸气初始0.1秒时口腔闭合压是近年来主张应用的指标。前者≤105，后者为0.39～0.59 kPa（4～6 cmH_2O），预计撤机可能成功。

截至目前，大量临床研究始终尚未寻找到切实可行的呼吸机撤离指标

（三）撤离呼吸机的方法

人工气道会妨碍患者主动而有效的排痰，人工气道拔除后，咳嗽动作恢复，有效排痰能改善通气和氧合，脱机、拔管后，各项指标有可能较脱机前明显改善。因而，只要患者呼吸平稳，就应在严密观察下试行脱机。

呼吸机撤离（脱机）的难易取决于原先肺功能状况与是否有肺部并发症。

1.直接脱机

撤离容易的患者直接脱机，可以先逐步降低呼吸机条件，观察氧合水平，撤除机械通气后，生命体征稳定，通气和氧合水平符合标准，可以脱机并拔除人工气道。

2.间断脱机

撤离困难的患者可以分次或间断撤离，即将脱机的时间分开，先是以分钟或小时为单位，每天分次脱机，以后视病情逐渐增加每天脱机的次数或延长每次脱机的时间，然后改成逐日或白天脱机、夜间上机等，直至完全脱机。

3.改变通气模式

在间断脱机前，常采用一定的通气模式作为撤除呼吸机的过渡措施。如应用SIMV，逐渐降低SIMV呼吸次数，当降至5次/分时仍能较好地维持通气和氧合，再试行脱机。如应用PSV

时，先逐渐增加 PSV 的压力支持水平，促进肺、胸廓的膨胀，做被动性的肺功能锻炼，然后逐渐降低 PSV 压力，降至一定水平后仍能维持较好呼吸，可以试行脱机，或转为 SIMV 的通气模式，再按 SIMV 撤机方法脱机。

4.拔除人工气道

改变通气模式或间断脱机时，仍能维持较好的通气和氧合时，方可拔除人工气道。对病情复杂的患者，即使暂时脱机成功，也应慎重拔除人工气道，而是适当延长人工气道拔除后观察的时间。因为撤离失败屡有发生，保留人工气道的患者，再次行机械通气治疗并不困难，而拔除人工气道后，重新建立人工气道费时、费力，还会增加痛苦，严重时会给生命带来威胁。

5.拔管后气道护理

拔管后气道护理是脱机成败的关键。加强气道护理能促进呼吸道分泌物排出，保持气道通畅，预防肺部感染。主要方法有超声雾化吸入、拍背震荡、刺激咽喉部产生咳嗽与排痰，抗生素和祛痰药等。

（四）脱机困难的原因和处理

1.脱机困难的原因

原发病因未能解除，呼吸肌疲劳和衰弱，心理障碍。

2.脱机困难的处理

尽早、尽快控制和去除原发病因；采用特殊通气模式与通气功能，尽早锻炼呼吸肌力量，预防呼吸肌疲劳与衰竭；加强营养支持治疗，增加呼吸肌力量；树立信心，克服心理障碍；原有慢性呼吸功能不全，尽早做腹式呼吸，增强和改善呼吸功能。脱机困难的患者需要做相当长时间的观察、摸索和调试。大部分患者最终可能获得成功，部分患者需要长期呼吸机治疗。

八、常见并发症

（一）气压伤

气压伤较常见临床类型是气胸、皮下和/或纵隔气肿。气压伤多为闭合性，胸腔内压高低取决于破裂口类型；处理方法是排气减压或停止呼吸机治疗。气压伤重在预防和早期发现，要避免所有可能诱发气压伤的因素，慎用 PEEP 和 PSV 等。

皮下和纵隔的气体除来源于肺组织之外，还可来源于呼吸道呼出的气体，如气管切开引起的皮下和纵隔气肿；胸部外伤和某些特殊检查或治疗也可引起皮下和纵隔气肿。

（二）呼吸系统并发症

较常见的有过度通气、通气不足和呼吸机相关性肺炎（VAP）。前两者主要依靠呼吸机参数调节和设置来预防和处理，后者是临床呼吸机治疗过程中十分棘手的难题。VAP 的病原学特征是多种细菌和真菌同时存在的混合感染，诱发因素很多，如气道开放时空气和环境因素、抵抗力下降、医疗器械污染等。研究还证明，胃肠道反流和误吸也是 VAP 的主要来源。加强气道护理是预防和治疗 VAP 的主要措施，其作用可能超过抗生素的应用。

（三）气管及邻近组织损伤

1.气管食管瘘

气管与食管之间相通，气体由瘘口进入胃肠道，胃肠道消化液也可经瘘口进入呼吸道，是十分危险的并发症，常见于气管与食管的直接损伤。

2.喉损伤

喉损伤是气管插管的重要并发症，主要临床类型是喉部水肿，多发生在拔管数小时至一天，产生的原因是导管与喉部黏膜的机械性摩擦和损伤。

3.气管损伤

气管损伤引起出血、气管食管瘘、狭窄。

4.血管损伤

气管切开时损伤甲状腺及其血管，气管导管或套管对周围黏膜压迫损伤、感染等侵蚀邻近的大血管。

(四)胃肠道系统并发症

胃肠道系统并发症主要是胃肠道胀气，尤其当应用面罩连接呼吸机、气管插管误入食管、并发气管食管瘘等时，更容易发生，预防的方法是及时安放胃管和应用胃肠减压。

(张艳萍)

第四节 体位引流

体位引流术是利用重力作用，将分泌物由一个或多个肺段引流至中央气道，进而通过咳嗽或机械吸痰清除的一种疗法。体位引流的原则在于每个体位均需将目标肺段置于高出隆突的部位，并维持3～15分钟。

一、适应证

(1)排痰困难伴咳痰量>30 mL/d，或人工气道内分泌物潴留。

(2)存在或怀疑存在黏液栓引起的肺不张。

(3)支气管扩张、空洞性肺疾病和囊性纤维化等肺部疾病。

(4)存在气道异物。

二、禁忌证

对于大多数患者来说，体位引流不存在绝对禁忌，尤其是坐位、半卧位和角度较小的倾斜位。以下情况应慎行体位引流：颅内压>2.7 kPa(20 mmHg)；头颈部损伤固定前；活动性出血伴血流动力学不稳定；近期脊柱手术或急性脊柱损伤；脓胸；支气管胸膜瘘；肺水肿伴充血性心力衰竭；大量胸腔积液；肺栓塞；无法耐受体位改变的年老体弱、意识不清或焦躁患者；肋骨骨折伴或不伴连枷胸。

三、方法

(1)体位引流排痰主要依靠患者自己完成，故必须向患者说明引流的方法、目的，使患者建立信心，积极配合。

(2)借助正侧位胸片、胸部CT等确定病变部位。要求明确病变至肺段。

(3)引流体位的设计：确定引流体位的总原则是必须将病灶置于最高位置，使脓痰从病灶处经肺段、肺叶支气管引流到主支气管，再流向大气管，经咳嗽或吸痰排出体外。因此不同部位的病变需设计不同的体位姿势才能达到良好的排痰效果，具体参见表 2-1。

表 2-1　不同病灶部位引流体位

病灶部位	引流体位
右上叶	
尖段	半坐位
后段	左侧卧位，面侧 43°倾斜
前段	仰卧位
右中叶	左侧卧位，背侧 43°倾斜，头低脚高成 14°
左上叶	
尖后段	右侧卧位，面侧 43°倾斜，头部垫 3 个枕头
前段	仰卧位
左舌叶	右侧卧位，背侧 43°倾斜，头低脚高成 14°
下叶	
背段	俯卧位，臀下垫枕头
前基底段	仰卧位，臀下垫枕头，头低脚高成 18°
后基底段	俯卧位，臀下垫枕头，头低脚高成 18°
右内与左外基底段	右侧卧位，臀下垫枕头，头低脚高成 18°
右外基底段	左侧卧位，臀下垫枕头，头低脚高成 18°

(4)摆好体位后，嘱患者咳嗽和深呼气，并轻拍病变部位，使脓痰受震动以促进引流。有支气管痉挛的患者，在体位引流前可先给予支气管扩张剂，痰液干燥的患者应注意湿化气道。每次引流 10～15 分钟，每天 2～3 次。术毕，用温开水漱口，以消除异味和防止口腔内感染。

(5)体位引流宜在早晚空腹时进行。头低脚高位引流时，为预防胃食管反流、恶心和呕吐，应在饭后1～2 小时再进行，尤其是留置胃管的患者。如果有多个体位需要引流，可先从病变严重或积痰较多的部位开始，逐一进行。

四、并发症

(1)低氧血症。

(2)颅内压增高。

(3)操作过程中急性低血压。

(4)肺出血。

(5)肌肉、肋骨或脊柱疼痛或损伤。

(6)呕吐、误吸。

(7)支气管痉挛。

(8)心律失常。

（张艳萍）

第五节　胸腔闭式引流

一、适应证

(1)张力性或交通性气胸。

(2)血气胸或液气胸,可同时排气和排液(血)。

(3)减少胸膜粘连、增厚的危险,并观察出血情况。

(4)恶性胸腔积液,排液以改善症状和提高生活质量。

(5)脓胸和支气管胸膜瘘,排出脓液并观察病情变化。

二、禁忌证

(1)出血体质、应用抗凝剂、出血时间延长或凝血机制障碍者。

(2)血小板计数 $<50\times10^9$/L 者,应在操作前先输血小板。

(3)体质衰弱、病情危重,难以耐受操作者。

(4)皮肤感染,如脓皮病或带状疱疹患者,感染控制后再实施操作。

三、操作方法

(一)置管引流前的准备

1.术前检查

进行引流前应完成全面而仔细的病史复习和体格检查,并常规行血常规、出凝血时间等检查,术前应行 B 超、胸部 X 线检查,以确定是否存在胸膜粘连、胸腔内包裹性积液或分隔等,明确最佳置管部位。

2.征得患者同意

应让患者及家属了解胸腔闭式引流术的目的和必要性,了解引流过程,消除其顾虑;并签署手术同意书。

3.患者准备

胸腔闭式引流术为一种简便、安全的操作,无须使用特别术前用药。对于精神紧张的患者,可于术前半小时肌内注射地西泮 10 mg 或可待因 30 mg 以镇静止痛。

4.检查室的准备

胸腔闭式引流术必须在无菌条件下进行,最好在固定消毒的检查室内进行。有时因病情所限,胸腔闭式引流术亦可在病房的床旁进行,此时应严格注意无菌操作,限制室内人员数量,尽量减少室内人员走动。

5.器械准备

局部麻醉药品;洞巾、小方纱、5 mL 注射器、手术剪、手术刀、止血钳、持针器、缝针、缝线、有齿镊及胸腔引流管、套管针等;阿托品、肾上腺素、利多卡因、肝素和氧气等。

(二)操作方法

1.患者体位

一般情况下,引流血液、脓液或恶性胸腔积液时,应选择坐位,使其胸内液体在重力的作用下集聚于胸腔下部;引流气体时可选择半卧位、仰卧位或坐位。

2.置管部位的选择

引流脓胸和胸腔积液,应选择低位肋间插管,可选择腋后线第7～9肋间或腋中线第6～7肋间;引流气胸,应选择高位肋间插管,通常选择锁骨中线第2肋间。对于局限性气胸或包裹性胸腔积液的患者,需结合超声或X线检查定位。选择切口部位时,应避开肥厚的胸部肌群,以防止肌肉活动造成引流管脱落。避免在胸膜粘连的部位置管,以免引起出血。一般不宜在背部进行插管,以免影响患者睡眠和造成胸腔积液外溢。置管位置不宜太低,以免因引流导管刺激膈肌而出现胸痛。

3.插管方法

操作者戴口罩、帽子,清洗双手,常规消毒置管部位皮肤(消毒皮肤区域直径在15 cm以上),戴无菌手套,铺置无菌洞巾,用2%普鲁卡因2 mL或2%利多卡因3～5 mL在选定的置管部位自皮肤至壁胸膜进行局部分层浸润麻醉,麻醉过程中边进针边回抽,并根据抽出胸腔积液或气体的进针深度判断胸壁的厚度。具体插管方法有以下3种。

(1)导丝置管法:这是内科常用的胸腔引流术,可在盲视下操作,也可以在CT或者超声引导下操作。但由于胸腔引流管管径较细,较易发生堵管,进行脓胸、血胸等引流时受限。具体操作方法类似于深静脉置管。选择好穿刺点(同胸膜腔穿刺术),表皮局麻后沿肋骨上缘刺入麻醉针,逐层麻醉至壁胸膜。换用穿刺针,沿麻醉针路径进入胸腔,在抽出胸腔积液或气体后,从穿刺针尾部置入导丝至适当深度,拔除穿刺针,换用扩皮器沿着导丝旋转进入直至壁胸膜,拔除扩皮器,沿着导丝置入胸腔引流管至适当深度(根据穿刺点距离膈肌的距离、进针方向等判断引流管深度),拔除导丝,回抽液体满意后固定引流管,连接三通及引流袋。

(2)套管针置管法:沿肋骨上缘做一小切口,用止血钳适当分离皮下组织和肌层,将带针芯的套管针的针芯插入套管中,经切口一并插入胸腔内,拔出针芯,用一手指暂时堵住套管外口,以止血钳将胸腔引流管的远端夹闭,并经套管将胸腔引流管的近端送至胸腔内的适当深度,然后将引流管与水封瓶连接,松开止血钳,观察有无液体或气体溢出,以及置入水平面下的引流玻管内的水柱是否随呼吸而波动。为避免置入套管时刺伤肺组织,穿刺时应适当控制进针深度。为保持良好的引流效果,应根据引流玻管水柱波动情况调整引流管深度。如引流良好,再拔出和退出套管,缝合皮肤切口并用缝线将引流管固定于皮肤,覆盖无菌纱布,以胶布固定。

(3)肋间切开置管法:沿肋骨上缘做一小切口,用止血钳钝性分离皮下组织和肌层至壁胸膜表面,以止血钳将胸腔引流管的远端夹闭,用另一较长的止血钳夹住胸腔引流管的近端,一并送至胸腔内的适当深度,然后将引流管与水封瓶连接,松开止血钳,观察有无液体或气体溢出,以及置入水平面下的引流玻管内的水柱是否随呼吸而波动。为保持良好的引流效果,应根据引流玻管水柱波动情况调整引流管深度,并应注意引流管插入胸腔的长度不宜过长或过短,一般为3～5 cm。如引流良好,缝合皮肤切口并用缝线将引流管固定于皮肤,覆盖无菌纱布,以胶布固定。

4.引流的类型

置管后,通常采用水封瓶进行引流。根据不同病情和引流需要选择不同的引流方法,各种引流方法如下。

(1)单向活瓣引流法:为最简单的引流方法,仅适用于无水封瓶时气胸患者的临时引流。以单向活瓣与胸腔引流管外口连接后,如胸腔内压低于大气压时,翼状活瓣闭合,使外界气体不能逆向进入胸腔;当胸腔内压高于大气压时,翼状活瓣张开,胸腔内气体被排出体外。

(2)单瓶引流法:适用于脓胸、血胸、胸腔积液和各种类型的气胸引流。仅需一个引流瓶,瓶内盛一定量的无菌生理盐水,在瓶盖上插入长短两根玻管,其中长管为引流管,与胸腔引流管相连,其下端置于瓶内水平面下1～2 cm,短管为排气管,与大气相通。当胸腔内压超过体外大气压1～2 cmH_2O时,胸腔内的气体或液体可经长管排入引流瓶内;当胸腔内压为负压时,长管内水柱液面上升,并随呼吸而上下波动。由于该法属于一种正压式引流方法,在对胸腔积液患者进行引流时,随引流出的液体量不断增加,引流瓶内的液面随之上升,此时必须克服较大的阻力才能排出胸腔内的气体或液体,故应及时调节长管在水平面下的深度,使之保持在1～2 cm;为防止引流瓶内液体反流进入胸腔内,应始终保持引流瓶位于患者胸部水平以下。

(3)双瓶引流法:适用于引流和收集较大量的胸腔积液。即在单瓶引流的基础上,在患者与水封瓶之间另加一个引流瓶(集液瓶),两引流瓶的瓶盖均插入两根玻管,两瓶之间以一管相连,起到单瓶引流时长管的作用,其在水封瓶的一端置入水平面下1～2 cm,另一端插入集液瓶内,其下端应高于瓶内液体平面;集液瓶的另一管与胸腔引流管相连,其下端也应高于瓶内液体平面;水封瓶的短管与大气相通。

(4)负压吸引引流法:适用于张力性和交通性气胸。此法又可分为两种方法,即连续吸引引流法和连续恒压吸引引流法。连续吸引引流法需要两个引流瓶,利用负压吸出胸腔内的气体或液体,即在单瓶引流的基础上,在其排气管上再接一个引流瓶,以电动吸引器或胃肠减压器作为吸引动力,但该法较难以控制吸引力的大小,易于产生并发症,一般情况下不宜选用。连续恒压吸引引流法需要3个引流瓶,即在双瓶引流的基础上再加一个调压瓶,集液瓶(标本瓶)瓶盖的一根玻管与胸腔引流管相连,另一根玻管与水封瓶相连并置于水平面下1～2 cm,水封瓶另一玻管与调压瓶相连,调压瓶上插入三根玻管,其中一根为压力调节管,置于水平面下12～20 cm,其余一根玻管与负压吸引装置相连。通过调节压力调节管插入液体下的深度或通过增减调压瓶中的液体量,可以调节吸引负压的大小。吸引负压=调压瓶内调压玻管插入液体下的深度－水封瓶内玻管插入液体下的深度。当进行负压吸引时,调压瓶内形成负压,如该负压超过压力调节管1.2～2.0 kPa(12～20 cmH_2O)时,瓶外的空气即可经压力调节管进入瓶内并产生气泡。此时调压瓶内的压力为－2.0～－1.2 kPa(－20～－12 cmH_2O),集液瓶内的压力(吸引负压)则为该值减去水封瓶连接管内水柱压力2.0 kPa(20 cmH_2O),即为－1.8～1.0 kPa(－18～－10 cmH_2O)。根据不同的病情,可选择适当的吸引负压,即调节压力调节管插入液体平面下的深度。为保证达到预期的吸引负压,在确定压力调节管插入液体平面下的深度后,进行负压吸引时必须保持压力调节管内连续产生气泡。临床应用负压吸引过程中,有时在胸腔积液不多的情况下可取消集液瓶,进行双瓶的连续恒压吸引引流。

四、胸腔引流的观察和管理

每个胸腔引流的患者,均应密切观察,加强管理,以及时调整获得最佳引流效果。

(1)气胸患者,采用单瓶或双瓶引流法时,应观察水封瓶内的气泡。在胸腔引流管与水封瓶连接后,随患者呼气活动,胸腔内压力增加,促使胸腔内气体通过引流管由水封瓶逸出,此时在水封瓶内可见水平面下的管口不断产生气泡。若无气泡产生,可嘱患者咳嗽或用力呼气,出现气泡，说明引流管通畅。如仍无气泡逸出，应观察引流管玻管内的水柱波动情况，水柱平面随吸气而升高，随呼气而降低，说明引流管通畅和胸膜伤口已愈合。如引流管内水柱无波动，则提示引流管不通畅，可能由分泌物阻塞引流管、引流管移位以及肺已复张等所致。此时应进行及时的检查和相应的处理。如果观察到引流管内气泡逐渐减少直至消失，水柱波动由明显到不明显，如患者的临床表现亦随之好转，则强烈提示肺组织已经复张，反之，则提示导管阻塞。

(2)负压吸引的患者，在连续吸引过程中，压力调节管内会连续不断地产生气泡。但如持续引流达12小时以上而水封瓶内仍有气泡时，应对引流装置进行检查，可用止血钳夹住胸腔引流管，如仍有气泡逸出，提示引流装置漏气，否则表示胸膜裂口尚未愈合。应随时观察调压瓶内压力调节管插入液体平面下的深度，引流瓶中液体丢失过多时应及时补充。

(3)对于引流胸腔内液体的患者，应密切观察其集液瓶内引流液的性状和数量，发现问题及时进行引流液分析。同样，也需观察引流管是否通畅，及时调节引流玻管在液体平面下的深度，保证引流效果。在使用较小的引流管时，含蛋白质较高的胸腔积液往往可在引流管内凝结而阻塞管腔，采用定期挤捏引流管的方法可明显减少其阻塞的发生率。对于大量胸腔积液的患者，引流的速度不宜过快。

(4)进行引流后，应每天更换水封瓶或者引流袋至少一次；并应定期做胸部X线检查，根据复查结果调整引流方法和引流管长度。

(5)观察引流后患者的反应，特别是在胸腔引流的最初阶段，患者气促、发绀减轻，呼吸音恢复表明引流有效。如出现呼吸困难加重、心悸、咳嗽等应考虑有复张性肺水肿的可能。

(6)及时夹管和拔管：经有效引流后，肺已复张并维持24～48小时以上者，可将引流管夹闭，继续观察24小时，患者病情无反复，必要时经胸部X线检查证实肺组织已复张，则可将引流管拔除。应在患者深吸气后屏气时拔管，并注意防止气体进入胸腔，拔管后缝合皮肤伤口，并采用蝶形胶布进行粘贴固定。

五、并发症

(一)胸痛

剧烈胸痛的发生机制有以下几个方面：①肺复张后脏胸膜接触引流管；②引流管太硬，引起壁胸膜受刺激或压迫肋间神经；③引流管插入过深，刺激膈肌所致，常伴有同侧肩部放射性疼痛；④负压吸引时吸引力过大。应根据情况酌情处理，如适当退出引流管，或更换较软和较细的引流管等。预防措施包括避免插管过深、在肋骨上缘置管以减少肋间神经受压、在获得有效引流的前提下尽量选择较细的引流管、负压吸引力应适度等。

(二)皮下气肿

为胸腔内气体进入皮下疏松结缔组织内所致，表现为引流后出现局部或全身皮肤肿胀，检查时有捻发感，以接受肋间切开置管法者为多见。常见于皮肤切口小而胸膜裂口大的患者，由于引流管向外滑脱，导致部分管口位于皮下，或因皮肤切口缝合过紧，以及患者剧烈咳嗽等引起皮下气肿；有时尚可由于反复置管出现多个胸壁窦道，或因使用机械通气等所致。对于局部性皮下气肿，一般不需特殊处理。对于广泛性皮下气肿，则应检查引流管的安置情况，敞开皮肤切口排气，必要时用针头在皮下穿刺或做皮肤小切口进行排气，并将患者头部放低，适当给予抗菌药物预防感染。有时可发生纵隔气肿，对较重的纵隔气肿应选用胸骨上切迹切开排气。预防措施包括：选择适当的引流管进行正确的置管，尽可能保证一次置管成功，避免反复多次置管。尽量不用机械通气，必须应用时应考虑设置低吸入压的机械通气方式。

（三）胸腔感染

长期留置胸腔引流管或者未严格进行消毒及无菌操作，易出现胸腔感染。患者在出现胸腔感染前，常出现穿刺局部疼痛，此时应引起高度重视。一旦发生胸腔感染，患者可出现发热，引流管内出现黏稠脓性引流液，甚至出现有臭味的引流液，显微镜检查可发现引流液中的白细胞计数和中性粒细胞分类计数增高，涂片或培养可发现病原菌。应及时给予全身和局部抗感染治疗，加强胸腔引流。预防措施包括：置管前对局部皮肤进行清洗和严格的消毒；置管时严格按无菌操作规程进行，每天更换水封瓶及引流袋，并注意更换时的无菌操作。对于向外滑脱的引流管，不能再将其插入胸腔，应在无菌条件下进行更换。

（四）引流管阻塞

引流管可因分泌物、脓性或血凝块而发生阻塞，影响引流效果，此时引流玻管内水柱不随患者呼吸而上下波动。可通过空针抽吸或挤捏引流管以及调整引流管的方向等进行处理，有时可使其恢复通畅，如经反复处理后仍不能通畅，应拔出和更换新的引流管。但应注意，不宜试图通过引流管向胸腔内注气或注液的方法使引流管通畅，因为此法极易引起胸腔内继发感染。

（五）其他

较为少见的并发症尚有复张性肺水肿、引流管脱落、插管损伤肺脏或将引流管置入肺内、引流管刺激心脏引起心律失常等。应根据实际情况积极处理。

（山长红）

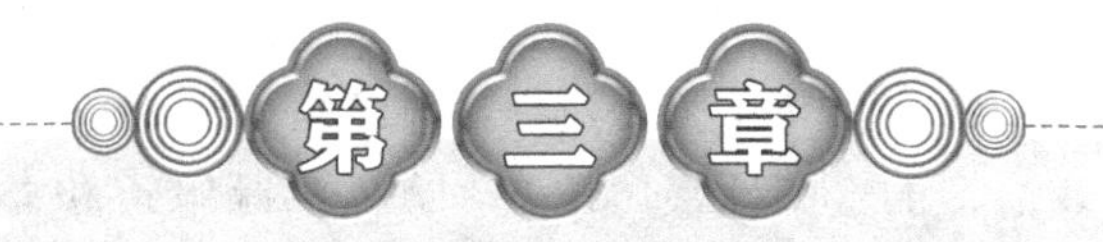

第三章 感染性疾病

第一节 流行性感冒

一、概述

流行性感冒(简称“流感”)是由流行性感冒病毒引起的急性呼吸道传染病,是人类面临的主要公共健康问题之一。1918 年 20 世纪第一次流感世界大流行死亡人数达 2 000 万,比第一次世界大战死亡人数还多,以后陆续在 1957 年(H2N2)、1968 年(H1N1)、1977 年(H1N1)均有大流行。而近年来禽流感病毒 H5N1 连续在亚洲多个国家造成人类感染,形成了对公共卫生的严重威胁,同时也一再提醒人们,一次新的流感大流行随时可能发生。

二、病原学与致病性

流感病毒呈多形性,其中球形直径为 80～120 nm,有囊膜。流感病毒属正黏病毒科,流感病毒属,基因组为分节段、单股、负链 RNA。根据病毒颗粒核蛋白(NP)和基质蛋白(M_1)抗原及其基因特性的不同,流感病毒分为甲、乙、丙 3 型。

甲型流感病毒基因组由 8 个节段的单链 RNA 组成,负责编码病毒所有结构蛋白和非结构蛋白。甲型流感病毒囊膜上有 3 种突起:H、N 和 M_2 蛋白,血凝素(H)和神经氨酸酶(N)为 2 种穿膜糖蛋白,它们突出于脂质包膜表面,分别与病毒吸附于敏感细胞和从受染细胞释放有关。第 3 种穿膜蛋白是 M_2 蛋白,这是一种离子通道蛋白,为病毒进入细胞后脱衣壳所必需。根据其表面 H 和 N 抗原的不同,甲型流感病毒又分成许多亚型。甲型流感病毒的血凝素共有 16 个亚型(H1～H16)。神经氨酸酶则有 9 个亚型(N1～N9)。所有 16 个亚型的血凝素和 9 个亚型的神经氨酸酶都在禽类中检测出,但只有 H1、H2、H3、H5、H7、H9、N1、N2、N3、N7,可能还有 N8 亚型引起人类流感流行。

流感病毒表面抗原特别是 H 抗原具有高度易变性,以此逃脱机体免疫系统对它的记忆、识别和清除。流感病毒抗原性变异形式有两种:抗原性飘移和抗原性转变。抗原性飘移主要是由于编码 H 或 N 蛋白基因点突变导致 H 或 N 蛋白分子上抗原位点氨基酸的替换,并由于人群选择压力使得小变异逐步积累。抗原性转变只发生于甲型流感病毒,当 2 种不同的甲型流感病毒同时感染同一宿主细胞时，其基因组的各节段可能会重新分配或组合，导致新的血凝素和/或神经氨酸酶的出现，或者是H、N之间新的组合，从而产生一种新的甲型流感的亚型。

流感病毒在进入宿主细胞之后，其血凝素蛋白需先经宿主细胞的蛋白酶消化，成为2个由二硫键相连的多肽，这一过程病毒的致病性密切相关。在人类呼吸道和禽类胃肠道中有一种胰酶样的蛋白酶能够酶切流感病毒的血凝素，因此流感病毒往往引起人类呼吸道感染和禽类胃肠道感染。宿主细胞表面对病毒血凝素的受体在人和禽类之间是不同的，因此通常多数禽流感病毒不感染人类，但是已经有越来越多的证据表明，某些禽流感病毒可越过种属界限而感染人类。当两种分别来源于人和禽的流感同时感染同一例患者时，或另一种可能的中间宿主猪(因为猪对禽流感和人流感都敏感，而且与禽类和人都可能有密切接触)，2种病毒就有可能在复制自身的过程中发生基因成分的交换，产生新的"杂交"病毒。由于人类对其缺乏免疫力，因此患者往往病情严重，死亡率极高。

三、流行病学

流感传染源主要为流感患者和隐性感染者。人禽流感主要是患禽流感或携带禽流感病毒的鸡、鸭、鹅等家禽及其排泄物，特别是鸡传播。流感病毒主要是通过空气飞沫和直接接触传播。人禽流感是否还可通过消化道或伤口传播，至今尚缺乏证据。人对流感病毒普遍易感，新生儿对流感及其病毒的敏感性与成年人相同。青少年发病率高，儿童病情较重。流感流行具有一定的季节性。我国北方常发生于冬季，而南方多发生在冬夏两季，然而流感大流行可发生在任何季节。

根据发生特点不同流感发生可分为散发、暴发、流行和大流行。散发一般在非流行期间，病例在人群中呈散在零星分布，各病例在发病时间及地点上没有明显的联系。暴发是指一个集体或小地区在相当短时间内突然发生很多流感病例。流行是指在较大地区内流感发病率明显超出当地同期发病率水平，流感流行时发病率一般为5%～20%。大流行的发生是由于新亚型毒株出现，由于人群普遍地缺乏免疫力，疾病传播迅速，流行范围超出国界和洲界，发病率可超过50%。世界性流感大流行间隔10年左右，常有2～3个波，通常第一波持续时间短，发病率高，第二波持续时间长，发病率低，有时还有第三波，第一波主要发生在城市和交通便利的地方，第二波主要发生在农村及交通闭塞地区。

四、临床表现

流感的潜伏期一般为1～3天。起病多急骤，症状变化较多，主要以全身中毒症状为主，呼吸道症状轻微或不明显。季节性流感多发于青少年，临床表现和轻重程度差异颇大，病死率通常不高，一般恢复快，不留后遗症，死者多为年迈体衰、年幼体弱或合并有慢性疾病的患者。在亚洲国家发生的人感染H5N1禽流感病毒有别于常见的季节性流感。感染后的临床症状往往比较严重，死亡率高达50%，并且常常累及多种器官。流感根据临床表现可分为单纯型、肺炎型、中毒型、胃肠型。

(一)单纯型

最为常见，先有畏寒或寒战，发热，继之全身不适，腰背发酸、四肢疼痛，头昏、头痛。大部分患者有轻重不同的打喷嚏、鼻塞、流涕、咽痛、干咳或伴有少量黏液痰，有时有胸骨后烧灼感、紧压感或疼痛。发热可高达39～40 ℃，一般持续2～3天渐降。部分患者可出现食欲缺乏、恶心、便秘等消化道症状。年老体弱的患者，症状消失后体力恢复慢，常感软弱无力、多汗，咳嗽可持续1～2周或更长。体格检查：患者可呈重病容，衰弱无力，面部潮红，皮肤上偶有类似麻疹、猩红热、荨麻疹样皮疹，软腭上有时有点状红斑，鼻咽部充血水肿。本型中较轻者病情似一般感冒，全身和呼吸道症状均不显著，病程仅 1～2 天，单从临床表现难以确诊。

（二）肺炎型

本型常发生在 2 岁以下的小儿，或原有慢性基础疾病，如二尖瓣狭窄、肺源性心脏病、免疫力低下，以及孕妇、年老体弱者。其特点是：在发病后 24 小时内可出现高热、烦躁、呼吸困难、咳血痰和明显发绀。全肺可有呼吸音减低、湿啰音或哮鸣音，但无肺实变体征。胸部 X 线可见双肺广泛小结节性浸润，近肺门较多，肺周围较少。上述症状可进行性加重，抗生素无效。病程 1 周至 2 个月，大部分患者可逐渐恢复，也可因呼吸循环衰竭在 5～10 天内死亡。

（三）中毒型

较少见。肺部体征不明显，具有全身血管系统和神经系统损害，有时可有脑炎或脑膜炎表现。临床表现为高热不退，神志昏迷，成人常有谵妄，儿童可发生抽搐。少数患者由于血管神经系统紊乱或肾上腺出血，导致血压下降或休克。

（四）胃肠型

主要表现为恶心、呕吐和严重腹泻，病程 2～3 天，恢复迅速。

五、诊断

流感的诊断主要依据流行病学资料，并结合典型临床表现确定，但在流行初期，散发或轻型的病例诊断比较困难，确诊往往需要实验室检查。流感常用辅助检查。

（一）一般辅助检查

1.外周血常规

白细胞总数不高或偏低，淋巴细胞相对增加，重症患者多有白细胞总数及淋巴细胞下降。

2.胸部影像学检查

单纯型患者胸部 X 线检查可正常，但重症尤其肺炎型患者胸部 X 线检查可显示单侧或双侧肺炎，少数可伴有胸腔积液等。

（二）流感病毒病原学检测及分型

流感病毒病原学检测及分型对确诊流感及与其他疾病如严重急性呼吸综合征（SARS）等鉴别十分重要，常用病毒学检测方法主要有以下几种。

1.病毒培养分离

病毒培养分离是诊断流感最常用和最可靠的方法之一。目前分离流感病毒主要应用马达犬肾细胞（Madin-Darby canine kidney，MDCK）为宿主系统。培养过程中观察细胞病变效应，并可应用血清学实验来进行鉴定和分型。传统的培养方法对于流感病毒的检测因需要时间较长（一般需要 4～5 天），不利于早期诊断和治疗。近年来新出现了一种快速流感病毒实验室培养技术——离心培养技术（shell vial culure，SVC），在流感病毒的快速培养分离上发挥了很大作用。离心培养法是在标本接种后进行长时间的低速离心，使标本中含病毒的颗粒在外力作用下被挤压吸附于培养细胞上，从而大大缩短了培养时间。

2.血清学诊断

血清学诊断主要是检测患者血清中的抗体水平，即用已知的流感病毒抗原来检测血清中的抗体，此法简便易行、结果可信。血清标本应包括急性期和恢复期双份血清。急性期血样应在发病后7天内采集，恢复期血样应在发病后2～4周采集。双份血清进行抗体测定，恢复期抗体滴度较急性期有4倍或以上升高，有助于确诊和回顾性诊断，单份血清一般不能用作诊断。

3.病毒抗原检测

对于病毒抗原的检测的方法主要有两类：直接荧光抗体检测（direct fluorescent antibody test，DFA）和快速酶（光）免法。DFA用抗流感病毒的单克隆抗体直接检测临床标本中的病毒抗原，应用亚型特异性的单抗能够快速和直接地检测标本中的病毒抗原，并且可以进一步进行病毒的分型，不仅可用于诊断，还可以用于流行病学的调查。目前快速酶免、光免法的几种检测方法对于乙型流感病毒的检测效果不如甲型。

4.病毒核酸检测

以聚合酶链反应（polymerase chainreaction，PCR）技术为基础发展出了各种各样的病毒核酸检测方法，在流感病毒鉴定和分型方面发挥着越来越大的作用，不仅可以快速诊断流感，并且可以根据所分离病毒核酸序列的不同对病毒进行准确分型。常用的方法有核酸杂交、逆转录-聚合酶链反应、多重逆转录-聚合酶链反应、酶联免疫PCR、实时定量PCR、依赖性核酸序列扩增、荧光PCR等方法。

以上述各种检测方法为基础，很多生物制品公司开发出多种试剂盒供临床快速检测应用。近年来，应用基因芯片对流感病毒进行检测和分型是研究的一大热点，基因芯片灵敏度极高，并且可以同时检测多种病毒，尤其适用于流感多亚型、易变异的特点。目前多种基因芯片技术已应用到流感病毒的检测和分型中。

六、鉴别诊断

主要与除流感病毒的多种病毒、细菌等病原体引起的流感样疾病（influenza like illness，ILI）相鉴别。确诊需依据实验室检查，如病原体分离、血清学检查和核酸检测。

（一）普通感冒

普通感冒可由多种呼吸道病毒感染引起。除注意收集流行病学资料以外，通常流感全身症状比普通感冒重，而普通感冒呼吸道局部症状更突出。

（二）严重急性呼吸综合征（SARS）

SARS是由SARS冠状病毒引起的一种具有明显传染性，可累及多个脏器、系统的特殊肺炎，临床上以发热、乏力、头痛、肌肉关节疼痛等全身症状和干咳、胸闷、呼吸困难等呼吸道症状为主要表现。临床表现类似肺炎型流感。根据流行病学史，临床症状和体征，一般实验室检查，胸部X线影像学变化，配合SARS病原学检测阳性，排除其他疾病，可做出SARS的诊断。

（三）肺炎支原体感染

发热、头痛、肌肉疼痛等全身症状较流感轻，呛咳症状较明显，或伴少量黏痰。胸部X线检查可见两肺纹理增深，并发肺炎时可见肺部斑片状阴影等间质肺炎表现。痰及咽拭子标本分离肺炎支原体可确诊。血清学检查对诊断有一定帮助，核酸探针或PCR有助于早期快速诊断。

（四）衣原体感染

发热、头痛、肌肉疼痛等全身症状较流感轻，可引起鼻旁窦炎、咽喉炎、中耳炎、气管-支气管炎和肺炎。实验室检查可帮助鉴别诊断，包括病原体分离、血清学检查和PCR检测。

(五)嗜肺军团菌感染

夏秋季发病较多,并常与空调系统及水源污染有关。起病较急,畏寒、发热、头痛等,全身症状较明显,呼吸道症状表现为咳嗽、黏痰、痰血、胸闷、气促,少数可发展为ARDS;呼吸道以外的症状也常见,如腹泻、精神症状,以及心功能和肾功能障碍,胸部X线检查示炎症浸润影。呼吸道分泌物、痰、血培养阳性可确定诊断,但检出率低。对呼吸道分泌物用直接荧光抗体法(DFA)检测抗原或用PCR检查核酸,对早期诊断有帮助。血清、尿间接免疫荧光抗体测定,也具诊断意义。

七、治疗

隔离患者,流行期间对公共场所加强通风和空气消毒,避免传染他人。

合理应用对症治疗药物,可对症应用解热药、缓解鼻黏膜充血药物、止咳祛痰药物等。

尽早应用抗流感病毒药物治疗:抗流感病毒药物治疗只有早期(起病1～2天内)使用,才能取得最佳疗效。抗流感病毒化学治疗药物现有离子通道M_2阻滞剂(表3-1)和神经氨酸酶抑制剂两类,前者包括金刚烷胺和金刚乙胺;后者包括奥司他韦和扎那米韦。

表3-1　金刚烷胺和金刚乙胺用法和剂量

药名	年龄/岁			
	1～9	10～12	13～16	≥65
金刚烷胺	5 mg/(kg·d) (最高150 mg/d)分2次	100 mg每天2次	100 mg每天2次	≤100 mg/d
金刚乙胺	不推荐使用	不推荐使用	100 mg每天2次	100 mg或200 mg/d

(一)离子通道M_2阻滞剂

金刚烷胺和金刚乙胺。对甲型流感病毒有活性,抑制其在细胞内的复制。在发病24～48小时内使用,可减轻发热和全身症状,减少病毒排出,防止病毒扩散。金刚烷胺在肌酐清除率≤50 mL/min时酌情减少用量,并密切观察其不良反应,必要时停药。血透对金刚烷胺清除的影响不大。肌酐清除率<10 mL/min时金刚乙胺应减为100 mg/d;对老年和肾功能减退患者应监测不良反应。不良反应主要有中枢神经系统有神经质、焦虑、注意力不集中和轻微头痛等,其发生率金刚烷胺高于金刚乙胺;胃肠道反应主要表现为恶心和呕吐。这些不良反应一般较轻,停药后大多可迅速消失。

(二)神经氨酸酶抑制剂

神经氨酸酶抑制剂对甲、乙两型流感病毒都是有效的,目前有2个品种,即奥司他韦和扎那米韦。

(1)用法和剂量:奥司他韦为成人75 mg,每天2次,连服5天,应在症状出现2天内开始用药。儿童用法见表3-2,1岁以内不推荐使用。扎那米韦为6岁以上儿童及成人剂量均为每次吸入10 mg,每天2次,连用5天,应在症状出现2天内开始用药。6岁以下儿童不推荐使用。

表3-2　儿童奥司他韦用量

药名	体重/kg			
	≤15	16～23	24～40	>40
奥司他韦/mg	30	45	60	75

(2)不良反应：奥司他韦不良反应少，一般为恶心、呕吐等消化道症状，也有腹痛、头痛、头晕、失眠、咳嗽、乏力等不良反应的报道。扎那米韦吸入后最常见的不良反应有头痛、恶心、咽部不适、眩晕、鼻出血等。个别哮喘和慢性阻塞性肺疾病(COPD)患者使用后可出现支气管痉挛和肺功能恶化。

(3)肾功能不全的患者无须调整扎那米韦的吸入剂量。对肌酐清除率<30 mL/min 的患者，奥司他韦减量至 75 mg，每天 1 次。

需要注意的是：因神经氨酸酶抑制剂对甲、乙两型流感病毒均有效且耐药发生率低，不会引起支气管痉挛，而 M_2 阻滞剂都只对甲型流感病毒有效且在美国耐药率较高，因此美国目前推荐使用抗流感病毒药物仅有奥司他韦和扎那米韦，只有有证据表明流行的流感病毒对金刚烷胺或金刚乙胺敏感才用于治疗和预防流感。对于那些非卧床的流感患者，早期吸入扎那米韦或口服奥司他韦能够降低发生下呼吸道并发症的可能性。另外自 2004 年以来，绝大多数 H5N1 病毒株对神经氨酸酶抑制剂敏感，而对金刚烷胺类耐药，因此确诊为 H5N1 禽流感病毒感染的患者或疑似患者推荐用奥司他韦治疗。

(三)并发症治疗

肺炎型流感常见并且最重要的并发症为细菌的二重感染，尤其是细菌性肺炎。肺炎型流感尤其重症患者往往有严重呼吸窘迫、缺氧，严重者可发生急性呼吸窘迫综合征(ARDS)，应给予患者氧疗，必要时行无创或有创机械通气治疗。对于中毒型或胃肠型流感患者，应注意纠正患者水电解质平衡，维持血流动力学稳定。

八、预防

隔离患者，流行期间对公共场所加强通风和空气消毒，切断传染链，终止流感流行。流行期间减少大型集会及集体活动，接触者应戴口罩。

目前接种流感病毒疫苗是当今预防流感疾病发生、流行的最有效手段。当疫苗和流行病毒抗原匹配良好时，流感疫苗在年龄<65 岁的健康人群中可预防 70%～90%的疾病发生。由于免疫系统对接种疫苗需要 6～8 周才起反应，所以疫苗必须在流感季节到来之前接种，最佳时间为 10 月中旬至 11 月中旬。由于流感病毒抗原性变异较快，所以人类无法获得持久的免疫力，进行流感疫苗接种后人体可产生免疫力，但对新的变异病毒株无保护作用。因此，在每年流感疫苗生产之前，都要根据当时所流行病毒的抗原变化来调整疫苗的组成，以求最大的保护效果。

流感疫苗包括减毒活疫苗和灭活疫苗。至今对于病毒快速有效的减毒方法和准确的减毒标准仍存在许多不确定因素，因此减毒疫苗仍不能广泛应用。现在世界范围内广泛使用的流感病毒疫苗以纯化、多价的灭活疫苗为主。

美国疾病预防控制中心制订的流感疫苗和抗病毒剂使用指南推荐，每年接受一次流感疫苗接种的人员包括学龄儿童；6 个月至 4 岁的儿童；50 岁以上的成年人；6 个月至 18 岁的高危 Reye 综合征(因长期使用阿司匹林治疗)患者；将在流感季节怀孕的妇女；慢性肺炎(包括哮喘)患者；心脏血管(高血压除外)疾病患者，肾、肝、血液或代谢疾病(包括糖尿病)患者；免疫抑制人员；在某些条件下危及呼吸功能人员；居住在养老院的人员和其他慢性疾病患者的护理人员；卫生保健人员；接触年龄<5 岁和年龄>50 岁的健康人员和爱心志愿者(特别是接触小于 6 个月婴儿的人员)；感染流感可引发严重并发症的人员。

流感疫苗接种的不良反应主要为注射部位疼痛，偶见发热和全身不适，大多可自行恢复。

应用抗流感病毒药物。明确或怀疑某部门流感暴发时，对所有非流感者和未进行疫苗接种的医务人员可给予金刚烷胺、金刚乙胺或奥司他韦进行预防性治疗，时间持续2周或流感暴发结束后1周。

（张艳萍）

第二节　急性气管-支气管炎

急性气管-支气管炎是由生物、物理、化学刺激或过敏等因素引起的急性气管-支气管黏膜的急性炎症。多为散发，年老体弱者易感。临床上主要表现为咳嗽、咳痰，一般为自限性，最终痊愈并恢复功能。

一、病因和发病机制

（一）感染

本病常发生于普通感冒或鼻、咽喉及气管、支气管的其他病毒感染之后，常伴有继发性细菌感染。引起急性支气管炎的病毒主要有腺病毒、冠状病毒、副流感病毒、呼吸道合胞病毒和单纯疱疹病毒，常见的细菌有流感嗜血杆菌、肺炎链球菌，支原体和衣原体也可引起急性感染性支气管炎。

（二）理化因素

各种粉尘、强酸、氨、某些挥发性有机溶剂、氯、硫化氢、二氧化硫及吸烟等均可刺激气管-支气管黏膜，引起急性损伤和炎症反应。

（三）变态反应

常见的变应原包括花粉、有机粉尘、真菌孢子、动物皮毛等；寄生虫卵在肺内移行也可以引起气管-支气管急性炎症。

二、病理

早期气管、支气管黏膜充血，之后出现黏膜水肿，黏膜下层白细胞浸润，伴有上皮细胞损伤，腺体肥大增生。

三、临床表现

（一）症状

急性起病。开始时表现为干咳，但数小时或数天后出现少量黏痰，随后出现较多的黏液或黏液脓性痰，明显的脓痰则提示合并细菌感染。部分患者有烧灼样胸骨后痛，咳嗽时加重。患者一般全身症状较轻，可有发热。咳嗽、咳痰一般持续2～3周。少数患者病情迁延不愈，可演变成慢性支气管炎。

（二）体征

如无并发症，急性支气管炎几乎无肺部体征，少数患者可能闻及散在干、湿性啰音，部位不固定。持续存在的胸部局部体征则提示支气管肺炎的发生。

四、实验室和其他检查

血液白细胞计数多正常。由细菌感染引起者，则白细胞计数及中性粒细胞百分比增高，血沉加快。痰培养可发现致病菌。X线胸片常有肺纹理增强，也可无异常表现。

五、诊断

通常根据症状和体征，结合血象和X线胸片，可做出诊断。痰病毒和细菌检查有助于病因诊断。应注意与流行性感冒、急性上呼吸道感染鉴别。

六、治疗

(一)一般治疗

多休息，发热期间应鼓励患者饮水，一般应达到3～4 L/d。

(二)对症治疗

1.祛痰镇咳

咳嗽无痰或少痰的患者，可给予右美沙芬、喷托维林等镇咳药。有痰而不易咳出的患者，可选用盐酸氨溴索、溴己新化痰，也可进行雾化吸入。棕色合剂兼有镇咳和化痰两种作用，在临床上较为常用。也可选用中成药镇咳祛痰。

2.退热

发热可用解热镇痛药，如阿司匹林每次口服0.3～0.6 g，3次/天，必要时每4小时1次。或对乙酰氨基酚每次口服0.5～1.0 g，3～4次/天，1天总量不超过2 g。

3.抗菌药物治疗

抗生素只在有细菌感染时使用，可首选新大环内酯类或青霉素类，也可选用头孢菌素类或喹诺酮类。如症状持续、复发或病情异常严重时，应根据痰培养及药敏试验选择抗生素。

七、健康指导

增强体质，预防上呼吸道感染。治理空气污染，改善生活环境。

八、预后

绝大部分患者预后良好，少数患者可迁延不愈。

(张艳萍)

第三节　弥漫性泛细支气管炎

弥漫性泛细支气管炎(diffuse panbronchiolitis，DPB)是以两肺弥漫性呼吸性细支气管及其周围慢性炎症为特征的独立性疾病。目前认为DPB是东亚地区所特有的人种特异性疾病。DPB的病理学特点为以呼吸性细支气管为中心的细支气管炎及细支气管周围炎，因炎症累及呼吸性细支气管壁的全层，故称之为弥漫泛细支气管炎。临床表现主要为慢性咳嗽、咳痰、活动后呼吸困难。胸部听诊可闻及间断性啰音。80%以上的 DPB 患者合并或既往有慢性鼻旁窦炎。胸部 X 线可见两肺弥漫性颗粒样结节状阴影，尤其胸部 CT 扫描显示两肺弥漫性小叶中心性颗粒样结节状阴影对协助诊断具有重要意义。肺功能检查主要为阻塞性通气功能障碍，但早期出现低氧血症，而弥散功能通常在正常范围内。实验室检查血清冷凝集试验效价升高，多在 1∶64 以上。本病是一种可治性疾病，治疗首选红霉素等大环内酯类，疗效显著。

一、流行病学

1969 年日本学者山中根据病理学改变首次报道了 DPB。20 世纪 70 年代本间等从临床提出 DPB 为一种独立性疾病。20 世纪 90 年代初欧美教科书对 DPB 加以描述，使其成为世界公认的新疾病。1980 年日本开始 DPB 流行病学调查，80 年代初调查结果推测日本 DPB 的发病率为 11.1/10 万，1995 年为3.4/10 万。目前 DPB 最多见于日本，自 1992 年开始在东亚地区如韩国、中国等也有报道，然而欧美报道的病例极少，且其中约 50%是亚洲人种。我国 1996 年首次报道明确诊断的 DPB，以后陆续报道了一些病例，但至今我国仍无流行病学调查资料。最近研究表明 DPB 是东亚地区所特有的人种特异性疾病。

二、病因

DPB 的病因至今不明，但可能与以下因素有关。

（一）遗传因素

近年研究表明 DPB 发病有明显的人种差别，且部分患者有家族发病。此外，84.8%的 DPB 患者合并有慢性鼻旁窦炎或家族内鼻旁窦炎支气管综合征（sino bronchial syndrome，SBS），因此有学者推测遗传因素可能是 DPB 及其与慢性鼻旁窦炎相关性的发病基础。目前认为 DPB 可能是一种具有多基因遗传倾向的呼吸系统疾病。最近研究结果表明，DPB 与人体白细胞抗原（*HLA*）基因密切相关，日本 DPB 患者与 *HLA-B*54（尤其是 *HLA-B*54）基因有高度的相关性；而在韩国 DPB 患者与 *HLA-A*11 有高度的相关性。有报道我国 DPB 患者可能与 $HLA\text{-}B_{54}$ 及 *HLA-A*11 有一定相关性。2000 年，庆长等认为 DPB 的易感基因存在于第 6 染色体短臂上的 *HLA-B* 位点和 A 位点之间，距离 B 位点 300 kb 为中心的范围内。最近研究推测 DPB 发病可能与 *TAP*（transporter associated with antIgen processing）基因、白细胞介素-8（*IL*-8）基因、*CETR*基因，以及与黏蛋白基因（*MUC*5*B*）有关。

（二）慢性气道炎症与免疫系统异常

部分 DPB 患者支气管肺泡灌洗液（BALF）中中性粒细胞、IL-8 及白三烯 B4 等均明显升高提示本病存在慢性气道炎症病变。此外，以下因素提示本病可能与免疫系统功能障碍有关：①血冷凝集试验效价升高，以及部分患者 IgA 增高；②病理检查显示呼吸性细支气管区域主要为淋巴细胞、浆细胞浸润和聚集；③DPB患者 BALF 中 CD8 淋巴细胞总数增高；④部分 DPB 患者与类风湿关节炎、成人 T 细胞白血病、非霍奇金淋巴瘤等并存。

（三）感染

DPB 患者常合并铜绿假单胞菌感染，但铜绿假单胞菌是 DPB 的病因还是继发感染尚不清楚。有报道应用铜绿假单胞菌接种到动物气道内可成功建立 DPB 动物模型。也有人认为由于细菌停滞于气道黏膜上，引起由铜绿假单胞菌产生的弹性硬蛋白酶和一些炎症介质的生成，可能是造成 DPB 气道上皮细胞的损伤和气道炎症的原因。

三、病理

DPB 的病理学特征为以两肺呼吸性细支气管为中心的细支气管炎及细支气管周围炎。因炎症病变累及两肺呼吸性细支气管的全层，故称之为弥漫性泛细支气管炎。

大体标本肉眼观察肺表面及切面均可见弥漫性分布的浅黄色或灰白色 2～3 mm 的小结节，结节大小较均匀，位于呼吸性细支气管区域，以两肺下叶多见。通常显示肺过度充气。镜下可见在呼吸性细支气管区域有淋巴细胞、浆细胞、组织细胞等圆形细胞的浸润，导致管壁增厚，常伴有淋巴滤泡增生。由于息肉样肉芽组织充填于呼吸性细支气管腔内，导致管壁狭窄或闭塞；呼吸性细支气管壁及周围的肺间质、肺泡隔、肺泡腔内可见吞噬脂肪的泡沫细胞聚集。病情进展部分患者可见支气管及细支气管扩张和末梢气腔的过度膨胀。有日本学者提出以下 DPB 病理诊断标准：①病变为累及两肺的弥漫性慢性气道炎症；②慢性炎症以细支气管及肺小叶中心部为主；③呼吸性细支气管壁、肺泡壁及肺泡间质泡沫细胞聚集和淋巴细胞浸润。

四、临床表现

本病常隐匿缓慢发病。发病可见于任何年龄，但多见于 40～50 岁的成年人。发病无性别差异。临床表现如下。

（一）症状

主要为慢性咳嗽、咳痰、活动后呼吸困难。首发症状常为咳嗽、咳痰，逐渐出现活动后呼吸困难。患者常在疾病早期反复合并有下呼吸道感染，咳大量脓性痰，而且痰量异常增多，每天咳痰量可达数百毫升。如不能及时治疗，病情呈进行性进展，可发展为继发性支气管扩张，呼吸衰竭，肺动脉高压和肺源性心脏病。

（二）体征

胸部听诊可闻及间断性湿啰音或粗糙的捻发音，有时可闻及干啰音或哮鸣音，尤以两下肺明显。啰音的多少主要决定于支气管扩张及气道感染等病变的程度。祛痰药物或抗生素治疗后，啰音均可减少。部分患者因存在支气管扩张可有杵状指。

（三）合并慢性鼻窦炎

80%以上 DPB 患者都合并有或既往有慢性鼻旁窦炎，部分患者有鼻塞、流脓涕或嗅觉减退等，但有些患者无症状，仅在进行影像学检查时被发现。如疑诊为 DPB 患者，应常规拍摄鼻窦 X 线或鼻窦 CT。

五、辅助检查

（一）胸部 X 线/肺部 CT 检查

胸部 X 线可见两肺野弥漫性散在分布的边缘不清的颗粒样结节状阴影，直径在 2～5 mm，多在2 mm以下，以两下肺野显著，常伴有肺过度膨胀。随病情进展，常可见肺过度膨胀及支气管扩张的双轨征。

肺部 CT 或胸部高分辨 CT(HRCT)特征：①两肺弥漫性小叶中心性颗粒状结节影；②结节与近端支气管血管束的细线相连形成“Y”字形树芽征；③病情进展细小支气管扩张呈小环状或管状影，伴有管壁增厚。HRCT 的这种特征性改变是诊断 DPB 非常重要的影像学依据。影像学显示的颗粒样小结节状阴影为呼吸性细支气管区域的炎性病变所致，随着病情加重或经大环内酯类抗生素治疗后，小结节状阴影可扩大或缩小乃至消失。

（二）肺功能检查及血气分析

肺功能主要为阻塞性通气功能障碍，病情进展可伴有肺活量下降，残气量（率）增加，但通常弥散功能在正常范围内。部分患者可伴有轻、中度的限制性通气功能障碍或混合性通气功能障碍。一秒用力呼气容积与用力肺活量比值（FEV_1/FVC）<70%，肺活量占预计值的百分比（VC%）<80%。残气量占预计值的百分比（RV%）>150%或残气量占肺总量的百分比（RV/TLC%）>45%。在日本早期的 DPB 诊断指标中，曾要求在以上肺功能检查中至少应具备三项，但弥散功能和肺顺应性通常在正常范围内，这对于我国临床诊断 DPB 患者有一定的参考价值。动脉血氧分压（PaO_2）<10.7 kPa（80 mmHg），发病初期就可以发生低氧血症，进展期可有高碳酸血症。

（三）实验室检查

日本 DPB 患者 90%血清冷凝集试验效价升高，多在 1∶64 以上，但支原体抗体多为阴性。我国患者冷凝集试验阳性率较低。部分患者可有血清 IgA、IgM 和血 CD4/CD8 比值增高，γ-球蛋白增高，血沉增快，类风湿因子阳性，但非特异性。部分患者可有血清 $HLA\text{-}B_{54}$ 或 $HLA\text{-}A_{11}$ 阳性。痰细菌学检查可发现起病初期痰中多为流感嗜血杆菌及肺炎链球菌，晚期多为铜绿假单胞菌感染。

（四）慢性鼻旁窦炎的检查

可选择鼻窦 X 线或鼻窦 CT 检查，以确定有无鼻旁窦炎。受累部位可为单侧或双侧上颌窦、筛窦、额窦等。

（五）病理检查

病理检查是确诊 DPB 的“金标准”。如果肺活检能发现典型的 DPB 病理学改变即可确诊。经支气管镜肺活检（TBLB）方法简便且安全，但常因标本取材少，而且不一定能取到呼吸性细支气管肺组织，有一定的局限性。如欲提高检出率，应在 TBLB 检查时，取 3～5 块肺组织，如仍不能确诊，应行胸腔镜下肺活检或开胸肺活检，可提高本病的确诊率。

六、诊断标准

（一）临床诊断标准

日本于 1980 年首次推出 DPB 诊断标准后，厚生省于 1995 年进行了修改，1998 年其再次对 DPB 临床诊断标准进行了重新修改。目前日本和我国均使用 1998 年修改的临床诊断标准。DPB 临床诊断标准（1998 年日本厚生省）如下。

1.必要条件

（1）持续咳嗽、咳痰、活动后呼吸困难。

（2）影像学确定的慢性鼻旁窦炎或有明确的既往史。

（3）胸部 X 线可见弥漫性分布的两肺颗粒样结节状阴影或胸部 CT 见两肺弥漫性小叶中心性颗粒样结节状阴影。

2.参考条件

（1）胸部间断性湿啰音。

（2）第 1 秒用力呼气容积与用力肺活量比值（$FEV_1/FVC\%$）<70%，以及动脉血氧分压

(PaO_2)<10.7 kPa(80 mmHg)。

(3)血清冷凝集试验效价>1∶64。

3.临床诊断

(1)临床确诊:符合必要条件①+②+③加参考条件中的2项以上。

(2)临床拟诊:符合必要条件①+②+③。

(3)临床疑似诊断:符合必要条件①+②。

(二)病理确诊

肺组织病理学检查是诊断DPB的"金标准"。肺活检如能发现前述典型的DPB病理学改变即可确诊。

(三)鉴别诊断

本病应与慢性支气管炎和慢性阻塞性肺气肿、支气管扩张症、阻塞性细支气管炎(BO)、肺间质纤维化、支气管哮喘、囊性纤维化、尘肺、粟粒肺结核、支气管肺泡癌等相鉴别。

1.慢性阻塞性肺疾病

本病主要临床特点为长期咳嗽、咳痰或伴有喘息,晚期有呼吸困难,在冬季症状加重。患者多有长期较大量吸烟史。多见于老年男性。胸部X线可出现肺纹理增多、紊乱,呈条索状、斑点状阴影,以双下肺野明显。晚期肺充气过度,肺容积扩大,肋骨平举,肋间隙增宽,横膈低平下移,心影呈垂滴形,部分患者有肺大疱。胸部CT检查可确定小叶中心型或全小叶型肺气肿。肺功能检查为阻塞性通气功能障碍,$FEV_1/FVC\%$下降和残气量(RV)增加更为显著,弥散功能可有降低。COPD的病理改变为终末细支气管远端气腔持续性不均、扩大及肺泡壁的破坏,而DPB病理为局灶性肺充气过度,极少有肺泡破坏。DPB 80%以上患者存在慢性副鼻旁窦炎,大部分患者血清冷凝集试验效价增高,而且DPB患者的肺弥散功能和顺应性通常在正常范围,此外,DPB影像学胸部X线可见弥漫性分布两肺的颗粒样结节状阴影或胸部CT可见两肺弥漫性小叶中心性颗粒样结节状阴影也与COPD不同,可资鉴别。

2.支气管扩张症

本病主要症状为慢性咳嗽、咳痰和反复咯血。肺部可闻及固定性持续不变的湿性啰音。本病胸部HRCT可见多发囊状阴影及明确均匀的壁,然而支气管扩张的囊状阴影一般按支气管树分布,位于肺周围者较少,囊壁较厚,同时可见呈轨道征或迂曲扩张的支气管阴影。DPB患者一般无咯血,晚期患者胸部X线可有细支气管扩张改变,但DPB影像学主要表现为两肺弥漫性分布的颗粒样结节状阴影。对可疑患者应进一步检查有无慢性副鼻旁窦炎和血清冷凝集试验效价等,以除外在DPB的基础上合并继发性支气管扩张症。

3.阻塞性细支气管炎(BO)

本病是一种小气道疾病。临床表现为急速进行性呼吸困难,肺部可闻及高调的吸气中期干鸣音;X线提示肺过度通气,但无浸润影,也很少有支气管扩张;肺功能显示阻塞性通气功能障碍,而弥散功能正常;肺组织活检显示直径为1~6 mm的小支气管和细支气管的瘢痕狭窄和闭塞,管腔内无肉芽组织息肉,而且肺泡管和肺泡正常。DPB患者起病缓慢,先有慢性咳嗽、咳痰史,活动时呼吸困难逐渐发生。胸部听诊多为间断性湿啰音。胸部X线检查可见弥漫性分布的两肺颗粒样结节状阴影,HRCT可见两肺弥漫性小叶中心性颗粒样结节阴影,与BO不同。此外,病理改变也与阻塞性细支气管炎不同,故可以鉴别。

4.肺间质纤维化

本病最主要的症状是进行性加重的呼吸困难，其次为干咳。体征上本病有半数以上的患者双肺可闻及 Velcro 啰音。胸片主要为间质性改变，早期可有磨玻璃样阴影，此后可出现细结节样或网状结节影，易与 DPB 混淆，但肺间质纤维化有肺容积的缩小和网状、蜂窝状阴影。此外，肺间质纤维化有明显的肺弥散功能降低，而且病理可以与 DPB 不同，可资鉴别。

七、治疗

1987 年，日本工滕翔二等发现红霉素等大环内酯类药物治疗 DPB 具有显著疗效。目前红霉素、克拉霉素及罗红霉素等大环内酯类药物已成为 DPB 的基本疗法。大环内酯类药物阿奇霉素可能也有效，但尚需更多病例观察来证实。本病一旦确诊后应尽早开始治疗。2000 年，日本厚生省重新修改了 DPB 的治疗指南。

（一）治疗方案

1.一线治疗

日本方案：红霉素 400～600 mg/d，分 2 次口服。我国红霉素剂型不同于日本，具体方案为红霉素250 mg，每天口服 2 次。用药期间应注意复查肝功能等。如果存在以下情况可选用二线治疗药物：①存在红霉素的不良反应；②药物相互拮抗作用；③使用红霉素治疗 1～3 个月无效者。

2.二线治疗

日本方案：克拉霉素 200～400 mg/d，或服用罗红霉素 150～300 mg/d，每天口服 1～2 次。我国具体方案为克拉霉素 250～500 mg/d，每天口服 1～2 次；罗红霉素 150～300 mg/d，每天口服 1～2 次。用药期间应监测肝功能等不良反应。

（二）疗效评估及疗程

在用药后 1～3 个月，评估临床症状并行肺功能、动脉血气分析及胸部影像学检查，以确定是否有效。如有效（临床症状、肺功能、血气分析及胸部影像学改善），可继续使用红霉素或克拉霉素或罗红霉素，用药至少需要 6 个月。服药 6 个月后如果仍有临床症状应继续服用以上药物 2 年。如应用以上药物治疗 3 个月以上仍无效者应考虑是否为 DPB 患者，应谨慎排除其他疾病的可能。

（三）停药时间

（1）早期 DPB 患者，经 6 个月治疗后病情恢复正常者可考虑停药。

（2）进展期 DPB 患者，经 2 年治疗后病情稳定者可以停药。停药后复发者再用药仍有效。

（3）DPB 伴有严重肺功能障碍或广泛支气管扩张或伴有呼吸衰竭的患者，需长期给药，疗程不少于 2 年。

（四）DPB 急性发作期治疗

如果 DPB 患者出现发热、咳脓痰、痰量增加等急性加重情况时，多为铜绿假单胞菌等细菌导致支气管扩张合并感染，此时应加用其他抗生素，如 β-内酰胺类/酶抑制剂或头孢三代或氟喹诺酮类抗生素等，或根据痰培养结果选择抗生素。

（五）其他辅助治疗

使用祛痰药和支气管扩张药，有低氧血症时进行氧疗。

（张艳萍）

第四节　肺炎链球菌肺炎

一、定义

肺炎链球菌肺炎是由肺炎链球菌感染引起的急性肺部炎症，为社区获得性肺炎中最常见的细菌性肺炎。起病急骤，临床以高热、寒战、咳嗽、血痰及胸痛为特征，病理为肺叶或肺段的急性表现。近来，因抗生素的广泛应用，典型临床和病理表现已不多见。

二、病因

致病菌为肺炎链球菌，革兰阳性，有荚膜，复合多聚糖荚膜共有 86 个血清型。成人致病菌多为 1 型、5 型。为口咽部定植菌，不产生毒素（除Ⅲ型），主要靠荚膜对组织的侵袭作用而引起组织的炎性反应，通常在机体免疫功能低下时致病。冬春季因带菌率较高（40%～70%）为本病多发季节。青壮年男性或老幼多见。长期卧床、心力衰竭、昏迷和手术后等易发生肺炎链球菌肺炎。常间诱因有病毒性上呼吸道感染史或受寒、酗酒、疲劳等。

三、诊断

（一）临床表现

因患者年龄、基础疾病及有无并发症，就诊是否使用过抗生素等影响因素，临床表现差别较大。

（1）起病多急骤，短时寒战继之出现高热，呈稽留热型，肌肉酸痛及全身不适，部分患者体温低于正常。

（2）呼吸道症状：起病数小时即可出现，初起为干咳，继之咳嗽，咳黏性痰，典型者痰呈铁锈色，累及胸膜可有针刺样胸痛，下叶肺炎累及膈胸膜时疼痛可放射至上腹部。

（3）其他系统症状：食欲缺乏、恶心、呕吐，以及急腹症消化道状。老年人精神萎靡、头痛，意识蒙胧等。部分严重感染的患者可发生周围循环衰竭，甚至早期出现休克。

（4）体检：急性病容，呼吸急促，体温达 39～40 ℃，口唇单纯疱疹，可有发绀及巩膜黄染，肺部听诊为实变体征或可听到啰音，累及胸膜时可有胸膜摩擦音甚至胸腔积液体征。

（5）并发症及肺外感染表现。①脓胸（5%～10%）：治疗过程中又出现体温升高、白细胞计数增高时，要警惕并发脓胸和肺脓肿的可能。②脑膜炎：可出现神经症状或神志改变。③心肌炎或心内膜炎：心率快，出现各种心律失常或心脏杂音，脾大，心力衰竭。

（6）败血症或毒血症（15%～75%）：可出现皮肤、黏膜出血点，巩膜黄染。

（7）感染性休克：表现为周围循环衰竭，如血压降低、四肢厥冷、心动过速等，个别患者起病既表现为休克而呼吸道症状并不明显。

（8）麻痹性肠梗阻。

（9）罕见 DIC、ARDS。

(二)实验室检查

1.血常规检查

白细胞计数(10～30)×10^9/L,中型粒细胞增多(80%以上),分类核左移并可见中毒颗粒。酒精中毒、免疫力低下及年老体弱者白细胞总数可正常或减少,提示预后较差。

2.病原体检查

(1)痰涂片及荚膜染色镜检,可见革兰染色阳性双球菌,2～3 次痰检为同一细菌有意义。

(2)痰培养加药敏可助确定菌属并指导有效抗生素的使用,干咳无痰者可做高渗盐水雾化吸入导痰。

(3)血培养致病菌阳性者可做药敏试验。

(4)脓胸者应做胸腔积液菌培养。

(5)对重症或疑难病例,有条件时可采用下呼吸道直接采样法做病原学诊断。如防污染毛刷采样(PSB)、防污染支气管-肺泡灌洗(PBAL)、经胸壁穿刺肺吸引(LA)、环甲膜穿刺经气管引(TTA)。

(三)胸部 X 线

(1)早期病变肺段纹理增粗、稍模糊。

(2)典型表现为大叶性、肺段或亚肺段分布的浸润、实变阴影,可见支气管气道征及肋膈角变钝。

(3)病变吸收较快时可出现浓淡不均假空洞征。

(4)吸收较慢时可出现机化性肺炎。

(5)老年人、婴儿多表现为支气管肺炎。

四、鉴别诊断

(一)干酪样肺炎

常有结核中毒症状,胸部 X 线表现肺实变、消散慢,病灶多在肺尖或锁骨下、下叶后段或下叶背段,新旧不一、有钙化点、易形成空洞并肺内播散。痰抗酸菌染色可发现结核分枝杆菌,PPD 试验常阳性,青霉素 G 治疗无效。

(二)其他病原体所致肺炎

(1)多为院内感染,金黄色葡萄球菌肺炎和克雷伯菌肺炎的病情通常较重。

(2)多有基础疾病。

(3)痰或血的细菌培养阳性可鉴别。

(三)急性肺脓肿

早期临床症状相似,病情进展可出现可大量脓臭痰,查痰菌多为金黄色葡萄球菌、克雷伯菌、革兰阴性杆菌、厌氧菌等。胸部 X 线可见空洞及液平。

(四)肺癌伴阻塞性肺炎

常有长期吸烟史、刺激性干咳和痰中带血史,无明显急性感染中毒症状;痰脱落细胞可阳性;症状反复出现;可发现肺肿块、肺不张或肿大的肺门淋巴结;胸部 CT 及支气管镜检查可帮助鉴别。

(五)其他

ARDS、肺梗死、放射性肺炎和胸膜炎等。

五、治疗

(一)抗菌药物治疗

首先应给予经验性抗生素治疗,然后根据细菌培养结果进行调整。经治疗不好转者,应再次复查病原学及药物敏感试验进一步调整治疗方案。

1.轻症患者

(1)首选青霉素:青霉素每天 240 万单位,分 3 次肌内注射。或普鲁卡因青霉素每天 120 万单位,分 2 次肌内注射,疗程 5～7 天。

(2)青霉素过敏者:可选用大环内酯类。红霉素每天 2 g,分 4 次口服,或红霉素每天 1.5 g 分次静脉滴注;或罗红霉素每天 0.3 g,分 2 次口服或林可霉素每天 2 g,肌内注射或静脉滴注;或克林霉素每天0.6～1.8 g,分 2 次肌内注射,或克林霉素每天 1.8～2.4 g 分次静脉滴注。

2.较重症患者

青霉素每天 120 万单位,分 2 次肌内注射,加用丁胺卡那每天 0.4 g 分次肌内注射;或红霉素每天1.0～2.0 g,分 2～3 次静脉滴注;或克林霉素每天 0.6～1.8 g,分 3～4 次静脉滴注;或头孢塞吩钠每天 2～4 g,分 3 次静脉注射。

疗程 2 周或体温下降 3 天后改口服。老人、有基础疾病者可适当延长。8%～15%青霉素过敏者对头孢菌素类有交叉过敏应慎用。如为青霉素速发性变态反应则禁用头孢菌素。如青霉素皮试阳性而头孢菌素皮试阴性者可用。

3.重症或有并发症患者(如胸膜炎)

青霉素每天 1 000 万单位～3 000 万单位,分 4 次静脉滴注;头孢唑啉钠,每天2～4 g, 2 次静脉滴注。

4.极重症者如并发脑膜炎

头孢曲松每天 1～2 g,分次静脉滴注;碳青霉素烯类如亚胺培南-西司他丁(泰能)每天 2 g,分次静脉滴注;或万古霉素每天 1～2 g,分次静脉滴注,并加用第 3 代头孢菌素;或亚胺培南加第 3 代头孢菌素。

5.耐青霉素肺炎链球菌感染者

近来,耐青霉素肺炎链球菌感染不断增多,通常最小抑制浓度(MIC)≥1.0 mg/L 为中度耐药,MIC≥2.0 mg/L 为高度耐药。临床上可选用以下抗生素:克林霉素每天 0.6～1.8 g,分次静脉滴注;或万古霉素每天 1～2 g,分次静脉滴注;或头孢曲松每天1～2 g,分次静脉滴注;或头孢噻肟每天 2～6 g,分次静脉滴注;或氨苄西林/舒巴坦、替卡西林/棒酸、阿莫西林/棒酸。

(二)支持疗法

支持疗法包括卧床休息、维持液体和电解质平衡等。应根据病情及检查结果决定补液种类。给予足够热量,以及蛋白和维生素。

(三)对症治疗

胸痛者止痛;刺激性咳嗽可给予可待因,止咳祛痰可用氯化铵或棕色合剂,痰多者禁用止咳剂;发热物理降温,不用解热药;呼吸困难者鼻导管吸氧。烦躁、谵妄者服用地西泮 5 mg 或水合氯醛 1.0～1.5 g 灌肠,慎用巴比妥类。鼓肠者给予缸管排气,胃扩张给予胃肠减压。

(四)并发症的处理

1.呼吸衰竭

机械通气、支持治疗(面罩、气管插管、气管切开)。

2.脓胸

穿刺抽液,必要时肋间引流。

(五)感染性休克的治疗

1.补充血容量

右旋糖酐-40 和平衡盐液静脉滴注,以维持收缩压 12.0～13.3 kPa(90～100 mmHg)。脉压＞4.0 kPa(30 mmHg),尿量＞30 mL/h,中心静脉压 0.6～0.1 kPa(4.4～7.4 mmHg)。

2.血管活性药物的应用

输液中加入血管活性药物以维持收缩压 13.3 kPa(100 mmHg)以上。为升高血压的同时保证和调节组织血流灌注,近年来主张血管活性药物为主,配合收缩性药物,常用的有多巴胺、间羟胺、去甲肾上腺素和山莨菪碱等。

3.控制感染

及时、有效地控制感染是治疗中的关键。要及时选择足量、有效的抗生素静脉并联合给药。

4.糖皮质激素的应用

病情或中毒症状重及上述治疗血压不恢复者,在使用足量抗生素的基础上可给予氢化可的松 100～200 mg 或地塞米松 5～10 mg 静脉滴注,病情好转立即停药。

5.纠正水、电解质和酸碱平衡紊乱

严密监测血压,心率,中心静脉压,血气,水,电解质变化,若有异常,及时纠正。

6.纠正心力衰竭

严密监测血压、心率、中心静脉压、意识及末梢循环状态,及时给予利尿及强心药物,并改善冠状动脉供血。

(张艳萍)

第五节　肺炎克雷伯菌肺炎

一、概述

肺炎克雷伯菌肺炎(旧称肺炎杆菌肺炎)是最早被认识的 G^- 杆菌肺炎,并且仍居当今社区获得性 G^- 杆菌肺炎的首位,医院获得性 G^- 杆菌肺炎的第二或第三位。肺炎克雷伯菌是克雷伯菌属最常见菌种,约占临床分离株的 95%。肺炎克雷伯菌又分肺炎、臭鼻和鼻硬结 3 个亚种,其中又以肺炎克雷伯菌肺炎亚种最常见。根据荚膜抗原成分的不同,肺炎克雷伯菌分 78 个血清型,引起肺炎者以 1～6 型为多。由于抗生素的广泛应用,20 世纪 80 年代以来肺炎克雷伯菌耐药率明显增加,特别是它产生超广谱 β-内酰胺酶(ESBLs),能水解所有第 3 代头孢菌素和单酰胺类抗生素。目前不少报道肺炎克雷伯菌中产 ESBLs 比率高达 30%～40%,并可引起医院感染暴发流行,正受到密切关注。该病好发于原有慢性肺部疾病、糖尿病、手术后和酒精中毒者,以中老年为多见。

二、诊断

(一)临床表现

多数患者起病突然,部分患者可有上呼吸道感染的前驱症状。主要症状为寒战、高热、咳嗽、咳痰、胸痛、呼吸困难和全身衰弱。痰色如砖红色,被认为是该病的特征性表现,可惜临床上甚为少见;有的患者咳痰呈铁锈色,或痰带血丝,或伴明显咯血。体检患者呈急性病容,常有呼吸困难和发绀,严重者有全身衰竭、休克和黄疸。肺叶实变期可发生相应实变体征,并常闻及湿啰音。

(二)辅助检查

1.一般实验室检查

周围血白细胞总数和中性粒细胞比例增加,核型左移。若白细胞不高或反见减少,提示预后不良。

2.细菌学检查

经筛选的合格痰标本(鳞状上皮细胞<10 个/低倍视野或白细胞>25 个/低倍视野),或下呼吸道防污染标本培养分离到肺炎克雷伯菌,且达到规定浓度(痰培养菌量≥10^6 cfu/mL、防污染样本毛刷标本菌是≥10^3 cfu/mL),可以确诊。据报道 20%～60%病例血培养阳性,更具有诊断价值。

3.影像学检查

X 线征象,包括大叶实变、小叶浸润和脓肿形成。右上叶实变时重而黏稠的炎性渗出物,使叶间裂呈弧形下坠是肺炎克雷伯肺炎具有诊断价值的征象,但是并不常见。在慢性肺部疾病和免疫功能受损患者,患该病时大多表现为支气管肺炎。

三、鉴别诊断

该病应与各类肺炎包括肺结核相鉴别,主要依据病原体检查,并结合临床作出判别。

四、治疗

(一)一般治疗

与其他细菌性肺炎治疗相同。

(二)抗菌治疗

轻、中症患者最初经验性抗菌治疗,应选用 β-内酰胺类联合氨基糖苷类抗生素,然后根据药敏试验结果进行调整。若属产 ESBL 菌株,或既往常应用第 3 代头孢菌素治疗、或在 ESBL 流行率高的病区(包括 ICU)或临床重症患者最初经验性治疗应选择碳青霉烯类抗生素(亚胺培南或美罗培南),因为目前仅有该类抗生素对 ESBLs 保持高度稳定,没有耐药。哌拉西林/三唑巴坦、头孢吡肟对部分 ESBLs 菌株体外有效,还有待积累更多经验。

(张艳萍)

第六节 葡萄球菌肺炎

一、定义

葡萄球菌肺炎是致病性葡萄球菌引起的急性化脓性肺部炎症，主要为原发性(吸入性)金黄色葡萄球菌肺炎和继发性(血源性)金黄色葡萄球菌肺炎。临床上化脓坏死倾向明显，病情严重，细菌耐药率高，预后多较凶险。

二、易感人群和传播途径

多见于儿童和年老体弱者，尤其是长期应用糖皮质激素、抗肿瘤药物及其他免疫抑制剂者，慢性消耗性疾病患者，如糖尿病、恶性肿瘤、再生障碍性贫血、严重肝病、急性呼吸道感染和长期应用抗生素的患者。金黄色葡萄球菌肺炎的传染源主要有葡萄球菌感染病灶，特别是感染医院内耐药菌株的患者，其次为带菌者。主要通过接触和空气传播，医务人员的手、诊疗器械、患者的生物用品及铺床、换被褥都可能是院内交叉感染的主要途径。细菌可以通过呼吸道吸入或血源播散导致肺炎。目前因介入治疗的广泛开展和各种导管的应用，为表皮葡萄球菌的入侵提供了更多的机会，其在院内感染性肺炎中的比例也在提高。

三、病因

葡萄球菌为革兰阳性球菌，兼性厌氧，分为金黄色葡萄球菌、表皮葡萄球菌、腐生葡萄球菌，其中金黄色葡萄球菌致病性最强。血浆凝固酶可以使纤维蛋白原转变成纤维蛋白，后者包绕于菌体表面，从而逃避白细胞的吞噬，与细菌的致病性密切相关。凝固酶阳性的细菌，如金黄色葡萄球菌，凝固酶阴性的细菌，如表皮葡萄球菌、腐生葡萄球菌。但抗甲氧西林金黄色葡萄球菌(MRSA)和抗甲氧西林凝固酶阴性葡萄球菌(MRSCN)的感染日益增多，同时对多种抗生素耐药，包括喹诺酮类、大环内酯类、四环素类、氨基糖苷类等。近年来，国外还出现了耐万古霉素金黄色葡萄球菌(VRSA)的报道。目前 MRSA 分为两类，分别是医院获得性 MRSA(HA-MRSA)和社区获得性 MRSA(CA-MRSA)。

四、诊断

(一)临床表现

(1)多数急性起病，血行播散者常有皮肤疖痈史，皮肤黏膜烧伤、裂伤、破损，一些患者有金黄色葡萄球菌败血症病史，部分患者找不到原发灶。

(2)通常全身中毒症状突出，衰弱、乏力、大汗、全身关节肌肉酸痛、急起高热、寒战、咳嗽、由咳黄脓痰演变为脓血痰或粉红色乳样痰、无臭味儿、胸痛和呼吸困难进行性加重、发绀，重者甚至出现呼吸窘迫及血压下降、少尿等末梢循环衰竭的表现。少部分患者肺炎症状不典型，可亚急性起病。

(3)血行播散引起者早期以中毒性表现为主，呼吸道症状不明显。有时虽无严重的呼吸系统症状和高热，而患者已发生中毒性休克，出现少尿、血压下降。

(4)早期呼吸道体征轻微与其严重的全身中毒症状不相称是其特点之一，不同病情及病期体征不同，典型大片实变少见，如有则病侧呼吸运动减弱，局部叩诊浊音，可闻及管样呼吸音。有时可闻及湿啰音，双侧或单侧。合并脓胸、脓气胸时，视程度不同可有相应的体征。部分患者可有肺外感染灶、皮疹等。

(5)社区获得性肺炎中，若出现以下情况需要高度怀疑 CA-MRSA 的可能：流感样前驱症状；严重的呼吸道症状伴迅速进展的肺炎，并发展为 ARDS；体温超过 39 ℃；咯血；低血压；白细胞计数降低；X 线显示多叶浸润阴影伴空洞；近期接触 CA-MRSA 的患者；属于 CA-MRSA 寄殖群体；近 6 个月来家庭成员中有皮肤脓肿或疖肿的病史。

(二)实验室及辅助检查

外周血白细胞在 $20\times10^9/L$ 左右，可高达 $50\times10^9/L$，重症者白细胞可低于正常。中性粒细胞数增高，有中毒颗粒、核左移现象。血行播散者血培养阳性率可达 50%。原发吸入者阳性率低。痰涂片革兰染色可见大量成堆的葡萄球菌和脓细胞，白细胞内见到球菌有诊断价值。普通痰培养阳性有助于诊断，但有假阳性，通过保护性毛刷采样定量培养，细菌数量 $>10^3$ cfu/mL 时几乎没有假阳性。

血清胞壁酸抗体测定对早期诊断有帮助，血清滴度≥1∶4 为阳性，特异性较高。

(三)影像学检查

肺浸润、肺脓肿、肺气囊肿和脓胸、脓气胸是金黄色葡萄球菌感染的四大 X 线征象，在不同类型和不同病期以不同的组合表现。早期病变发展，金黄色葡萄球菌最常见的胸片异常是支气管肺炎伴或不伴脓肿形成或胸腔积液。原发性感染者早期胸部 X 线表现为大片絮状、密度不均的阴影，可呈节段或大叶分布，也呈小叶样浸润，病变短期内变化大，可出现空洞或蜂窝状透亮区，或在阴影周围出现大小不等的气肿大泡。血源性感染者的胸部 X 线表现呈两肺多发斑片状或团块状阴影或多发性小液平空洞。

五、鉴别诊断

(一)其他细菌性肺炎

如流感嗜血杆菌、克雷伯菌、肺炎链球菌引起的肺炎，典型者可通过发病年龄、起病急缓、痰的颜色、痰涂片、胸部 X 线等检查加以初步鉴别。各型不典型肺炎的临床鉴别较困难，最终的鉴别均需病原学检查。

(二)肺结核

上叶金黄色葡萄球菌肺炎易与肺结核混淆，尤其是干酪性肺炎，也有高热、畏寒、大汗、咳嗽、胸痛，X 线胸片也有相似之处，还应与发生在下叶的不典型肺结核鉴别，通过仔细询问病史及相关的实验室检查大多可以区别，还可以观察治疗反应帮助诊断。

六、治疗

(一)对症治疗

休息、祛痰、吸氧、物理或化学降温、合理饮食、防止脱水和电解质紊乱，保护重要脏器功能。

（二）抗菌治疗

1.经验性治疗

治疗的关键是尽早选用敏感有效的抗生素，防止并发症。可根据金黄色葡萄球菌感染的来源（社区还是医院）和本地区近期药敏资料选择抗生素。社区获得性感染考虑为金黄色葡萄球菌感染，不宜选用青霉素，应选用苯唑西林和头孢唑林等第一代头孢菌素，若效果欠佳，在进一步病原学检查时可换用糖肽类抗生素治疗。怀疑医院获得性金黄色葡萄球菌肺炎，则首选糖肽类抗生素。经验性治疗中，尽可能获得病原学结果，根据药敏结果修改治疗方案。

2.针对病原菌治疗

治疗应依据痰培养及药物敏感试验结果选择抗生素。对青霉素敏感株，首选大剂量青霉素治疗，过敏者，可选大环内酯类、克林霉素、半合成四环素类、SMZco 或第一代头孢菌素。甲氧西林敏感的产青霉素酶菌仍以耐酸半合成青霉素治疗为主，如甲氧西林、苯唑西林、氯唑西林，也可选头孢菌素（第一代或第二代头孢菌素）。对 MRSA 和 MRSCN 首选糖肽类抗生素。①万古霉素：1～2 g/d，（或去甲万古霉素1.6 g/d），但要将其血药浓度控制在 20 μg/mL 以下，防止其耳、肾毒性的发生。②替考拉宁：0.4 g，首3 剂每12 小时 1 次，以后维持剂量为 0.4 g/d，肾功能不全者应调整剂量。疗程不少于 3 周。MRSA、MRSCN还可选择利奈唑胺，（静脉或口服）一次 600 mg，每 12 小时 1 次，疗程 10～14 天。

（三）治疗并发症

如并发脓胸或脓气胸时可行闭式引流，抗感染时间可延至 8～12 周。合并脑膜炎时，最好选用脂溶性强的抗生素，如头孢他啶、头孢哌酮、万古霉素及阿米卡星等，疗程要长。

（四）其他治疗

避免应用可导致白细胞减少的药物和糖皮质激素。

七、临床路径

（1）详细询问近期有无皮肤感染、中耳炎、进行介入性检查或治疗，有无慢性肝肾疾病、糖尿病病史，是否接受放化疗或免疫抑制剂治疗。了解起病急缓、痰的性状及演变，有无胸痛、呼吸困难、程度及全身中毒症状，尤应注意高热、全身中毒症状明显与呼吸系统症状不匹配者。

（2）体检要注意生命体征，皮肤黏膜有无感染灶和皮疹，肺部是否有实变体征，还要仔细检查心脏有无新的杂音。

（3）进行必要的辅助检查，包括血常规、血培养（发热时）、痰的涂片和培养（用抗生素之前）、胸部 X 线检查，并动态观察胸部影像学变化，必要时可行支气管镜检查及局部灌洗。

（4）处理：应用有效的抗感染治疗，加强对症支持，防止并积极治疗并发症。

（5）预防：增强体质，防止流感，可进行疫苗注射。彻底治疗皮肤及深部组织的感染，加强年老体弱者的营养支持，隔离患者和易感者，严格抗生素的使用规则，规范院内各项操作及消毒制度，减少交叉感染。

（张艳萍）

第七节　军团菌肺炎

一、定义

军团菌肺炎是由革兰染色阴性的嗜肺军团杆菌引起的一种以肺炎为主的全身感染性疾病，是军团菌病(LD)的一种临床类型。

二、病因

军团菌是一种无荚膜、不产气、对热耐力强的胞内寄生革兰阴性杆菌，广泛存在于人工和天然水环境中。菌株有50个种、70个血清型，其中50%对人有致病性。其中90%军团菌肺炎由嗜肺军团杆菌引起。嗜肺军团菌包括16个血清型，其中血清Ⅰ型是引起军团菌肺炎最常见的致病菌。

三、流行病学

在蒸馏水、河水和自来水的存活时间分别为3～12个月、3个月、1年。静止水源或沉积物浓度高的水源为军团菌生长繁殖的理想场地。可经供水系统、空调或雾化吸入进入呼吸道引起感染。易感人群包括：年老体弱，慢性心、肺、肾病，糖尿病、恶性肿瘤、血液病、艾滋病或接受免疫抑制剂治疗者。军团菌流行高峰为每年夏秋，全年均可发病，传染途径有两种：呼吸道吸入，以及误饮含军团菌的水。潜伏期2～10天。军团菌肺炎的危险因素包括近期旅游、接触不洁水流、肝肾衰竭、糖尿病、恶性肿瘤，其他的有高龄、免疫功能下降，特别是AIDS、血液系统肿瘤，以及终末期肾脏病患者中发病率明显增高。

四、发病机制、病理

军团菌进入呼吸道后可被单核细胞吞噬，在细胞内增生逃脱宿主免疫。军团菌与宿主的相互作用结果决定是否致病。病理改变为急性纤维蛋白化脓性肺炎。病变多实变或呈小叶分布，严重者形成小脓肿。显微镜下可见肺泡上皮、内皮弥漫急性损伤，透明膜形成。病灶内可见中性粒细胞、巨噬细胞、红细胞和纤维素样渗出。直接免疫荧光或银染可见军团菌，病变可侵犯血管和淋巴管。肺外病变可见间质性肾炎、血管炎、心肌炎、化脓性心包炎、肌溶解等。

五、临床表现

临床表现差异很大，可无症状至多器官损伤。潜伏期2～10天。典型患者常为亚急性起病，发热(>39 ℃，弛张热)、畏寒、寒战、头痛、无力、肌肉疼痛。

(一)肺部表现

90%的患者有咳嗽，非刺激性干咳，可有少量非脓性痰；40%的患者胸痛，多呈胸膜样胸痛，较为剧烈；17%的患者可出现咯血，痰中带血丝为主；94%的患者有不同程度的呼吸困难。

(二)肺外表现

1.神经系统

发生率为50%,常见神经状态改变,意识模糊、额部头痛、嗜睡、定向力障碍,偶见谵妄。神经系统异常严重程度与发热、低氧、代谢紊乱无明显相关性。脑脊液检查多正常,可有淋巴细胞或蛋白轻度增高。脑电图可呈典型弥漫慢波,偶见颈项强直。

2.消化系统

多在病初发生,25%有恶心、呕吐,30%有腹泻或稀便。多为糊状或水样便,无脓血和黏液便。可有肝功能异常。肝大、腹膜炎、胰腺炎、直肠周围脓肿等和阑尾脓肿罕见。

3.肾脏

25%～30%的患者可出现镜下血尿和蛋白尿,极少数可偶见肌红蛋白尿、急性间质性肾炎、肾盂肾炎、肾脓肿、肾小球肾炎,近10%可发生急性肾衰竭。

4.心脏、血液系统

可出现相对缓脉,偶可出现心肌炎、心包炎、白细胞和血小板计数减少。

(三)体征

查体可见呼吸加快,相对性缓脉,可出现低血压。肺部听诊可闻及湿啰音,部分可闻及哮鸣音;随着疾病的进展出现肺部实变体征;1/3的患者有少量胸腔积液。严重患者有明显呼吸困难和发绀。

(四)肺外表现

军团菌病常有明显的肺外症状。早期出现的消化道症状,约半数有腹痛、呕吐、腹泻,多为水样便,无脓血便。神经症状也较常见,如焦虑、神志迟钝、谵妄。患者可有肌肉疼痛及关节疼痛。部分患者有心包炎、心肌炎和心内膜炎,偶可合并急性肾衰竭、休克和DIC。

六、实验室检查

(一)非特异性检查

白细胞中度升高、血沉增快、低钠血症常见,可有碱性磷酸酶升高、高氮质血症;部分重症患者有肝功能和肾功能损害的表现,出现蛋白尿、显微镜下血尿或转氨酶异常。

(二)胸部X线

无特异性,常表现为进展迅速的非对称、边缘不清的肺实质性浸润阴影。呈肺叶或肺段分布,下叶多见,部分患者出现心包积液、胸腔积液,免疫低下人群可出现空洞,甚至肺脓肿。胸部病灶吸收缓慢,可达1～2个月,有时临床治疗有效的情况下胸部X线仍然呈进展表现。

(三)特异性检查

1.分离和培养

痰液、血液、胸腔积液、气管抽取物、肺活检材料均可作为军团菌培养标本。军团菌在普通培养基上不能生长。需要在活性炭酵母浸液琼脂(BCYE)在2.5%～5% CO_2 环境下培养1周。大多数嗜肺军团菌出现阳性结果需3～7天,非嗜肺军团菌阳性需要10天以上。培养是军团菌诊断的“金标准”。敏感性可达60%,特异性可达100%。

2.直接免疫荧光抗体(DFA)

敏感性为50%～70%,特异性为96%～99%。该方法与其他细菌包括脆弱杆菌、假单胞菌、产黄杆菌属等有交叉反应。

3.尿抗原测定

尿抗原主要检测的抗原是军团菌细胞壁脂多糖成分。具有热稳定性及抗胰蛋白酶活性。最早可在出现症状后1天内检测到，可持续到有效抗生素治疗后数天或数周。尿抗原敏感性与疾病严重程度相关。因采用的俘获抗体是嗜肺军团菌血清Ⅰ型特异的，因此对于检测Ⅰ型军团菌敏感性为70%～100%，特异性接近100%。对于非Ⅰ型军团菌阳性率较低，为14%～69%。

4.血清抗体测定

特异性IgM抗体在感染后1周左右出现。IgG在发病2周开始升高，1个月左右达峰。①间接免疫荧光试验(IFA)：双份血清测定，急性期与恢复期血清抗体滴度呈4倍或4倍以上增高，且效价≥1∶128，可作为军团菌诊断依据；单份血清测定，抗体滴度≥1∶256，提示军团菌感染。②微量凝集试验(MAA)与试管凝集试验(TAT)：军团菌全菌为抗原，检测患者血中抗体。起病4周和8周分别采血1次，抗体滴度4倍以上升高为阳性。③酶联免疫吸附试验(ELISA)：常用于流行病学调查。

七、诊断

军团菌肺炎的诊断应结合患者状况综合判断。典型病例有持续高热、寒战、刺激性干咳、胸痛、相对缓脉。胸片表现为下肺为主的非对称性浸润影。病程早期出现腹泻、ALT升高、低磷血症、尿蛋白阳性、少量红细胞，提示军团菌肺炎的诊断。

诊断标准：①临床表现有发热、寒战、咳嗽、胸痛症状。②胸部X线具有浸润性阴影伴胸腔积液。③呼吸道分泌物、痰、血液、胸腔积液BCYE培养基上有军团菌生长。④呼吸道分泌物荧光抗体检查军团菌抗体阳性。⑤血间接免疫荧光法检查急性期和恢复期两次军团菌抗体4倍或4倍以上增高。⑥尿Ⅰ型军团菌抗原阳性。

凡是具有①～②条加③～⑥条任何一项可诊断。

八、鉴别诊断

(一)肺炎支原体肺炎

儿童及青年人居多，冷凝集试验阳性。血清支原体IgM抗体阳性。

(二)肺炎链球菌肺炎

冬季与初春季发病，不引起原发组织坏死或形成空洞，早期抗生素治疗效果好。

(三)肺部真菌感染

特有生态史，如潮湿发霉环境。广泛使用抗生素、糖皮质激素、细胞毒性药物，痰、咽拭子、胸腔积液涂片发现真菌菌丝或孢子，培养有真菌生长。

(四)病毒性肺炎

冬季多见，前驱症状如上呼吸道感染、皮疹。白细胞计数降低多见，特定病毒抗体有助于诊断，抗生素治疗无效。

九、治疗

(一)针对军团菌治疗

首选大环内酯类抗生素和喹诺酮类。疗程依据临床表现不同而有所不同，大多数患者为7～14天，对于有肺脓肿、脓胸和肺外感染的患者需要适当延长疗程至3周以上。对于合并细菌感染的患者可同时应用覆盖球菌的药物并根据病原学调整用药(表 3-3)。

表 3-3　针对军团菌治疗

抗生素	用量	用法
大环内酯类		
红霉素	2～4 g/d	静脉滴注或口服
阿奇霉素	500 mg/d	静脉滴注或口服
氟喹诺酮类		
环丙沙星	400 mg/(8～12 h)	静脉滴注
加替沙星	200～400 mg/d	静脉滴注或口服
左氧氟沙星	500～750 mg/d	静脉滴注或口服
莫西沙星	400 mg/d	静脉滴注或口服

(二)对症支持治疗

止咳、化痰、退热、纠正水电解质紊乱等对症治疗。

十、预后

对于呼吸衰竭、需要气管插管及高龄、合并恶性肿瘤、合并其他细菌感染的患者预后差。肾脏受累患者预后更差。

(张艳萍)

第八节　铜绿假单胞菌肺炎

铜绿假单胞菌是自然界普遍存在的革兰阴性需氧菌,分布广泛,几乎在任何有水的环境中均可生长,包括土壤、水的表面、植物、食物等。铜绿假单胞菌无芽孢,菌体一端单毛或多毛,有动力,能产生蓝绿色水溶性色素而形成绿色脓液。通过黏附和定植于宿主细胞,局部侵入及全身扩散而感染机体。其感染途径为皮肤、消化道、呼吸道、泌尿生殖道、骨关节、各种检查等。

一、易感因素

由于铜绿假单胞菌是人体的正常菌群之一,很少引起健康人的感染,而多发生于有基础疾病的患儿,包括严重心肺疾病、早产儿、烧伤、中性粒细胞缺乏、原发性免疫缺陷病、支气管扩张症、恶性肿瘤等。接受免疫抑制和长期(至少 7 天)广谱抗生素治疗、外科手术和机械通气后的儿童患铜绿假单胞杆菌肺炎的概率增加。故铜绿假单胞菌是院内获得性感染的重要病原菌。最近的研究表明在院内获得性肺炎中铜绿假单胞菌占 21%,是继金黄色葡萄球菌之后的第 2 位常见病原菌。沙特阿拉伯在 PICU 的一项研究表明,呼吸机相关肺炎中铜绿假单胞菌感染占56.8%。虽然铜绿假单胞菌是院内获得性感染的常见病原菌,但 1.5%～5.0%社区获得性肺炎是铜绿假单胞菌感染引起的。

二、发病机制

铜绿假单胞菌的主要致病物质为铜绿假单胞菌外毒素A(pseudomonas exotoxin A,PEA)及内毒素,后者包括脂多糖及原内毒素蛋白(original endotoxin protein,OEP),OEP具有神经毒作用。PEA对巨噬细胞吞噬功能有抑制作用。铜绿假单胞菌肺炎的发病机制较复杂,引起感染的原因包括微生物及宿主两方面。而宿主的局部和全身免疫功能低下为主要因素。当人体细胞损伤或出现病毒感染时有利于铜绿假单胞菌的黏附。感染的严重程度依赖于细菌致病因子和宿主的反应。铜绿假单胞菌可以仅仅是定植,存在于碳水化合物的生物被膜中,偶尔有少数具有免疫刺激作用的基因表达。但也可以出现侵袭性感染,附着并损害上皮细胞,注射毒素,快速触发编程性细胞死亡和上皮细胞的完整性。上皮细胞在防御铜绿假单胞菌感染中起重要作用,中性粒细胞是清除细菌的主要吞噬细胞,肺泡巨噬细胞通过激活细胞表面受体产生细胞因子而参与宿主的炎症应答。许多细胞因子在铜绿假单胞菌感染宿主的免疫应答中起重要作用,包括TNF-α、IL-4和IL-10。

由于抗生素的广泛应用可以引起铜绿假单胞菌定植,由于机械通气、肿瘤、前驱病毒感染,使患者气道受损,引起定植在气道的铜绿假单胞菌感染,出现肺炎、脓毒症甚至死亡。囊性纤维化(cystic fibrosis,CF)患者存在气道上皮和黏液下腺跨膜传导调节蛋白功能缺陷,因此CF患者对铜绿假单胞菌易感,而且可以引起逐渐加重的肺部疾病。美国对CF患者的研究数据表明58.7%患者存在铜绿假单胞菌感染。反复铜绿假单胞菌感染引起的慢性气道炎症是CF患者死亡的主要原因。在一项对儿童CF患者的纵列研究中表明,到3岁时97% CF儿童气道存在铜绿假单胞菌定植。接受免疫抑制剂治疗、中性粒细胞缺乏和HIV患者,由于丧失黏膜屏障、减少细菌的清除而感染。

当健康人暴露于严重污染的烟雾、水源时也可以感染,引起重症社区获得性肺炎。

三、病理

一些动物实验的研究表明,铜绿假单胞菌感染的家兔肺部早期病理改变为出血、渗出、中性粒细胞浸润、肺小脓肿形成等急性炎症反应。随着细菌反复吸入,逐渐出现较多的慢性炎症及在慢性炎症基础上急性发作的病理改变,如细支气管纤毛倒伏、部分脱落,管腔有脓栓形成,肺泡间隔增宽,炎细胞浸润以淋巴细胞为主。当停止吸入菌液后,这种慢性炎症改变持续存在,长时间不消失。

四、临床表现

铜绿假单胞杆菌肺炎是一种坏死性支气管肺炎。表现为寒战、中等度发热,早晨比下午高,感染中毒症状重、咳嗽、胸痛、呼吸困难和发绀;咳出大量绿色脓痰,可有咯血;脉搏与体温相对缓慢;肺部无明显大片实变的体征,有弥漫性细湿啰音及喘鸣音;如合并胸腔积液可出现病变侧肺部叩浊音,呼吸音减低或出现胸膜摩擦音;可有低血压、意识障碍、多系统损害表现,出现坏疽性深脓疱病、败血症、感染中毒性休克、DIC。一半患者有吸入病史。

在北京儿童医院收治的铜绿假单胞菌肺炎患儿中部分是社区获得性感染,往往为败血症的一部分。部分患儿存在基础疾病。是否存在感染性休克与肺出血对预测铜绿假单胞菌感染的预后至关重要。根据北京儿童医院对8例社区获得性铜绿假单胞菌败血症的研究发现,5例死亡患儿均死于感染性休克，或合并肺出血。

五、实验室检查

多数患者白细胞轻至中度增高，但1/3患者白细胞计数可减少，并可见贫血、血小板计数减少及黄疸。根据北京儿童医院临床观察铜绿假单胞菌感染患儿外周血白细胞计数最高可达 71.9×10^9/L，最低 1.0×10^9/L，血小板计数最低 24×10^9/L。CRP显著增高，大部分患儿＞100 mg/L；痰或胸腔积液中可找到大量革兰阴性杆菌，培养阳性。部分患儿血培养阳性。

六、影像学表现

胸部X线和CT：可见结节状浸润阴影及许多细小脓肿，后可融合成大脓肿；一侧或双侧出现，但以双侧或多叶病变为多，多伴有胸腔积液或脓胸。

温纳·穆拉姆等对呼吸机相关铜绿假单胞菌肺炎的影像学研究显示：83%有肺内局限性透光度降低，多为多部位或双侧弥漫性病变；89.7%有胸腔积液，其中约1/4为脓胸；10.3%出现肺气肿；23%患者出现空洞，可单发或多发，可以是薄壁空洞或厚壁空洞，以大空洞（直径＞3 cm）多见。萨阿等对铜绿假单胞菌肺炎的胸部CT研究显示：肺内实变见于所有患者，82%为多叶病变或上叶病变；50%为结节状病变，32%呈小叶中心芽孢状分布，18%为随机分布的大结节；31%可见毛玻璃样改变，57%为支气管周围渗出病变，46%双侧、18%单侧胸腔积液，29%为坏死病变（图3-1、图3-2）。

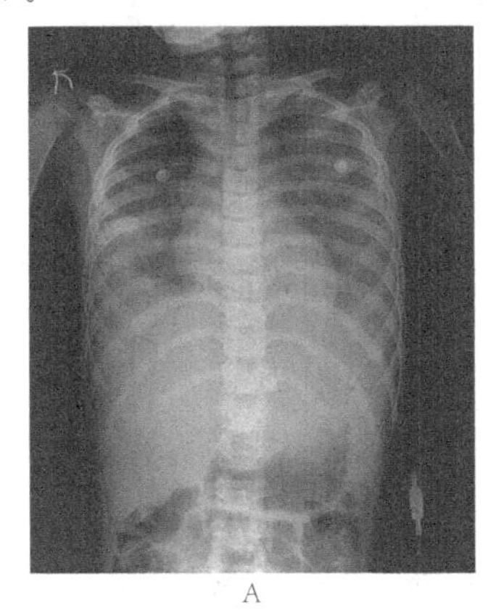

A

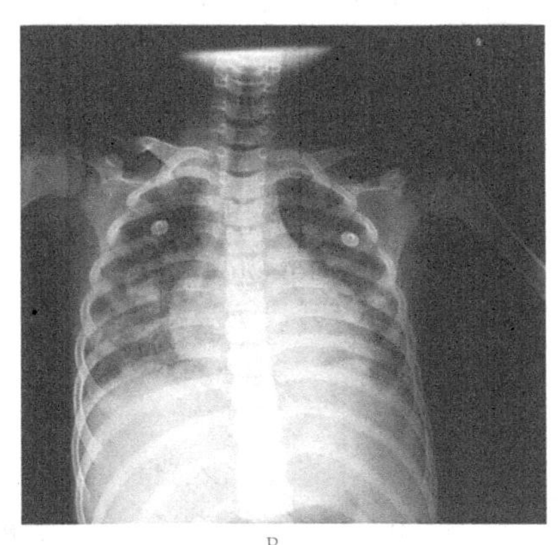

B

图3-1 铜绿假单胞菌肺炎胸部X线

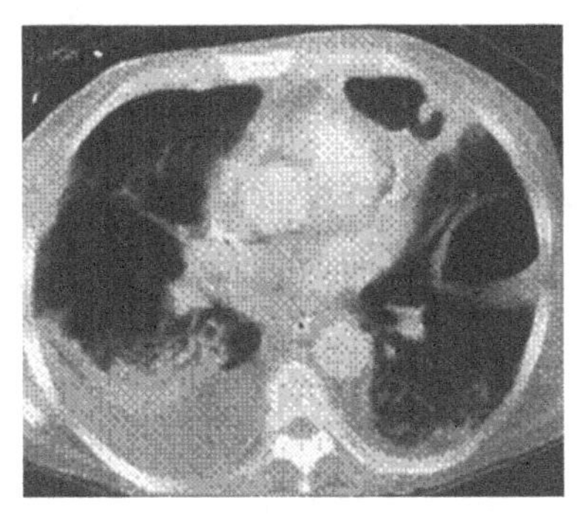

图3-2 胸部CT

肺内实变，毛玻璃样改变，左舌、下叶空洞，右侧胸腔积液和右下叶肺不张

七、鉴别诊断

(1)其他细菌性肺炎:临床和影像学表现与其他细菌性肺炎相似。但如果在高危人群中出现上述表现,应考虑到铜绿假单胞菌肺炎,确诊需要依靠痰、胸腔积液或血培养。

(2)小叶性干酪性肺炎。

八、治疗

提倡早期、及时应用敏感抗生素联合治疗,保护重要脏器功能和加强支持治疗。

美国胸科学会(ATS)于2005年发表的关于《成人医院获得性肺炎经验性治疗指南》,推荐对于有铜绿假单胞菌感染可能的患者使用:氨基糖苷类(阿米卡星、庆大霉素或妥布霉素)或氟喹诺酮类(环丙沙星或左氧氟沙星)。联合以下药物中的一种:抗假单胞菌的头孢菌素(头孢吡肟或头孢他啶)或抗假单胞菌的碳青霉烯类(亚胺培南或美罗培南)或β-内酰胺类加酶抑制剂(哌拉西林/他唑巴坦),作为经验性治疗的抗生素选择。但由于喹诺酮类和氨基糖苷类抗生素不良反应严重或可以引起未成熟动物的软骨发育不良,在儿童患者中慎用或禁用。

由于铜绿假单胞菌在自然界普遍存在,具有天然和获得性耐药性,目前耐药菌株有随抗生素使用频率的增加而逐年增多的趋势,存在较严重的交叉耐药现象,因此常给治疗带来困难。有研究表明静脉使用多黏菌素E治疗多重耐药铜绿假单胞菌感染效果良好(有效率61%)。对铜绿假单胞菌无抗菌活性的罗红霉素与β-内酰胺类药物联合治疗后疗效明显增强。阿奇霉素也可以在治疗铜绿假单胞菌生物被膜感染中对亚胺培南起到协同作用。

在成人患者中有雾化吸入妥布霉素和多黏菌素E预防和治疗多重耐药铜绿假单胞菌感染的研究,但缺乏儿童中安全性和有效性的研究。

对铜绿假单胞菌感染的免疫治疗越来越被重视,静脉注射丙种球蛋白可提高重症患者的治愈率。

九、预后

本病的预后与机体的免疫状态、是否存在基础疾病、细菌的接种量、对抗生素的敏感性及是否早期使用有效抗生素治疗有关。社区获得性铜绿假单胞菌肺炎病死率相对较低,约8%,院内获得性感染死亡率较高,铜绿假单胞菌引起的呼吸机相关肺炎的病死率高达50%~70%。免疫缺陷患者中铜绿假单胞菌肺炎的死亡率高达40%。

(张艳萍)

第九节　流感嗜血杆菌肺炎

一、定义

流感嗜血杆菌肺炎是由流感嗜血杆菌引起的肺炎,易发生于3岁以下婴幼儿,近年成人发病逐渐增多,发病率仅次于肺炎链球菌肺炎,位居第二位。

二、病因

(1)人群中流感嗜血杆菌的带菌率很高,多寄生于上呼吸道(鼻咽部),为机会致病菌,通常并不致病,在 6 个月至 5 岁的婴幼儿和慢性肺部疾病患者中易诱发肺炎,秋冬季节为发病高峰季节,常发生于上呼吸道感染之后。

(2)流感嗜血杆菌肺炎的传染源为本病患者、恢复期患者及带菌者,主要通过呼吸道在人与人之间进行传播。

三、诊断

流感嗜血杆菌肺炎的临床表现及胸部 X 线征象与其他病原体引起的肺炎相似。因此,本病的诊断主要依据流感嗜血杆菌的分离。

(一)病史

(1)常见有慢性肺部疾病的患者或者有基础免疫缺陷的患者。

(2)有上呼吸道感染史。

(二)临床表现

(1)起病前多有上呼吸道感染,有高热、咳嗽、咳脓痰,伴气急、胸痛,偶有肌肉疼痛、关节痛。原有慢性阻塞性肺疾病的患者通常起病较为缓慢,表现为咳嗽、咳痰加重,可出现呼吸困难和发绀。严重患者有呼吸衰竭的临床表现。在免疫功能低下患者多数起病急,临床表现与肺炎链球菌肺炎相似。但本病并发脓胸较肺炎链球菌肺炎多见。75%可出现胸腔积液,少数患者并发脑膜炎、败血症。

(2)体征与一般肺炎相似,有实变时可有轻度叩诊浊音,听诊呼吸音减低,可闻及支气管呼吸音、散在或局限的干湿啰音,偶有胸膜摩擦音。

(3)胸部 X 线检查:3/4 的患者可呈斑片状支气管肺炎表现,1/4 的患者显示肺段或肺叶实变,很少形成脓肿,但可伴有类肺炎样胸腔积液,肺炎吸收后形成肺气囊。

(三)实验室检查

1.血液检查

白细胞计数总数大多增高,重症患者白细胞计数可减低。

2.病原学检查

用痰液或胸腔积液做细菌培养,分离出流感嗜血杆菌可确诊。近年来,应用 DNA 探针与外膜蛋白特异性单克隆抗体技术检测流感嗜血杆菌,阳性率与特异性均较高。

四、鉴别诊断

(一)肺炎链球菌肺炎

(1)起病急骤,寒战、高热、咳嗽、咳铁锈色痰。

(2)胸部 X 线表现大叶性,肺段或亚段分布的均匀密度增高阴影。

(3)病原菌检查:痰直接涂片染色,发现典型的革兰染色阳性、带荚膜的双球菌即可初步诊断。痰培养分离出典型的菌落是确诊的主要依据。

(二)军团菌肺炎

(1)典型症状有高热、相对缓脉、肌肉痛、乏力。

(2)肺外表现:恶心、呕吐、腹痛、腹泻、头痛、嗜睡等神经系统症状及肾功能损害。

(3)胸部X线表现:肺外周的斑片状实质浸润阴影,可多叶受累,少数可有空洞形成。

(4)实验室检查:低钠血症,可有血肌酐、转氨酶及乳酸脱氢酶升高。

(5)抗体测定:血清军团菌抗体滴度升高达4倍或4倍以上。

(6)病原菌检查:痰培养,分离出军团杆菌,对本病诊断有决定意义。

五、治疗

(一)抗生素治疗

(1)首选头孢噻肟、头孢曲松或其他第二、三代头孢菌素。

(2)次选大环内酯类、环丙沙星、氧氟沙星、左氧氟沙星、亚胺培南或美罗培南。

(3)对青霉素一般不敏感,非产β-内酰胺酶者经典用药为氨苄西林6～12 g/d,分2～3次静脉滴注;或用阿莫西林1.5～3.0 g,分3次静脉滴注。

(4)β-内酰胺类药物与β-内酰胺酶抑制剂的复合制剂,如替卡西林克拉维酸复合制剂(每次3.2 g,每天3～4次静脉滴注),对β-内酰胺酶稳定,目前可作为优先选用的药物。

(二)对症治疗

严重患者应卧床休息,高热者给予退热治疗,气急者给予吸氧,加强营养,维持水、电解质平衡。

(张艳萍)

第十节　肺奴卡菌病

一、定义及概况

肺奴卡菌病是由腐生性需氧的放线菌纲中的奴卡菌属病原体所引起的亚急性或慢性肺炎,是免疫受损宿主机会感染的主要原因。患者常因吸入病原体至肺部而致病,并可引起全身性播散。易感者以免疫功能受损者为主,其主要表现为咳嗽、咳痰、发热、食欲减退、体重减轻及乏力不适等,而呼吸困难、胸痛及咯血则相对少见。20%～45%的患者可出现肺外受累,并以中枢神经系统、皮肤及软组织多见。病程较长,一般持续1周到数周。本病相对较为少见,但由于严重细胞免疫缺陷患者的增多、器官移植的广泛开展、临床医师对其认识水平升高,以及对病原体检出能力的提高,有关该病的报道相关文献也在逐渐增多,应引起广泛的关注。

二、真菌学

奴卡菌为丝状分枝杆菌,属于原核生物界-厚壁细菌门-放线菌纲-放线菌目-奴卡菌科,广布于世界各地,主要存在于土壤之中,靠分解土壤中的有机物生存,大多需氧,少数厌氧。该菌的共同特性是可形成纤细的气生菌丝,直径0.5～1.0 μm,长10～20 μm。HE、PAS和常规抗酸染色不着色,但革兰、改良抗酸和乌洛托品染色阳性。在室温或37 ℃培养条件下,奴卡菌在血琼脂、普通琼脂、沙氏琼脂及肉骨汤等多种培养基中均易生长,但生长速度较慢,常需时5天至4周。

由于奴卡菌呈丝状，形态和染色特征类似于真菌，同时，奴卡菌病呈慢性或亚急性，与许多真菌病相似，因而奴卡菌常常被归为真菌。但由于该菌无完整的核和细胞壁成分，对噬菌体及抗生素的反应也不同于真菌，因此，该菌实际上应属于细菌。

引起人类疾病的奴卡菌以星形奴卡菌最为多见，84%～94%奴卡菌病由该菌所致，但其常表现为机会性感染，一般在机体免疫功能降低时致病。现认为星形奴卡菌(N.aster-oides)为种属复合物，其包括星形奴卡菌、马鼻疽奴卡菌及新星奴卡菌(N.nova)。其他病原菌包括巴西奴卡菌(N.brasiliensis)、假巴西奴卡菌(N.pseudobrasilien-sis)、豚鼠耳炎奴卡菌(N.otitidiscaviarum，以前称为豚鼠奴卡菌)及南非奴卡菌(N.transvalensis)，其中巴西奴卡菌在所有致病性的奴卡菌中其毒性最强，多引起原发性感染，并可引起暴发流行。

三、流行病学

1888年，研究人员首次于患慢性鼻疽的病牛体内分离出鼻疽奴卡菌。1890年，Eppinger首次描述了表现为肺炎和脑脓肿的人类奴卡菌病。20世纪上半叶期间人类奴卡菌病少见报道，但此后有关该病的报道明显增加。奴卡菌病散发于世界各地。据比曼等1976年报道，美国每年诊断奴卡菌病的病例数在500～1 000例，其中85%为肺部和/或全身受累，比曼估计美国奴卡菌病的年发病率为$3.5/10^6$，这与澳大利亚皇后岛(约$4/10^6$)及法国(约$3.4/10^6$)的报道极其相似。我国自1962年后于新疆、江苏、四川、北京、广州、上海、湖北等地也陆续有奴卡菌病的报道，总例数在34例以上。

奴卡菌病可发生于任何年龄，但成人多于儿童，男性多于女性，男性发病率比女性高2～3倍。无明显季节性。

伴一种或多种危险因素者患奴卡菌病的风险增加。细胞免疫缺陷患者，尤其是患淋巴瘤、获得性免疫缺陷及接受器官移植者发病风险明显增加。本病也与原发性肺泡蛋白沉着症、结核病及其他分枝杆菌病有关，同时，奴卡菌病在慢性阻塞性肺疾病、酒精中毒和糖尿病患者中也常有报道，但由于这些疾病很常见，因而很难证实它们与奴卡菌病是否具有明确相关性。

四、发病机制

大约半数的奴卡菌病发生在健康状况不佳的人群，尤其是机体免疫力低下者，同时，这部分人群并无奴卡菌暴露的增加，这说明完整的宿主防御功能对避免奴卡菌感染相当重要。目前的研究发现，有多种宿主防御机制参与阻止奴卡菌感染。研究发现，中性粒细胞可抑制奴卡菌，尽管其并不能如对普通细菌那样能有效杀灭之。细胞介导的免疫也相当重要，体外研究证实，激活的巨噬细胞能有效地抑制和杀灭奴卡菌，但未经激活的巨噬细胞则无此功能。T淋巴细胞也能杀灭奴卡菌，同时其对激活巨噬细胞和其他宿主防御机制相当重要。患慢性肉芽肿性病变者极易发生奴卡菌感染，说明吞噬细胞的呼吸爆发也具相当的重要性，中性粒细胞对奴卡菌的抑制作用即源于呼吸爆发产生的溶酶体和其他阳离子蛋白。

另一方面，细菌的毒力也与宿主发病有关，毒力高的菌株能抑制巨噬细胞内的吞噬体，使溶酶体活力发生变化，从而有助于病原菌在细胞内存活。而奴卡菌的毒力又与其生长时期有关，当其呈丝状相时，毒力较强，并对吞噬细胞具有抵抗性。奴卡菌的毒力还与其能产生过氧化氢酶及超氧化物歧化酶有关，可能这正是导致奴卡菌对吞噬细胞的呼吸爆发产物极具抵抗力的原因之一。另外，体外研究发现，奴卡菌容易被诱导成L型，同时L型奴卡菌已从实验动物及复发的奴卡菌病患者体内分离到，但 L 型奴卡菌是否与奴卡病的持续和复发有关，尚不清楚。

此外，比曼发现，奴卡菌具有亲小鼠脑的特性，因此，阐明这种倾向性的机制有可能解释为什么播散性的奴卡菌感染容易波及脑部。

五、病理学

肺脏为奴卡菌首先感染的部位，其典型病变为脓肿，常为多发性脓肿，脓肿大小不一，可互相融合，中心坏死明显，外围绕以肉芽组织形成脓肿壁，但纤维化及包裹较少见。病变可累及一个或多个肺叶，也可表现为肺叶实变、多发性粟粒状、结节状病变、空洞或粘连等。胸膜被累及时可出现纤维蛋白性胸膜炎、脓胸及胸膜粘连等。肺部病变还可引起代偿性肺气肿。约 50%肺奴卡菌病发生播散性感染，脑部为最常见播散部位，其他常见部位包括皮肤、肾、肌肉及骨骼等。脑脓肿常突入脑室或蛛网膜下腔，皮肤脓肿可形成窦道。镜下可见病灶内大量革兰染色阳性的分枝菌丝，直径 0.5～1.0 μm，长 10～20 μm，由中心的核向周围呈放射状扩展，菌丝末端常轻微膨大，但极少像放线菌菌丝那样扩大成明显的杵状。大量的炎症细胞，主要是中性粒细胞，排列在菌丝周围，有时也可见较多的淋巴细胞、浆细胞或成纤维细胞聚集其周。

六、临床表现

星形奴卡菌病呈典型的亚急性或慢性过程，症状常持续 1 周到数周，伴免疫抑制的患者则起病较急。起病时表现为小叶或大叶性肺炎，以后逐渐演变为慢性过程，与肺结核的表现类似。主要表现为咳嗽、咳少许痰，典型痰液呈黏稠脓痰，但不伴恶臭，可有痰中带血；发热，体温 38～40 ℃；食欲缺乏、体重减轻和全身不适也较常见。肺部空洞形成时，可有咯血，甚至出现大咯血，但较少见。呼吸困难和胸痛也少见。病变累及胸膜时，可出现胸膜增厚、胸腔积液或液气胸。肺部奴卡菌病还可直接波及邻近组织，引起心包炎、纵隔炎症及上腔静脉综合征等，但直接扩散到胸壁者少见，其发生率远低于放线菌病。奴卡菌还可侵入血循环而播散到其他部位，引起肺外症状和体征，此约见于 50%的肺部奴卡菌病患者。最常见的播散部位为中枢神经系统，占 25%左右，主要表现为小脑幕上脓肿，常为多个，引起头痛、恶心、呕吐及神志不清，除病程较慢外，其与一般的细菌性脑脓肿并无较大差别。脑膜炎较少见，约半数病例与脑脓肿合并存在。其他常见播散部位为皮肤、皮下组织、肾、骨及肌肉。腹膜炎和心内膜炎也有报道。典型的播散常累及少数部位，表现为亚急性或慢性脓肿，脓肿常保持稳定，很少或没有变化，但也可引起广泛的全身播散性脓肿。奴卡菌脓肿较少发生纤维化或窦道形成，此与放线菌脓肿不同。胸部体格检查：病变部位叩诊呈浊音，呼吸音减低，可闻及湿性啰音。

七、实验室检查

（一）影像学检查

胸部 X 线检查无特异性，可表现为中等密度以上的小片状或大片状肺部浸润性病变，单发或多发性结节及单个或多个肺脓肿。可出现空洞，并可伴肺门淋巴结肿大，但少有钙化。胸膜受累时可有胸膜增厚、胸腔积液、气胸或液气胸等表现。CT 扫描常可发现比 X 线更多、更小的结节影。

（二）真菌学检查

1.直接镜检

取痰液、脓液、脑脊液、尿液或组织块等标本经消化后再离心集菌，即可制片做直接镜检。奴卡菌用常规 HE 染色不着色，需进行革兰和改良抗酸染色。镜下见奴卡菌纤细，直径约 1 μm，以二分裂方式增生，但单个细胞仍彼此黏附在一起，因而形成较长的分支菌丝。这些菌丝的革兰染色阳性部分在革兰染色阴性部分的点缀下，可形成特征性的串珠状外观。最后菌丝分裂成杵状或球菌样。用改良的抗酸染色试剂盒、齐-内染色法进行弱酸脱色，绝大多数奴卡菌具有抗酸性，但实验室培养可使它们失去这一特性。放线菌和链霉菌革兰染色也呈阳性，但无抗酸特性。而使用一些抗酸染色方法，诸如齐-内染色改良法，则放线菌仍可保持酚品红染色，从而表现抗酸性。因此，这类染色方法不能用于奴卡菌和放线菌的鉴别。

2.培养

将痰液、脓、血、尿液、脑脊液或其他组织标本进行需氧培养，培养基内避免加入抗生素。痰液宜多次送检，常规血培养常呈阴性，但如果采用两阶段培养瓶接种并进行需氧孵育 30 天以上，则可明显提高培养阳性率。脑脊液或尿液于培养前应进行浓缩，皮肤病损涂片及培养多呈阴性，故需进行活检。

奴卡菌在大多数非选择性介质，包括血琼脂、沙氏琼脂和普通琼脂、肉骨汤和硫乙醇酸盐肉汤中均易生长，但生长速度比大多数细菌缓慢，菌落一般于 2～14 天开始出现，而特征性的菌落则需 4 周以上方始出现。由于奴卡菌是较少的几种可利用石蜡作为其唯一碳源的需氧菌之一，因而对于较难诊断的病例，可采用石蜡诱饵法对其进行培养。接种后将固体石蜡置于琼脂表面，如为阳性标本，则可观察到奴卡菌生长。典型的菌落常硬而皱缩，可产生橘色、红色、粉色、黄色、奶油色或紫色色素。部分菌株可产生较深的棕绿色可溶性色素渗入到琼脂中。奴卡菌可产生气生菌丝，从而使菌落呈干的天鹅绒或粉色样外观。大多数菌株可产生特征性的泥土味。

3.鉴定

(1)传统鉴定法：包括酪蛋白、次黄嘌呤、黄嘌呤、淀粉、腺嘌呤等水解实验及糖利用、硝酸盐还原酶产生等。

(2)抗生素敏感性鉴定：体外实验证实，临床重要的奴卡菌的抗生素敏感性有所不同，因而已有人建议，对于较难诊断的病例，可将其作为该菌鉴别诊断的可行性推断实验。

(3)血清学检查：星形奴卡菌可产生特异的 55 kD 蛋白，用这种蛋白作抗原，采用酶免疫实验可对奴卡菌进行快速血清学诊断。该法敏感而特异，且不与结核患者血清起交叉反应。安杰利斯发现巴西奴卡菌及豚鼠奴卡菌也具有 55 kD 蛋白，并可用点印迹法作奴卡菌感染的诊断，即将含 55 000 硝酸纤维方块放入无菌培养皿中，加入孵育液，再加待检血清，置 37 ℃孵育 1 小时，冲洗后立即用 4-氯-1 萘酚显色。5～10 分钟后用蒸馏水代替溶液终止反应，在抗原位置处出现颜色反应为阳性，准确率可达 100%。

(4)其他方法：近来有人用半巢式 PCR 方法检测血清和内脏的奴卡菌，该方法快速、敏感，并可用于不易在常规培养基介质中生长的 L 型奴卡菌的检测，故明显优于培养法。其他还有用脉冲电子捕捉气液相色谱法检测奴卡菌病患者血清或脑脊液中奴卡菌代谢产物等方法，但皆处于试验阶段，且假阳性率高。

八、诊断与鉴别诊断

由于肺部奴卡菌病起病缓慢，症状和体征无特异性，常造成诊断的延迟。临床医师在考虑到该病可能前，往往已经给予患者短期的抗生素治疗，由此导致奴卡菌培养的阳性率降低，使该病的诊断难度增加。因此，在临床工作中，对于慢性肺炎伴免疫力减低的患者，如淋巴瘤、获得性免疫缺陷综合征、慢性肉芽肿疾病、接受器官移植或糖皮质激素治疗的患者,皆应警惕该病的可能。另外,由于约50%的肺部奴卡菌病伴有肺外播散,因而对上述患者中伴脑、皮肤或肾等感染性炎症而病原体不明者,尤其要考虑到该病的可能。同时,肺部奴卡菌病的确诊取决于实验室检查,病原菌阳性者方可确诊,故对疑为该病者,应进行多途径检查。

肺部奴卡菌病需与肺结核、肺部肿瘤、肺部细菌性脓肿及肺部放线菌病等进行鉴别。

九、治疗和预防

(一)治疗

原则上应进行药敏实验,以选择敏感抗生素,但由于奴卡菌生长缓慢,易凝集及其他特点使其在许多重要检测条件方面皆与普通细菌有所不同,且很少有证据显示药敏检测对临床治疗具有指导意义,故除了药物治疗无效或因特殊原因不能用药的疑难病例外,一般根据临床经验选择有效抗生素。

磺胺药为首选药物,使用较广泛的磺胺类药物为磺胺嘧啶和磺胺甲噁唑,常用剂量为4~6 g/d,分4~6次使用。对疑难病例应监测血浆磺胺水平,使之维持在100~150 μg/mL。甲氧苄啶与磺胺具协同作用,可提高后者的疗效,复方磺胺甲噁唑[TMP 5~20 mg/(kg·d),SMZ 25~100 mg/(kg·d),分2~3次使用]治疗肺部奴卡菌病效果良好。

其他抗生素,米诺环素、环丝氨酸、氨苄西林对肺部奴卡菌病也有一定疗效,但多需与其他抗生素如磺胺等联用。推荐剂量分别为:米诺环素100~200 mg/(kg·d),每天3次,氨苄西林1 g,每天4次。氨苄西林和红霉素500~750 mg,每天4次,也有一定疗效,红霉素单用对新星奴卡菌有一定效果。

经胃肠外给药的抗生素中使用最广泛者为阿米卡星,常用剂量为0.4 g/d,对老年或肾功能减低需进行较长时间治疗者,应监测血浆浓度。β-内酰胺类药物也有一定疗效,以亚胺培南最佳。此外,头孢噻肟、头孢曲松、头孢呋辛也具有较好抗菌活性,头孢唑林、头孢哌酮和头孢西丁等则抗菌活性较差。含β-内酰胺酶抑制剂的氨苄西林克拉维酸也有一定疗效,但临床经验尚不多。

单用抗生素治疗对肺部脓肿效果良好,但对肺外病变则疗效欠佳,对这些病变,尤其是脑脓肿应进行手术治疗,可采用针吸、切除或引流,具体的方法取决于患者的个体情况。如诊断不清、脓肿较大、脓肿呈进行性发展或药物治疗无效者,皆应进行手术治疗。而对脓肿位于难以手术的部位等则应先尝试药物治疗,同时采用CT或MRI仔细监测脓肿大小。

由于奴卡菌感染易于复发,因而抗生素治疗疗程宜长,无免疫功能低下的肺部奴卡菌病患者,疗程宜达到6~12个月,伴免疫功能低下或伴中枢神经系统感染者,宜持续1年。同时,在治疗结束后,应对患者进行随访,且随访期限应达到6个月。

(二)预防

在磺胺类药物问世之前,肺部和全身奴卡菌病几乎是致死性的,该类药物的应用则明显改善了奴卡菌病的预后。但也有研究发现:1945—1968年所有奴卡菌病患者的病率达到61%,另有文献报道,1948—1975年间所有接受过治疗的奴卡菌病患者,其死亡率为21%,后来又有文献报道,奴卡菌病的死亡率明显取决于疾病的部位,局限于肺部者,死亡率仅为7.6%,而伴有脑脓肿者则高达48%。辛普森和史麦戈等发现,奴卡菌病如能早期诊断并及时治疗,死亡率可降至5%以下。

药物对奴卡菌病的预防作用，各家报道不一。但总的来说，该病难作特异性预防，关键在于增强人群体质，同时，医务人员应提高对本病的认识。对伴有免疫力低的患者，要警惕该病的发生，以早期诊断，及时治疗，从而改善其预后。

（张艳萍）

第十一节　病毒性肺炎

病毒性肺炎是由不同种类病毒侵犯肺脏引起的肺部炎症，通常是由于上呼吸道病毒感染向下呼吸道蔓延所致。临床主要表现为发热、头痛、全身酸痛、干咳等。本病一年四季均可发生，但冬春季更为多见。肺炎的发生除与病毒的毒力、感染途径及感染数量有关外，还与宿主年龄、呼吸道局部和全身免疫功能状态有关。通常小儿发病率高于成人，婴幼儿发病率高于年长儿童。据报道在非细菌性肺炎中病毒性肺炎占25%～50%，婴幼儿肺炎中约60%为病毒性肺炎。

一、流行病学

罹患各种病毒感染的患者为主要传染源，通常以空气飞沫传播为主，患者和隐性感染者说话、咳嗽、打喷嚏时可将病毒播散到空气中，易感者吸入后即可被感染。其次通过被污染的食具、玩具及与患者直接接触也可引起传播。粪-口传播仅见于肠道病毒。此外，也可以通过输血和器官移植途径传播，在新生儿和婴幼儿中母婴间的垂直传播也是一条重要途径。

病毒性肺炎以婴幼儿和老年人多见，流感病毒性肺炎则好发于原有心肺疾病和慢性消耗性疾病患者。某些免疫功能低下者，如艾滋病患者、器官移植者，肿瘤患者接受大剂量免疫抑制剂、细胞毒性药物及放射治疗时，病毒性肺炎的发生率明显升高。据报道骨髓移植患者中约50%可发生弥漫性间质性肺炎，其中约半数为巨细胞病毒（CMV）所致。肾移植患者中约30%发生CMV感染，其中40%为CMV肺炎。

病毒性肺炎一年四季均可发生，但以冬春季节为多，流行方式多表现为散发或暴发。一般认为，在引起肺炎的病毒中以流感病毒最多见。根据近年来我国北京、上海、广州、河北、新疆等地区病原学监测，小儿下呼吸道感染中腺病毒和呼吸道合胞病毒引起者分别占第1、2位。北方地区发病率普遍高于南方，病情也比较严重。此外，近年来随着器官移植的广泛开展，CMV肺炎的发生率有明显增高趋势。

二、病因

（一）流感病毒

流感病毒属正黏液病毒科，系单股RNA类病毒，有甲、乙、丙3型，流感病毒性肺炎多由甲型流感病毒引起，由乙型和丙型引起者较少。甲型流感病毒抗原变异比较常见，主要是血凝素和神经氨酸酶的变异。当抗原转变产生新的亚型时可引起大流行。

（二）腺病毒

腺病毒为无包膜的双链DNA病毒，主要在细胞核内繁殖，耐湿、耐酸、耐脂溶剂能力较强。现已分离出41个与人类有关的血清型，其中容易引起肺炎的有3、4、7、11、14和21型。我国以

3、7 型最为多见。

(三)呼吸道合胞病毒(RSV)

RSV 是具有包膜的单股 RNA 病毒,属副黏液病毒科肺病毒属,仅 1 个血清型。RSV 极不稳定,室温中两天内效价下降 100 倍,为下呼吸道感染的重要病原体。

(四)副流感病毒

副流感病毒属副黏液病毒科,与流感病毒一样表面有血凝素和神经氨酸酶。与人类相关的副流感病毒分为 1、2、3、4 四型,其中 4 型又分为 A、B 两个亚型。在原代猴肾细胞或原代人胚肾细胞培养中可分离出本病毒。近年来,在我国北京和南方一些地区调查结果表明引起婴幼儿病毒性肺炎的病原体排序中副流感病毒仅次于合胞病毒和腺病毒,居第 3 位。

(五)麻疹病毒

麻疹病毒属副黏液病毒科,仅有 1 个血清型。电镜下呈球形或多形性。外壳小突起中含血凝素,但无神经氨酸酶,故与其他副黏液病毒不同。该病毒在人胚和猴肾细胞中培养 5～10 天后可出现多核巨细胞和核内包涵体。本病毒经上呼吸道和眼结膜侵入人体引起麻疹。肺炎是麻疹最常见的并发症,也是引起麻疹患儿死亡的主要原因。

(六)水痘带状疱疹病毒(VZV)

VZV 为双链 DNA 病毒,属疱疹病毒科,仅对人有传染性。其在外界环境中生存力很弱,可被乙醚灭活。该病毒在被感染的细胞核内增生,存在于患者疱疹的疱浆、血液及口腔分泌物中。接种人胚羊膜等组织内可产生特异性细胞病变,在细胞核内形成包涵体。成人水痘患者发生水痘肺炎的较多。

(七)鼻病毒

鼻病毒属微小核糖核酸病毒群,为无包膜单股 RNA 病毒,已发现 100 多个血清型。鼻病毒是人类普通感冒的主要病原,也可引起下呼吸道感染。

(八)巨细胞病毒(CMV)

CMV 属疱疹病毒科,是在宿主细胞核内复制的 DNA 病毒。CMV 具有很强的种族特异性。人的 CMV 只感染人。CMV 通常是机会病原体。除可引起肺炎外还可引起全身其他脏器感染。

此外,EB 病毒、冠状病毒及柯萨奇病毒、埃可病毒等也可引起肺炎,只是较少见。

三、发病机制与病理

病毒性肺炎通常是由于上呼吸道病毒感染向下蔓延累及肺脏的结果。正常人群感染病毒后并不一定发生肺炎,只有在呼吸道局部或全身免疫功能低下时才会发病。上呼吸道发生病毒感染时常损伤上呼吸道黏膜,屏障和防御功能下降,造成下呼吸道感染,甚至引起细菌性肺炎。

单纯病毒性肺炎的主要病理改变为细支气管及其周围炎和间质性肺炎。细支气管病变包括上皮破坏、黏膜下水肿,管壁和管周可见以淋巴细胞为主的炎性细胞浸润,在肺泡壁和肺泡间隔的结缔组织中有单核细胞浸润,肺泡水肿,被覆着含有蛋白和纤维蛋白的透明膜,使肺泡内气体弥散距离增大。严重时出现以细支气管为中心的肺泡组织片状坏死,在坏死组织周边可见包涵体。在由合胞病毒、麻疹病毒、CMV 引起的肺炎患者的肺泡腔内还可见到散在的多核巨细胞。腺病毒性肺炎患者常可出现肺实变,以左下叶最多见,实质以外的肺组织可有明显过度充气。

继发细菌性肺炎时肺泡腔可见大量的以中性粒细胞为主的炎性细胞浸润。严重者可形成小脓肿,或形成纤维条索性、化脓性胸膜炎及广泛性出血。

四、临床表现

病毒性肺炎通常起病缓慢，绝大部分患者开始时均有咽干、咽痛，其后打喷嚏、鼻塞、流涕、发热、头痛、食欲减退、全身酸痛等上呼吸道感染症状，病变进一步向下发展累及肺脏发生肺炎时则表现为咳嗽，多为阵发性干咳，并有气急、胸痛、持续高热。此时体征尚不明显，有时可在下肺区闻及细湿啰音。病程多为2周左右，病情较轻。婴幼儿及免疫缺陷者罹患病毒性肺炎时病情多比较严重，除肺炎的一般表现外，还多有持续高热、剧烈咳嗽、血痰、气促、呼吸困难，发绀、心悸等。体检可见三凹征和鼻翼翕动。在肺部可闻及广泛的干、湿性啰音和哮鸣音，也可出现急性呼吸窘迫综合征（ARDS）、心力衰竭、急性肾衰竭、休克。胸部X线检查主要为间质性肺炎，两肺呈网状阴影，肺纹理增粗、模糊。严重者两肺中下野可见弥漫性结节性浸润，但大叶性实变少见。胸部X线改变多在2周后逐渐消退，有时可遗留散在的结节状钙化影。

流感病毒性肺炎多见于流感流行时，慢性心肺疾病患者及孕妇为易感人群。起病前流感症状明显，多有高热，呼吸道症状突出，病情多比较严重，病程达3～4周，病死率较高。腺病毒感染所致肺炎表现突然高热，体温达39～40 ℃，呈稽留热，热程较长。半数以上患者出现呕吐、腹胀、腹泻，可能与腺病毒在肠道内繁殖有关。合胞病毒性肺炎绝大部分为2岁以内儿童，多有一过性高热，喘憋症状明显。麻疹病毒性肺炎为麻疹并发症，起病初期多有上呼吸道感染症状，典型者表现为起病2～3天后，首先在口腔黏膜出现麻疹斑，1～2天后从耳后发际开始出皮疹，以后迅速扩展到颜面、颈部、躯干、四肢。麻疹肺炎可发生于麻疹的各个病期，但以出疹后一周内最多见。因此在患儿发疹期，尤其是疹后期发热持续不退，或退热后又发热，同时呼吸道症状加重，肺部出现干湿性啰音，提示继发肺炎。水痘是由水痘带状疱疹病毒引起的一种以全身皮肤水疱疹为主要表现的急性传染病。成人水痘并发肺炎较为常见。原有慢性疾病和/或免疫功能低下者水痘并发肺炎的机会多。水痘肺炎多发生于水痘出疹后1～6天，高热、咳嗽、血痰，两肺可闻及湿啰音和哮鸣音，很少有肺实变。

五、实验室检查

（一）血液及痰液检查

病毒性肺炎患者白细胞总数一般多正常，也可降低，血沉往往正常。继发细菌感染时白细胞总数增多和中性粒细胞增高。痰涂片所见的白细胞以单核细胞为主，痰培养多无致病细菌生长。

（二）病原学检查

1.病毒分离

由于合胞病毒、流感病毒、单纯疱疹病毒等对外界温度特别敏感，故发病后应尽早用鼻咽拭子取材，或收集鼻咽部冲洗液、下呼吸道分泌物，取材后放置冰壶内尽快送到实验室。如有可能最好床边接种标本，通过鸡胚接种、人胚气管培养等方法分离病毒。上述方法可靠、重复性好、特异性强，但操作烦琐费时，对急性期诊断意义不大。但对流行病学具有重要作用。

2.血清学检查

血清学诊断技术包括补体结合试验、中和试验和血凝抑制试验等。比较急性期和恢复期双份血清抗体滴度，效价升高4倍或4倍以上即可确诊。本法主要为回顾性诊断，不适合早期诊断。采用急性期单份血清检测合胞病毒、副流感病毒的特异性IgM抗体，其敏感性和特异性比较高，可作为早期诊断指标。

3.特异性快速诊断

(1)电镜技术：用于合胞病毒、副流感病毒、单纯疱疹病毒及腺病毒之诊断。由于检查耗时、技术复杂、费用昂贵，难以推广使用。

(2)免疫荧光技术：其敏感性和特异性均与组织培养相近。其合胞病毒抗原检测的诊断准确率达 70%～98.9%，具有快速、简便、敏感、特异性高等特点。

(3)酶联免疫吸附试验及酶标组化法：广泛用于检测呼吸道病毒抗原，既快速又简便。

4.包涵体检测

CMV 感染时可在呼吸道分泌物，包括支气管肺泡灌洗液和经支气管肺活检标本中发现嗜酸粒细胞核内和胞质内含包涵体的巨细胞，可确诊。

六、诊断

病毒性肺炎的诊断主要依据是其临床表现及相关实验室检查。由于各型病毒性肺炎缺乏明显的特征，因而最后确诊往往需要凭借病原学检查结果。当然某些病毒原发感染的典型表现，如麻疹早期颊黏膜上的麻疹斑、水痘时典型皮疹均可为诊断提供重要依据。

七、鉴别诊断

主要需与细菌性肺炎进行鉴别。病毒性肺炎多见于小儿，常有流行，发病前多有上呼吸道感染和全身不适等前驱表现，外周血白细胞总数正常或偏低，分类中性粒细胞不高。而细菌性肺炎以成人多见，无流行性，白细胞总数及中性粒细胞明显增高。X 线检查时病毒性肺炎以间质性肺炎为主，肺纹理增粗，而细菌性肺炎多以某一肺叶或肺段病变为主，显示密度均匀的片状阴影。中性粒细胞碱性磷酸酶试验、四唑氮盐还原试验、C-反应蛋白水平测定，以及疫苗培养和病毒学检查均有助于两种肺炎的鉴别。需要注意的是呼吸道病毒感染基础上容易继发肺部细菌感染，其中以肺炎链球菌、金黄色葡萄球菌、流感嗜血杆菌及溶血性链球菌为多见，通常多发生于原有病毒感染热退 1～4 天后患者再度畏寒、发热，呼吸道症状加剧，咳嗽、咳黄痰、全身中毒症状明显。

此外病毒性肺炎尚需与病毒性上呼吸道感染、急性支气管炎、支原体肺炎、衣原体肺炎和某些传染病的早期进行鉴别。

八、治疗

目前缺少特效抗病毒药物，因而仍以对症治疗为主。

(一)一般治疗

退热、止咳、祛痰、维持呼吸道通畅、给氧，纠正水和电解质、酸碱失衡。

(二)抗病毒药物

金刚烷胺，成人 0.1 g，每天 2 次；小儿酌减，连服 3～5 天。早期应用对防治甲型流感有一定效果。利巴韦林对合胞病毒、腺病毒及流感病毒性肺炎均有一定疗效，每天用量为 10 mg/kg，口服或肌内注射。近来提倡气道内给药。年龄<2 岁者每次 10 mg，2 岁以上的每次 20～30 mg，溶于 30 mL 蒸馏水内雾化吸入，每天2 次，连续 5～7 天。由 CMV、疱疹病毒引起的肺炎患者可用阿昔洛韦、阿糖腺苷等治疗。

(三)中草药

板蓝根、黄芪、金银花、大青叶、连翘、贯仲、菊花等可能有一定效果。

(四)生物制剂

有报道肌内注射γ-干扰素治疗小儿呼吸道病毒感染，退热快、体征恢复迅速、缩短疗程、无明显不良反应。雾化吸入从初乳中提取的 SIgA 治疗婴幼儿 RSV 感染也取得良好效果。此外还可试用胸腺素、转移因子等制剂。继发细菌性肺炎时应给予敏感的抗生素。

九、预后

大多数病毒性肺炎预后良好，无后遗症。但是如系流感后发生重症肺炎，或年老体弱、原有慢性病者感染病毒性肺炎后易继发细菌性肺炎，预后较差。另外 CMV 感染者治疗也颇为棘手。

十、预防

接种流感疫苗、水痘疫苗和麻疹疫苗对于预防相应病毒感染有一定效果，但免疫功能低下者禁用麻疹减毒活疫苗。口服 3、4、7 型腺病毒减毒活疫苗对预防腺病毒性肺炎有一定效果。早期较大剂量注射丙种球蛋白对于麻疹和水痘的发病有一定预防作用。应用含高滴度 CMV 抗体免疫球蛋白被动免疫对预防 CMV 肺炎也有一定作用。对于流感病毒性肺炎、CMV 肺炎、水痘疱疹病毒性肺炎患者应予隔离，减少交叉感染。

(张艳萍)

第十二节　肺炎支原体肺炎

一、定义

肺炎支原体肺炎是由肺炎支原体引起的急性呼吸道感染和肺部炎症，即“原发性非典型肺炎”，占社区获得性肺炎的 15%～30%。

二、病因

支原体是介于细菌与病毒之间能独立生活的最小微生物，无细胞壁，仅有 3 层膜组成细胞膜，共有30 余种，部分可寄生于人体，但不致病，至目前为止，仅肯定肺炎支原体能引起呼吸道病变。当其进入下呼吸道后，一般并不侵入肺泡内，当存在超免疫反应时，可导致肺炎和神经系统、心脏损害。

三、诊断

(一)临床表现

1.病史

本病潜伏期 2～3 周，儿童、青年发病率高，以秋冬季为多发，以散发为主，多由患者急性期飞沫经呼吸道吸入而感染。

2.症状

起病较细菌性肺炎和病毒性肺炎缓慢，约半数患者并无症状。典型肺炎表现者仅占10%，还可以咽炎、支气管炎、大泡性耳鼓膜炎形式出现。开始表现为上呼喊道感染症状，咳嗽、头痛、咽痛、低热继之出现中度发热，顽固的刺激性咳嗽常为突出表现，也可有少量黏痰或少量脓性痰。

3.体征

胸部体检可无胸部体征或仅有少许湿啰音。其临床症状轻，体征轻于胸片X线表现是其特点之一。

4.肺外表现

极少数患者可伴发肺外其他系统的病变，出现胃肠炎、溶血性贫血、心肌炎、心包炎、肝炎。少数还伴发周围神经炎、脑膜炎，以及小脑共济失调等神经系统症状。

本病的症状一般较轻，发热持续1～3周，咳嗽可延长至4周或更久始消失。极少数伴有肺外严重并发症时可能引起死亡。

（二）胸部X线表现

胸片表现多样化，但无特异性，肺部浸润多呈斑片状或均匀的模糊阴影，中、下肺野明显，有时呈网状、云雾状、粟粒状或间质浸润，严重者中、下肺结节影，少数病例可有胸腔积液。

（三）实验室检查

血常规显示白细胞总数正常或轻度增加，以淋巴细胞为主。血沉加快。痰、鼻分泌物和咽拭子培养可获肺炎支原体，但检出率较低。目前诊断主要靠血清学检查。可通过补体结合试验、免疫荧光试验、酶联免疫吸附试验测定血清中特异性抗体。补体结合抗体于起病10天后出现，在恢复期滴度高于或>1∶64，抗体滴度呈4倍增长对诊断有意义。应用免疫荧光技术、核酸探针及PCR技术直接检测抗原有更高的敏感性、特异性及快速性。

（四）诊断依据

肺炎支原体肺炎的诊断需结合临床症状、胸部影像学检查和实验室资料确诊。

四、鉴别诊断

（一）病毒性肺炎

发病以冬春季节多见。免疫力低下的儿童和老年人是易感人群。不同病毒可有其特征性表现。麻疹病毒所致口腔黏膜斑，从耳后开始逐渐波及全身的皮疹。疱疹病毒性肺炎可同时伴发有皮肤疱疹。巨细胞病毒所致伴有迁移性关节痛，肌肉痛的发热。本病肺实变体征少见，这种症状重而体征少胸部X线表现轻不对称性是病毒性肺炎的特点之一。用抗生素治疗无效。确诊有赖于病原学和血清学检查。

（二）肺炎链球菌肺炎

起病急骤，先有寒战，继之高热，体温可达39～41 ℃，多为稽留热，早期有干咳，渐有少量黏痰、脓性痰或典型的铁锈色痰。常有肺实变体征或胸部X线改变，痰中可查到肺炎链球菌。

（三）军团菌肺炎

本病多发生在夏秋季，中老年发病多，暴发性流行，持续性高热，发热约半数超过40 ℃，1/3有相对缓脉。呼吸系统症状相对较少，而精神神经系统症状较多，约1/3患者出现嗜睡、神志模糊、谵语、昏迷、痴呆、焦虑、惊厥、定向障碍、抑郁、幻觉、失眠、健忘、言语障碍、步态失常等。早期部分患者有早期消化道症状，尤其是水样腹泻。从痰、胸液、血液中可直接分离出军团菌，血清学检查有助于诊断。

(四)肺结核

起病缓慢,有结核接触史,病变位于上肺野,短期内不消失,痰中可查到结核分枝杆菌,红霉素治疗无效。

五、治疗

(1)抗感染治疗:支原体肺炎主要应用大环内酯类抗生素,红霉素为首选,剂量为1.5～2.0 g/d,分3～4次服用,或用交沙霉素1.2～1.8 g/d,克拉霉素0.5 g/次,2次/天,疗程10～14天。新型大环内酯类抗生素,如克拉霉素和阿奇霉素对肺炎支原体感染效果良好。克拉霉素0.5 g,2次/天;阿奇霉素第1天0.5 g后4天每次0.25 g,1次/天。也可应用氟喹诺酮类抗菌药物,如氧氟沙星、环丙沙星或左氧氟沙星等;病情重者可静脉给药,但不宜用于18岁以下的患者和孕妇。

(2)对症和支持:如镇咳和雾化吸入治疗。

(3)出现严重肺外并发症,应给予相应处理。

(张艳萍)

第十三节　衣原体肺炎

衣原体是一组专性细胞内寄生物。目前已发现衣原体有4个种:沙眼衣原体、鹦鹉热衣原体、肺炎衣原体和牲畜衣原体。其中与肺部感染关系最大的是鹦鹉热衣原体和肺炎衣原体,下面分别介绍由这两种衣原体引起的肺炎。

一、鹦鹉热肺炎

鹦鹉热是由鹦鹉热衣原体引起的急性传染病。这种衣原体寄生于鹦鹉、鸽、鸡、野鸡、火鸡、鸭、鹅、孔雀等百余种鸟类体内。由于最先是在鹦鹉体内发现的,并且是最常见的宿主,故得此名。

病原体吸入后首先在呼吸道局部的单核、巨噬细胞系统中繁殖,之后经血液循环播散到肺内及其他器官。肺内病变常位于肺门,并向外周扩散引起小叶性和间质性肺炎,以下垂部位的肺叶、肺段为主。早期肺泡内充满中性粒细胞及渗出液,其后为单核细胞。病变部位可发生突变、小量出血,严重时发生肺组织坏死,或者黏稠的明胶样黏液分泌物阻塞支气管引起严重缺氧。此外本病也可累及肝、脾、心、肾、消化道和脑、脑膜。

(一)临床表现

本病潜伏期多为7～15天。起病多隐袭。少数无症状,起病轻者如流感样,中重度者急性起病,寒战、高热,第一周体温可高达40 ℃。头痛、乏力、肌肉痛、关节痛、畏光、鼻出血。1周之后咳嗽、少量黏痰,重症者出现精神症状,如嗜睡、谵妄、木僵、抽搐,并出现缺氧、呼吸窘迫。此外还可出现一些消化道症状,如食欲下降、恶心、呕吐、腹痛。主要体征:轻症者只有咽部充血;中、重度者出现类似伤寒的玫瑰疹,相对缓脉,肺部可闻及湿啰音;重症者可出现肺实变体征,此外还可出现黄疸、肝脾大、浅表淋巴结肿大。

(二)辅助检查

血白细胞多正常,血沉增快。将患者血及支气管分泌物接种到鸡胚、小白鼠或组织培养液中,可分离到衣原体。特异性补体结合试验或凝集试验呈阳性,急性期与恢复期(发病后 2～3 周)双份血清补体试验滴度增加 4 倍有诊断意义。X 线检查显示从肺门向外周放射状浸润病灶,下叶为多,呈弥漫性支气管肺炎或间质性肺炎表现,偶见粟粒样结节或实变影,偶有少量胸腔积液。

(三)诊断与鉴别诊断

参照禽类接触史、症状、体征、辅助检查结果进行诊断。由于本病临床表现、胸部 X 线检查无特异性,故应注意与各种病毒性肺炎、细菌性肺炎、真菌性肺炎,以及伤寒、布鲁氏菌病、传染性单核细胞增多症区别。

(四)治疗

四环素 2～3 g/d,分 4～6 次口服,连服 2 周,或退热后再继续服 10 天。必要时吸氧及其他对症处理,重症者可给予支持疗法。如发生急性呼吸窘迫综合征(ARDS),应迅速采取相应措施。

(五)预后

轻者可自愈。重症未经治疗者病死率可达 20%～40%,近年来应用抗生素治疗后病死率明显下降到 1%。

二、肺炎衣原体肺炎

肺炎衣原体目前已经成为社区获得性肺炎的第 3 或第 4 位最常见的致病菌,在社区获得性肺炎住院患者中由肺炎衣原体致病的占 6%～10%。研究发现肺炎衣原体感染流行未找到鸟类引起传播的证据,提示肺炎衣原体是一种人类致病原,属于人-人传播,可能主要是通过呼吸道的飞沫传染,无症状携带者和长期排菌状态者(有时可长达 1 年)可促进传播。该病潜伏期 10～65 天。年老体弱、营养不良、COPD、免疫功能低下者易被感染。据报道近一半的人一生中感染过肺炎衣原体。肺炎衣原体易感性与年龄有关,儿童抗体检出率较低,5 岁者抗体检出率<5%,10 岁时<10%,而青少年时期迅速升高达30%～40%,中老年检出率仍高达 50%。有人报道肺炎衣原体感染分布呈双峰型,第 1 峰在 8～9 岁,第 2 峰从 70 岁开始。感染的性别差异在儿童时期不明显,但进入成年期则男性高于女性,到老年期更明显。肺炎衣原体感染一年四季均可发生,通常持续 5～8 个月。感染在热带国家多见,既可散发也可呈暴发流行(社区或家庭内)。感染后免疫力很弱,易于复发,每隔 3～4 年可有一次流行高峰,持续 2 年左右。

(一)临床表现

肺炎衣原体主要引起急性呼吸道感染,包括肺炎、支气管炎、鼻旁窦炎、咽炎、喉炎、扁桃体炎,临床上以肺炎为主。起病多隐袭,早期表现为上呼吸道感染症状,与支原体肺炎颇为相似,通常症状较轻,发热、寒战、肌痛、咳嗽、肺部可听到湿啰音。发生咽喉炎者表现为咽喉痛、声音嘶哑,有些患者可表现为两阶段病程:开始表现为咽炎,经对症处理好转,1～3 周后又发生肺炎或支气管炎,此时咳嗽加重。少数患者可无症状。肺炎衣原体也可使患有其他疾病的老年住院患者、大手术后患者 、严重外伤者罹患肺炎,往往为重症感染。原有 COPD、心力衰竭患者感染肺炎衣原体时症状较重、咳脓痰、呼吸困难,甚或引起死亡。肺炎衣原体感染时也可伴有肺外表现,如中耳炎、结节性红斑、心内膜炎、急性心肌梗死、关节炎、甲状腺炎、脑炎、吉兰-巴雷综合征等。

(二)辅助检查

血白细胞正常或稍高,血沉加快,由于本病临床表现缺乏特异性,所以其诊断主要依据是有关病因的特殊实验室检查,包括病原体分离和血清学检测。

1.病原体分离培养

可从痰、咽拭子、扁桃体隐窝拭子、咽喉分泌物、支气管肺泡灌洗液中直接分离肺炎衣原体。采集标本后立即置于转运保存液中,在4 ℃下送到实验室进行分离培养。肺炎衣原体培养较困难,培养基包括鸡胚卵黄囊、HeLa229细胞、HL细胞等。最近认为HEP-2细胞株可以促进肺炎衣原体生长,使临床标本容易分离。

2.酶联免疫吸附法(ELISA)

测定痰标本中肺炎衣原体抗原。其原理是用属特异性脂多糖单克隆抗体对衣原体抗原进行特异性检测,然后用沙眼衣原体种特异性主要外膜蛋白(MOMP)的单克隆抗体对沙眼衣原体进行直接衣原体显像。如果特异性衣原体抗原检测阳性,而沙眼衣原体种特异性检测阴性,则该微生物为肺炎衣原体或鹦鹉热衣原体;如标本对所有检测均呈阳性,则为沙眼衣原体。

3.应用PCR技术检测肺炎衣原体

按照MOMP基因保守区序列设计的引物可检测各种衣原体,按可变区肺炎衣原体种特异性的核酸序列设计的引物可以特异性地检测肺炎衣原体。PCR检测需要注意质量控制,避免出现较多假阳性。

4.血清学实验

有两种,即TWAR株原体抗原的微量免疫荧光(MIF)抗体试验和补体结合(CF)抗体试验。前者是一种特异性检查方法,可用于鉴别3种衣原体;后一种试验属于非特异性,对所有衣原体均可发生反应。MIF抗体包括特异性IgG和IgM,可以鉴别新近感染或既往感染,初次感染或再感染。IgG抗体阳性但效价不高,提示为既往感染。因为IgM和CF抗体通常在感染后2～6个月逐渐消失,而IgG抗体可持续存在。所以IgG抗体可用来普查肺炎衣原体感染。急性感染的抗体反应有两种形式:①初次感染或原发感染后免疫反应,多见于年轻人,早期衣原体CF抗体迅速升高,而MIF抗体出现较慢。其中IgM发病后3周才出现,IgG发病后6～8周才出现;②再次感染或重复感染后免疫反应,多见于年龄较大的成年人,IgG抗体常在1～2周出现,效价可以很高,往往没有衣原体CF抗体及IgM抗体出现,或其效价很低。目前制订的血清学阳性反应诊断标准是:MIF抗体急性感染期双份血清效价升高4倍以上,或单次血清标本IgM≥1∶16,和/或单次血清标本IgG≥1∶512。既往感染史时IgG<1∶512,但是≥1∶16,衣原体CF抗体效价升高4倍以上,或≥1∶64。重复感染者多有CF抗体和IgM抗体。大多数老年人多为再次感染,常无CF抗体反应。如果CF抗体效价升高,常提示为肺炎支原体感染。

5.X线胸片

多显示肺叶或肺部浸润病灶,可见于双肺任何部位,但多见于下叶。

(三)诊断和鉴别诊断

当肺炎患者应用β-内酰胺类抗生素治疗无效,患者仍旧干咳时应警惕肺炎衣原体感染。由于目前临床上缺乏特异性诊断肺炎衣原体感染的方法,所以确诊主要依靠实验室检查。应注意与肺炎支原体肺炎相鉴别。

(四)治疗

对于肺炎衣原体有效的抗生素有米诺环素、多西环素、红霉素。另外,利福平、罗比霉素(RKM)、罗红霉素(RXM)、克拉霉素(CAM)等效果也很好。喹诺酮类如氧氟沙星、妥舒沙星也有效。通常成人首选四环素,孕妇和儿童首选红霉素。剂量稍大,疗程应充分,如四环素或红霉素 2 g/d,10～14 天,或 1 g/d 连用 21 天。

(张艳萍)

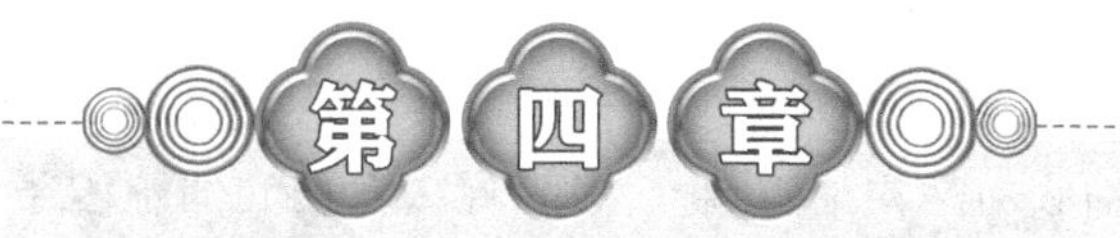

气流阻塞性疾病

第一节 支气管哮喘

一、病因和发病机制

（一）病因

哮喘的病因还不十分清楚，大多认为是与多基因遗传有关的疾病，同时受遗传因素和环境因素的双重影响。

许多调查资料表明，哮喘的亲属患病率高于群体患病率，并且亲缘关系越近，患病率越高。哮喘患儿双亲大多存在不同程度气道反应性增高。目前，哮喘的相关基因尚未完全明确，但有研究表明存在有与气道高反应性、IgE 调节和特应性反应相关的基因，这些基因在哮喘的发病中起着重要的作用。

环境因素中主要包括某些激发因素，包括吸入物，如尘螨、花粉、真菌、动物毛屑、二氧化硫、氨气等各种特异和非特异性吸入物；感染，如细菌、病毒、原虫、寄生虫等；食物，如鱼、虾、蟹、蛋类、牛奶等；药物，如普萘洛尔、阿司匹林等；气候变化、运动、妊娠等都可能是哮喘的激发因素。

（二）发病机制

哮喘的发病机制尚不完全清楚。多数人认为哮喘与变态反应、气道炎症、气道反应性增高及神经机制等因素相互作用有关。

1.变态反应

当变应原进入具有特应性体质的机体后，可刺激机体通过 T 细胞的传递，由 B 细胞合成特异性 IgE，并结合于肥大细胞和嗜碱性粒细胞表面的高亲和性的 IgE 受体（$Fc\varepsilon R_1$）；IgE 也能结合于某些 B 细胞、巨噬细胞、单核细胞、嗜酸性粒细胞、NK 细胞及血小板表面的低亲和性 Fca 受体（$Fc\varepsilon R_2$），但是 $Fc\varepsilon R_2$ 与 IgE 的亲和力比 $Fc\varepsilon R_1$ 低 10～100 倍。若变应原再次进入体内，可与结合在 FcεR 上的 IgE 交联，使该细胞合成并释放多种活性介质导致平滑肌收缩、黏液分泌增加、血管通透性增高和炎症细胞浸润等。炎症细胞在介质的作用下又可分泌多种介质，使气道病变加重，炎症反应增加，产生哮喘的临床症状。根据变应原吸入后哮喘发生的时间，可分为速发型哮喘反应（IAR）、迟发型哮喘反应（LAR）和双相型哮喘反应（OAR）。IAR 几乎在吸入变应原的同时立即发生反应，15～30分钟达高峰，2小时后逐渐恢复正常。LAR 6小时左右发病，持续时间长，可达数天。而且临床症状重，常呈持续性哮喘表现，肺功能损害严重而持久。LAR的发病机制较复杂，不仅与IgE介导的肥大细胞脱颗粒有关，而且主要是气道炎症所致。现在认为哮喘是一种涉及多种炎症细胞和结构细胞相互作用，许多介质和细胞因子参与的一种慢性炎症疾病。LAR是由于慢性炎症反应的结果。

2.气道炎症

气道慢性炎症被认为是哮喘的本质。表现为多种炎症细胞特别是肥大细胞、嗜酸性粒细胞和T细胞等多种炎症细胞在气道的浸润和聚集。这些细胞相互作用可以分泌出多种炎症介质和细胞因子，这些介质、细胞因子与炎症细胞和结构细胞相互作用构成复杂的网络，使气道反应性增高，气道收缩，黏液分泌增加，血管渗出增多。已知肥大细胞、嗜酸性粒细胞、中性粒细胞、上皮细胞、巨噬细胞和内皮细胞都可产生炎症介质。

3.气道高反应性(AHR)

表现为气道对各种刺激因子出现过强或过早的收缩反应，是哮喘患者发生和发展的另外一个重要因素。目前普遍认为气道炎症是导致气道高反应性的重要机制之一，当气道受到变应原或其他刺激后，由于多种炎症细胞、炎症介质和细胞因子的参与，气道上皮和上皮内神经的损害等而导致气道高反应性。AHR常有家族倾向，受遗传因素的影响，AHR为支气管哮喘患者的共同病理生理特征，然而出现AHR者并非都是支气管哮喘，如长期吸烟、接触臭氧、病毒性上呼吸道感染、慢性阻塞性肺疾病(COPD)等也可出现AHR。

4.神经机制

神经因素也被认为是哮喘发病的重要环节。支气管受复杂的自主神经支配。除胆碱能神经、肾上腺素能神经外，还有非肾上腺素能非胆碱能(NANC)神经系统。支气管哮喘与β肾上腺素受体功能低下和迷走神经张力亢进有关，并可能存在有α肾上腺素神经的反应性增加。NANC能释放舒张支气管平滑肌的神经介质如血管活性肠肽(VIP)、一氧化氮(NO)，及收缩支气管平滑肌的介质如P物质、神经激肽，两者平衡失调，则可引起支气管平滑肌收缩。

二、病理

显微镜下可见纤毛上皮剥离、气道上皮下有肥大细胞、嗜酸性粒细胞、淋巴细胞与中性粒细胞浸润。气道黏膜下组织水肿，微血管通透性增加，杯状细胞增殖及支气管分泌物增加，支气管平滑肌痉挛等病理改变。若哮喘长期反复发作，表现为支气管平滑肌肌层肥厚，气道上皮细胞下纤维化、黏液腺增生和新生血管形成等，导致气道重构。

三、临床表现

几乎所有的支气管哮喘患者都有长期性和反复发作性的特点，哮喘的发作与季节、周围环境、饮食、职业、精神心理因素、运动和服用某种药物有密切关系。

(一)主要临床表现

1.前驱症状

在变应原引起的急性哮喘发作前往往有打喷嚏、流鼻涕、眼痒、流泪、干咳或胸闷等前驱症状。

2.喘息和呼吸困难

是哮喘的典型症状，喘息的发作往往较突然。呼吸困难呈呼气性，表现为吸气时间短，呼气时间长，患者感到呼气费力，但有些患者感到呼气和吸气都费力。当呼吸肌收缩克服气道狭窄产生的过高支气管阻力负荷时，患者即可感到呼吸困难。一般来说，呼吸困难的严重程度和气道阻力增高的程度呈正比。但有15%的患者当 FEV_1 下降到正常值的50%时仍然察觉不到气流受限，表明这部分患者产生了颈动脉窦的适应，即对持续的刺激反应性降低。这说明单纯依靠症状的严重程度来评估病情有低估的危险，需要结合其他的客观检查手段来正确评价哮喘病情的严重程度。

3.咳嗽、咳痰

咳嗽是哮喘的常见症状，由于气道的炎症和支气管痉挛引起。干咳常是哮喘的前兆，哮喘发作时，咳嗽、咳痰症状反而减轻，以喘息为主。哮喘发作接近尾声时，支气管痉挛和气道狭窄减轻，大量气道分泌物需要排出时，咳嗽、咳痰可能加重，咳出大量的白色泡沫痰。有一部分哮喘患者，以刺激性干咳为主要表现，无明显的喘息症状，这部分哮喘称为咳嗽变异性哮喘(CVA)。

4.胸闷和胸痛

哮喘发作时，患者可有胸闷和胸部发紧的感觉。如果哮喘发作较重，可能与呼吸肌过度疲劳和拉伤有关。突发的胸痛要考虑自发性气胸的可能。

5.体征

哮喘的体征与哮喘的发作有密切的关系，在哮喘缓解期可无任何阳性体征。在哮喘发作期，根据病情严重程度的不同可有不同的体征。哮喘发作时支气管和细支气管进行性的气流受限可引起肺部动力学、气体交换和心血管系统一系列的变化。为了维持气道的正常功能，肺出现膨胀，伴有残气容积和肺总量的明显增加。由于肺的过度膨胀使肺内压力增加，产生胸腔内负压所需要的呼吸肌收缩力也明显增加。呼吸肌负荷增加的体征是呼吸困难、呼吸加快和辅助呼吸肌运动。在呼气时，肺弹性回缩压降低和气道炎症可引起显著的气道狭窄，在临床上可观察到喘息、呼气延长和呼气流速减慢。这些临床表现一般和第1秒用力呼气容积(FEV_1)和呼气高峰流量(PEF)的降低相关。由于哮喘患者气流受限并不均匀，通气的分布也不均匀，可引起肺通气/血流比值的失调，发生低氧血症，出现发绀等缺氧表现。在吸气期间肺过度膨胀和胸腔负压的增加对心血管系统有很大的影响。右心室受胸腔负压的牵拉使静脉回流增加，可引起肺动脉高压和室间隔的偏移。在这种情况下，受压的左心室需要将血液从负压明显增高的胸腔射到体循环，产生吸气期间的收缩压下降，称为奇脉。

(1)一般体征：哮喘患者在发作时，精神一般比较紧张，呼吸加快、端坐呼吸，严重时可出现口唇和指(趾)发绀。

(2)呼气延长和双肺哮鸣音：在胸部听诊时可听到呼气时间延长而吸气时间缩短，伴有双肺如笛声的高音调，称为哮鸣音。这是小气道梗阻的特征。两肺满布的哮鸣音在呼气时较明显，称呼气性哮鸣音。很多哮喘患者在吸气和呼气都可闻及哮鸣音。单侧哮鸣音突然消失要考虑发生自发性气胸的可能。在哮喘严重发作，支气管发生极度狭窄，出现呼吸肌疲劳时，喘鸣音反而消失，称为寂静肺，是病情危重的表现。

(3)肺过度膨胀体征：即肺气肿体征。表现为胸腔的前后径扩大，肋间隙增宽，叩诊呈过清音，肺肝浊音界下降，心浊音界缩小。长期哮喘的患者可有桶状胸，儿童可有鸡胸。

(4)奇脉：重症哮喘患者发生奇脉是吸气期间收缩压下降幅度(一般不超过1.3 kPa即

10 mmHg)增大的结果。这种吸气期收缩压下降的程度和气流受限的程度相关,它反映呼吸肌对胸腔压波动的影响的程度明显增加。呼吸肌疲劳的患者不再产生较大的胸腔压波动,奇脉消失。严重的奇脉[不低于3.3 kPa(25 mmHg)]是重症哮喘的可靠指征。

(5)呼吸肌疲劳的表现:表现为呼吸肌的动用,肋间肌和胸锁乳突肌的收缩,还表现为反常呼吸,即吸气时下胸壁和腹壁向内收。

(6)重症哮喘的体征:随着气流受限的加重,患者变得更窘迫,说话不连贯,皮肤潮湿,呼吸和心率增加。并出现奇脉和呼吸肌疲劳表现。呼吸频率不低于每分钟 25 次,心率不低于每分钟 110 次,奇脉不低于3.3 kPa是重症哮喘的指征。患者垂危状态时可出现寂静肺或呼吸乏力、发绀、心动过缓、意识恍惚或昏迷等表现。

(二)重症哮喘的表现

1.哮喘持续状态

哮喘持续状态指哮喘严重发作并持续 24 小时以上,通常被称为“哮喘持续状态”。这是指发作的情况而言,并不代表该患者的基本病情,但这种情况往往发生于重症的哮喘患者,而且与预后有关,是哮喘本身的一种最常见的急症。许多危重哮喘病例的病情常常在一段时间内逐渐加剧,所有重症哮喘患者在某种因素的激发下都有随时发生严重致命性急性发作的可能,而无特定的时间因素。其中一部分患者可能在哮喘急性发作过程中,虽经一段时间的治疗,但病情仍然逐渐加重。

2.哮喘猝死

有一部分哮喘患者在经过一段相对缓解的时期后,突然出现严重急性发作,如果救治不及时,可在数分钟到数小时内死亡,称为哮喘猝死。哮喘猝死的定义为哮喘突然急性严重发作、患者在 2 小时内死亡。哮喘猝死的原因可能与哮喘突然发作或加重,引起严重气流受限或其他心肺并发症导致心跳和呼吸骤停有关。

3.潜在性致死性哮喘

包括以下几种情况:①长期口服糖皮质激素类药物治疗;②以往曾因严重哮喘发作住院抢救治疗;③曾因哮喘严重发作而行气管切开、机械通气治疗;④既往曾有气胸或纵隔气肿病史;⑤本次发病过程中需不断超常规剂量使用支气管扩张药,但效果不明显。在哮喘发作过程中,还有一些征象值得高度警惕,如喘息症状频发,持续甚至迅速加重,气促(呼吸频率超过 30 次/分),心率超过140 次/分,体力活动和言语受限,夜间呼吸困难显著,取前倾位,极度焦虑、烦躁、大汗淋漓,甚至出现嗜睡和意识障碍,口唇、指甲发绀等。患者的肺部一般可以听到广泛哮鸣音,但若哮鸣音减弱,甚至消失,而全身情况不见好转,呼吸浅快,甚至神志淡漠和嗜睡,则意味着病情危重,随时可能发生心跳和呼吸骤停。此时的血气分析对病情和预后判断有重要参考价值。若动脉血氧分压(PaO_2)低于 8.0 kPa(60 mmHg)和/或动脉二氧化碳分压($PaCO_2$)高于 6.0 kPa(45 mmHg),动脉血氧饱和度(SaO_2)低于 90%,pH<7.35,则意味患者处于危险状态,应加强监护和治疗。

4.脆性哮喘(BA)

正常人的支气管舒缩状态呈现轻度生理性波动,第 1 秒用力呼气容积(FEV_1)和高峰呼气流量(PEF)在晨间降至最低(波谷),午后达最大值(波峰)。哮喘患者这种变化尤其明显。有一类哮喘患者 FEV_1 和 PEF 在治疗前后或一段时间内大幅度地波动,称为“脆性哮喘”。艾尔斯在综合各种观点的基础上提出 BA 的定义和分型如下。

(1) Ⅰ型 BA:尽管采取了正规、有力的治疗措施,包括吸入糖皮质激素(如,吸入二丙酸倍氯米松1 500 μg/d以上),或口服相当剂量糖皮质激素,同时联合吸入支气管舒张药,连续观察至少150 天,半数以上观察日的 PEF 变异率超过 40%。

(2) Ⅱ型 BA:在基础肺功能正常或良好控制的背景下,无明显诱因突然急性发作的支气管痉挛,3 小时内哮喘严重发作伴高碳酸血症,可危及生命,常需机械通气治疗。月经期前发作的哮喘往往属于此类。

(三)特殊类型的哮喘

1.运动诱发性哮喘(EIA)

EIA 也称为运动性哮喘,是指达到一定的运动量后,出现支气管痉挛而产生的哮喘。其发作大多是急性的、短暂的,而且大多能自行缓解。运动性哮喘并非说明运动即可引起哮喘,实际上短暂的运动可兴奋呼吸,使支气管有短暂的舒张,其后随着运动时间的延长,强度增加,支气管发生收缩。运动性哮喘特点:①发病均发生在运动后;②有明显的自限性,发作后经一定时间的休息后即可逐渐恢复正常;③一般无过敏性因素参与,特异性变应原皮试阴性,血清 IgE 水平不高。

但有些学者认为,运动性哮喘常与过敏性哮喘共存,说明两者之间存在一些联系。临床上可进行运动诱发性试验来判断是否存在运动性哮喘。如果运动后 FEV_1 下降 20%～40%,即可诊断为轻度运动性哮喘;FEV_1 下降 40%～65%,即可诊断为中度运动性哮喘;FEV_1 下降 65%以上可诊断为重度运动性哮喘。有严重心肺或其他影响运动疾病的患者不宜进行运动诱发性试验。

2.药物性哮喘

由于使用某种药物导致的哮喘发作。常见的可能引起哮喘发作的药物有阿司匹林、β 受体阻滞药、血管紧张素转换酶抑制药(ACEI)、局部麻醉药、添加剂(如酒石黄)、医用气雾剂中的杀菌复合物等。个别患者吸入支气管舒张药时,偶尔也可引起支气管收缩,可能与其中的氟利昂或表面活性剂有关。免疫血清、含碘造影剂也可引起哮喘发作。这些药物通常是以抗原、半抗原或佐剂的形式参与机体的变态反应过程,但并非所有的药物性哮喘都是机体直接对药物产生变态反应引起。例如,β 受体阻滞剂,它是通过阻断β 受体,使 $β_2$ 受体激动药不能在支气管平滑肌的效应器上起作用,从而导致支气管痉挛。

阿司匹林是诱发药物性哮喘最常见的药物,某些患者可在服用阿司匹林或其他非甾体抗炎药数分钟或数小时内发生剧烈支气管痉挛。此类哮喘多发生于中年人,在临床上可分为药物作用相和非药物作用相。药物作用相指服用阿司匹林等解热镇痛药后引起哮喘持续发作的一段时间,潜伏期可为 5 分钟至2 小时,患者的症状一般很重,常见明显的呼吸困难和发绀,甚至意识丧失,血压下降,休克等。药物作用相的持续时间不等,从 2～3 小时至 1～2 天。非药物作用相阿司匹林性哮喘指药物作用时间之外的时间,患者可因各种不同的原因发作哮喘。阿司匹林性哮喘的发病可能与其抑制呼吸道花生四烯酸的环氧酶途径,使花生四烯酸的脂氧酶代谢途径增强,产生过多的白三烯有关。白三烯具有很强的支气管平滑肌收缩能力。近年来研制的白三烯受体拮抗药,如扎鲁斯特和孟鲁斯特可以很好地抑制口服阿司匹林导致的哮喘发作。

3.职业性哮喘

从广义上讲,凡是由职业性致喘物引起的哮喘统称为"职业性哮喘"。但从职业病学的角度,职业性哮喘应该有严格的定义和范围。

我国在20世纪80年代末制定了职业性哮喘诊断标准，致喘物规定为：异氰酸酯类、苯酐类、多胺类固化剂、铂复合盐、剑麻和青霉素。职业性哮喘的发生率往往与工业的发展水平有关，发达的工业国家，职业性哮喘的发病率较高，美国的职业性哮喘的发病率估计为15%左右。

职业性哮喘的病史有如下特点：①有明确的职业史，本病只限于与致喘物直接接触的劳动者；②既往（从事该职业前）无哮喘史；③自开始从事该职业至哮喘首次发作的"潜伏期"最少半年以上；④哮喘发作与致喘物的接触关系非常密切，接触则发病，脱离则缓解。

还有一些患者在吸入氯气、二氧化硫等刺激性气体时，出现急性刺激性干咳症状、咳黏痰、气急等症状，称为反应性气道功能不全综合征，可持续3个月以上。

四、实验室和其他检查

（一）血液学检查

发作时可有嗜酸性粒细胞增高，但多不明显，如并发感染可有白细胞计数增高，分类中性粒细胞比例增高。

（二）痰液检查

涂片在显微镜下可见较多嗜酸性粒细胞，可见嗜酸性粒细胞退化形成的尖棱结晶（Charcort-Leyden结晶体），黏液栓（Curschmann螺旋体）和透明的哮喘珠（Laennec珠）。如合并呼吸道细菌感染，痰涂片革兰染色、细菌培养及药物敏感试验有助于病原菌诊断和指导治疗。

（三）呼吸功能检查

在哮喘发作时有关呼气流量的全部指标均显著下降，第1秒用力呼气容积（FEV_1）、第1秒用力呼气容积占用力肺活量比值（$FEV_1/FVC\%$）、最大呼气中期流量（MMEF）、25%与50%肺活量时的最大呼气流量（$MEF_{25}\%$、$MEF_{50}\%$）及高峰呼气流量（PEF）均减少。缓解期可逐渐恢复。有效支气管舒张药可使上述指标好转。在发作时可有用力肺活量减少、残气容积增加、功能残气量和肺总量增加，残气容积占肺总量百分比增高。

（四）动脉血气分析

哮喘严重发作时可有缺氧，PaO_2 降低，由于过度通气可使 $PaCO_2$ 下降，pH上升，表现为呼吸性碱中毒。如重症哮喘，病情进一步发展，气道阻塞严重，可有缺氧及二氧化碳潴留，$PaCO_2$ 上升，表现呼吸性酸中毒。如缺氧明显，可合并代谢性酸中毒。

（五）胸部X线检查

早期在哮喘发作时可见两肺透亮度增加，呈过度充气状态；在缓解期多无明显异常。如并发呼吸道感染，可见肺纹理增加及炎性浸润阴影。同时要注意肺不张、气胸或纵隔气肿等并发症的存在。

（六）支气管激发试验

用于测定气道反应性。哮喘患者的气道处于一种异常敏感状态，对某些刺激表现出一种过强和/或过早的反应，称为气道高反应性（AHR）。如果患者就诊时 FEV_1 或PEF测定值在正常范围内，无其他禁忌证时，可以谨慎地试行支气管激发试验。吸入激发剂后，FEV_1 或PEF的下降超过20%，即可确定为支气管激发试验阳性。此种检查主要价值见于以下几个方面。

1.辅助诊断哮喘

对于轻度、缓解期的支气管哮喘患者或患有变应性鼻炎而哮喘处于潜伏期的患者，气道高反应性可能是唯一的临床特征和诊断依据。早期发现气道高反应性对于哮喘的预防和早期治疗具有重要的指导价值，对于有职业刺激原反复接触史且怀疑职业性哮喘者，采用特异性支气管激发试验可以鉴别该刺激物是否会诱发支气管收缩，明确职业性哮喘的诊断很有意义。

2.评估哮喘严重程度和预后

气道反应性的高低可直接反映哮喘的严重程度，并对支气管哮喘的预后提供重要的参考资料。

3.判断治疗效果

气道反应轻者表示病情较轻，可较少用药，重者则提示应积极治疗。哮喘患者经长期治疗，气道高反应性减轻，可指导临床减药或停药，有学者提出将消除 AHR 作为哮喘治疗的最终目标。

（七）支气管舒张试验

测定气流受限的可逆性。对于一些已有支气管痉挛、狭窄的患者，采用一定剂量的支气管舒张药使狭窄的支气管舒张，以测定其舒张程度的肺功能试验，称为支气管舒张试验。若患者吸入支气管舒张药后，FEV_1 或 PEF 改善率超过或等于 15%可诊断支气管舒张试验阳性。此项检查的应用价值在于以下几个方面。

1.辅助诊断哮喘

支气管哮喘的特征之一是支气管平滑肌的痉挛具有可逆性，故在支气管舒张试验时，表现出狭窄的支气管舒张。对一些无明显气流受限症状的哮喘患者或哮喘的非急性发作期，当其肺功能不正常时，经吸入支气管舒张药后肺功能指标有明显的改善，也可作为诊断支气管哮喘的辅助方法。对有些肺功能较差，如 FEV_1＜60%预计值患者，不宜做支气管激发试验时，可采用本试验。

2.指导用药

可通过本试验了解或比较某种支气管舒张药的疗效。有不少患者自述使用 β_2 受体激动药后效果不佳，但如果舒张试验阳性，表示气道痉挛可逆，仍可据此向患者耐心解释，指导正确用药。

（八）呼气高峰流量（PEF）的测定和监测

PEF 是反映哮喘患者气流受限程度的一项客观指标。通过测定大气道的阻塞情况，对于支气管哮喘诊断和治疗具有辅助价值。由于方便、经济、实用、灵活等优点，可以随时进行测定，在指导偶发性和夜间哮喘治疗方面更有价值。哮喘患者 PEF 值的变化规律是凌晨最低，午后或晚上最高，昼夜变异率不低于 20%则提示哮喘的诊断。在相同气流受限程度下，不同患者对呼吸困难的感知能力不同，许多患者感觉较迟钝，往往直至 PEF 降至很低时才感到呼吸困难，往往延误治疗。对这部分患者，定期监测 PEF 可以早期诊断和预示哮喘病情的恶化。

（九）特异性变应原检测

变应原是一种抗原物质，能诱发机体产生 IgE 抗体。变应原检测可分为体内试验（变应原皮试）、体外特异性 IgE 抗体检测、嗜碱性粒细胞释放能力检测、嗜酸性粒细胞阳离子蛋白（ECP）检测等。目前常用前两种方法。变应原皮肤试验简单易行，但皮肤试验结果与抗原吸入气道反应并不一致，不能作为确定变应原的依据，必须结合临床发作情况或进行抗原特异性 IgE 测定加以评价。特异性 IgE 抗体（SIgE）是体外检测变应原的重要手段，灵敏度和特异性都很高，根据 SIgE 含量可确定患者变应原种类，可评价患者过敏状态，对哮喘的诊断和鉴别诊断都有一定的意义。

五、诊断

(一)诊断标准

(1)反复发作喘息、气急、胸闷或咳嗽,多与接触变应原、冷空气、物理、化学性刺激以及病毒性上呼吸道感染、运动等有关。

(2)发作时在双肺可闻及散在或弥漫性、以呼气相为主的哮鸣音,呼气相延长。

(3)上述症状和体征可经治疗缓解或自行缓解。

(4)除外其他疾病所引起的喘息、气急、胸闷和咳嗽。

(5)临床表现不典型者(如无明显喘息或体征),应至少具备以下 1 项试验阳性:①支气管激发试验或运动激发试验阳性;②支气管舒张试验阳性 FEV_1 增加超过 12%,且 FEV_1 增加绝对值不低于 200 mL;③呼气流量峰值(PEF)日内(或 2 周)变异率不低于 20%。

符合(1)~(4)项或(4)、(5)项者,可以诊断为哮喘。

(二)分期

根据临床表现支气管哮喘可分为急性发作期、慢性持续期和临床缓解期。慢性持续期是指每周均不同频度和/或不同程度地出现症状(喘息、气急、胸闷、咳嗽等);临床缓解期系指经过治疗或未经治疗症状、体征消失,肺功能恢复到急性发作前水平,并维持 3 个月以上。

(三)病情严重程度分级

1.病情严重程度的分级

主要用于治疗前或初始治疗时严重程度的判断,在临床研究中更有其应用价值(表 4-1)。

表 4-1 哮喘病情严重程度的分级

分级	临床特点
间歇状态(第 1 级)	症状不足每周 1 次
	短暂出现
	夜间哮喘症状不超过每个月 2 次
	FEV_1 占预计值%达到 80%或 PEF 达到 80%个人最佳值,PEF 或 FEV_1 变异率<20%
轻度持续(第 2 级)	症状达到每周 1 次,但不到每天 1 次
	可能影响活动和睡眠
	夜间哮喘症状每个月超过 2 次,但每周低于 1 次
	FEV_1 占预计值%达到 80%或 PEF 达到 80%个人最佳值,PEF 或 FEV_1 变异率 20%~30%
中度持续(第 3 级)	每天有症状
	影响活动和睡眠
	夜间哮喘症状达到每周 1 次
	FEV_1 占预计值%60%~79%或 PEF60%~79%个人最佳值,PEF 或 FEV_1 变异率>30%
重度持续(第 4 级)	每天有症状
	频繁出现
	经常出现夜间哮喘症状
	体力活动受限
	FEV_1 占预计值%<60%或 PEF<60%个人最佳值,PEF 或 FEV_1 变异率>30%

2.控制水平的分级

这种分级方法更容易被临床医师掌握，有助于指导临床治疗，以取得更好的哮喘控制(表4-2)。

表4-2 哮喘控制水平分级

	完全控制 （满足以下所有条件）	部分控制（在任何1周内 出现以下1～2项特征）	未控制 （在任何1周内）
白天症状	无（或不超过2次/周）	超过2次/周	出现不低于3项部分控制特征
活动受限	无	有	
夜间症状/憋醒	无	有	
需要使用缓解药的次数	无（或不超过2次/周）	超过2次/周	
肺功能（PEF或FEV_1）	正常或不低于正常预计值/本人最佳值的80%	小于正常预计值（或本人最佳值）的80%	
急性发作	无	达到每年1次	在任何1周内出现1次

3.哮喘急性发作时的分级

哮喘急性发作是指喘息、气促、咳嗽、胸闷等症状突然发生，或原有症状急剧加重，常有呼吸困难，以呼气流量降低为其特征，常因接触变应原、刺激物或呼吸道感染诱发。其程度轻重不一，病情加重，可在数小时或数天内出现，偶尔可在数分钟内即危及生命，故应对病情作出正确评估，以便给予及时有效的紧急治疗。哮喘急性发作时病情严重程度的分级，见表4-3。

表4-3 哮喘急性发作时病情严重程度的分级

临床特点	轻度	中度	重度	危重
气短	步行、上楼时	稍事活动	休息时	
体位	可平卧	喜坐位	端坐呼吸	
讲话方式	连续成句	单词	单字	不能讲话
精神状态	可有焦虑，尚安静	时有焦虑或烦躁	常有焦虑、烦躁	嗜睡或意识模糊
出汗	无	有	大汗淋漓	
呼吸频率	轻度增加	增加	常超过30次/分	
辅助呼吸肌活动及三凹征	常无	可有	常有	胸腹矛盾运动
哮鸣音	散在，呼吸末期	响亮、弥漫	响亮、弥漫	减弱乃至无
脉率（次/分）	＜100	100～120	＞120	脉率变慢或不规则
奇脉	无，＜1.3 kPa（10 mmHg）	可有，1.3～3.3 kPa（10～25 mmHg）	常有，＞3.3 kPa（25 mmHg）（成人）	无，提示呼吸肌疲劳
最初支气管扩张药治疗后PEF占预计值或个人最佳值%	＞80%	60%～80%	＜60%或＜100 L/min或作用持续时间＜2小时	
PaO_2（吸空气）	正常	不低于8.0 kPa（60 mmHg）	＜8.0 kPa（60 mmHg）	＜8.0 kPa（60 mmHg）

续表

临床特点	轻度	中度	重度	危重
$PaCO_2$	<6.0 kPa (45 mmHg)	不超过 6.0 kPa (45 mmHg)	>6.0 kPa(45 mmHg)	
SaO_2(吸空气,%)	>95	91～95	不超过 90	不超过 90
pH				降低

注:只要符合某一严重程度的某些指标,而不需满足全部指标,及可提示为该级别的急性发作。

六、鉴别诊断

(一)心源性哮喘

心源性哮喘常见于左心衰竭,发作时的症状与哮喘相似,但心源性哮喘多有高血压、冠状动脉粥样硬化性心脏病、风湿性心脏病和二尖瓣狭窄等病史和体征。阵发性咳嗽,常咳出粉红色泡沫痰,两肺可闻及广泛的湿啰音和哮鸣音,左心界扩大,心率增快,心尖部可闻及奔马律。病情许可行胸部 X 线检查时,可见心脏增大,肺淤血征,有助于鉴别。若一时难以鉴别,可雾化吸入 β_2 肾上腺素受体激动药或静脉注射氨茶碱缓解症状后,进一步检查,忌用肾上腺素或咖啡,以免造成危险。

(二)喘息型慢性支气管炎

实际上为慢支合并哮喘,多见于中老年人,有慢性咳嗽史,喘息长年存在,有加重期。有肺气肿体征,两肺可闻及湿啰音。

(三)支气管肺癌

中央型肺癌由于肿瘤压迫导致支气管狭窄或伴发感染时,可出现喘鸣音或类似哮喘样呼吸困难、肺部可闻及哮鸣音。但肺癌的呼吸困难及喘鸣症状进行性加重,常无诱因,咳嗽可有血痰,痰中可找到癌细胞,胸部 X 线摄片、CT 或 MRI 检查或支气管镜检查常可明确诊断。

(四)肺嗜酸性粒细胞浸润症

见于热带性嗜酸性粒细胞增多症、肺嗜酸性粒细胞增多性浸润、外源性变态反应性肺泡炎等。致病原为寄生虫、花粉、化学药品、职业粉尘等,多有接触史,症状较轻,患者常有发热,胸部 X 线检查可见多发性、此起彼伏的淡薄斑片浸润阴影,可自行消失或再发。肺组织活检也有助于鉴别。

(五)变态反应性支气管肺曲菌病

本病是一种由烟曲菌等致病真菌在具有特应性个体中引起的一种变态反应性疾病。其与哮喘的鉴别要点如下:①典型者咳出棕褐色痰块,内含多量嗜酸性粒细胞;②X 线胸片呈现游走性或固定性浸润病灶;③支气管造影可以显示出近端支气管呈囊状或柱状扩张;④痰镜检或培养发现烟曲菌;⑤曲菌抗原皮试呈速发反应阳性;⑥曲菌抗原特异性沉淀抗体(IgG)测定阳性;⑦烟曲菌抗原皮试出现 Arthus 现象;⑧烟曲菌特异性 IgE 水平增高。

(六)气管、支气管软化及复发性多软骨炎

由于气管支气管软骨软化,气道不能维持原来正常状态,患者呼气或咳嗽时胸腔内压升高,可引起气道狭窄,甚至闭塞,临床表现为呼气性喘息,其特点:①剧烈持续性甚至犬吠样咳嗽;②气道断层摄影或 CT 显示气管、大气管狭窄;③支气管镜检查时可见气道呈扁平状,呼气或咳嗽时气道狭窄。

(七)变应性肉芽肿性血管炎(又称 Churg-Strauss 综合征)

本病主要侵犯小动脉和小静脉,常侵犯细小动脉,主要累及多器官和脏器,以肺部浸润和周围血管嗜酸性粒细胞浸润增多为特征,本病患者绝大多数可出现喘息症状,其与哮喘的鉴别要点如下:①除喘息症状外,常伴有副鼻旁窦炎(88%)、变应性鼻炎(69%)、多发性神经炎(66%~98%);②病理检查特征有嗜酸性粒细胞浸润、肉芽肿病变、坏死性血管炎。

七、治疗

(一)脱离变应原

部分患者能找到引起哮喘发作的变应原或其他非特异刺激因素,应立即使患者脱离变应原的接触。

(二)药物治疗

治疗哮喘的药物可以分为控制药物和缓解药物。①控制药物:是指需要长期每天使用的药物。这些药物主要通过抗炎作用使哮喘维持临床控制,其中包括吸入糖皮质激素(简称激素)、全身用激素、白三烯调节药、长效 β_2 受体激动药(LABA,须与吸入激素联合应用)、缓释茶碱、色甘酸钠、抗 IgE 抗体及其他有助于减少全身激素剂量的药物等。②缓解药物:是指按需使用的药物。这些药物通过迅速解除支气管痉挛从而缓解哮喘症状,其中包括速效吸入 β_2 受体激动药、全身用激素、吸入性抗胆碱能药物、短效茶碱及短效口服 β_2 受体激动药等。

1.激素

激素是最有效的控制气道炎症的药物。给药途径包括吸入、口服和静脉应用等,吸入为首选途径。

(1)吸入给药:吸入激素的局部抗炎作用强;通过吸气过程给药,药物直接作用于呼吸道,所需剂量较小。通过消化道和呼吸道进入血液药物的大部分被肝灭活,因此全身性不良反应较少。研究结果证明吸入激素可以有效减轻哮喘症状、提高生命质量、改善肺功能、降低气道高反应性、控制气道炎症,减少哮喘发作的频率和减轻发作的严重程度,降低病死率。当使用不同的吸入装置时,可能产生不同的治疗效果。多数成人哮喘患者吸入小剂量激素即可较好地控制哮喘。过多增加吸入激素剂量对控制哮喘的获益较小而不良反应增加。由于吸烟可以降低激素的效果,故吸烟患者须戒烟并给予较高剂量的吸入激素。吸入激素的剂量与预防哮喘严重急性发作的作用之间有非常明确的关系,所以,严重哮喘患者长期大剂量吸入激素是有益的。

吸入激素在口咽部局部的不良反应包括声音嘶哑、咽部不适和念珠菌感染。吸药后及时用清水含漱口咽部,选用干粉吸入剂或加用储雾器可减少上述不良反应。吸入激素的全身不良反应的大小与药物剂量、药物的生物利用度、在肠道的吸收、肝首关代谢率及全身吸收药物的半衰期等因素有关。已上市的吸入激素中丙酸氟替卡松和布地奈德的全身不良反应较少。目前有证据表明成人哮喘患者每天吸入低至中剂量激素,不会出现明显的全身不良反应。长期高剂量吸入激素后可能出现的全身不良反应包括皮肤瘀斑、肾上腺功能抑制和骨密度降低等。已有研究证据表明吸入激素可能与白内障和青光眼的发生有关,但前瞻性研究没有证据表明与后囊下白内障的发生有明确关系。目前没有证据表明吸入激素可以增加肺部感染(包括肺结核)的发生率,因此伴有活动性肺结核的哮喘患者可以在抗结核治疗的同时给予吸入激素治疗。

气雾剂给药:临床上常用的吸入激素有 4 种(表 4-4)。包括二丙酸倍氯米松、布地奈德、丙酸氟替卡松等。一般而言,使用干粉吸入装置比普通定量气雾剂方便,吸入下呼吸道的药物量较多。

溶液给药：布地奈德溶液经以压缩空气为动力的射流装置雾化吸入，对患者吸气配合的要求不高，起效较快，适用于轻中度哮喘急性发作时的治疗。

吸入激素是长期治疗哮喘的首选药物。国际上推荐的每天吸入激素剂量，见表 4-4。我国哮喘患者所需吸入激素剂量比该表中推荐的剂量要小一些。

表 4-4 常用吸入型糖皮质激素的每天剂量与互换关系

药物	低剂量(μg)	中剂量(μg)	高剂量(μg)
二丙酸倍氯米松	200～500	500～1 000	>1 000～2 000
布地奈德	200～400	400～800	>800～1 600
丙酸氟替卡松	100～250	250～500	>500～1 000
环索奈德	80～160	160～320	>320～1 280

(2)口服给药：适用于中度哮喘发作、慢性持续哮喘吸入大剂量激素联合治疗无效的患者和作为静脉应用激素治疗后的序贯治疗。一般使用半衰期较短的激素（如泼尼松、泼尼松龙或甲泼尼龙等）。对于激素依赖型哮喘，可采用每天或隔天清晨顿服给药的方式，以减少外源性激素对下丘脑-垂体-肾上腺轴的抑制作用。泼尼松的维持剂量最好每天不超过 10 mg。

长期口服激素可以引起骨质疏松症、高血压、糖尿病、下丘脑-垂体-肾上腺轴的抑制、肥胖症、白内障、青光眼、皮肤菲薄导致皮纹和瘀斑、肌无力。对于伴有结核病、寄生虫感染、骨质疏松、青光眼、糖尿病、严重忧郁或消化性溃疡的哮喘患者，全身给予激素治疗时应慎重并应密切随访。长期甚至短期全身使用激素的哮喘患者可感染致命的疱疹病毒应引起重视，尽量避免这些患者暴露于疱疹病毒是必要的。尽管全身使用激素不是一种经常使用的缓解哮喘症状的方法，但是对于严重的急性哮喘是需要的，因为它可以预防哮喘的恶化、减少因哮喘而急诊或住院的机会、预防早期复发、降低病死率。推荐剂量：泼尼松龙 30～50 mg/d，5～10 天。具体使用要根据病情的严重程度，当症状缓解或其肺功能已经达到个人最佳值，可以考虑停药或减量。地塞米松因对垂体-肾上腺的抑制作用大，不推荐长期使用。

(3)静脉给药：严重急性哮喘发作时，应经静脉及时给予琥珀酸氢化可的松（400～1 000 mg/d）或甲泼尼龙（80～160 mg/d）。无激素依赖倾向者，可在短期（3～5 天）内停药；有激素依赖倾向者应延长给药时间，控制哮喘症状后改为口服给药，并逐步减少激素用量。

2.β_2 受体激动药

通过对气道平滑肌和肥大细胞等细胞膜表面的 β_2 受体的作用，舒张气道平滑肌、减少肥大细胞和嗜碱性粒细胞脱颗粒和介质的释放、降低微血管的通透性、增加气道上皮纤毛的摆动等，缓解哮喘症状。此类药物较多，可分为短效（作用维持 4～6 小时）和长效（维持 12 小时）β_2 受体激动药。后者又可分为速效（数分钟起效）和缓慢起效（30 分钟起效）两种（表 4-5）。

表 4-5 β_2 受体激动药的分类

起效时间	作用维持时间	
	短效	长效
速效	沙丁胺醇吸入剂	福莫特罗吸入剂
	特布他林吸入剂	
	非诺特罗吸入剂	

续表

起效时间	作用维持时间	
	短效	长效
慢效	沙丁胺醇口服剂 特布他林口服剂	沙美特罗吸入剂

(1)短效 β_2 受体激动药(简称 SABA):常用的药物如沙丁胺醇和特布他林等。①吸入给药:可供吸入的短效 β_2 受体激动药包括气雾剂、干粉剂和溶液等。这类药物松弛气道平滑肌作用强,通常在数分钟内起效,疗效可维持数小时,是缓解轻至中度急性哮喘症状的首选药物,也可用于运动性哮喘。如每次吸入 100～200 μg 沙丁胺醇或 250～500 μg 特布他林,必要时每 20 分钟重复 1 次。1 小时后疗效不满意者应向医师咨询或去急诊。这类药物应按需间歇使用,不宜长期、单一使用,也不宜过量应用,否则可引起骨骼肌震颤、低血钾、心律失常等不良反应。压力型定量手控气雾剂(pMDI)和干粉吸入装置吸入短效 β_2 受体激动药不适用于重度哮喘发作;其溶液(如沙丁胺醇、特布他林、非诺特罗及其复方制剂)经雾化泵吸入适用于轻至重度哮喘发作。②口服给药:如沙丁胺醇、特布他林、丙卡特罗片等,通常在服药后 15～30 分钟起效,疗效维持 4～6 小时。如沙丁胺醇 2～4 mg,特布他林 1.25～2.5 mg,每天 3 次;丙卡特罗 25～50 μg,每天 2 次。使用虽较方便,但心悸、骨骼肌震颤等不良反应比吸入给药时明显。缓释剂型和控释剂型的平喘作用维持时间可达8～12 h,特布他林的前体药班布特罗的作用可维持 24 小时,可减少用药次数,适用于夜间哮喘患者的预防和治疗。长期、单一应用 β_2 受体激动药可造成细胞膜β_2 受体的向下调节,表现为临床耐药现象,故应予避免。③注射给药:虽然平喘作用较为迅速,但因全身不良反应的发生率较高,国内较少使用。④贴剂给药:为透皮吸收剂型。现有产品有妥洛特罗,分为 0.5 mg、1 mg、2 mg 3 种剂量。由于采用结晶储存系统来控制药物的释放,药物经过皮肤吸收,因此可以减轻全身不良反应,每天只需贴敷 1 次,效果可维持 24 小时。对预防晨降有效,使用方法简单。

(2)长效 β_2 受体激动药(简称 LABA):这类 β_2 受体激动药的分子结构中具有较长的侧链,舒张支气管平滑肌的作用可维持 12 小时以上。目前,在我国临床使用的吸入型 LABA 有 2 种。沙美特罗:经气雾剂或碟剂装置给药,给药后 30 分钟起效,平喘作用维持 12 小时以上。推荐剂量 50 μg,每天 2 次吸入。福莫特罗:经吸入装置给药,给药后 3～5 分钟起效,平喘作用维持 8～12 小时以上。平喘作用具有一定的剂量依赖性,推荐剂量 4.5～9 μg,每天 2 次吸入。吸入 LABA 适用于哮喘(尤其是夜间哮喘和运动诱发哮喘)的预防和治疗。福莫特罗因起效相对较快,也可按需用于哮喘急性发作时的治疗。

近年来推荐联合吸入激素和 LABA 治疗哮喘。这两者具有协同的抗炎和平喘作用,可获得相当于(或优于)应用加倍剂量吸入激素时的疗效,并可增加患者的依从性、减少较大剂量吸入激素引起的不良反应,尤其适合于中至重度持续哮喘患者的长期治疗。不推荐长期单独使用 LABA,应该在医师指导下与吸入激素联合使用。

3.白三烯调节药

包括半胱氨酰白三烯受体拮抗药和 5-脂氧化酶抑制药。除吸入激素外,是唯一可单独应用的长效控制药,可作为轻度哮喘的替代治疗药物和中重度哮喘的联合治疗用药。目前在国内应用主要是半胱氨酰白三烯受体拮抗药,通过对气道平滑肌和其他细胞表面白三烯受体的拮抗抑制肥大细胞和嗜酸粒细胞释放出的半胱氨酰白三烯的致喘和致炎作用，产生轻度支气管舒张和减轻变应原、运动和二氧化硫(SO_2)诱发的支气管痉挛等作用，并具有一定程度的抗炎作用。本品可减轻哮喘症状、改善肺功能、减少哮喘的恶化。但其作用不如吸入激素，也不能取代激素。作为联合治疗中的一种药物，本品可减少中至重度哮喘患者每天吸入激素的剂量，并可提高吸入激素治疗的临床疗效，联用本品与吸入激素的疗效比联用吸入LABA与吸入激素的疗效稍差。但本品服用方便。尤适用于阿司匹林哮喘、运动性哮喘和伴有过敏性鼻炎哮喘患者的治疗。本品使用较为安全。虽然有文献报道接受这类药物治疗的患者可出现 Churg-Strauss 综合征，但其与白三烯调节剂的因果关系尚未肯定，可能与减少全身应用激素的剂量有关。5-脂氧化酶抑制药齐留通可能引起肝损害，需监测肝功能。通常口服给药。白三烯受体拮抗药扎鲁司特 20 mg，每天 2 次；孟鲁司特 10 mg，每天 1 次；异丁司特 10 mg，每天 2 次。

4.茶碱

具有舒张支气管平滑肌作用，并具有强心、利尿、扩张冠状动脉、兴奋呼吸中枢和呼吸肌等作用。有研究资料显示，低浓度茶碱具有抗炎和免疫调节作用。作为症状缓解药，尽管现在临床上在治疗重症哮喘时仍然静脉使用茶碱，但短效茶碱治疗哮喘发作或恶化还存在争议，因为它在舒张支气管，与足量使用的快速 β_2 受体激动药对比，没有任何优势，但是它可能改善呼吸驱动力。不推荐已经长期服用缓释型茶碱的患者使用短效茶碱，除非该患者的血清中茶碱浓度较低或者可以进行血清茶碱浓度监测时。

口服给药包括氨茶碱和控(缓)释型茶碱。用于轻至中度哮喘发作和维持治疗。一般剂量为每天6～10 mg/kg。口服控(缓)释型茶碱后昼夜血药浓度平稳，平喘作用可维持 12～24 小时，尤其适用于夜间哮喘症状的控制。联合应用茶碱、激素和抗胆碱药物具有协同作用。但本品与 β_2 受体激动药联合应用时，易出现心率增快和心律失常，应慎用并适当减少剂量。

静脉给药：氨茶碱加入葡萄糖溶液中，缓慢静脉注射[注射速度不宜超过0.25 mg/(kg · min)]或静脉滴注，适用于哮喘急性发作且近 24 小时内未用过茶碱类药物的患者。负荷剂量为 4～6 mg/kg，维持剂量为 0.6～0.8 mg/(kg · h)。由于茶碱的“治疗窗”窄，以及茶碱代谢存在较大的个体差异，可引起心律失常、血压下降甚至死亡，在有条件的情况下应监测其血药浓度，及时调整浓度和滴速。茶碱有效、安全的血药浓度范围应在 6～15 mg/L。影响茶碱代谢的因素较多，如发热性疾病、妊娠，抗结核治疗可以降低茶碱的血药浓度；而肝脏疾病、充血性心力衰竭以及合用西咪替丁或喹诺酮类、大环内酯类等药物均可影响茶碱代谢而使其排泄减慢，增加茶碱的毒性作用，应引起临床医师的重视，并酌情调整剂量。多索茶碱的作用与氨茶碱相同，但不良反应较轻。双羟丙茶碱的作用较弱，不良反应也较少。

5.抗胆碱药物

吸入抗胆碱药物如溴化异丙托品、溴化氧托品和溴化泰乌托品等，可阻断节后迷走神经传出支，通过降低迷走神经张力而舒张支气管。其舒张支气管的作用比 β_2 受体激动药弱，起效也较慢，但长期应用不易产生耐药，对老年人的疗效不低于年轻人。

本品有气雾剂和雾化溶液两种剂型。经 pMDI 吸入溴化异丙托品气雾剂，常用剂量为，每天 3～4 次；经雾化泵吸入溴化异丙托品溶液的常用剂量为 50～125 μg，每天 3～4 次。溴化泰乌托品系新近上市的长效抗胆碱药物，对 M_1 和 M_3 受体具有选择性抑制作用，仅需每天 1 次吸入给药。本品与 β_2 受体激动药联合应用具有协同、互补作用。本品对有吸烟史的老年哮喘患者较为适宜，但对妊娠早期妇女和患有青光眼或前列腺肥大的患者应慎用。尽管溴化异丙托品被用在

一些因不能耐受 β_2 受体激动药的哮喘患者上，但是到目前为止尚没有证据表明它对哮喘长期管理方面有显著效果。

6.抗 IgE 治疗

抗 IgE 单克隆抗体可应用于血清 IgE 水平增高的哮喘患者。目前它主要用于经过吸入糖皮质激素和 LABA 联合治疗后症状仍未控制的严重哮喘患者。目前在 11～50 岁的哮喘患者的治疗研究中尚没有发现抗 IgE 治疗有明显不良反应，但因该药临床使用的时间尚短，其远期疗效与安全性有待进一步观察。价格昂贵也使其临床应用受到限制。

7.变应原特异性免疫疗法(SIT)

通过皮下给予常见吸入变应原提取液(如尘螨、猫毛、豚草等)，可减轻哮喘症状和降低气道高反应性，适用于变应原明确但难以避免的哮喘患者。其远期疗效和安全性尚待进一步研究与评价。变应原制备的标准化也有待加强。哮喘患者应用此疗法应严格在医师指导下进行。目前已试用舌下给药的变应原免疫疗法。SIT 应该是在严格的环境隔离和药物干预无效(包括吸入激素)情况下考虑的治疗方法。现在没有研究比较其和药物干预的疗效差异。现在还没有证据支持使用复合变应原进行免疫治疗的价值。

8.其他治疗哮喘药物

(1)抗组胺药物：口服第二代抗组胺药物(H_1 受体拮抗药)如酮替芬、氯雷他定、阿司咪唑、氮䓬司丁、特非那定等具有抗变态反应作用，在哮喘治疗中的作用较弱。可用于伴有变应性鼻炎哮喘患者的治疗。这类药物的不良反应主要是嗜睡。阿司咪唑和特非那定可引起严重的心血管不良反应，应谨慎使用。

(2)其他口服抗变态反应药物：如曲尼司特、瑞吡司特等可应用于轻至中度哮喘的治疗。其主要不良反应是嗜睡。

(3)可能减少口服糖皮质激素剂量的药物：包括口服免疫调节药(甲氨蝶呤、环孢素、金制剂等)、某些大环内酯类抗生素和静脉应用免疫球蛋白等。其疗效尚待进一步研究。

(4)中医中药：采用辨证施治，有助于慢性缓解期哮喘的治疗。有必要对临床疗效较为确切的中(成)药或方剂开展多中心随机双盲的临床研究。

(三)急性发作期的治疗

哮喘急性发作的治疗取决于发作的严重程度以及对治疗的反应。治疗的目的在于尽快缓解症状、解除气流受限和低氧血症，同时还需要制定长期治疗方案以预防再次急性发作。

对于具有哮喘相关死亡高危因素的患者，需要给予高度重视，这些患者应当尽早到医疗机构就诊。高危患者：①曾经有过气管插管和机械通气的濒于致死性哮喘的病史；②在过去 1 年中因为哮喘而住院或看急诊；③正在使用或最近刚刚停用口服激素；④目前未使用吸入激素；⑤过分依赖速效 β_2 受体激动药，特别是每月使用沙丁胺醇(或等效药物)超过 1 支的患者；⑥有心理疾病或社会心理问题，包括使用镇静药；⑦有对哮喘治疗计划不依从的历史。

轻度和部分中度急性发作可以在家庭中或社区中治疗。家庭或社区中的治疗措施主要为重复吸入速效 β_2 受体激动药，在第 1 小时每 20 分钟吸入 2～4 喷。随后根据治疗反应，轻度急性发作可调整为每3～4 小时2～4 喷，中度急性发作每 1～2 小时 6～10 喷。如果对吸入性β_2 受体激动药反应良好(呼吸困难显著缓解，PEF 占预计值＞80％或个人最佳值，且疗效维持3～4 小时)，通常不需要使用其他的药物。如果治疗反应不完全，尤其是在控制性治疗的基础上发生的急性发作，应尽早口服激素(泼尼松龙0.5～1 mg/kg或等效剂量的其他激素)，必要时到医院就诊。

部分中度和所有重度急性发作均应到急诊室或医院治疗。除氧疗外，应重复使用速效 $β_2$ 受体激动药，可通过压力定量气雾剂的储雾器给药，也可通过射流雾化装置给药。推荐在初始治疗时连续雾化给药，随后根据需要间断给药(每 4 小时 1 次)。目前尚无证据支持常规静脉使用 $β_2$ 受体激动药。联合使用$β_2$ 受体激动药和抗胆碱能制剂(如异丙托溴铵)能够取得更好的支气管舒张作用。茶碱的支气管舒张作用弱于 SABA，不良反应较大应谨慎使用。对规则服用茶碱缓释制剂的患者，静脉使用茶碱应尽可能监测茶碱血药浓度。中重度哮喘急性发作应尽早使用全身激素，特别是对速效 $β_2$ 受体激动药初始治疗反应不完全或疗效不能维持，以及在口服激素基础上仍然出现急性发作的患者。口服激素与静脉给药疗效相当，不良反应小。

推荐用法：泼尼松龙 30～50 mg 或等效的其他激素，每天单次给药。严重的急性发作或口服激素不能耐受时，可采用静脉注射或滴注，如甲基泼尼松龙 80～160 mg，或氢化可的松 400～1 000 mg分次给药。地塞米松因半衰期较长，对肾上腺皮质功能抑制作用较强，一般不推荐使用。静脉给药和口服给药的序贯疗法有可能减少激素用量和不良反应，如静脉使用激素2～3 天，继之以口服激素 3～5 天。不推荐常规使用镁制剂，可用于重度急性发作($FEV_1$25%～30%)或对初始治疗反应不良者。

重度和危重哮喘急性发作经过上述药物治疗，临床症状和肺功能无改善甚至继续恶化者，应及时给予机械通气治疗，其指征主要包括意识改变、呼吸肌疲劳、$PaCO_2$ 不低于 6.0 kPa (45 mmHg)等。可先采用经鼻(面)罩无创机械通气，若无效应及早行气管插管机械通气。哮喘急性发作机械通气需要较高的吸气压，可使用适当水平的呼气末正压(PEEP)治疗。如果需要过高的气道峰压和平台压才能维持正常通气容积，可试用允许性高碳酸血症通气策略以减少呼吸机相关肺损伤。

初始治疗症状显著改善，PEF 或 FEV_1 占预计值的百分比恢复到或个人最佳值 60%者以上可回家继续治疗，PEF 或 FEV_1 为 40%～60%者应在监护下回到家庭或社区继续治疗，治疗前 PEF 或 FEV_1 低于 25%或治疗后低于 40%者应入院治疗。在出院时或近期的随访时，应当为患者制订一个详细的行动计划，审核患者是否正确使用药物、吸入装置和峰流速仪，找到急性发作的诱因并制订避免接触的措施，调整控制性治疗方案。严重的哮喘急性发作意味着哮喘管理的失败，这些患者应当给予密切监护、长期随访，并进行长期哮喘教育。

大多数哮喘急性发作并非由细菌感染引起，应严格控制抗菌药物的使用指征，除非有细菌感染的证据，或属于重度或危重哮喘急性发作。

(四)慢性持续期的治疗

哮喘的治疗应以患者的病情严重程度为基础，根据其控制水平类别选择适当的治疗方案。哮喘药物的选择既要考虑药物的疗效及其安全性，也要考虑患者的实际状况，如经济收入和当地的医疗资源等。要为每个初诊患者制订哮喘防治计划，定期随访、监测，改善患者的依从性，并根据患者病情变化及时修订治疗方案。哮喘患者长期治疗方案分为 5 级(表 4-6)。

对以往未经规范治疗的初诊哮喘患者可选择第 2 级治疗方案，哮喘患者症状明显，应直接选择第 3 级治疗方案。从第 2 级到第 5 级的治疗方案中都有不同的哮喘控制药物可供选择。而在每一级中都应按需使用缓解药物，以迅速缓解哮喘症状。如果使用含有福莫特罗和布地奈德单一吸入装置进行联合治疗时，可作为控制和缓解药物应用。

表 4-6　根据哮喘病情控制分级制订治疗方案

第1级	第2级	第3级	第4级	第5级
哮喘教育、环境控制				
按需使用短效 β_2 受体激动药	按需使用短效 β_2 受体激动药			
控制性药物	选用1种	选用1种	加用1种或以上	加用1种或2种
	低剂量 ICS	低剂量的 ICS 加 LABA	中高剂量的 ICS 加 LABA	口服最小剂量的糖皮质激素
	白三烯调节药	中高剂量的 ICS	白三烯调节药	抗 IgE 治疗
		低剂量的 ICS 加白三烯调节药	缓释茶碱	
		低剂量的 ICS 加缓释茶碱		

ICS:吸入糖皮质激素

如果使用该分级治疗方案不能够使哮喘得到控制,治疗方案应该升级直至达到哮喘控制为止。当哮喘控制并维持至少3个月后,治疗方案可考虑降级。建议减量方案:①单独使用中至高剂量吸入激素的患者,将吸入激素剂量减少50%;②单独使用低剂量激素的患者,可改为每天1次用药;③联合吸入激素和LABA的患者,将吸入激素剂量减少约50%,仍继续使用LABA联合治疗。当达到低剂量联合治疗时,可选择改为每天1次联合用药或停用LABA,单用吸入激素治疗。若患者使用最低剂量控制药物达到哮喘控制1年,并且哮喘症状不再发作,可考虑停用药物治疗。上述减量方案尚待进一步验证。通常情况下,患者在初诊后2～4周回访,以后每1～3个月随访1次。出现哮喘发作时应及时就诊,哮喘发作后2周至1个月内进行回访。

对于我国贫困地区或低经济收入的哮喘患者,视其病情严重度不同,长期控制哮喘的药物推荐使用:①吸入低剂量激素;②口服缓释茶碱;③吸入激素联合口服缓释茶碱;④口服激素和缓释茶碱。这些治疗方案的疗效与安全性需要进一步临床研究,尤其要监测长期口服激素可能引起的全身不良反应。

八、教育与管理

尽管哮喘尚不能根治,但通过有效的哮喘管理,通常可以实现哮喘控制。成功的哮喘管理目标:①达到并维持症状的控制;②维持正常活动,包括运动能力;③维持肺功能水平尽量接近正常;④预防哮喘急性加重;⑤避免因哮喘药物治疗导致的不良反应;⑥预防哮喘导致的死亡。

建立医患之间的合作关系是实现有效的哮喘管理的首要措施。其目的是指导患者自我管理,对治疗目标达成共识,制定个体化的书面管理计划,包括自我监测、对治疗方案和哮喘控制水平周期性评估、在症状和/或PEF提示哮喘控制水平变化的情况下,针对控制水平及时调整治疗以达到并维持哮喘控制。其中对患者进行哮喘教育是最基本的环节。

(一)哮喘教育

哮喘教育必须成为医患之间所有互助关系中的组成部分。对医院、社区、专科医师、全科医师及其他医务人员进行继续教育,通过培训哮喘管理知识,提高与患者沟通技巧,做好患者及家属教育。患者教育的目标是增加理解、增强技能、增加满意度、增强自信心、增加依从性和自我管理能力,增进健康减少卫生保健资源使用。

1.教育内容

(1)通过长期规范治疗能够有效控制哮喘。

(2)避免触发、诱发因素方法。

(3)哮喘的本质、发病机制。

(4)哮喘长期治疗方法。

(5)药物吸入装置及使用方法。

(6)自我监测,即如何测定、记录、解释哮喘日记内容、症状评分、应用药物、PEF,哮喘控制测试(ACT)变化。

(7)哮喘先兆、哮喘发作征象和相应自我处理方法,如何、何时就医。

(8)哮喘防治药物知识。

(9)如何根据自我监测结果判定控制水平,选择治疗。

(10)心理因素在哮喘发病中的作用。

2.教育方式

(1)初诊教育:最重要的基础教育和启蒙教育,是医患合作关系起始的个体化教育,首先应提供患者诊断信息,了解患者对哮喘治疗的期望和可实现的程度,并至少进行以上(1)至(6)内容教育,预约复诊时间,提供教育材料。

(2)随访教育和评价:长期管理方法,随访时应回答患者的疑问、评估最初疗效。定期评价、纠正吸入技术和监测技术,评价书面管理计划,理解实施程度,反复提供更新教育材料。

(3)集中教育:定期开办哮喘学校、学习班、俱乐部、联谊会进行大课教育和集中答疑。

(4)自学教育:通过阅读报纸、杂志、文章、看电视节目、听广播进行。

(5)网络教育:通过中国哮喘联盟网、全球哮喘防治创议网 GINA 等或互动多媒体技术传播防治信息。

(6)互助学习:举办患者防治哮喘经验交流会。

(7)定点教育:与社区卫生单位合作,有计划开展社区、患者、公众教育。

(8)调动全社会各阶层力量宣传普及哮喘防治知识。

哮喘教育是一个长期、持续过程,需要经常教育,反复强化,不断更新,持之以恒。

(二)哮喘管理

1.确定并减少危险因素接触

尽管对已确诊的哮喘患者应用药物干预,对控制症状和改善生活质量非常有效,但仍应尽可能避免或减少接触危险因素,以预防哮喘发病和症状加重。

许多危险因素可引起哮喘急性加重,被称为"触发因素",包括变应原、病毒感染、污染物、烟草烟雾、药物。减少患者对危险因素的接触,可改善哮喘控制并减少治疗药物需求量。早期确定职业性致敏因素,并防止患者进一步接触,是职业性哮喘管理的重要组成部分。

2.评估、治疗和监测

哮喘治疗的目标是达到并维持哮喘控制。大多数患者或家属通过医患合作制定的药物干预策略,能够达到这一目标,患者的起始治疗及调整是以患者的哮喘控制水平为依据,包括评估哮喘控制、治疗以达到控制,以及监测以维持控制这样一个持续循环过程(图 4-1)。

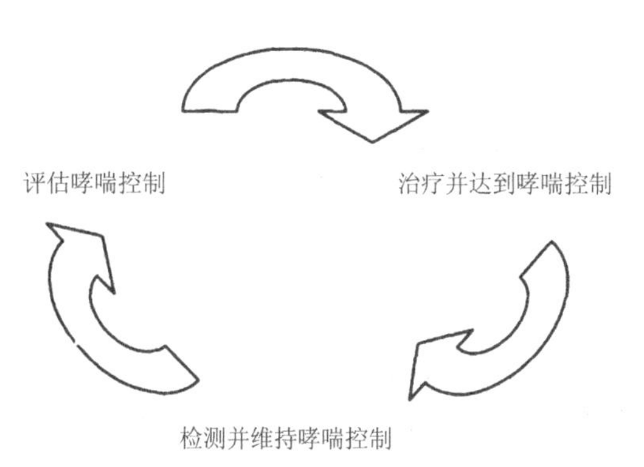

图 4-1　哮喘长期管理的循环模拟图

一些经过临床验证的哮喘控制评估工具如哮喘控制测试(ACT)、哮喘控制问卷(ACQ)、哮喘治疗评估问卷(ATAQ)等,也可用于评估哮喘控制水平。经国内多中心验证表明哮喘评估工具 ACT 不仅易学易用且适合中国国情。ACT 仅通过回答有关哮喘症状和生活质量的 5 个问题的评分进行综合判定,25 分为控制、20～24 分为部分控制、20 分以下为未控制,并不需要患者检查肺功能。这些问卷不仅用于临床研究,还可以在临床工作中评估患者的哮喘控制水平,通过长期连续检测维持哮喘控制,尤其适合在基层医疗机构推广,作为肺功能的补充,既适用于医师,也适用于患者自我评估哮喘控制,患者可以在家庭或医院,就诊前或就诊期间完成哮喘控制水平的自我评估。这些问卷有助于改进哮喘控制的评估方法并增进医患双向交流,提供了反复使用的客观指标,以便长期监测(表 4-7)。

表 4-7　哮喘控制测试(ACT)

问题	内容					
问题 1	在过去 4 周内,在工作、学习或家庭中,有多少时候哮喘妨碍您进行日常活动					
	所有时间 1	大多数时间 2	有些时候 3	很少时候 4	没有 5	得分
问题 2	在过去 4 周内,您有多少次呼吸困难?					
	每天不止 1 次 1	每天 1 次 2	每周 3 至 6 次 3	每周 1 至 2 次 4	完全没有 5	得分
问题 3	在过去 4 周内,因为哮喘症状(喘息、咳嗽、呼吸困难、胸闷或疼痛),您有多少次在夜间醒来或早上比平时早醒					
	每周 4 晚或更多 1	每周 2 至 3 晚 2	每周 1 次 3	1 至 2 次 4	没有 5	得分
问题 4	在过去 4 周内,您有多少次使用急救药物治疗(如沙丁胺醇)?					
	每天 3 次以上 1	每天 1 至 2 次 2	每周 2 至 3 次 3	每周 1 次或更少 4	没有 5	得分
问题 5	您如何评价过去 4 周内,您的哮喘控制情况?					
	没有控制 1	控制很差 2	有所控制 3	控制很好 4	完全控制 5	得分

第 1 步:请将每个问题的得分写在右侧的框中。请尽可能如实回答,这将有助于与医师讨论您的哮喘;第 2 步:把每一题的分数相加得出总分;第 3 步:寻找总分的含义。25 分:完全控制;20～24 分:部分控制;低于 20 分:未得到控制

在哮喘长期管理治疗过程中,必须采用评估哮喘控制方法,连续监测提供可重复的客观指标,从而调整治疗,确定维持哮喘控制所需的最低治疗级别,以便维持哮喘控制,降低医疗成本。

（高瑞华）

第二节 支气管扩张

支气管扩张是支气管慢性异常扩张性疾病，直径＞2 mm中等大小近端支气管及其周围组织慢性炎症，以及支气管阻塞，引起支气管组织结构较严重的病理性破坏所致。儿童及青少年多见，常继发于麻疹、百日咳后的支气管炎，迁延不愈的支气管肺炎等。主要症状为慢性咳嗽、咳大量脓痰和/或反复咯血。

一、病因和发病机制

(一)支气管-肺组织感染

婴幼儿时期支气管肺组织感染是支气管扩张最常见的病因。由于婴幼儿支气管较细，且支气管壁发育尚未完善，管壁薄弱，易于阻塞和遭受破坏。反复感染破坏支气管壁各层组织，尤其是肌层组织及弹性组织的破坏，减弱了对管壁的支撑作用。支气管炎使支气管黏膜充血、水肿、分泌物堵塞引流不畅，从而加重感染。左下叶支气管细长且位置低，受心脏影响，感染后引流不畅，故发病率高。左舌叶支气管开口与左下叶背段支气管开口相邻，易被左下叶背段感染累及，因此两叶支气管同时扩张也常见。

支气管内膜结核引起管腔狭窄、阻塞、引流不畅，导致支气管扩张。肺结核纤维组织增生、牵拉收缩，也导致支气管变形扩张，因肺结核多发于上叶，引流好，痰量不多或无痰，所以称之为“干性”支气管扩张。其他如吸入腐蚀性气体、支气管曲霉菌感染、胸膜粘连等可损伤或牵拉支气管壁，反复继发感染，引起支气管扩张。

(二)支气管阻塞

肿瘤、支气管异物和感染均引起支气管腔内阻塞，支气管周围肿大淋巴结或肿瘤的外压可致支气管阻塞。支气管阻塞导致肺不张，失去肺泡弹性组织缓冲，胸腔负压直接牵拉支气管壁引起支气管扩张。右肺中叶支气管细长，有三组淋巴结围绕，因非特异性或结核性淋巴结炎而肿大，从而压迫支气管，引起右肺中叶肺不张和反复感染，又称“中叶综合征”。

(三)支气管先天性发育障碍和遗传因素

支气管先天发育障碍，如巨大气管-支气管症，可能是先天性结缔组织异常、管壁薄弱所致的扩张。因软骨发育不全或弹性纤维不足，导致局部管壁薄弱或弹性较差所致支气管扩张，常伴有鼻旁窦炎及内脏转位(右位心)，称为Kartagener综合征。与遗传因素有关的肺囊性纤维化，由于支气管黏液腺分泌大量黏稠黏液，分泌物潴留在支气管内引起阻塞、肺不张和反复继发感染，可发生支气管扩张。遗传性α_1-抗胰蛋白酶缺乏症也伴有支气管扩张。

(四)全身性疾病

近年来发现类风湿关节炎、克罗恩病、溃疡性结肠炎、系统性红斑狼疮、支气管哮喘和泛细支气管炎等疾病可同时伴有支气管扩张。一些不明原因的支气管扩张，其体液和细胞免疫功能有不同程度的异常，提示支气管扩张可能与机体免疫功能失调有关。

二、病理

发生支气管扩张的主要原因是炎症。支气管壁弹力组织、肌层及软骨均遭到破坏，由纤维组织取代,使管腔逐渐扩张。支气管扩张的形状可为柱状或囊状,也常混合存在呈囊柱状。典型的病理改变为支气管壁全层均有破坏,黏膜表面常有溃疡及急、慢性炎症,纤毛柱状上皮细胞鳞状化生、萎缩,杯状细胞和黏液腺增生,管腔变形、扭曲、扩张,腔内含有多量分泌物。常伴毛细血管扩张,或支气管动脉和肺动脉的终末支扩张与吻合,进而形成血管瘤,破裂可出现反复大量咯血。支气管扩张发生反复感染,病变范围扩大蔓延,逐渐发展影响肺通气功能及肺弥散功能,导致肺动脉高压,引起肺心病、右心衰竭。

三、临床表现

本病多起病于小儿或青年,呈慢性经过,多数患者在童年期有麻疹、百日咳或支气管肺炎迁延不愈的病史。早期常无症状,随病情发展可出现典型临床症状。

(一)症状

1.慢性咳嗽、大量脓痰

与体位改变有关,每天痰量可达100～400 mL,支气管扩张分泌物积潴,体位变动时分泌物刺激支气管黏膜,引起咳嗽和排痰。痰液静置后分3层:上层为泡沫,中层为黏液或脓性黏液,底层为坏死组织沉淀物。合并厌氧菌混合感染时,则痰有臭味,常见病原体为铜绿假单胞菌、金黄色葡萄球菌、流感嗜血杆菌、肺炎链球菌和卡他莫拉菌。

2.反复咯血

50%～70%的患者有不同程度的咯血史,从痰中带血至大量咯血,咯血量与病情严重程度、病变范围不一定成比例。部分患者以反复咯血为唯一症状,平时无咳嗽、咳脓痰等症状,称为干性支气管扩张,病变多位于引流良好的上叶支气管。

3.反复肺部感染

特点为同一肺段反复发生肺炎并迁延不愈,此由于扩张的支气管清除分泌物的功能丧失,引流差,易于反复发生感染。

4.慢性感染中毒症状

反复感染可引起发热、乏力、头痛、食欲减退等,病程较长者可有消瘦、贫血,儿童可影响生长发育。

(二)体征

早期或干性支气管扩张可无异常肺部体征。典型者在下胸部、背部可闻及固定、持久的局限性粗湿啰音,有时可闻及哮鸣音。部分慢性患者伴有杵状指(趾),病程长者可有贫血和营养不良,出现肺炎、肺脓肿、肺气肿、肺心病等并发症时可有相应体征。

四、实验室检查及辅助检查

(一)实验室检查

白细胞总数与分类一般正常,急性感染时白细胞总数及中性粒细胞比例可增高,贫血患者血红蛋白下降,血沉可增快。

(二)X线检查

早期轻症患者胸部平片可无特殊发现,典型X线表现为一侧或双侧下肺纹理增粗紊乱,其中有多个不规则的透亮阴影,或沿支气管分布的蜂窝状、卷发状阴影,急性感染时阴影内可出现小液平面。柱状支气管扩张的X线表现是“轨道征”,系增厚的支气管壁影。胸部CT显示支气管管壁增厚的柱状扩张，并延伸至肺周边，或成串、成簇的囊状改变，可含气液平面。支气管造影可确诊此病，并明确支气管扩张的部位、形态、范围和病变严重程度，为手术治疗提供资料。高分辨CT较常规CT具有更高的空间和密度分辨力，能够显示以次级肺小叶为基本单位的肺内细微结构，已基本取代支气管造影(图4-2)。

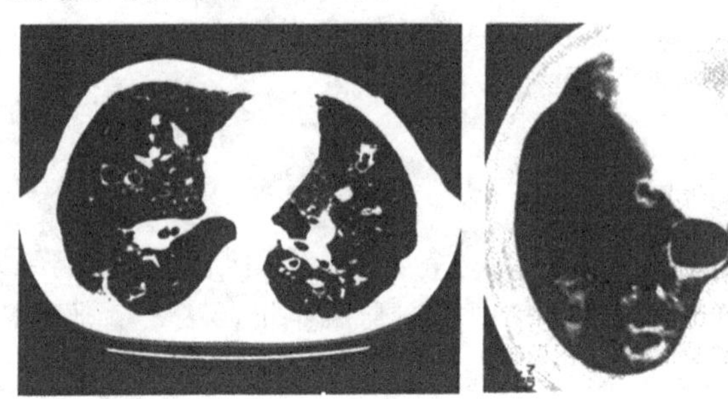

图4-2 胸部CT

(三)支气管镜检

可发现出血、扩张或阻塞部位及原因，可进行局部灌洗、清除阻塞，局部止血，取灌洗液行细菌学、细胞学检查，有助于诊断、鉴别诊断与治疗。

五、诊断

根据慢性咳嗽、咳大量脓痰、反复咯血和肺同一肺段反复感染等病史，查体于下胸部及背部可闻及固定而持久的粗湿啰音、结合童年期有诱发支气管扩张的呼吸道感染病史，X线显示局部肺纹理增粗、紊乱或呈蜂窝状、卷发状阴影，可做出初步临床诊断，支气管造影或高分辨CT可明确诊断。

六、鉴别诊断

(一)慢性支气管炎

多发生于中老年吸烟者，于气候多变的冬春季节咳嗽、咳痰明显，多为白色黏液痰，感染急性发作时出现脓性痰，反复咯血症状不多见，两肺底散在的干湿啰音，咳嗽后可消失。胸片肺纹理紊乱，或有肺气肿改变。

(二)肺脓肿

起病急，全身中毒症状重，有高热、咳嗽、大量脓臭痰，X线检查可见局部浓密炎症阴影，其中有空洞伴气液平面，有效抗生素治疗炎症可完全吸收。慢性肺脓肿则以往有急性肺脓肿的病史。支气管扩张和肺脓肿可以并存。

(三)肺结核

常有低热、盗汗、乏力等结核中毒症状，干、湿性啰音多位于上肺部，X线胸片和痰结核分枝杆菌检查可做出诊断。结核可合并支气管扩张，部位多见于双肺上叶及下叶背段支气管。

(四)先天性肺囊肿

是一种先天性疾病，无感染时可无症状，X线检查可见多个薄壁的圆形或椭圆形阴影，边界纤细，周围肺组织无炎症浸润，胸部CT检查和支气管造影有助于诊断。

(五)弥漫性泛细支气管炎

慢性咳嗽、咳痰，活动时呼吸困难，合并慢性鼻旁窦炎，胸片与胸CT有弥漫分布的边界不太清楚的小结节影。类风湿因子、抗核抗体、冷凝集试验可呈阳性,需病理学确诊。大环内酯类的抗生素治疗 2 个月以上有效。

七、治疗

支气管扩张的治疗原则是防治呼吸道反复感染,保持呼吸道引流通畅,必要时手术治疗。

(一)控制感染

控制感染是急性感染期的主要治疗措施。应根据病情参考细菌培养及药物敏感试验结果选用抗菌药物。轻者可选用氨苄西林或阿莫西林 0.5 g,一天 4 次,或用第一、第二代头孢菌素;也可用氟喹诺酮类或磺胺类药物。重症患者需静脉联合用药;如三代头孢菌素加氨基糖苷类药物有协同作用。假单胞菌属细菌感染者可选用头孢他啶、头孢吡肟和亚胺培南等。若痰有臭味,多伴有厌氧菌感染,则可加用甲硝唑 0.5 g 静脉滴注,一天 2～3 次;或替硝唑 0.4～0.8 g 静脉滴注,一天 2 次。其他抗菌药物如大环内酯类、四环素类可酌情应用。经治疗后如体温正常,脓痰明显减少,则 1 周左右考虑停药。缓解期不必常规使用抗菌药物,应适当锻炼,增强体质。

(二)清除痰液

清除痰液是控制感染和减轻全身中毒症状的关键。

1.祛痰剂

口服氯化铵 0.3～0.6 g,或溴己新 8～16 mg,每天 3 次。

2.支气管舒张剂

由于支气管痉挛,部分患者痰液排出困难,在无咳血的情况下,可口服氨茶碱0.1～0.2 g,一天 3～4 次或其他缓解气道痉挛的药物,也可加用 β_2-受体激动剂或异丙托溴铵吸入。

3.体位引流

体位引流是根据病变部位采取不同的体位,原则上使患处处于高位,引流支气管的开口朝下,以利于痰液排入大气道咳出,对于痰量多、不易咳出者更重要。每天 2～4 次,每次 15～30 分钟。引流前可行雾化吸入,体位引流时轻拍病变部位以提高引流效果。

4.纤维支气管镜吸痰

若体位引流痰液难以排出,可行纤维支气管镜吸痰,清除阻塞。可用生理盐水冲洗稀释痰液,并局部应用抗生素治疗,效果明显。

(三)咯血的处理

大咯血最重要的环节是防止窒息。若经内科治疗未能控制,可行支气管动脉造影,对出血的小动脉定位后注入吸收性明胶海绵或聚乙烯醇栓,或导入钢圈进行栓塞止血。

(四)手术治疗

适用于心肺功能良好,反复呼吸道感染或大咯血内科治疗无效,病变范围局限于一叶或一侧肺组织者。危及生命的大咯血,明确出血部位时部分病患需急诊手术。

八、预防及预后

积极防治婴幼儿麻疹、百日咳、支气管肺炎及肺结核等慢性呼吸道疾病,增强机体免疫及抗病能力,防止异物及尘埃误吸,预防呼吸道感染。

病变较轻者及病灶局限内科治疗无效手术切除者预后好;病灶广泛,后期并发肺心病者预后差。

(葛云茜)

第三节　上气道梗阻

上气道指鼻至气管隆嵴一段的传导性气道，通常以胸腔入口（体表标志为胸骨上切迹）为标志，分为胸腔外上气道和胸腔内上气道两部分。上气道疾病颇多，部分归入鼻咽喉科的诊治范围，也有不少就诊于呼吸内科，或者划界并不明确，如鼾症和睡眠呼吸暂停综合征。上气道疾病最常见和最具特征性的症状是上气道阻塞（upper airway obstruction，UAO）。本节用症状而不用疾病单独讨论旨在强调：①UAO 有别于下气道（或弥漫性气道）阻塞（如 COPD、哮喘），需要注意鉴别，而临床常有将上气道阻塞长期误诊为哮喘者；②UAO 又分为急性和慢性，前者为呼吸急诊，需要紧急处理，不得丝毫延误；③UAO 具有特征性的肺功能流量-容积（F-V）环的变化，临床医师应当善于运用这项检查识别不同类型的 UAO。

一、上气道阻塞的原因

按急性和慢性列于表 4-8。

表 4-8　上气道阻塞的原因

	一般原因	儿童上气道阻塞的附加原因
急性	异物吸入 水肿：过敏性、血管神经性、烟雾吸入 感染：扁桃体炎、咽炎、会厌炎、咽后壁脓肿、急性阻塞性喉气管支气管炎（croup）、免疫抑制患者喉念珠菌病	喉炎、免疫抑制儿童的喉部病变、白喉
慢性	声带：麻痹、功能障碍 气管异常：气管支气管软化、复发性多软骨炎、气管支气管扩大、骨质沉着性气管支气管病 浆细胞病变：气管支气管淀粉样变 肉芽肿性疾病：结节病（咽、气管/主支气管、纵隔淋巴结压迫）、结核（咽后壁脓肿，喉、气管/主支气管、纵隔淋巴结压迫） 韦格纳肉芽肿（声门下狭窄、溃疡性气管支气管炎） 气管狭窄：插管后、气管切开后、创伤、食管失弛缓症 气管受压/受犯：甲状腺肿、甲状腺癌、食管癌、纵隔肿瘤（淋巴瘤、淋巴结转移肿瘤）、主动脉瘤 肿瘤：咽/喉/气管（乳头状瘤病）	唐氏综合征（各种原因的多部位病变或狭窄）、小颏、先天性喉鸣、血管环（双主动脉弓畸形）压迫气管、先天性声门下狭窄、黏多糖病

二、病理生理和肺功能改变

胸外的上气道处于大气压下，胸内部分则在胸腔内压作用之下。气管内外两侧的压力差为跨壁压。当气管外压大于胸腔内压，跨壁压为正值，气道则趋于闭合；当跨壁压为负值时，即气管内压大于气管外压，气管通畅（图 4-3）。上气道阻塞主要使患者肺泡通气减少，弥散功能则多属正常。上气道阻塞的位置、程度、性质(固定型或可变型)及呼气或吸气相压力的变化,引起患者出现不同的病理生理改变,产生吸气气流受限、呼气气流受限,抑或两者均受限。临床上,根据呼吸气流受阻的不同可将上气道阻塞分为3种,即可变型胸外上气道阻塞、可变型胸内上气道阻塞和固定型上气道阻塞。

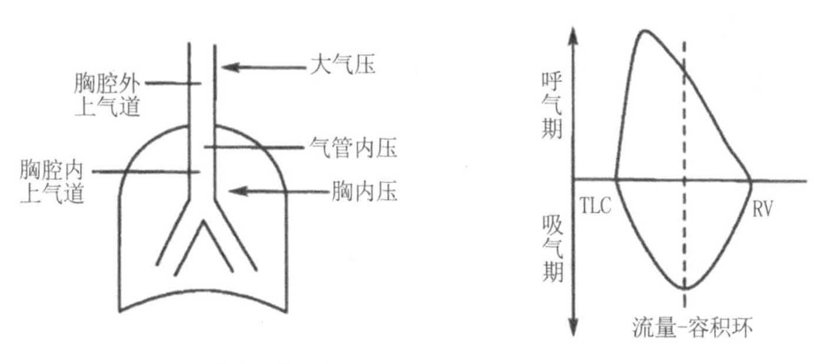

图 4-3 与气道口径有关的压力及正常流量-容积环

(一)可变型胸外上气道阻塞

可变型阻塞指梗阻部位气管内腔大小可因气管内外压力改变而变化的上气道阻塞,见于气管软化及声带麻痹等疾病的患者。正常情况下,胸外上气道外周的压力在整个呼吸周期均为大气压,吸气时由于气道内压降低,引起跨壁压增大,其作用方向为由管外向管内,导致胸外上气道倾向于缩小。存在可变型胸外上气道阻塞的患者,当其用力吸气时,由于 Ventuff 效应和湍流导致阻塞远端的气道压力显著降低,跨壁压明显增大,引起阻塞部位气道口径进一步缩小,出现吸气气流严重受阻;相反,当其用力呼气时,气管内压力增加,由于跨壁压降低,其阻塞程度可有所减轻。动态流量-容积环表现为吸气流速受限而呈现吸气平台,但呼气流速受限较轻则不出现平台,甚或呈现正常图形,50%肺活量用力呼气流速($FEF_{50\%}$)与50%肺活量用力吸气流速($FIF_{50\%}$)之比($FEF_{50\%}/FIF_{50\%}$)>1.0,见图4-4。

(二)可变型胸内上气道阻塞

可变型胸内上气道阻塞,见于胸内气道的气管软化及肿瘤患者。由于胸内上气道周围的压力与胸腔内压接近,管腔外压(胸腔内压)与管腔内压相比为负压,跨壁压的作用方向由管腔内向管腔外,导致胸内气道倾向于扩张。当患者用力呼气时,Venturi 效应和湍流可使阻塞近端的气道压力降低,也引起阻塞部位气道口径进一步缩小,但出现呼气气流严重受阻。动态流量-容积环描记 $FEF_{50\%}/FIF_{50\%} \leqslant 0.2$,见图4-4。

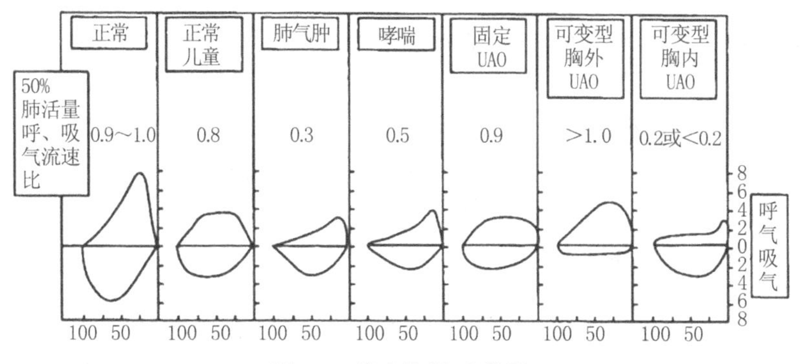

图 4-4 动态流量-容积环

(三)固定型上气道阻塞

固定型上气道阻塞指上气道阻塞性病变部位僵硬固定,呼吸时跨壁压的改变不能引起梗阻部位的气道口径变化,见于气管狭窄和甲状腺肿瘤患者。这类患者,其吸气和呼气时气流均明显受限且程度相近,动态流量-容积环的吸气流速和呼气流速均呈现平台。多数学者认为,50%肺活量时呼气流速与吸气流速之比($FEF_{50\%}/FIF_{50\%}$)等于1是固定型上气道阻塞的特征。但与阻塞病变邻近的正常气道可出现可变型阻塞,对$FEF_{50\%}/FIF_{50\%}$有一定的影响,应予以注意。

三、临床表现

急性上气道阻塞通常呈现突发性严重呼吸困难,听诊可闻及喘鸣音。初起喘鸣音呈吸气性,随着病情进展可出现呼气鼾鸣声。严重者可有缺氧等急性呼吸衰竭的表现。慢性上气道阻塞早期症状不明显。逐渐出现刺激性干咳、气急。喘鸣音可以传导至胸,因而容易误判为肺部哮鸣音,误诊为哮喘或COPD。因病因不同可有相应的症状或体征,如肿瘤常有痰中带血,声带麻痹则有声嘶和犬吠样咳嗽。

四、诊断

基本要点和程序:①对可疑患者的搜寻;②肺功能检测,特别要描记流量-容积曲线;③影像学或鼻咽喉科检查,寻找阻塞及其定位;④必要时借助喉镜或纤维支气管镜进行活组织检查,确立病理学诊断。

五、呼吸内科涉及上气道梗阻(UAO)的主要疾病及治疗

从定位而言呼吸内科涉及的UAO指气管疾病,即胸内上气道阻塞。以下简要叙述除外肿瘤和感染的另几种重要气管疾病。

(一)气管支气管软化

本病病因和病理生理不清楚。临床见于气管切开术后(尤其是儿童)、黏多糖综合征(黏多糖在气管壁沉积),其他可能的原因有吸烟、老年性退化、过高气道压(可能继发于慢性下气道阻塞)、纤维组织先天性脆弱。气道软骨变软,弹力纤维丧失。肉眼观可分为两类,即"新月"型(后气道壁陷入管腔)和"刀鞘"型(侧壁塌陷)。主要症状是气急、咳嗽、咳痰、反复呼吸道感染和咯血。治疗方法主要有3种,即持续气道正压通气、气管切开和气管支架植入,可按病情严重程度参考其他相关因素进行选择。

(二)复发性多软骨炎(relapsing polychondritis,RP)

本病是一种累及全身软骨的自身免疫性结缔组织病,1923年,Jackson Wartenhorst首先描述。主要引起鼻、耳、呼吸道软骨的反复炎症与破坏,也有关节炎、巩膜炎及主动脉、心脏、肾脏受累的报道。约50%患者病变发生在气管和主支气管,与气管支气管软化非常相似,有作者认为RP是气管支气管软化的原因之一。临床表现咳嗽、声嘶、气急和喘鸣等。诊断的关键是医师在气急和喘鸣患者的临诊中熟悉和警惕本病。

肺功能流速-容量环描记、颈胸部高KV摄片、气管体层摄片均有助于发现上气道狭窄,最直接的诊断证据是纤维支气管镜检查显示气管软骨环消失和气道壁塌陷、狭窄。本病缺少实验室诊断标准。糖皮质激素、氨苯砜和非类固醇消炎药可能有一定治疗作用。威胁生命时需要气管切开。气管支架植入可能在一定时期内获益。

(三)气管支气管淀粉样变

原发性淀粉样变累及气管支气管树比较少见。Thompson 和 Citron 将其分为 3 种类型：①气管支气管型(影响上气道或中心性气道)；②小结节性肺实质型(肺内单发或多发性小结节)；③弥漫性肺泡间隔型。后两型常误诊为肺肿瘤，经手术或尸检病理确诊。气管支气管淀粉样变表现为大气道肿块或弥漫性黏膜下斑块。支气管镜下可见气管支气管壁呈鹅卵石状，管壁显著增厚，可延及数级较小的支气管。临床症状无特异性。诊断有赖于纤维支气管镜活检、标本镜检和刚果红阳性染色。本病预后不良，但进展可以相当缓慢，少数患者可生存数十年。病变弥漫累及较小支气管者约 30%在 4～6 年内死亡。治疗困难，激光凝灼、支架植入如果指征选择确当可以有一定效果。局部放疗偶尔也有帮助。最近有人提出可试用抗肿瘤化疗药物，但治疗反应很慢(6～12 个月)。

(四)气管狭窄

气管狭窄相对常见，医源性(气管切开)为最常见原因，其他原因包括创伤、气道灼伤等。气管扩张术、支架植入和切除重建术可根据病情进行选择。气道灼伤引起的广泛狭窄治疗困难。

(五)气管支气管扩大

一种先天性异常，表现为气管和主支气管萎缩、弹力纤维缺乏和气道肌层减少，气管和支气管变软，导致吸气时显著扩张，而呼气时狭窄陷闭。植入支架似乎是最好和唯一的治疗选择。

(六)骨质沉着性气管支气管病

本病是老年人气管支气管的退行性病变，表现为气管支气管黏膜下软骨性或骨性小结节，如息肉样。轻者无症状，严重和广泛病变患者可出现咳嗽、咯血、气急、反复呼吸道感染及肺不张等。气管镜下摘除气道块状病灶可以有益。

(高瑞华)

第四节 慢性阻塞性肺疾病

一、慢性阻塞性肺疾病概述

(一)定义

慢性阻塞性肺疾病(chronic obstructive pulmonary disease，COPD)是一种以气流受限为特征的可以预防和治疗的疾病，气流受限不完全可逆，呈进行性发展，与肺部对香烟烟雾等有害气体或颗粒的异常炎症反应有关，COPD 主要累及肺脏，但也可以引起全身(或称肺外)的不良反应。

COPD 是指具有气流受限的慢性支气管炎(慢支)和/或肺气肿。慢支或肺气肿可单独存在，但在绝大多数情况下是合并存在，无论是单独或合并存在，只要有气流受限，均可以称为 COPD，当其合并存在时，各自所占的比重则因人而异。

慢支的定义为“慢性咳嗽、咳痰，每年至少 3 个月，连续 2 年以上，并能除外其他肺部疾病者”。

肺气肿的定义为“终末细支气管远侧气腔异常而持久的扩大，并伴有气腔壁的破坏，而无明显的纤维化”。

以上慢支和肺气肿的定义中都没有提到气流受限，而COPD是以气流受限为特征的疾病，因此现在国内外均逐渐以COPD这一名称取代具有气流受限的慢支和/或肺气肿。如果一个患者，具有COPD的危险因素，又有长期咳嗽、咳痰的症状，但肺功能检查正常，则只能视为COPD的高危对象，其中一部分患者在以后的随访过程中，可出现气流受限，但也有些患者肺功能始终正常，当其出现气流受限时，才能称为COPD。

以往有些学者认为支气管哮喘，甚至支气管扩张都应包括在COPD之内，但支气管哮喘在发病机制上与COPD完全不同，虽然也有慢性气流受限，但其程度完全可逆或可逆性比较大，支气管扩张相对来说是一种局限性病变，二者均不应包括在COPD之内。

COPD不仅累及肺，对全身也有影响，COPD晚期常有体重下降，营养不良，骨骼肌无力，精神抑郁，由于呼吸衰竭，可并发肺源性心脏病，肺性脑病，还可伴发心肌梗死、骨质疏松等。因此COPD不仅是一种呼吸系统疾病，还是一种全身性疾病，在评定COPD的严重程度时，不仅要看肺功能，还要看全身的状况。

(二)流行病学

COPD是呼吸系统最常见的疾病之一，据世界卫生组织(World Health Organization，WHO)调查，1990年全球COPD病死率占各种疾病病死率的第6位，到2020年将上升至第3位，据2003年文献报道，亚太地区12国根据其流行病学调查推算，30岁以上人群中重度COPD的平均患病率为6.3%，近期对我国7个地区20 245个成年进行调查，COPD患病率占40岁以上人群的8.2%，患病率之高，十分惊人。另外流行病学调查还表明COPD患病率在吸烟者、戒烟者中比不吸烟者明显高，男性比女性高，40岁以上者比40岁以下者明显高。

二、慢性阻塞性肺疾病的病因病理

(一)病因

COPD的病因至今仍不十分清楚，但已知与某些危险因素有关，吸烟是最主要的危险因素，但吸烟者中也只有15%～20%发生COPD，因此个体的易感性也是重要原因，环境因素与个体的易感因素相结合导致发病。

1.环境因素

(1)吸烟：已知吸烟为COPD最主要的危险因素，大多数患者均有吸烟史，吸烟数量愈大，年限愈长，则发病率愈高。被动吸烟能够增加吸入有害气体和颗粒的总量，也可以导致COPD的发生。

(2)职业性粉尘和化学物质：包括有机或无机粉尘，化学物质和烟雾，如二氧化硅、煤尘、棉尘、蔗尘、盐酸、硫酸、氯气。

(3)室内空气污染：用生物燃料如木材、畜粪等或煤炭做饭或取暖，通风不良，在不发达国家，是不吸烟而发生COPD的重要原因。

(4)室外空气污染：在城市里汽车、工厂排放的废气，如一氧化氮、二氧化氮、二氧化硫、二氧化碳，其他如臭氧等，在COPD的发生上，作为独立的因素，可能起的作用较小，但可以引起COPD的急性加重。

2.易感性

包括易感基因和后天获得的易感性。

(1)易感基因：比较明确的是表达先天性α_1-抗胰蛋白酶缺乏的基因，是COPD的一个致病原因，但这种病在我国还未见报道，有报道 COPD 在一个家庭中多发，但迄今尚未发现明确的基因，COPD 的表型较多，很可能是一种多基因疾病，流行病学调查发现吸烟者与早期慢支患者，其 FEV_1 逐年下降率与气道反应性有关，气道反应性高者，其 FEV_1 下降率加速，因此认为气道高反应性也是 COPD 发病的危险因素。某些研究资料表明气道高反应性与基因有关，总之基因与 COPD 的关系，尚待深入研究。

(2)出生低体重：学龄儿童调查发现出生低体重者肺功能较差，这些儿童以后若吸烟，可能是 COPD 的一个易感因素。

(3)儿童时期下呼吸道感染：许多调查报告表明儿童时期下呼吸道感染与成年后 COPD 的发病有关，如果这些患病的儿童以后吸烟，则 COPD 的发病率显著增加，如果不吸烟，则对 COPD 的发生无明显影响，上述结果提示儿童时期下呼吸道感染可能是吸烟者发生 COPD 的易感因素，因儿童时期肺组织尚在发育，下呼吸道感染对肺组织的结构与功能均会发生不利影响，如果再吸烟，气道就更容易受到损害而发生 COPD，这种因果关系尚有待今后更多的研究资料证实。

(4)气道高反应性：气道高反应性是 COPD 的一个危险因素。气道高反应性除与基因有关外也可以是后天获得，继发于环境因素，例如，氧化应激反应，可使气道反应性增高。

(二)病理

1.病理变化

COPD 特征性的病理变化见于中央气道、周围气道、肺实质和肺血管，存在着慢性炎症，在普通的吸烟者，也可以看到这种慢性炎症，是对吸入的有害物质的正常防御反应，但在 COPD 患者，这种炎症反应被放大而且持久，这种异常的炎症反应可能是由易感基因决定的。COPD 在不同的部位，有不同的炎症细胞，气道腔内中性粒细胞增多，气道腔、气道壁、肺实质巨噬细胞增加，气道壁和肺实质 $CD8^+$ T 淋巴细胞增加，反复的组织损伤和修复导致气道结构的重塑和狭窄。

(1)中央气道(气管和内径＞2 mm 的支气管)。①炎症细胞：巨噬细胞增多，$CD8^+$(细胞毒)T 淋巴细胞增多，气腔内中性粒细胞增多。②结构变化：杯状细胞增多，黏膜下腺体增大(二者致黏液分泌增多)，上皮鳞状化生。

(2)周围气道(细支气管内径＜2 mm)。①炎症细胞：巨噬细胞增多，T 淋巴细胞($CD8^+$＞$CD4^+$)增多，B 淋巴细胞，淋巴滤泡，成纤维细胞增多，气腔内中性粒细胞增多。②结构变化：气道壁增厚，支气管壁纤维化，腔内炎性渗出，气道狭窄(阻塞性细支气管炎)炎性反应和渗出随病情加重而加重。

(3)肺实质(呼吸性细支气管和肺泡)。①炎症细胞：巨噬细胞增多，$CD8^+$ T 淋巴细胞增多，肺泡腔内中性粒细胞增多。②结构变化：肺泡壁破坏，上皮细胞和内皮细胞凋亡。

(4)肺血管。①炎症细胞：巨噬细胞增多，T 淋巴细胞增多。②结构变化：内膜增厚，内皮细胞功能不全。平滑肌增厚导致肺动脉高压。

2.病理分类

各类型肺气肿如图 4-5 所示。

(1)小叶中心型肺气肿：呼吸性细支气管的破坏和扩张，常见于吸烟者和肺上部(图 4-5B)。

(2)全小叶型肺气肿：肺泡囊与呼吸性细支气管的破坏和融合，常见于先天性 α_1-抗胰蛋白酶缺乏者，也可见于吸烟者(图 4-5C)。

(3)隔旁肺气肿：小叶远端肺泡导管、肺泡囊、肺泡的破坏与融合，位于肺内叶间隔或靠近胸壁的胸膜旁，常与以上两种肺气肿并存(图 4-5D)。

(4)肺大疱：肺气肿可伴有肺大疱，为直径>1 cm 的扩张的肺气肿气腔。肺气肿应与其他肺泡过度充气相鉴别，支气管哮喘由于支气管痉挛狭窄，远端肺泡腔残气增加，肺泡扩张，但并无肺泡壁的破坏，并非肺气肿。

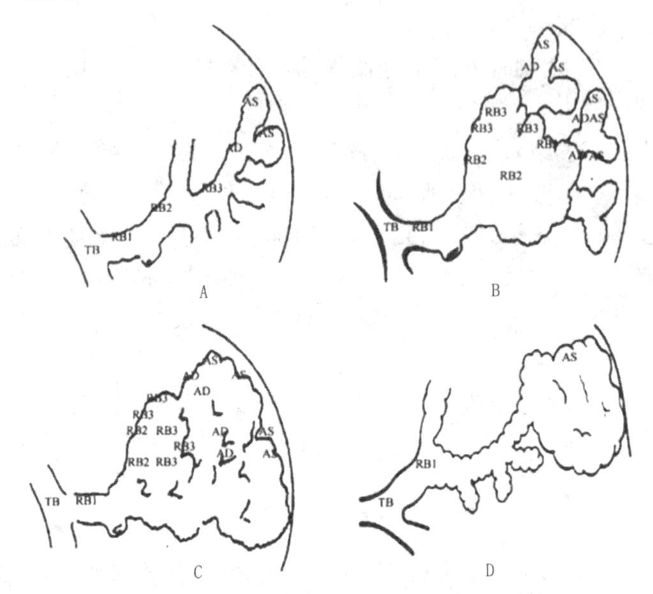

图 4-5 不同类型肺气肿示意图

A.正常肺小叶；B.小叶中心型肺气肿：呼吸性细支气管破坏融合，肺泡导管肺泡囊正常；C.全小叶型肺气肿：终末细支气管远端气腔全部破坏、融合扩大；D.隔旁肺气肿：小叶周围的肺泡腔破坏融合，靠近胸膜。TB：终末细支气管，RB1～3：呼吸性细支气管，AD：肺泡导管，AS：肺泡囊

(5)代偿性肺气肿也是正常的肺泡过度扩张，不同于 COPD 中的肺气肿。

(6)老年性肺气肿，部分老年患者也可见到肺泡腔扩张，肺容量增加，主要是肺泡壁的弹性组织退行性变，肺泡弹性降低所致，并无肺泡壁的破坏，也无明显的症状。

三、慢性阻塞性肺疾病的发病机制

近年来对 COPD 的研究已有了很大进展，但对其发病机制至今尚不完全明了。

(一)气道炎症

香烟的烟雾与大气中的有害物质能激活气道内的肺泡巨噬细胞，巨噬细胞处在 COPD 慢性炎症的关键位置，它被激活后释放各种细胞因子，包括白介素-8(IL-8)、肿瘤坏死因子-α(TNF-α)、干扰素诱导性蛋白-10(IP-10)、单核细胞趋化肽-1(MCP-1)与白三烯 B_4(LTB_4)。IL-8 与 LTB_4 是中性粒细胞的趋化因子，MCP-1 是巨噬细胞的趋化因子，IP-10 是 $CD8^+$ T 淋巴细胞的趋化因子，这些炎症细胞被募集至气道后，在其与组织细胞相互作用下，发生了慢性炎症。TNF-α 能上调血管内皮细胞间黏附分子-1(ICAM-1)的表达，使中性粒细胞黏附于血管壁并移行至血管外并向气道内聚集，巨噬细胞与中性粒细胞释放的弹性蛋白酶与 TNF-α 均能损伤气道上皮细胞，使其释放更多的 IL-8，进一步加剧了气道炎症，蛋白酶还可刺激黏液腺增生肥大，使黏液分泌增多，上皮细胞损伤后脱纤毛以及免疫球蛋白受到蛋白酶的破坏，都能削弱气道的防御功能，容易继发感染，气道潜在的腺病毒感染，可以激活上皮细胞内的核因子 NF-κB 的转录，产生 IL-8 与 ICAM-1，吸引更多的中性粒细胞，使炎症持久不愈，这也可以解释为何 COPD 患者在戒烟以后，病情仍持续进展。$CD8^+$ T 淋巴细胞也是重要的炎症细胞，其释放的 TNF-α、穿孔素等能使肺泡细胞溶解和凋亡，导致肺气肿。

气道炎症引起的分泌物增多，使气道狭窄，炎症细胞释放的介质可引起气道平滑肌的收缩，使其增生肥厚，上皮细胞与黏膜下组织损伤后的修复过程可导致气道壁的纤维化与气道重塑，以上的病理改变共同导致阻塞性通气障碍。巨噬细胞在 COPD 炎症反应中的枢纽作用见图 4-6，小气道阻塞发生的机制见图 4-7。

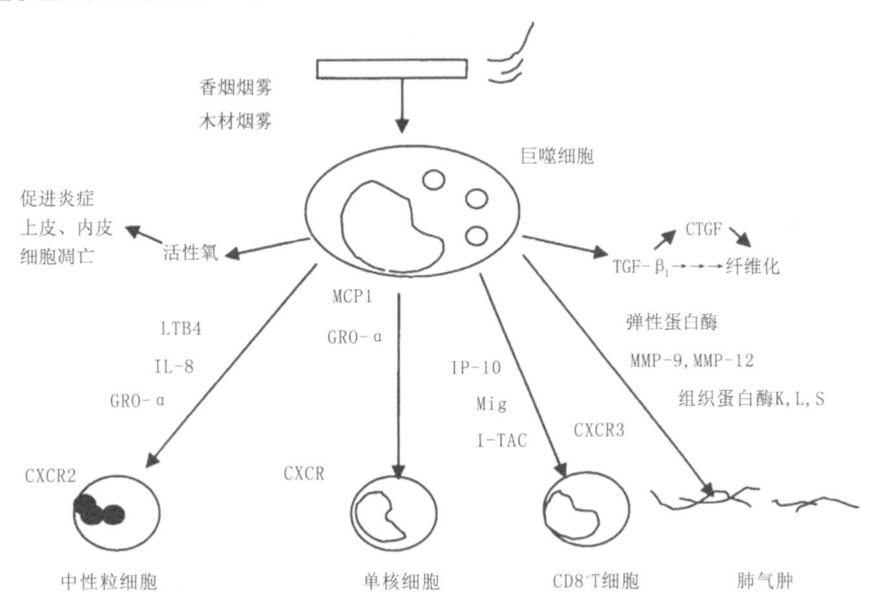

图 4-6　巨噬细胞在 COPD 炎症反应中的枢纽作用

巨噬细胞被香烟烟雾等激活后，可分泌许多炎症因子，促进了 COPD 炎症的发生，IL-8，生长相关性肿瘤基因 α(GRO-α)和白三烯 B_4(LTB_4)趋化中性粒细胞，巨噬细胞趋化蛋白 1(MCP_1)趋化单核细胞，γ-干扰素诱导性蛋白(IP-10)，γ-干扰素诱导性单核细胞因子(Mig)与干扰素诱导性 T 细胞 α-趋化因子(I-TAC)趋化 $CD8^+$ T 细胞。巨噬细胞释放基质金属蛋白酶(MMP)和组织蛋白酶溶解弹性蛋白并释放转化生长因子(TGF-β)和结缔组织生长因子(CTGF)导致纤维化。巨噬细胞还产生活性氧，放大炎症反应，损伤上皮和内皮细胞。CXCR：CXC 受体

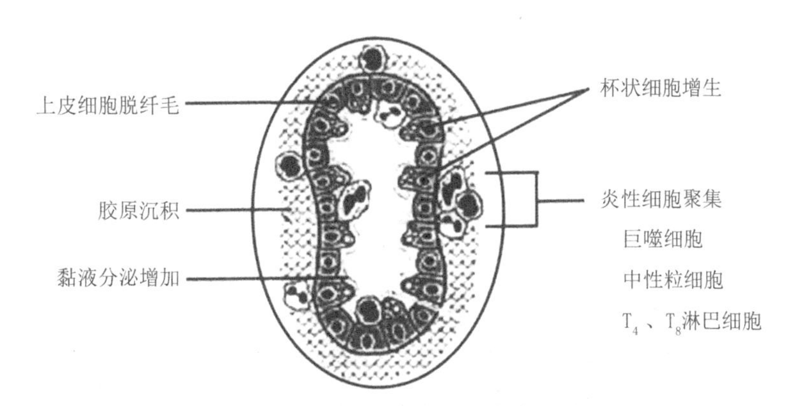

图 4-7　COPD 小气道阻塞发生机制

杯状细胞增生，气道炎症，黏液分泌增多，上皮细胞脱落纤毛，清除能力降低，胶原沉积，气道重塑

(二)蛋白酶与抗蛋白酶的失平衡

香烟等有害气体与颗粒除了引起支气管、细支气管的炎症以外，还可引起肺泡的慢性炎症，肺泡腔内有多量的巨噬细胞与中性粒细胞聚集，前者可产生半胱氨酸蛋白酶与基质金属蛋白酶(matrix metallo proteinase,MMP)，后者可产生丝氨酸蛋白酶与基质金属蛋白酶，它们可水解肺泡壁中的弹性蛋白与胶原蛋白，使肺泡壁溶解破裂，许多小的肺泡腔融合成大的肺泡腔，产生肺气肿，在呼吸性细支气管，则可引起呼吸性细支气管的破坏、融合，产生小叶中心型肺气肿。

在正常情况下，由于抗蛋白酶的存在，可与蛋白酶保持平衡，使其不致对组织产生过度的破坏，血浆中的 α_2 巨球蛋白、α_1-抗胰蛋白酶能与中性粒细胞释放的丝氨酸蛋白酶结合而使其失去活性，此外气道的黏液细胞、上皮细胞尚可分泌低分子的分泌型白细胞蛋白酶抑制药(secretory leuco protease inhibitor,SLPI)，能够抑制中性粒细胞释放的弹性蛋白酶的活性。许多组织能产生半胱氨酸蛋白酶抑制药与组织基质金属蛋白酶抑制药(tissue inhibitors of matrix metalloproteinases,TIMPs)使这两种蛋白酶失活，但在 COPD 患者，可能由于基因的多态性，影响了某些抗蛋白酶的产量或功能，使其不足以对抗蛋白酶的破坏作用而发生肺气肿(图 4-8)。

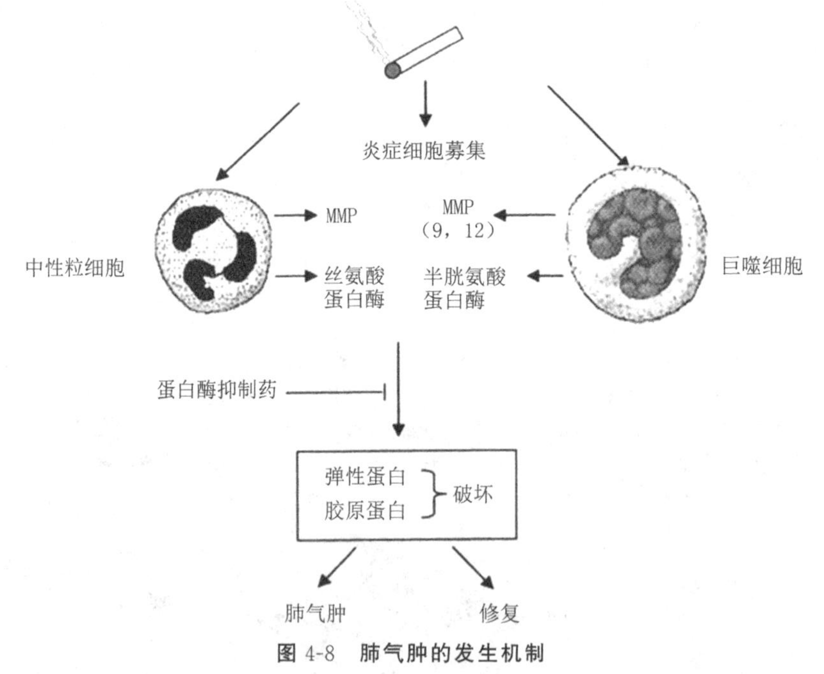

图 4-8 肺气肿的发生机制

香烟等烟雾导致炎症细胞向气道和肺泡聚集，巨噬细胞和中性粒细胞释放多种蛋白酶，而抗蛋白酶的作用减弱，二者失去平衡。细胞外基质包括弹性蛋白、胶原蛋白，受到破坏，发生肺气肿。MMP：基质金属蛋白酶

(三)氧化与抗氧化的不平衡

香烟的烟雾中含有许多活泼的氧化物，包括氮氧化物、氧自由基等，此外炎症细胞如巨噬细胞与中性粒细胞均可产生氧自由基，它们可氧化抗蛋白酶，使其失去活性，氧化物还可激活上皮细胞中的 NF-κB，促使其进入细胞核，加强了某些炎前因子的转录，如 IL-8 与 TNF-α 等，加重了气道的炎症(图 4-9)。中性粒细胞释放的活性氧还可以上调黏附分子的表达和增加气道的反应

性，放大慢性炎症。

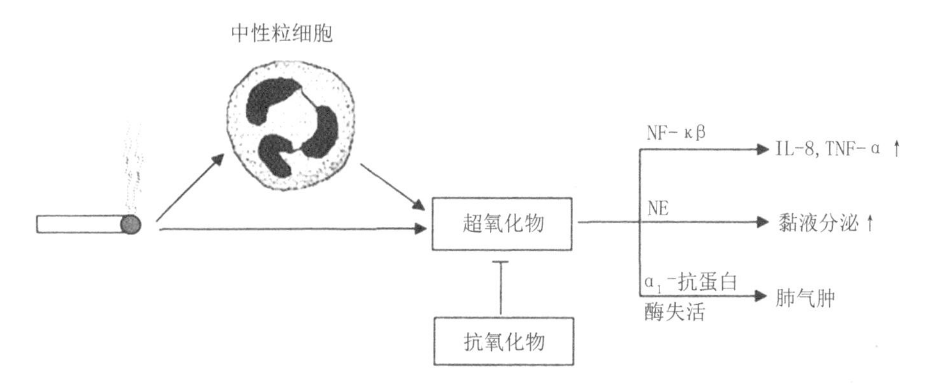

图 4-9 COPD 氧化-抗氧化失平衡

香烟烟雾与炎性细胞产生超氧化物能使上皮细胞中的 NF-κβ 激活，进入细胞核，转录 IL-8、TNF-α，中性粒细胞弹性蛋白酶（NE）可刺激黏液腺分泌，超氧化物可使 $α_1$-抗蛋白酶失活，有利于肺气肿的形成

四、慢性阻塞性肺疾病的病理生理

COPD 的主要病理生理变化是气流受限，肺泡过度充气和通气灌注比例（V/Q）不平衡。

（一）气流受限

支气管炎症导致黏膜水肿增厚，分泌物增多，支气管痉挛，平滑肌肥厚和气管壁的纤维化使支气管狭窄，阻力增加，流速变慢。

肺气肿时由于肺泡壁的弹性蛋白减少，弹性压降低，呼气时驱动压降低，故流速变慢，此外由于细支气管壁上，均有许多肺泡附着，肺泡壁的弹力纤维对其有牵拉扩张作用，当弹性蛋白减少时，扩张作用减弱，故细支气管壁萎陷，气流受限（图 4-10）。

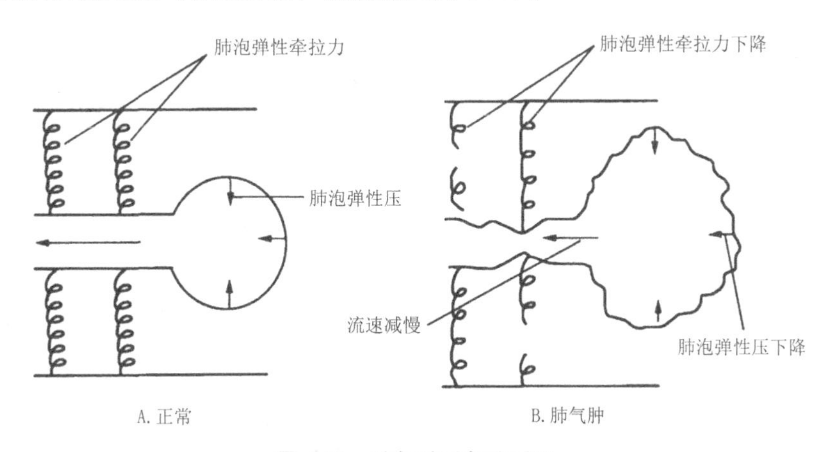

图 4-10 肺气肿时气流受限

A. 正常肺泡与气道，气道壁外的弹簧表示附着在肺泡壁上的肺泡组织的弹性压力对气道壁的牵拉；B. 肺气肿时，虽然肺泡容积增加，但弹性压降低，附着在气道壁外侧的肺泡由于弹性压降低，使其对气道的牵拉作用减弱，气道变窄，以上两种原因使气体流速受限

在 COPD 患者，由于肺泡弹性压的降低，支气管阻力的增加，最大呼气流速（maximal expiratory flow rates，Vmax）也明显受限（图 4-11）。

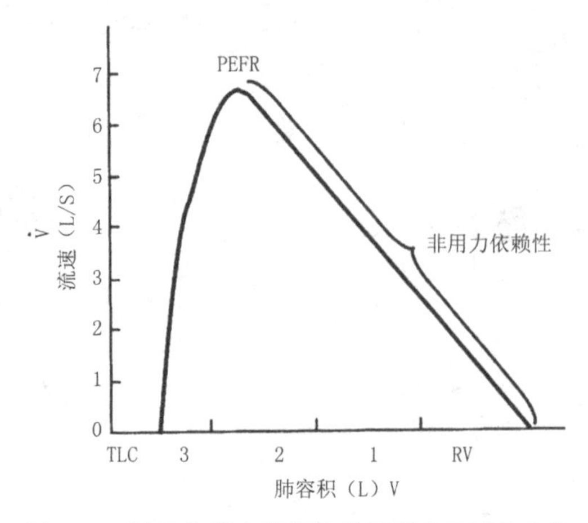

图 4-11　正常人最大呼气流速容积(MEFV)曲线

纵坐标为流速(V)，横坐标为肺容积(V)，曲线的顶点为呼气峰流速(peak expiratory flow rate，PEFR)，是用力依赖性的，曲线下降支各点的流速为非用力依赖性的

图 4-11 为最大呼气流速容积(MEFV)曲线，从肺总量(total lung capacity，TLC)位用力呼气至残气容积(residual volume，RV)位，纵坐标为流速，横坐标为肺容积，左边线为升支，代表用力呼气的前 1/3，右边线为降支，代表用力呼气的后 2/3，顶点代表用力呼气峰流速，它是用力依赖性的，呼气愈用力，则该点愈高，而在该点以后各点的 Vmax，则是非用力依赖性的，是在该点的肺容积情况下所得到的最大流速，即使再用力呼气，流速也不再增加，其发生的机制可以用在用力呼气时，胸腔内的气道受到的动态压迫解释(图 4-12)。

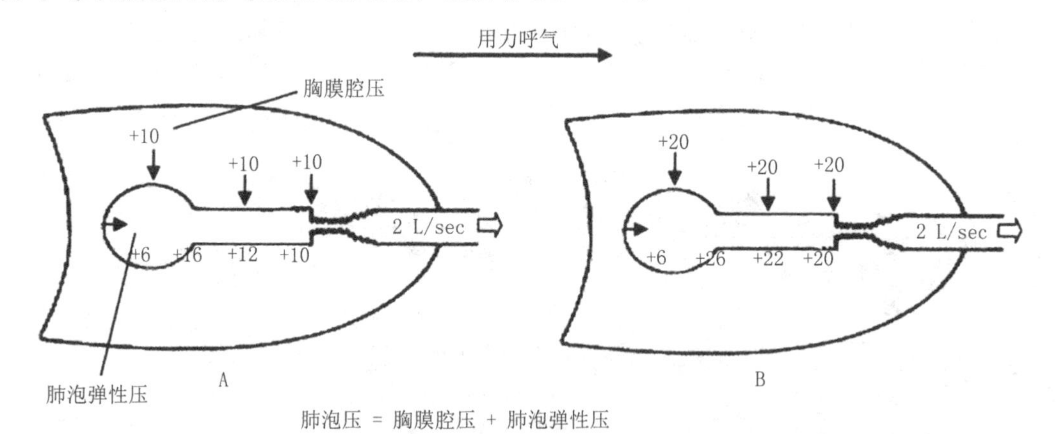

图 4-12　非用力依赖部分的流速受限

A.肺泡弹性压＝0.6 kPa(6 cmH_2O)，开始用力呼气时，胸膜腔压＝1.0 kPa(10 cmH_2O)，肺泡压＝1.6 kPa(16 cmH_2O)。随着呼气的进行，气道内压逐渐降低，等压点为 1.0 kPa(10 cmH_2O)，等压点下游的气道内压＜气道外压，动态压迫变窄。B.呼气用力加大，胸膜腔压由 1.0 kPa(10 cmH_2O)增加到 2.0 kPa(20 cmH_2O)，肺泡压由 1.6 kPa(16 cmH_2O)增加到 2.6 kPa(26 cmH_2O)，气道内外的压力增加量是一样的，等压点不变，气道受压部位不变，流速没有增加

图 4-12A 显示在某肺容积情况下，用力呼气时的流速受限，设肺泡弹性压(Pel)＝0.6 kPa(6 cmH_2O)，胸膜腔压(Ppl)＝1.0 kPa(10 cmH_2O)，肺泡压(Palv)＝Pel＋Ppl＝1.6 kPa(16 cmH_2O)，肺泡压为驱动压，驱动肺泡气向口腔侧运动，形成气道内压，在肺泡压驱动流速前

进的过程中，必须不断地克服气道的阻力，消耗能量。因此气道内压从肺泡侧到口腔侧，逐渐地减弱，最后气道内压等于大气压，流速停止，由于气道内压不断地减弱，胸腔内的气道必有一点，气道内外的压力达到平衡，这一点称为等压点(equal pressure point，EPP)，在图 4-12A 中，等压点的压力为 1.0 kPa(10 cmH_2O)，在等压点的上游(肺泡侧)，气道内压大于胸膜腔压，气道不致萎陷，但在等压点的下游(口腔侧)，气道内压小于胸膜腔压，因此气道萎陷，阻力增加，流速降低(动态压迫)。在用力呼气时，胸膜腔压增加，一方面增加肺泡压，同时也增加了对胸腔内气道外侧壁的压力，而且这两个压力增加的量是相等的，因此等压点不变，即使再用力，流速也不会增加，如图 4-12B 所示，胸膜腔压由 1.0 kPa(10 cmH_2O)增加到 2.0 kPa(20 cmH_2O)，肺泡压由 1.6 kPa(16 cmH_2O)变为 2.6 kPa(26 cmH_2O)，气道外压也由 1.0 kPa(10 cmH_2O)变为2.0 kPa(20 cmH_2O)，气道内外增加的压力量是一样的，等压点不变，流速仍然受限，应当注意，肺容积不同，等压点的位置也不同，在高肺容积时，肺泡弹性压也加大，同时对气道壁的牵拉作用也加大，因此胸腔内气道是扩张的，此时等压点在有软骨支撑的气管附近，用力呼气，气管不致萎陷，而只会增加流速，故 Vmax 是用力依赖性的，随着呼气的进行，肺容积越来越小，肺泡弹性压也越来越低，气道的阻力越来越大，为克服气道阻力，气道内压更早地消耗变小，气道内外的压力更早地达到平衡，也就是说，等压点逐渐向肺泡侧移位，气道壁越来越缺少软骨的支撑，容易受到胸膜腔压力的压迫，使流速受限，此时 Vmax 变为非用力依赖性的，等压点的上游，最大流速取决于肺泡弹性压与气道阻力的大小，而与用力的大小无关。

正常人在用力呼气时的流速容积曲线，同样也显示，开始 1/3 是用力依赖性的，后 2/3 是非用力依赖性的，但在 COPD 患者，由于肺泡弹性压降低，气道阻力增加，等压点向上游移位，比正常人更靠近肺泡侧，常常在小气道，在用力呼气时，气道容易过早地陷闭，使 RV 加大，而且在相同肺容积情况下，其 Vmax 比正常人为小，在 MEFV 曲线上，表现为降支呈勺状向内凹陷(图 4-13)。

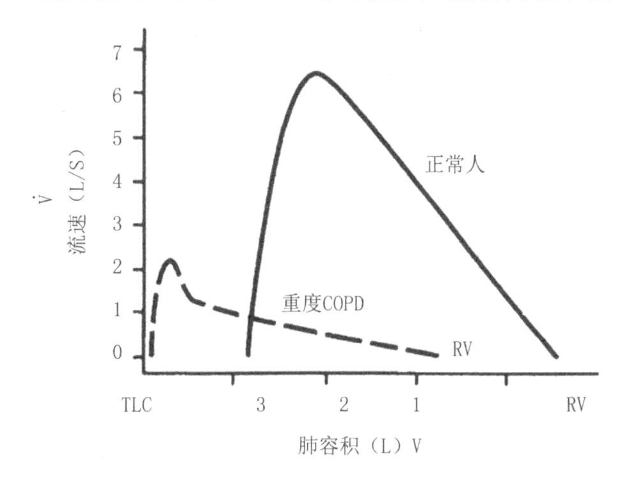

图 4-13 正常人与重度 COPD 患者的流速容积曲线

纵坐标为流速($\dot{V}$)，横坐标为肺容积(V)，COPD 患者 TLC 与 RV 明显增加，呼气峰流速降低，肺容积<70%FVC 时，流速明显受限，曲线的降支呈勺状凹陷

图 4-13 为一重度 COPD 患者(左侧)和一正常人(右侧)MEFV 曲线的比较，纵坐标为流速，横坐标为肺容积，COPD 患者的肺容积大，PEFR 明显降低，且降支明显地呈勺状向内凹陷。

(二)肺泡过度充气

在 COPD 患者常有 RV 和功能残气量(functional residual capacity，FRC)的增加，由于肺泡

弹性压的降低和气道阻力的增加，呼气时间延长，在用力呼气末，肺泡气往往残留较多，因而RV增加，前述用力呼气时，小气道过早地陷闭，也是RV增加的原因，FRC是潮气呼气末的肺容积，此时向外的胸壁弹性压和向内的肺泡弹性压保持平衡，肺气肿时，肺泡弹性压降低，向外扩张的力强，因而FRC增加，COPD患者在潮气呼吸(平静呼吸)时，由于气道阻力的增加和呼吸频率的增快，呼气时间不够长，往往不足以排出过多的肺泡气，就要开始下一次吸气，因此FRC越来越高，这种情况称为动态性过度充气，随着FRC的增加，肺泡弹性压也增加，在呼气末，肺泡压可大于大气压，所增加的压力称为内源性呼气末正压(intrinsic postive end expiratory pressure, PEEPi)，在下一次吸气时，胸膜腔的负压必须先抵消PEEPi后，才能有空气吸入，因而增加了呼吸功。

由于肺容积增加，横膈低平，在吸气开始时，横膈肌的肌纤维缩短，不在原始位置，因而收缩力减弱，容易发生呼吸肌疲劳。

由以上的病理生理可见，中重度COPD患者由于动态性肺泡过度充气，肺泡内源性PEEP，吸气时对膈肌不利的几何学位置，在吸气时均会加重呼吸功，因此感到呼吸困难，特别是体力活动时，需要增加通气量，更感呼吸困难，最后导致呼吸肌疲劳和呼吸衰竭。

COPD患者，呼气的时间常数延长，时间常数＝肺顺应性×气道阻力，COPD患者常有肺顺应性与气道阻力的增加，所以时间常数延长，呼气时间常常不足以排出过多的肺泡气，使肺容积增加，肺容积过高时，肺顺应性反而降低，以致呼吸功增加，肺泡通气量(alveolar ventilation, VA)减少，但若肺泡的血流灌注量更少，肺气肿区仍然是通气大于灌注，存在无效腔通气，无效腔通气是无效通气，徒然增加呼吸功。

(三)通气灌注比例不平衡

COPD患者的各个肺区肺泡顺应性和气道阻力常有差异，因而时间常数也不一致，造成肺泡通气不均，有的肺泡区通气高于血流灌注(高V/Q区)，有的肺泡区通气低于血流灌注(低V/Q区)，高V/Q区有部分气体是无效通气(无效腔通气)，低V/Q区则流经肺泡的血液得不到充分的氧合，即进入左心，产生低氧血症，这种低氧血症发生的机制是由于V/Q比例不平衡所致。慢性低氧血症会引起肺血管收缩，血管内皮、平滑肌增生和管壁重塑与继发性红细胞增多，产生肺动脉高压和肺源性心脏病。

五、慢性阻塞性肺疾病的临床表现

早期患者，即使肺功能持续下降，可毫无症状，及至中晚期，出现咳嗽、咳痰、气短等症状，痰量因人而异，为白色黏液痰，合并细菌感染后则变为黏液脓性。在长期患病过程中，反复急性加重和缓解是本病的特点，病毒或细菌感染常常是急性加重的重要诱因，常发生于冬季，咯血不常见，但痰中可带血丝，如咯血量较多，则应进一步检查，以除外肺癌和支气管扩张，晚期患者气短症状常非常明显，即使是轻微的活动，都不能耐受。进行性的气短，提示肺气肿的存在。

晚期患者可见缩唇呼吸，呼气时嘴唇呈吹口哨状，以增加气道内压，使肺泡气缓慢地呼出，避免小气道过早地萎陷，以减少RV。患者常采取上身前倾，两手支撑在椅上的特殊体位，此种姿势，可固定肩胛带，使胸大肌和背阔肌活动度增加，以协助肋骨的运动。患者胸廓前后径增加，肺底下移，呈桶状胸，呼吸运动减弱，叩诊为过清音，呼吸音减弱，肺底可有少量湿啰音，如湿性啰音较多，则应考虑合并支气管扩张，肺炎，左心衰竭等。COPD在急性加重期，肺部可听到哮鸣音，表示支气管痉挛或黏膜水肿，黏液堵塞，但其程度常不如支气管哮喘那样严重而广泛。患者缺氧时，可出现发绀，如果有杵状指，则应考虑其他原因所致，例如，合并肺癌或支气管扩张等，因COPD或缺氧本身。并不会发生杵状指。合并肺源性心脏病时，可见颈静脉怒张，伴三尖瓣收缩期反流杂音，肝大、下肢水肿等，但水肿并不一定表示都有肺源性心脏病，因COPD呼吸衰竭伴低氧血症和高碳酸血症时，肾小球滤过率减少也可发生水肿。单纯肺源性心脏病心力衰竭时，很少有胸腔积液，如有胸腔积液则应进一步检查，以除外其他原因所致，例如，合并左心衰竭或肿瘤等，呼吸衰竭伴膈肌疲劳时可出现胸腹矛盾呼吸运动，即在吸气时，胸廓向外，腹部内陷，呼气时相反。并发肺性脑病时，患者可出现嗜睡，神志障碍，与严重的低氧血症和高碳酸血症有关。

COPD可分两型，即慢支型和肺气肿型。慢支型又称紫肿型(blue bloater，BB)，因缺氧发绀较重，常常合并肺源性心脏病，水肿明显；肺气肿型又称红喘型(pink puffer，PP)，因缺氧相对较轻，发绀不明显，而呼吸困难、气喘较重。大多数患者，兼具这两型的特点，但临床上以某型的表现为主，确可见到。两型的特点见表4-9。

表4-9 COPD慢支型与肺气肿型临床特点的比较

	慢支型	肺气肿型
气短	轻	重
咳痰	多	少
支气管感染	频繁	少
呼吸衰竭	反复出现	终末期表现
胸部X线	纹理增重，心脏大	肺透光度增加、肺大疱、心界小
PaO_2(mmHg)	<60	>60
$PaCO_2$(mmHg)	>50	<45
血细胞比容	高	正常
肺源性心脏病	常见	少见或终末期表现
气道阻力	高	正常至轻度
弥散能力	正常	降低

六、慢性阻塞性肺疾病的实验室检查

(一)胸部X线与CT

慢支可见肺纹理增多；如果病变以肺气肿为主，可见肺透光度增加，肺纹理稀少，肋间隙增宽，横膈低平，有时可见肺大疱，普通X线对肺气肿的诊断阳性率不高，即使在中重度肺气肿，其阳性率也只有40%。薄层(1.0～1.5 mm)高分辨CT阳性率比较高，与病理表现高度相关，CT上可见到低密度的肺泡腔、肺大疱与肺血管减少，并可区别小叶中心型肺气肿，全小叶型肺气肿或隔旁肺气肿。胸部X线检查的另一重要功能在于发现其他肺疾病或心脏疾病，有助于COPD的鉴别诊断和并发症的诊断。

(二)肺功能

COPD的特点是慢性气流受限，要证实有无气流受限，只能依靠肺功能检查，最常用的指标是一秒钟用力呼气容积(forced expiratory volume in one second，FEV_1)占其预计值的百分比(FEV_1%预计值)和FEV_1与其用力肺活量(forced vital capacity，FVC)之比(FEV_1/FVC)。后者是检出早期COPD一项敏感的指标，而FEV_1%预计值对中晚期COPD的检查比较可靠，因中晚期COPD，FVC的降低比FEV_1的降低可相对更多，如果以FEV_1/FVC作为检测指标，则其比值可以不低或高。在诊断COPD时，必须以使用支气管舒张药以后测定的FEV_1为准，FEV_1<80%预计值，和/或FEV_1/FVC<70%可认为存在气流受限，FEV_1值要求是使用支气管舒张药以后测定的，是为了去除可逆因素的影响，反映的是基础FEV_1值，如果基础值低于正常，则证明该气流受限不完全可逆。因FEV_1可反映大小气道功能，且其重复性好，最为常用，呼气峰流速(PEF)的重复性比FEV_1差，一般不常用。

中晚期COPD患者常有TLC、FRC、RV与RV/TLC比例的增加，但这些改变均非特异性的，不能区别慢支和肺气肿。

肺气肿时由于肺泡壁破坏，肺血管床面积减少，因此肺一氧化碳弥散量(carbon monooxide diffusing capacity of lung，DLCO)降低，降低的程度与肺气肿的严重程度大致平行，如果有DLCO的降低，则提示有肺气肿存在，但无DLCO的降低，不能排除有肺气肿，因DLCO不是一项敏感的指标。

肺顺应性(CL)可以用肺泡弹性压(Pel)与肺容积(V)相对应的变化表示，即CL=△V/△Pel (L/cmH_2O)，肺气肿时，Pel降低，CL增加，可作为肺气肿的一个标志，但测定Pel，需先测定胸腔内压，需放置食管气囊，实际工作中不易实行。

中重度COPD患者，常常伴有明显的气短和活动耐力的降低，但气短症状与FEV_1、FVC的降低常常不平行，因此许多学者认为现在COPD轻重程度的分级，仅根据肺功能是不全面的，还应参考呼吸困难程度(分级)、营养状况[体重指数=体重(kg)/身高^2(m^2)]、运动耐力(6分钟步行试验)等指标，但也应指出，现在的肺功能分级，仅根据FEV_1、FVC的改变也是不全面的，COPD的气短常常与肺泡的动态性过度充气，内源性PEEP等有关，而FEV_1、FVC并不是反映肺泡动态性过度充气的指标，深吸气量(inspiratory capacity，IC)=TLC-FRC，因TLC在短期内变化不大，IC与FRC成反比，IC能间接反映FRC的大小，而FRC代表肺泡的充气程度，当肺泡过度充气时，FRC增加，IC减少，过度充气改善时，FRC减少，IC增加，它是反映气短和活动耐力程度较好的指标，当IC降至40%正常预计值以下时，常有明显的气短和活动耐力的下降，IC的改变也可作为评价COPD治疗反应和预后的重要指标。

(三)动脉血气

测定的指标包括动脉氧分压(arterial oxygen partial pressure，PaO_2)、二氧化碳分压(arterial carbon dioxide partial pressure，$PaCO_2$)、酸碱度(hydrogen ion concentration，pH)。平静时在海平面吸空气情况下，PaO_2<8.0 kPa(60 mmHg)，$PaCO_2$≤6.0 kPa(45 mmHg)，表示COPD伴有Ⅰ型呼吸衰竭；PaO_2<8.0 kPa(60 mmHg)，$PaCO_2$>6.7 kPa(50 mmHg)，表示伴有Ⅱ型呼吸衰竭，pH的正常范围为7.35～7.45，其测定可帮助判断有无酸碱失衡。

当PaO_2低于正常值时，FEV_1常在50%预计值以下，肺源性心脏病时，FEV_1常在30%预计值以下，PaO_2常在7.3 kPa(55 mmHg)以下，慢性呼吸衰竭可导致肺源性心脏病的发生，当有肺源性心脏病的临床表现时，即使FEV_1>30%预计值，也提示属于第Ⅳ级极重度COPD。

(四)血红蛋白

当PaO_2<7.3 kPa(55 mmHg)时，常伴有红细胞的增多与血红蛋白浓度的增加，因此血红蛋白浓度高时，提示有慢性缺氧的存在。

七、慢性阻塞性肺疾病的诊断与鉴别诊断

(一)诊断

COPD是一种渐进性疾病，经过多年的发展才发生症状，因此发病年龄多在40岁以后，大多数患者有吸烟史或有害气体粉尘接触史，晚期患者根据其年龄、病史、症状、体征、胸部X线、肺功能、血气检查结果不难做出诊断，但在诊断上应注意以下几点。

(1)COPD患者早期可无任何症状，要做到早期诊断，必须做肺功能检查，正常人自25岁以后，肺功能呈自然下降趋势，FEV_1 每年下降20～30 mL，但COPD患者每年下降40～80 mL，甚至更多，如果一个吸烟者经随访数年(3～4年)，FEV_1 逐年下降明显，即应认为是在向COPD发展，应劝患者戒烟。FEV_1/FVC对早期COPD的诊断是一个较敏感的指标。在20世纪70年代至80年代早期，小气道功能检查曾风靡一时，如闭合容积/N活量%(CV/VC%)，50%肺活量时最大呼气流速(V50)，25%肺活量时最大呼气流速(V25)，Ⅲ相斜率(AN2/L)等，当时认为这些指标的异常是早期COPD的表现，但经多年的观察，这些指标的异常并不能预测COPD的发生，而应以使用支气管舒张药后 FEV_1/FVC，FEV_1%预计值异常作为COPD早期诊断的指标，如果 FEV_1/FVC<70%，而 FEV_1≥80%预计值，则是早期气流受限的指征。

(2)慢支的诊断标准是每年咳嗽、咳痰时间>3个月，连续2年以上，并能除外其他心肺疾病，但这个时间标准是为做流行病学调查而人为制订的，对个体患者，要了解有无慢性气流受限及其程度，则必须做肺功能检查，如果已有肺功能异常，虽然咳嗽，咳痰时间未达到上述标准，亦应诊断为COPD，反之，咳嗽、咳痰时间虽然达到了上述标准，但肺功能正常，亦不能诊断为COPD，而应随访观察。

(3)COPD患者中，绝大多数慢支与肺气肿并存，但二者的严重程度各异，肺气肿的诊断实际上是一个解剖学诊断，因根据其定义，必须有广泛的气腔壁的破坏，但在实际工作中，要求解剖诊断是不可能的，而慢支与肺气肿都可引起慢性气流受限，二者在肺功能上较难区别，如果DLCO减少，肺顺应性增加，则有助于肺气肿的诊断，胸部薄层高分辨率CT对肺气肿的诊断也有帮助。但应注意吸烟者中有相当一部分人胸部高分辨率CT可见肺气肿的影像，只有在肺功能检查时出现气流受限，才能诊断为COPD。

(4)COPD轻重程度肺功能的分级(表4-10)。

表4-10　COPD轻重程度肺功能的分级

级别	肺功能
Ⅰ级(轻度)	FEV_1/FVC<70%，FEV_1≥80%预计值
Ⅱ级(中度)	FEV_1/FVC<70%，50%≤FEV_1<80%预计值
Ⅲ级(重度)	FEV_1/FVC<70%，30%≤FEV_1<50%预计值
Ⅳ级(极重度)	FEV_1/FVC<70%，FEV_1<30%预计值或30%≤FEV_1<50%预计值，伴有慢性呼吸衰竭

注：FEV_1 为吸入支气管舒张药后值。

(5)COPD发展过程中，根据病情可分为急性加重期和稳定期。急性加重期是指患者在其自然病程中咳嗽、咳痰、气短急性加重，超越了平常日与日间的变化，需要改变经常性治疗者。急性加重的诱因，主要是支气管病毒或细菌的感染和空气污染，但也有1/3原因不明，急性加重时，痰量增加，变为脓性或黏液脓性，肺部可出现哮鸣音或伴发热等，合并肺炎时，虽然也可诱发急性加

重，但肺炎本身并不属于急性加重的范畴；稳定期患者咳嗽、咳痰、气短等症状稳定或症状轻微。

(6)晚期支气管哮喘和支气管扩张患者，肺功能可类似COPD，不应诊断为COPD，但可合并有COPD。在诊断COPD时必须除外其他可能引起气流受限的疾病。

(二)鉴别诊断

COPD应注意与支气管扩张、肺结核、支气管哮喘、特发性间质性肺炎等鉴别。前二者根据其临床表现和胸部X线不难鉴别，而COPD与支气管哮喘的鉴别有时比较困难，二者均有FEV_1的降低，通常是以慢性气流受限的可逆程度协助诊断，具体方法如下。

支气管舒张试验：①试验时患者应处于临床稳定期，无呼吸道感染。试验前6小时、12小时分别停用短效与长效β_2受体激动药，试验前24小时停用茶碱制剂。②试验前休息15分钟，然后测定FEV_1共3次，取其最高值，吸入沙丁胺醇，或特布他林2～4喷，10～15分钟后再测定$FEV_1$3次，取其最高值。③计算FEV_1改善值，如果，且FEV_1绝对值在吸药后增加200 mL以上，为支气管舒张试验阳性，表示气流受限可逆性较大，支持支气管哮喘的诊断；如吸药后FEV_1改善率<15%则支持COPD的诊断。本试验在吸药后FEV_1改善率愈大，则对阳性的判断可靠性愈大，如果吸药后FEV_1绝对值的改善>400 mL，则更有意义。

因有10%～20%的COPD患者支气管舒张试验也可出现阳性，故单纯根据这一项检查来鉴别是哮喘或COPD是不可取的，还应结合临床表现，综合判断才比较可靠。

在临床工作中经常遇到的是关于慢性喘息型支气管炎(慢喘支)的鉴别诊断问题，慢喘支与支气管哮喘很难区别，所谓慢喘支可能包括两种情况，一种是COPD合并了支气管哮喘，另一种是COPD急性加重期时，肺部出现了哮鸣音。如果一个COPD患者，出现了典型的支气管哮喘症状，例如接触某些变应原或刺激性气体后，肺部出现广泛的哮鸣音，过敏性体质，皮肤变应原试验阳性，支气管舒张试验阳性，对皮质激素治疗反应良好，则应诊断为COPD合并支气管哮喘。哮鸣音并非支气管哮喘所独有，某些COPD患者在急性加重时亦可出现哮鸣音，如果不具备以上哮喘发作的特点，则不应诊断为COPD合并哮喘，而应诊断为单纯的COPD。慢性喘息型支气管炎这一名词以不用为宜，因应用这一名词，容易与COPD合并支气管哮喘发生混淆。

COPD还应与特发性间质性肺炎相鉴别，因二者均有慢性咳嗽，气短等症状，后者胸部X线上的网状纹理容易误认为是慢支，但如果注意到其他特点则不难鉴别，COPD的肺容积增加而特发性间质性肺炎肺容积减小，前者肺功能为阻塞性通气障碍而后者为限制性通气障碍，胸部高分辨率CT更容易将二者区别开来。应当注意的是COPD合并特发性间质性肺炎或其他限制性肺疾病时，其肺功能则兼具阻塞性通气障碍和限制性通气障碍的特点，因二者FEV_1、FVC都可以降低，此时诊断阻塞性通气障碍主要是根据FEV_1/FVC的降低，而限制性通气障碍主要是根据TLC的减少。

八、慢性阻塞性肺疾病的治疗

其治疗原则：①缓解症状；②预防疾病进展；③改善活动的耐受性；④改善全身状况；⑤预防治疗并发症；⑥预防治疗急性加重；⑦降低病死率。

(一)稳定期的治疗

1.戒烟

COPD与吸烟的关系十分密切，应尽一切努力劝患者戒烟，戒烟以后，咳嗽、咳痰可有很大程度的好转，对已有肺功能损害的患者，即使肺功能不能逆转，但戒烟后也可以明显延缓病情的发展，提高生存率，对每一个COPD患者，劝其戒烟是医师应尽的职责，也是一项重要的治疗，据调查经医师3分钟的谈话，可使5%～10%的患者终身戒烟，其效果是可观的。

2.预防治疗感染

病毒与细菌感染常是病情加重的诱因，因寄生于COPD患者下呼吸道的细菌经常为肺炎链球菌与流感嗜血杆菌，如痰色变黄，提示细菌感染，可选用阿莫西林、阿莫西林/棒酸、头孢克洛、头孢呋辛等，重症患者可根据痰培养结果，给予抗生素治疗。为预防流感与肺炎，可行流感疫苗与肺炎链球菌疫苗的预防注射，流感疫苗能减少COPD的重症和病死率50%左右，效果显著；肺炎链球菌疫苗可减少肺炎的发生，对65岁以上的老年人或肺功能较差者推荐应用。

3.排痰

COPD患者的咳嗽是因痰多引起，因此应助其排痰而不是单纯镇咳，有些患者痰液黏稠，不易咳出，不仅影响通气功能，还会增加感染机会，可口服沐舒坦、氯化铵或中药祛痰药等，也可超声雾化吸入，注意补充液体，入量过少则会使痰液干燥黏稠，不易咳出。

4.抗胆碱能药物

COPD患者的迷走神经张力较高，而支气管基础口径是由迷走神经张力决定的，迷走神经张力愈高，则支气管基础口径愈窄。此外各种刺激，均能刺激迷走神经末梢，反射性地引起支气管痉挛，抗胆碱能药物可与迷走神经末梢释放的乙酰胆碱竞争性地与平滑肌细胞表面的胆碱能受体相结合，因而可阻断乙酰胆碱所致的支气管平滑肌收缩，对COPD患者有舒张支气管的作用，并可与β_2受体激动药合用，比单一制剂作用更强。

抗胆碱能药物吸入剂有溴化异丙托品，它是阿托品的四胺衍生物，难溶于脂质，因此与阿托品不同，经呼吸道或胃肠道黏膜吸收的量很少，从而可避免吸入后类似阿托品的一些不良反应。用定量吸入器(MDI)每天喷3～4次，每次2喷，每喷20 μg，必要时每次可喷40～80 μg，水溶液用雾化器雾化吸入，每次剂量可用0.025%水溶液2 mL(0.5 mg)，用生理盐水1 mL稀释，吸入后起效时间为5分钟，30～60分钟达高峰，维持4～6小时，由于此药不良反应较少，可长期吸入，但溴化异丙托品的作用时间短，疗效也不是很理想。

新近研制的长效抗胆碱能药噻托溴铵，一次吸入后，其作用>24小时。胆碱能的受体为毒蕈碱受体，在人体主要有M_1、M_2、M_3 3种亚型，M_1存在于副交感神经节，能介导乙酰胆碱的传递，M_3分布在气道平滑肌细胞上，可能还分布在黏膜下腺体细胞上，能介导乙酰胆碱的作用，故M_1、M_3能促进气道平滑肌收缩和黏液腺分泌，M_2分布在胆碱能神经末梢上，能反馈性地抑制乙酰胆碱的释放，故能部分地抵消M_1、M_3的作用。噻托溴铵能够竞争性地阻断乙酰胆碱与以上受体的结合，其对M_1、M_3的亲和力，比溴化异丙托晶强10倍，而其解离速度则慢100倍，对M_2的亲和力，虽然噻托溴铵也比溴化异丙托品强10倍，但二者与M_2的解离速度都比与M_1、M_3的解离速度快得多，因此噻托溴铵对M受体具有选择性，对乙酰胆碱的阻断作用比溴化异丙托品强而且持久，每天吸入18 μg，作用持续>24小时，能够有效地舒张支气管，减少肺泡动态性过度充气，缓解呼吸困难，其治疗作用6周达到高峰，能够减少COPD的急性加重和住院率。噻托溴铵的缺点是起效时间稍慢，约为30分钟，吸入后3小时作用达高峰，因此在急性加重期，不宜于单独用药，其口干的不良反应较溴化异丙托品常见，但并不严重，多数患者可以耐受。

5.β_2受体激动药

其能舒张支气管，并有刺激支气管上皮细胞纤毛运动以利排痰的作用，可以预防各种刺激引起的支气管痉挛。常用的气雾剂有沙丁胺醇、特布他林等。前者每次吸入100～200 μg(即喷吸

1～2次)，每天 3～4 次，后者每次吸入 250～500 μg，每天 3～4 次，吸入后起效时间为 5 分钟，1 小时作用达高峰，维持 4～6 小时。

6.氨茶碱

其有舒张支气管，加强支气管上皮细胞纤毛运动，改善膈肌收缩力的作用，根据病情缓急，可口服或静脉滴注，但后者可使心率增快，宜慎用，目前有长效茶碱控释片，每天 2 次，一次 1 片，可维持疗效 24 小时。茶碱血浓度监测对估计疗效和不良反应有一定意义，>5 mg/L 即有治疗作用，>15 mg/L时，不良反应明显增加。

7.糖皮质激素

长期吸入皮质激素并不能改变 COPD 患者 FEV_1 下降的趋势，但对 FEV_1<50%预计值并有症状和反复发生急性加重的 COPD 患者，规则地每天吸入布地奈德/福莫特罗，或沙美特罗/氟地卡松联合制剂可减少急性加重的发作。前者干粉每吸的剂量为 160 μg/4.5 μg，后者干粉每吸的剂量为 50 μg/250 μg，每次 1～2 吸，每天 2 次。

8.氧疗

氧疗的指征：①PaO_2≤7.3 kPa(55 mmHg)或动脉血氧饱和度(SaO_2)≤88%，有或无高碳酸血症；②PaO_2 7.3～8.0 kPa(55～60 mmHg)，或 SaO_2<89%，并有肺动脉高压、心力衰竭水肿或红细胞增多症(血细胞比容>55%)。COPD 呼吸衰竭患者除低氧血症外，常伴有二氧化碳潴留，吸入氧浓度(FiO_2)过高，会加重二氧化碳潴留，对呼吸衰竭患者应控制性给氧，氧流量 1～2 L/min。呼吸衰竭患者最大的威胁为低氧血症，因会造成脑缺氧的不可逆性损害，因此对 COPD 合并明显的低氧血症患者，应首先给氧，但氧疗的目标是在静息状态下，将 PaO_2 提高到 8.0～10.0 kPa(60～75 mmHg)，或使 SaO_2 升至90%～92%，如果要求更高，则需加大 FiO_2，容易发生二氧化碳麻醉。

对 COPD 所致的慢性低氧血症患者，使用长期的家庭氧疗，每天吸氧≥15 小时，生存率有所改善。长期吸氧可以缓解患者的呼吸困难，改善生活质量，树立生活信心，对肺源性心脏病患者可以降低肺动脉压，改善心功能，因此应作为一个重要的治疗手段。

9.强心药与血管扩张药

对肺源性心脏病患者除伴有左心衰竭或室上性快速心律失常需用洋地黄外，一般不宜用，因缺氧时容易发生洋地黄中毒，对肺源性心脏病的治疗主要依靠纠正低氧血症和高碳酸血症，改善通气，控制感染，适当利尿等。近年来使用血管扩张药以降低肺动脉压的报道很多，其目的是减少右心室的后负荷，增加心排血量，改善氧合和组织的供氧，但使用血管扩张药后，有些患者的 PaO_2 反而下降，因 COPD 患者缺氧的主要原因，是肺内的 V/Q 比例不平衡，低 V/Q 区因为流经肺泡的血液不能充分氧合，势必降低 PaO_2，出于机体的自我保护机制，低 V/Q 区的供血小动脉发生反射性痉挛，以维持 V/Q 比例的平衡，使用血管扩张药后，低 V/Q 区的供血增加，又恢复了 V/Q 比例的不平衡，故 PaO_2 下降，而这部分增加的供血，则是由正常 V/Q 区或高 V/Q 区转来，使这两个区域的 V>Q，增加了无效腔通气，使 $PaCO_2$ 增加。一氧化碳吸入是选择性肺血管扩张药，但对 COPD 的缺氧治疗同样无效，还会增加 V/Q 比例的不平衡，而对急性呼吸窘迫综合征(ARDS)治疗有效，是因后者的缺氧机制是肺内分流，而前者的缺氧机制是 V/Q 比例不平衡，故吸入一氧化碳对 COPD 不宜。

10.肺减容手术(lung volume reduction surgery，LVRS)

对非均匀性肺气肿，上叶肺气肿较重而活动耐力下降的患者，切除过度扩张的部分，保留较轻的部分，可以减少 TLC、FRC，改善肺的弹性压与呼吸肌功能，改善生活质量，但由于费用昂贵，又是一种姑息手术，只能有选择地用于某些患者。

11.肺移植

对晚期 COPD 患者，经过适当的选择，肺移植可改善肺功能和生活质量，但肺移植的并发症多，成功率低，费用高，目前很难推广。

12.呼吸锻炼

对 COPD 患者应鼓励其做缓慢的深吸气深呼气运动，胸腹动作要协调，深呼气时要缩唇，以增加呼气时的阻力，防止气道萎陷，每天要有适合于自身体力的运动，以增加活动的耐力。

13.营养支持

重度 COPD 患者常有营养不良表现，可影响呼吸肌功能和呼吸道的防御功能，因此饮食中应含足够的热量和营养成分，接受呼吸机治疗的 COPD 患者，如果输入碳水化合物过多，会加重高碳酸血症，但对非呼吸机治疗患者则不必过多地限制碳水化合物，因减少碳水化合物，必然要增加脂肪含量，会引起患者厌食，营养支持是否能减少重症的发作和病死率，尚有待进一步的研究。

总之，稳定期 COPD 的治疗应根据病情而异，其分级治疗，表 4-11 可供参考。

表 4-11 稳定期 COPD 患者的推荐治疗

分期	特征	治疗方案
Ⅰ级(轻度)	$FEV_1/FVC<70\%$，$FEV_1\geqslant80\%$预计值	避免危险因素，接种流感疫苗，按需使用支气管扩张药
Ⅱ级(中度)	$FEV_1/FVC<70\%$，$50\%\leqslant FEV_1<80\%$预计值	在上一级治疗的基础上，规律应用一种或多种长效支气管扩张药，康复治疗
Ⅲ级(重度)	$FEV_1/FVC<70\%$，$30\%\leqslant FEV_1<50\%$预计值	在上一级治疗的基础上，反复急性发作，可吸入糖皮质激素
Ⅳ级(极重度)	$FEV_1/FVC<70\%$，$FEV_1<30\%$预计值或 $30\%\leqslant FEV_1<50\%$预计值，伴有慢性呼吸衰竭	在上一级治疗的基础上，如有呼吸衰竭、长期氧疗，可考虑外科治疗

(二)急性加重期的治疗

(1)重症患者应测动脉血气，如果 pH 失代偿，说明患者的病情是近期内加重，肾脏还未来得及代偿。应当详细了解过去急性加重的诱因、频率和治疗情况，稳定期和加重期的血气情况，以作为此次治疗的参考。

(2)去除诱因。COPD 急性加重的诱因常见的有呼吸道感染(病毒或细菌)、空气污染，其他如使用镇静药、吸氧浓度过高或其他并发症，也可使病情加重，其中吸氧浓度过高，可抑制呼吸，$PaCO_2$ 上升，以致发生神志障碍，甚为常见，必须仔细询问病史，当 $PaCO_2$ 在 12.0 kPa (90 mmHg)以上，又有吸氧史，常常提示吸氧浓度过高，应采用控制性给氧。肺源性心脏病患者因使用利尿药或皮质激素，均容易造成低钾、低氯性代谢性碱中毒，代谢性碱中毒可抑制呼吸，脑血管收缩和氧解离曲线左移，加重缺氧，去除诱因后，病情自然会有所好转。其他肺炎、肺血栓栓塞、左心衰竭、自发性气胸等所产生的症状也很类似 COPD 急性加重，必须仔细鉴别，予以相应的治疗。

(3)低流量氧吸入，每分钟氧流量不大于 2 L，氧疗的目标是保持 PaO_2 在 8.0～10.0 kPa(60～75 mmHg)，或 SaO_2 90%～92%，吸氧后 30～60 分钟应再测血气，如果 PaO_2 上升且 pH 下降不明显，或病情好转，说明给氧适当，如果 PaO_2＞10.0 kPa(75 mmHg)，就有可能加重二氧化碳潴留和酸中毒。

(4)重症患者可经雾化器吸入支气管舒张药，0.025%溴化异丙托品水溶液 2 mL(0.5 mg)加生理盐水 1 mL 和/或 0.5%沙丁胺醇 0.5 mL 加生理盐水 2 mL 吸入，4～6 小时一次，雾化器的气源应使用压缩空气，而避免用氧气，因使用雾化器时，气源的流量近 5～7 L/min，可使 $PaCO_2$ 急剧升高，但在用雾化器时，应同时给予低流量氧吸入。在急性加重期也可联合糖皮质激素和 β_2 受体激动药治疗，或短效支气管舒张药，加用噻托溴铵。

(5)酌情静脉滴注氨茶碱 500～750 mg/d，速度宜慢，在可能条件下应动态监测氨茶碱血清浓度，使其保持在 10～15 μg/mL。

(6)应用广谱抗生素和祛痰药。

(7)如无糖尿病、溃疡、高血压等禁忌证，可口服泼尼松 30～40 mg/d，或静脉滴注其他相当剂量的糖皮质激素，共 7～10 天。延长疗程并不会增加疗效，反而增加不良反应。

(8)如有肺源性心脏病心力衰竭体征，可适当应用利尿药。

(9)机械通气治疗。目的是通过机械通气，支持生命，降低病死率，缓解症状，同时争取时间，通过药物等其他治疗使病情得到逆转。机械通气包括有创或无创，近年来通过随机对照研究，证明无创通气治疗急性呼吸衰竭的成功率，能达 80%～85%，能够降低 $PaCO_2$，改善呼吸性酸中毒，减少呼吸频率和呼吸困难，缩短住院时间，因为减少了插管有创通气，避免了并发症，也就降低了病死率，但无创通气并非适合所有患者，其适应证和禁忌证见表 4-12。有创性机械通气的适应证见表 4-13。

表 4-12　无创性正压通气在 COPD 加重期的应用指征

适应证(至少符合其中两项)
中至重度呼吸困难，伴辅助呼吸肌参与呼吸并出现胸腹矛盾呼吸运动
中至重度酸中毒(pH 7.30～7.35)和高碳酸血症[$PaCO_2$ 6.0～8.0 kPa(45～60 mmHg)]
呼吸频率＞25 次/分
禁忌证(符合下列条件之一)
呼吸抑制或停止
心血管系统功能不稳定(低血压，心律失常，心肌梗死)
嗜睡、意识障碍或不合作者
易误吸者(吞咽反射异常，严重上消化道出血)
痰液黏稠或有大量气道分泌物
近期曾行面部或胃食管手术
头面部外伤，固有的鼻咽部异常
极度肥胖
严重的胃肠胀气

表 4-13　有创性机械通气在 COPD 加重期的应用指征

严重呼吸困难，辅助呼吸肌参与呼吸，并出现胸腹矛盾呼吸运动
呼吸频率>35 次/分
危及生命的低氧血症[PaO_2<5.3 kPa(40 mmHg)或 PaO_2/FiO_2<26.7 kPa(200 mmHg)]
严重的呼吸性酸中毒(pH<7.25)及高碳酸血症
呼吸抑制或停止
嗜睡、意识障碍
严重心血管系统并发症(低血压、休克、心力衰竭)
其他并发症(代谢紊乱、脓毒血症、肺炎、肺血栓栓塞、气压伤、大量胸腔积液)
无创性正压通气治疗失败或存在无创性正压通气的使用禁忌证

机械通气的目标是使 PaO_2 维持在 8.0～10.0 kPa(60～75 mmHg)，或 SaO_2 90%～92%，$PaCO_2$ 也不必降至正常范围，而是使其恢复至稳定期水平，pH 保持正常即可，如果要使 $PaCO_2$ 降至正常，则会增加脱机的困难，同时 $PaCO_2$ 下降过快，肾脏没有足够的时间代偿，排出体内过多的 HCO_3^- 由呼吸性酸中毒转为代谢性碱中毒，对机体极为不利。

(10)呼吸兴奋药。COPD 呼吸衰竭急性加重期患者，是否应使用呼吸兴奋药，尚有不同意见，呼吸衰竭患者大多有呼吸中枢兴奋性增高，对这类患者使用呼吸兴奋药，徒然增加全身的氧耗，弊多利少。

(三)预后

影响预后的因素很多，但据观察，与预后关系最为密切的是患者的年龄与初始 FEV_1 值，年龄愈大、初始 FEV_1 值愈低，则预后愈差，长期家庭氧疗已被证明可改善预后。COPD 的预后，在个体间的差异较大，因此对一个具体患者，预言其生存时间的长短是不明智的。

九、慢性阻塞性肺疾病合并急性呼吸衰竭

慢性阻塞性肺疾病(COPD)是一种常见的呼吸系统疾病，由于其患病人数多，病死率高，社会经济负担重，已成为一个重要的公共卫生问题。在世界，COPD 居当前死亡原因的第四位。根据世界银行/世界卫生组织发表的研究，至 2020 年 COPD 将成为世界疾病经济负担的第五位。在我国，COPD 同样是严重危害人民群体健康的重要慢性呼吸系统疾病，近来对我国北部及中部地区农村 102 230 成年人群调查，COPD 约占 15 岁以上人口的 3%，患病率之高是十分惊人的。

为了促使对 COPD 这一疾病的关注，降低 COPD 的患病率和病死率，继欧、美等各国制定 COPD 诊治指南以后，2001 年 4 月美国国立心、肺、血液研究所(NHLBI)和世界卫生组织(WHO)共同发表了《慢性阻塞性肺疾病全球倡议》(Global lnitiative for Chronic Obstructive Lung Disease，GOLD)。

(一)定义

慢性阻塞性肺疾病(COPD)是一种具有气流受限特征的疾病，气流受限不完全可逆、呈进行性发展，与肺部对有害气体或有害颗粒的异常炎症反应有关。目前 COPD 合并急性呼吸衰竭(ARF)尚无确切定义，其特征为慢性呼吸困难急性加重，常伴有喘息、胸闷、咳嗽加剧、痰量增多、痰液颜色和/或黏度改变、发热以及气体交换受损，气体交换受损表现为静息时动脉二氧化碳分压升高伴呼吸性酸中毒和低氧血症。通常情况下，ARF 患者的血气分析提示：PaO_2 低于

8.0 kPa(60 mmHg)和/或 $PaCO_2$ 高于 6.7 kPa(50 mmHg)。

(二)发病机制

COPD 合并 ARF 的发病机制尚未完全明了。目前普遍认为与 COPD 的发病机制密切相关,以气道、肺实质和肺血管的慢性炎症为特征,在肺的不同部位有肺泡巨噬细胞、T 淋巴细胞(尤其是 $CD8^+$)和中性粒细胞增加。激活的炎症细胞释放多种介质,包括白三烯 B_4(LTB_4)、白介素 8(IL-8)、肿瘤坏死因子α(TNF-α)和其他介质。这些介质能破坏肺的结构和/或促进中性粒细胞炎症反应。除炎症外,肺部的蛋白酶和抗蛋白酶失衡及氧化与抗氧化失衡也在 COPD 发病中起重要作用。吸入有害颗粒或气体可导致肺部炎症;吸烟能诱导炎症并直接损害肺脏;COPD 的各种危险因素都可产生类似的炎症过程,从而导致 COPD 的发生。

COPD 合并 ARF 时存在缺氧和二氧化碳潴留,其发病机制考虑与以下因素有关。

1.通气不足

健康成人呼吸空气时,约需 4 L/min 肺泡通气量,才能保持有效氧和二氧化碳通过血气屏障进行气体交换的气体分压差。肺泡通气量不足,肺泡氧分压下降,二氧化碳分压增加,肺泡-毛细血管分压差减少,都可诱发呼吸衰竭。

2.弥散障碍

弥散是氧和二氧化碳通过呼吸膜进行气体交换的过程。二氧化碳弥散能力是氧的 20 倍,故在病理情况下弥散障碍主要影响氧的交换,产生单纯缺氧。在临床上肺的气体弥散面积减少(如肺实质病变、肺气肿等)和弥散膜增厚(如肺间质纤维化、肺水肿等)均可引起氧的弥散障碍而导致低氧。

3.通气/血流比例失调

肺泡通气量与灌注周围毛细血管血流的比例必须协调,才能保证有效的气体交换。一般肺泡通气为 4 L/min,肺毛细血管血流量为 5 L/min,二者的比例为 0.8。当通气/血流比值大于0.8 时,则形成生理无效腔增加;当通气/血流比值小于 0.8 时,造成右向左分流。通气血流比例失调通常仅产生缺氧,并无二氧化碳潴留。这是由于:①静-动脉血二氧化碳分压差较小,仅0.8 kPa(6 mmHg)。二氧化碳弥散能力大,约为氧气的 20 倍,可借健全的肺泡过度通气,排出较多的二氧化碳,不致出现二氧化碳潴留。然而,严重的通气/血流比例失调亦可导致二氧化碳潴留。②氧解离曲线呈 S 形,健全肺泡毛细血管血氧饱和度已处于曲线的平坦段,吸空气时肺泡氧分压虽有所增加,但血氧饱和度上升极少,因此,借健全的通气过度的肺泡不能代偿通气不足的肺泡所致的摄氧不足,发生缺氧。

4.动-静脉分流

肺动静脉瘘或由于肺部病变如肺泡萎陷、肺不张、肺炎和肺水肿,均可导致肺内分流量增加,使静脉血没有接触肺泡气进行气体交换的机会,直接流入肺静脉。故提高吸氧浓度并不能增加动脉血氧分压。如分流量超过 30%以上,吸氧对血氧分压的影响有限。

5.氧耗量

氧耗量增加是呼吸功能不全时加重缺氧的原因之一。发热、寒战、呼吸困难和抽搐均增加氧耗量。

(三)病理及病理生理

COPD 合并 ARF 的病理学改变是在 COPD 的基础上形成的,特征性的病理学改变存在于中央气道、外周气道、肺实质和肺的血管系统。在中央气道-气管、支气管以及内径大于2～4 mm

的细支气管，炎症细胞浸润表层上皮，黏液分泌腺增大和杯状细胞增多使黏液分泌增加。在外周气道内径小于 2 mm 的小支气管和细支气管内，慢性炎症导致气道壁损伤和修复过程反复循环发生。修复过程导致气道壁结构重构，胶原含量增加及瘢痕组织形成，这些病理改变造成气腔狭窄，引起固定性气道阻塞。

典型的肺实质破坏表现为小叶中央型肺气肿，涉及呼吸性细支气管的扩张和破坏。病情较轻时，这些破坏常发生于肺的上部区域，但病情发展可弥漫分布于全肺，并有肺毛细血管床的破坏。由于遗传因素或炎症细胞和介质的作用，肺内源性蛋白酶和抗蛋白酶失衡，为肺气肿性肺破坏的主要机制，氧化作用和其他炎症后果也起作用。

肺血管的改变以血管壁的增厚为特征，这种增厚始于疾病的早期。内膜增厚是最早的结构改变，接着出现平滑肌增加和血管壁炎症细胞浸润。COPD 合并急性呼吸衰竭，由于低氧导致肺动脉广泛收缩，进一步增加右心负荷。

在 COPD 肺部病理学改变的基础上出现相应 COPD 特征性病理生理学改变，包括黏液高分泌、纤毛功能失调、气流受限、肺过度充气、气体交换异常、肺动脉高压和肺源性心脏病。黏液高分泌和纤毛功能失调导致慢性咳嗽及多痰，这些症状可出现在其他症状和病理生理异常发生之前。呼气气流受限是 COPD 病理生理改变的标志，是疾病诊断的关键，主要是由气道固定性阻塞及随之发生的气道阻力增加所致。肺泡附着的破坏，使小气道维持开放的能力受损，但这在气流受限中所起的作用较小。

随着 COPD 的进展，外周气道阻塞、肺实质破坏及肺血管的异常等减少了肺气体交换容量，产生低氧血症，以后可出现高碳酸血症。长期慢性缺氧可导致肺血管广泛收缩和肺动脉高压，常伴有血管内膜增生，某些血管发生纤维化和闭塞，造成肺循环的结构重组。在肺血管结构重组的过程中可能涉及血管内皮生长因子、成纤维生成因子以及内皮素 1(ET-1)。慢性缺氧所致的肺动脉高压患者，肺血管内皮的ET-1表达显著增加。在 COPD 后期产生的肺动脉高压中ET-1具有一定作用。COPD 晚期出现的肺动脉高压是 COPD 重要的心血管并发症，并进而产生慢性肺源性心脏病及右心衰竭，提示预后不良。

(四)诱因

1.降低通气驱动力

过量使用镇静药、安眠药和麻醉药，甲状腺功能减退和脑干损伤等。

2.呼吸肌群功能降低

营养不良、休克、肌病、低磷血症、低镁血症、低钙血症、低钾血症、重症肌无力、中枢和外周神经损伤、药物(氨基糖苷类、类固醇药物)和心律失常等。

3.减少胸壁弹性

肋骨骨折、胸腔积液、气胸、肠梗阻、腹胀和腹水等。

4.降低肺弹性或气体交换容积

肺不张、肺水肿和肺炎等。

5.增加气道阻力

支气管痉挛(吸入变应原等)、气道炎症(病毒、细菌感染、环境污染、吸烟等)、上呼吸道阻塞(阻塞性睡眠呼吸暂停低通气综合征等)等。

6.增加机体代谢需氧量

全身感染、甲状腺功能亢进等。

(五)临床表现

1.病史

COPD 患病过程应有以下特征。①吸烟史:多有长期较大量吸烟史。②职业性或环境有害物质接触史:如较长期粉尘、烟雾、有害颗粒或有害气体接触史。③家族史:COPD 有家族聚集倾向。④发病年龄及好发季节:多于中年以后发病,症状好发于秋冬寒冷季节,常有反复呼吸道感染及急性加重史。随病情进展,急性加重愈渐频繁。⑤慢性肺源性心脏病史:COPD 后期出现低氧血症和/或高碳酸血症,可并发慢性肺源性心脏病和右心衰竭。

2.症状

(1)呼吸系统症状。①咳嗽、咳痰:在慢性咳嗽、咳痰的基础上痰量明显增加,呈黄绿色或脓痰。②气急、胸闷:COPD 加重时呼吸困难加重,严重者不能平卧,被迫取坐位,辅助呼吸肌参与呼吸。③胸痛。④呼吸衰竭:缺氧、CO_2 潴留及酸中毒的表现,呼吸节律、频率与强度都可异常。$PaCO_2$ 超过 8.0 kPa(60 mmHg)或急剧上升时,可出现 CO_2 麻醉(肺性脑病)。表现为睡眠倒错,即白天思睡而夜间失眠,晨起因夜间 CO_2 潴留而出现头痛,后出现精神症状,如:嗜睡、蒙眬或不同程度的昏迷,亦可为兴奋性的,如烦躁不安、抽搐以致惊厥。

(2)心血管系统症状。主要是右心衰竭,可伴有左心衰竭。右心衰竭早期可表现为咳嗽、气急、心悸、下肢轻度水肿等,加重时可出现气急加重、上腹胀痛、食欲缺乏、尿少、腹水等。

3.体征

COPD 早期体征可不明显,随疾病进展常有以下体征:①视诊及触诊,胸廓形态异常,呈桶状胸,包括胸部过度膨胀、前后径增大、剑突下胸骨下角(腹上角)增宽及腹部膨凸等;常见呼吸变浅、频率增快、辅助呼吸肌如斜角肌及胸锁乳突肌参加呼吸运动,重症可出现胸腹矛盾运动;呼吸困难加重时常采取前倾坐位;低氧血症者可出现黏膜及皮肤发绀,伴右心衰竭者可见颈静脉充盈或怒张、肝脏增大、下肢水肿。②叩诊,由于肺过度充气使心浊音界缩小,肺肝浊音界下移,肺叩诊可呈过度清音。③听诊,两肺呼吸音可减低,呼气延长,平静呼吸时可闻及干性啰音,两肺底或其他肺野可闻及湿啰音;心音遥远,剑突部心音较清晰响亮。

当合并急性呼吸衰竭时可有以下表现:①发热,急性感染时体温可急剧升高;②发绀,常有口唇、舌、鼻尖和指甲的发绀。③肺部体征,多数患者有肺气肿征象、心浊音界多缩小甚至消失;呼吸显著减弱,呼气时间延长,肺底可有干湿啰音,有时可有哮鸣音和广泛的湿啰音。④心脏体征,当有肺动脉高压、右心室肥厚时可出现肺动脉第二音亢进和三尖瓣区收缩期杂音。右心衰竭时可出现心率增快、胸骨左下缘和剑突下闻及收缩期吹风样杂音和舒张期奔马律。常有颈静脉怒张、肝大压痛、肝颈静脉回流征阳性、下肢甚至全身皮下水肿,少数病例腹部有移动性浊音。

(六)实验室检查及特殊检查

1.血常规检查

长期缺氧可使血红蛋白和红细胞增多。合并呼吸道感染时白细胞数大于 $10.0\times10^9/L$,中性粒细胞大于 $7.5\times10^9/L$。

2.肺功能检查

肺功能检查是判断气流受限且重复性好的客观指标,对 COPD 的诊断、严重度评价、疾病进展、预后及治疗反应等均有重要意义。气流受限是以第 1 秒用力呼气量(FEV_1)和 FEV_1 与用力肺活量(FVC)之比(FEV_1/FVC)降低来确定的。FEV_1/FVC 是 COPD 的一项敏感指标,可检出轻度气流受限。FEV_1 占预计值的百分比是中、重度气流受限的良好指标,它变异性小,易于操作,应作为 COPD 肺功能检查的基本项目。吸入支气管舒张剂后 FEV_1<80%预计值且 FEV_1/FVC<70%者,可确定为不能完全可逆的气流受限。呼气峰流速(PEF)及最大呼气流量-容积曲线(MEFV)也可作为气流受限的参考指标,但 COPD 时 PEF 与 FEV_1 的相关性不够强,PEF 有可能低估气流阻塞的程度。气流受限可导致肺过度充气,使肺总量(TLC)、功能残气量(FRC)和残气容积(RV)增高,肺活量(VC)减低。TLC 增加不及 RV 增加的程度大,故 RV/TLC增高。肺泡隔破坏及肺毛细血管床丧失可使弥散功能受损,一氧化碳弥散量(D_LCO)降低,D_LCO 与肺泡通气量(V_A)之比(D_LCO/V_A)比单纯 D_LCO 更敏感。作为辅助检查,支气管舒张试验有一定价值,因为:①有利于鉴别 COPD 与支气管哮喘;②可获知患者能达到的最佳肺功能状态;③与预后有更好的相关性;④可预测患者对支气管舒张剂和吸入皮质激素的治疗反应。

3.胸部 X 线检查

X 线检查对确定肺部并发症及与其他疾病(如肺间质纤维化、肺结核等)鉴别有重要意义。COPD 早期胸片可无明显变化,以后出现肺纹理增多、紊乱等非特征性改变。主要 X 线征为肺过度充气,肺容积增大,胸腔前后径增长,肋骨走向变平,肺野透亮度增高,横膈位置低平,心脏悬垂狭长,肺门血管纹理呈残根状,肺野外周血管纹理纤细稀少等,有时可见肺大疱形成。并发肺动脉高压和肺源性心脏病时,除右心增大的 X 线征外,还可有肺动脉圆锥膨隆,肺门血管影扩大及右下肺动脉增宽等。

4.胸部 CT 检查

CT 检查一般不作为常规检查,但当诊断有疑问时高分辨率 CT(HRCT)有助于鉴别诊断。另外,HRCT 对辨别小叶中央型或全小叶型肺气肿及确定肺大疱的大小和数量有很高的敏感性和特异性,对预计肺大疱切除或外科减容手术等的效果有一定价值。

5.血气检查

血气检查对晚期患者十分重要。FEV_1<40%预计值者及具有呼吸衰竭或右心衰竭临床征象者均应做血气检查。血气异常首先表现为轻、中度低氧血症。随疾病进展,低氧血症逐渐加重,并出现高碳酸血症。呼吸衰竭的血气诊断标准为海平面吸空气时动脉血氧分压(PaO_2)降低[<8.0 kPa(60 mmHg)]伴或不伴动脉血二氧化碳分压($PaCO_2$)增高[≥6.7 kPa(60 mmHg)]。

6.其他化验检查

(1)肝、肾功能:急性加重期尿中可出现少量蛋白、管型和白细胞。血尿素氮可高于正常。少数患者可并发肾衰竭和肝功能损害。

(2)血电解质和酸碱平衡。①酸碱平衡紊乱:呼吸性酸中毒多见,$PaCO_2$ 升高,碳酸氢盐(HCO_3^-)相对减少,剩余碱(BE)呈负值,pH 低于 7.35。复合性酸碱失衡中以呼吸性酸中毒合并代谢性碱中毒多见,此时 pH 及 HCO_3^- 显著降低,BE 呈负值。少数患者可有呼吸性碱中毒,这是由于机械通气时通气过量,使 $PaCO_2$ 下降至正常值以下所致。②电解质紊乱:有低氯、低钾、低钠、高钾,也可有高钠、低镁、低钙等情况。

(3)痰液检查:并发感染时痰涂片可见大量白细胞,痰培养可检出各种病原菌,常见者为肺炎链球菌、流感嗜血杆菌、卡他摩拉菌、肺炎克雷伯菌等。

7.诊断

根据 COPD 患病史,在慢性咳嗽、咳痰的基础上痰量明显增加,呈黄绿色或脓痰;体温可急剧升高;呼吸困难加重,严重者不能平卧,被迫取坐位,辅助呼吸肌参与呼吸;胸痛;出现缺氧、

CO_2 潴留及酸中毒的表现：呼吸节律、频率与强度都可异常，$PaCO_2$ 超过 8.0 kPa(60 mmHg)或急剧上升时可表现为睡眠倒错，即白天思睡而夜间失眠，晨起出现头痛、嗜睡、蒙眬或不同程度的昏迷，或烦躁不安、抽搐以至惊厥。合并右心衰竭时，早期可表现为咳嗽、气急、心悸、下肢轻度水肿等，加重时可出现气急加重、上腹胀痛、食欲缺乏、尿少、腹水等。常有口唇、舌、鼻尖和指甲的发绀。多数患者有肺气肿征象、心浊音界多缩小甚至消失。呼吸显著减弱，呼气时间延长，肺底可有干湿啰音，有时可有哮鸣音和广泛的湿啰音。当有肺动脉高压、右心室肥厚时可出现肺动脉第二音亢进和三尖瓣区收缩期杂音。右心衰竭时可出现心率增快、胸骨左下缘和剑突下闻及收缩期吹风样杂音和舒张期奔马律。常有颈静脉怒张、肝大压痛、肝颈静脉回流征阳性、下肢甚至全身皮下水肿，少数病例腹部有移动性浊音等临床症状、体征，结合实验室检查等资料，综合分析确定。存在不完全可逆性气流受限是诊断 COPD 的必备条件。肺功能检查是诊断 COPD 的金标准。用支气管舒张剂后 FEV_1＜80％预计值及 FEV_1/FVC＜70％可确定为不完全可逆性气流受限。COPD 早期轻度气流受限时可有或无临床症状。胸部 X 线检查有助于确定肺过度充气的程度及与其他肺部疾病鉴别。

(八)鉴别诊断

1.支气管哮喘

多在儿童或青少年期起病，常伴过敏体质、过敏性鼻炎和/或湿疹等，部分患者有哮喘家族史。以发作性哮喘为特征，血嗜酸粒细胞可升高，血免疫球蛋白 E(IgE)增高，支气管激发或舒张试验阳性。

2.充血性心力衰竭

多有高血压、冠状动脉粥样硬化、二尖瓣狭窄等病史，发作以夜间较重，稍咳，可伴有血性泡沫痰，双肺底有湿性啰音，胸片显示心脏扩大、肺水肿。

3.支气管扩张

多数患者有大量脓性痰或反复大量咯血史。胸部 X 线或高分辨 CT 显示支气管扩张、支气管壁增厚。

4.气胸

常有突发胸部锐痛、刺激性干咳、患侧叩诊呈鼓音、呼吸音明显减弱或消失。胸部 X 线上显示无肺纹理的均匀透亮区，其内侧有呈弧形的线状肺压缩边缘。

5.胸腔积液

患侧液平面以下叩诊浊音，呼吸音明显减弱或消失，胸片可见肋膈角变钝，中等量积液时可见密度均匀阴影，其上缘呈下凹的弧形影。

6.肺栓塞

有栓子来源的基础病，$PaCO_2$ 降低，$P_{(A-a)}$ 增高，肺 V/Q 显像、肺动脉造影可确诊。

(九)治疗

COPD 患者发生 ARF 的治疗原则：①纠正威胁生命的低氧血症，使动脉血氧饱和度(SaO_2)大于 90％；②纠正威胁生命的呼吸性酸中毒，使 pH＞7.2；③治疗原发病；④防止和治疗并发症，营养支持治疗。具体措施如下。

1.评估病情的严重性

根据症状、血气、胸部 X 线等评估病情的严重性。

2.低氧血症的治疗

予控制性氧疗，30分钟后复查血气，以确认氧合满意而未引起CO_2潴留或酸中毒。如果胸部X片未显示肺浸润，吸室内空气时$PaCO_2$在5.3～6.7 kPa(40～50 mmHg)，可用鼻导管或鼻塞供氧，氧流量由1～2 L/min开始，以后根据动脉血气调整。如果患者存在肺炎或充血性心力衰竭，胸部X线上有新出现的肺浸润，则开始治疗时应增加供氧量(如吸氧浓度在35%～40%)，$PaCO_2$>8.0 kPa(60 mmHg)或SaO_2>90%是合理的氧疗指标。若低浓度氧疗不能使SaO_2达适当水平，应提高吸氧浓度。常用的吸氧方法有以下几种。

(1)鼻导管或鼻塞给氧：此为常用的氧疗方法，吸入氧浓度(FiO_2)与吸入氧流量大致呈如下关系，FiO_2=[21+4×吸入氧流量(L/min)]×100%。这只是粗略的估计值。在同样吸氧流量下，FiO_2还与潮气量、呼吸频率、分钟通气量和吸呼比等因素有关。总的来说每分通气量较小时，实际FiO_2要比计算值高；相反则较计算值低。张口呼吸时的计算值亦低。

(2)简易开放面罩：面罩两侧有气孔，呼出气可经气孔排出，当氧流量大于4 L/min时不会产生重复呼吸现象。增大氧流量最高FiO_2可达50%～60%。这种面罩封闭不好，FiO_2不稳定是其主要缺点。

(3)空气稀释面罩：Venturi面罩是通过Venturi原理，利用氧流量产生负压，吸入空气以稀释氧，调节空气进量，可控制吸入氧浓度在25%～50%范围内，面罩内氧浓度相对稳定，其缺点是进食、咳痰不便。氧疗中的注意事项有以下几种。①重视病因及综合治疗：氧疗不能代替病因及其他综合治疗。如对感染和呼吸困难的患者适当应用抗生素和平喘药物，控制感染、消除气道痉挛，注意调节水、电解质平衡等。②加强氧疗监护：要观察患者的意识、发绀、呼吸、心率变化。如意识清楚、发绀好转、心率减少10次/分以上说明氧疗有效。对高浓度氧疗特别是正压机械通气，要防止氧中毒。氧中毒对肺和全身组织细胞都能引起损伤，引起组织细胞损伤的原因是氧化基团和过氧化氢相互作用侵犯DNA和细胞膜的后果。症状为头晕、疲倦乏力、全身麻木、面部肢体肌肉抽搐、顽固性咳嗽、心率增快、心律失常等。③吸入氧气湿化：应用安全加热装置，将湿化瓶内水持续加热50～70 ℃，输出氧温度与体温接近。水蒸气含量高有利于痰咳出。④氧疗用具消毒：鼻塞、面罩、湿化瓶、气管套管等应严格消毒或更换，预防交叉感染及继发感染。⑤严防火源靠近：氧能助燃，氧疗时要严防火源靠近，不能在其附近吸烟。

3.呼吸性酸中毒的治疗

酸中毒较轻时，通过改善低氧、纠正二氧化碳潴留，酸中毒可纠正；酸中毒严重时(pH<7.2)可静脉内应用少量碳酸氢钠。

4.原发病的治疗

(1)急性诱因的治疗：当有细菌感染时应根据患者所在地常见病原菌类型及药敏情况积极选用抗生素。长期应用广谱抗生素和激素者易继发真菌感染，宜采取预防和抗真菌措施。①单药治疗：随着广谱β-内酰胺和氟喹诺酮类药的问世，临床开始单用亚胺培南、头孢哌酮舒巴坦、头孢他啶、替卡西林/克拉维酸等治疗下呼吸道感染，临床治愈率常可达80%以上。单药疗法的明显缺点是抗菌谱不可能覆盖所有致病菌，而呼吸道感染特别是院内呼吸道感染，常由多种细菌混合感染所致。氟喹诺酮类药对肠杆菌科和流感嗜血杆菌有较强杀菌作用，但对肺炎链球菌和厌氧菌作用较弱。第二代头孢菌素和氟喹诺酮类药对金黄色葡萄球菌有效，而第三代头孢菌素如头孢他啶等对其作用甚弱。头孢噻肟对铜绿假单胞菌作用较弱等。单药疗法还易出现耐药菌株和重复感染，有单用亚胺培南或氟喹诺酮类药后出现耐药金黄色葡萄球菌、铜绿假单胞菌等报道。

②联合用药：应选用针对常见致呼吸道感染的革兰阳性或阴性病原菌的抗生素。常用方案：β-内酰胺类+氨基糖苷类；β-内酰胺类+氟喹诺酮类；氨基糖苷类+氟喹诺酮类药；β-内酰胺类+β-内酰胺类；克林霉素+氨基糖苷类。联合用药的优点是拓宽抗菌谱、减少重复感染概率、延缓耐药菌株的出现。选用抗生素时应考虑既往用药、基础病、发病过程及治疗反应等因素。如慢性支气管炎患者易受流感嗜血杆菌感染；接受激素治疗的神经外科患者以金黄色葡萄球菌感染常见、肺囊性纤维化和接受机械通气治疗者常有铜绿假单胞菌感染；治疗术后呼吸道感染应兼顾抗厌氧菌等。因此，临床上必须根据药物的作用特点及抗菌范围，并参照本地区细菌耐药情况，选择有效的抗生素治疗呼吸道感染。目前肺炎链球菌对青霉素仍相当敏感，有报道对耐药菌株大剂量青霉素仍有效，故对肺炎链球菌感染仍首选青霉素。对于金黄色葡萄球菌感染，90%菌株对青霉素耐药，50%菌株对苯唑西林耐药，临床上常选苯唑西林、头孢唑啉、头孢美唑、氟喹诺酮类等加一种氨基糖苷类药联用。亚胺培南、头孢哌酮/舒巴坦及第四代头孢菌素如头孢吡肟等也可选用。对于耐甲氧苯青霉素的金黄色葡萄球菌(MR-SA)感染，一般首选万古霉素。对于铜绿假单胞菌感染，可选择哌拉西林、头孢哌酮、头孢他啶、环丙沙星等与氨基糖苷类联用。第三代头孢菌素中以头孢他啶抗铜绿假单胞菌活性最强。亚胺培南、第四代头孢菌素、单环菌素类如氨曲南等也可选用。近年来，国内报道革兰阴性菌产生超广谱β-内酰胺酶(ESBL)日益增多，以克雷伯菌属及大肠埃希菌等肠杆菌科细菌为多见，对第三代头孢菌素普遍耐药，已引起临床高度重视。当怀疑细菌产生ESBL时，应考虑使用碳青霉烯类抗生素和ESBL抑制剂治疗。③抗厌氧菌治疗：厌氧菌所致的呼吸道感染常有下列特征：痰液呈臭味；标本涂片革兰染色有大量形态较一致的细菌，但普通细菌培养呈阴性；多有原发疾病和诱发因素如肺癌、支气管扩张症、意识障碍、胃肠道或生殖道手术后、长期应用免疫抑制剂或氨基糖苷类药等。目前常选用的抗厌氧菌药为青霉素、甲硝唑、克林霉素、替硝唑等。替硝唑为咪唑类药，对大多数厌氧菌有效，其中对脆弱拟杆菌和梭杆菌属的活性较甲硝唑强，常用剂量为800 mg静脉滴注，每天1次，连用5～7天。④抗真菌治疗：呼吸道感染经多种抗生素治疗无效，可能存在下列因素：长期应用广谱抗生素或抗生素，导致菌群失调；应用肾上腺皮质激素、免疫抑制剂、抗癌药物、放射治疗；恶性肿瘤、糖尿病、尿毒症、大面积烧伤、COPD等，需高度怀疑真菌感染。应及时行痰找真菌丝或孢子、真菌培养及相关血清学检查。临床常用氟康唑、伊曲康唑、大蒜素、两性霉素B等。此外，青霉素为治疗放线菌病的首选药，磺胺药(复方SMZ)为治疗奴卡菌病的首选药。部分慢性呼吸衰竭患者因年老体弱、机体反应性差，当出现呼吸道感染时常仅有咳嗽和咳痰或气道分泌物增加(机械通气时)的表现，或呼吸频率增快、PaO_2降低。而较少有发热及外周血白细胞的升高，胸部X线检查可缺乏特征性改变。此时，观察咳嗽和咳痰或气道分泌物的变化常成为判断抗感染治疗是否有效的重要指标。

(2)慢性气流阻塞的治疗。①支气管舒张剂：COPD患者发生ARF时首选短效、吸入性β_2受体激动剂。疗效不显著者加用抗胆碱能药物。以使用贮雾器或气动雾化器吸入比较合适。对于较为严重的COPD患者可考虑静脉滴注茶碱类药物；监测血茶碱浓度对估计疗效和不良反应有一定意义。口服茶碱缓释片，100 mg，每天2次，或静脉滴注氨茶碱，一般每天总量不超过1 g。氨茶碱除松弛支气管平滑肌外，尚有抗炎、兴奋呼吸中枢、增强膈肌收缩力的作用。因茶碱可使患者出现心慌甚至心律失常，静脉使用时输液速度不宜过快。近年来，国内使用定量气雾器(MDI)和雾化器吸入β_2受体激动剂(常用沙丁胺醇或特布他林)治疗，效果较好，临床使用时需注意心脏的不良反应。国外将吸入抗胆碱能药物作为治疗COPD患者的首选治疗药物，常用溴化异丙托品(爱全乐)气雾剂，该药吸入后5～10分钟起效，30～90分钟时达血峰值，持续4～

6 小时。患者宜在应用支气管舒张剂基础上加服或静脉使用糖皮质激素。激素的剂量要权衡疗效及安全性，建议口服泼尼松龙每天 30～40 mg，连续 10～14 天。也可静脉给予甲泼尼龙。延长给药时间不能增加疗效，反而使不良反应增加。②增加分泌物的排出：咳嗽是清除支气管分泌物的最有效方法。坐位咳嗽及应用支气管扩张剂后立即咳嗽可增加咳嗽的有效性。叩击背部及体位引流对痰量超过 25 mL/d 的患者或有肺叶不张的患者可能有效。对于痰多黏稠难以咳出的患者可用祛痰药使痰液稀释，常选用溴己新 16 mg，每天 3 次，或溴环己胺醇(沐舒坦)30 mg，每天 3 次。溴环己胺醇的祛痰作用较前者强，它不仅降低痰液黏度，而且增强黏膜纤毛运动，促进痰液排出。另外可选用中药鲜竹沥液，或使用 α-糜蛋白酶雾化吸入。对于神志清楚的患者应鼓励咳嗽，多翻身拍背，促进痰液排出。对于无力咳嗽的患者可间断经鼻气管吸引痰液。对于建立人工气道的患者应定时吸引气道内分泌物，定期湿化气道。

5.呼吸兴奋剂的应用

对呼吸衰竭患者是否应使用呼吸兴奋剂，学者们一直有争议。由于其使用简单、经济，且有一定疗效，故仍较广泛使用于临床。呼吸兴奋剂刺激呼吸中枢或周围化学感受器通过增强呼吸中枢驱动，增加呼吸频率和潮气量，改善肺泡通气。与此同时，患者的氧耗量和 CO_2 产生量亦相应增加，且与通气量呈正相关。故应掌握好其临床适应证。

在慢性 CO_2 潴留患者，呼吸中枢对 CO_2 的敏感性已降低，吸氧后缺氧的刺激被消除，呼吸中枢受限制，$PaCO_2$ 升高，应用呼吸兴奋剂可降低 $PaCO_2$，增加氧合作用，促使患者清醒，有利于咳嗽、排痰。呼吸兴奋剂需与支气管扩张剂、抗感染、增强呼吸肌收缩力药物并用，使潮气量加大，方能发挥作用。常用的呼吸兴奋剂为尼可刹米，在 $PaCO_2$ 显著增高伴意识障碍者，先用 0.75 g静脉注射，继以 1.875～3.75 g 加入 5%葡萄糖液中持续静脉滴注，可使呼吸深度及频率增加而改善通气，有利于 CO_2 排除，同时可促进神志恢复，提高咳嗽反射和改善排痰能力。少数患者可出现皮肤瘙痒、烦躁不安，此时可减慢滴速或降低药物浓度。个别还出现肌颤及抽搐，则应停用。纳洛酮是阿片受体阻滞药，有兴奋呼吸中枢作用，可行肌内注射或静脉注射，每次 0.4～0.8 mg或 1.2～2.8 mg 加入 5%葡萄糖液 250 mL 中静脉滴注。

因呼吸兴奋剂能引起烦躁不安、肌肉颤动、心悸等不良反应。因此，在应用呼吸兴奋剂的同时必须采取措施减轻通气阻力，如控制感染、吸痰、应用支气管解痉剂等，并密切随访动脉血气，如动脉血气无改善应立即停药。

6.呼吸肌疲劳的防治

应采取措施纠正诱发呼吸肌疲劳的原因，如痰液湿化引流、支气管解痉剂的应用、控制肺部感染、改善营养状态、纠正水和电解质失衡，发热患者应用退热药物。经鼻面罩机械通气，使呼吸肌得到适当休息。

辅酶 Q_{10} 能改善心肌和呼吸肌氧的利用，从而提高其收缩力，每天 60 mg 可使最大吸气力上升。茶碱类药物能增加细胞质内的钙离子浓度，提高呼吸肌的储备能力，可用于防治膈肌疲劳。咖啡因增加膈肌收缩力，优于氨茶碱，长期口服可延缓呼吸肌疲劳的发生。洋地黄类药物亦有增加膈肌收缩力的作用，对呼吸衰竭患者有一定危险性，宜慎用。由于缺氧、营养不良、呼吸负荷过重可造成呼吸肌损伤、膈肌萎缩，因此对慢阻肺患者纠正缺氧、补充营养、保证能量供应至关重要。糖类过多会产生大量 CO_2，糖的呼吸商为 1，过多的糖分解，呼吸商增大，呼吸肌负荷加重；脂肪的呼吸商为 0.7，在饮食和静脉营养中，增加脂肪与蛋白质，可减少 CO_2 的产生。呼吸肌训练，采用腹式呼吸，可增加潮气量，减少无效腔通气，提高通气效率。

7.机械通气

(1)无创性机械通气(NIPPV):可用于COPD慢性呼吸衰竭急性加重,还可用于有效撤机,作为从机械通气向自主呼吸过渡的桥梁。

COPD急性加重期患者应用无创性正压通气(NIPPV)可以降低 $PaCO_2$,减轻呼吸困难,从而降低气管插管和有创机械通气的使用,缩短住院天数,降低患者的病死率。使用NIPPV要注意掌握合理的操作方法,避免漏气,从低压力开始逐渐增加辅助吸气压和采用有利于降低 $PaCO_2$ 的方法,从而提高NIPPV的效果。NIPPV的应用指征目前尚不统一,表4-14所列标准可作为参考。

表4-14 NIPPV在COPD合并急性呼吸衰竭时选用和排除标准

选用标准(至少符合其中2项)
·中至重度呼吸困难,伴辅助呼吸肌参与呼吸并出现胸腹矛盾运动
·中至重度酸中毒(pH 7.30~7.35)和高碳酸血症($PaCO_2$ 6~8 kPa)
·呼吸频率超过25次/分
排除标准(符合下列条件之一)
·呼吸抑制或停止
·心血管系统功能不稳定(低血压、心律失常、心肌梗死)
·嗜睡、神志障碍及不合作者
·易误吸者(吞咽反射异常,严重上消化道出血)
·痰液黏稠或有大量气道分泌物
·近期曾行面部或胃食管手术
·头面部外伤,固有的鼻咽部异常
·极度肥胖
·严重的胃肠胀气

辅助通气应从低压力开始,吸气压力从0.4~0.8 kPa(4~8 cmH_2O)开始,呼气压力从0.2~0.3 kPa(2~3 cmH_2O)开始,经过5~20分钟逐渐增加到合适的治疗水平。为了避免胃胀气,应在保证疗效的前提下避免吸气压力过高。另外应避免饱餐后应用NIPPV,适当的头高位或半坐卧位和应用促进胃动力的药物有利于减少误吸。

使用无创通气可明显降低气管插管率。如果无创通气后患者的临床及血气无改善[$PaCO_2$ 下降至小于16%,pH<7.30,$PaCO_2$≤5.3 kPa(40 mmHg)],应尽快调整治疗方案或改为气管插管和常规有创机械通气。

(2)有创性(常规)机械通气:在积极药物治疗的条件下,患者呼吸衰竭仍进行性恶化,出现危及生命的酸碱异常和/或神志改变时宜用有创性机械通气治疗。有创性机械通气具体应用指征见表4-15。

表4-15 有创性机械通气在COPD合并急性呼吸衰竭的应用指征

·严重呼吸困难,辅助呼吸肌参与呼吸,并出现胸腹矛盾呼吸
·呼吸频率超过35次/分
·危及生命的低氧血症[PaO_2<5.3 kPa(40 mmHg)或 PaO_2/FiO_2<26.7 kPa(200 mmHg)]

续表

· 严重的呼吸性酸中毒(pH<7.25)及高碳酸血症
· 呼吸抑制或停止
· 嗜睡、神志障碍
· 严重心血管系统并发症(低血压、休克、心力衰竭)
· 其他并发症(代谢紊乱、脓毒血症、肺炎、肺血栓栓塞症、气压伤、大量胸腔积液)
· NIPPV 失败或存在 NIPPV 的排除指征

在决定患者是否使用机械通气时还需参考病情好转的可能性,患者自身意愿及强化治疗的条件。

使用最广泛的 3 种通气模式包括辅助-控制通气(A-CMV)、压力支持通气(PSV)或同步间歇强制通气(SIMV)与 PSV 联合模式(SIMV+PSV)。因 COPD 患者广泛存在内源性呼气末正压(PEEPi),为减少因 PEEPi 所致吸气功耗增加和人机不协调,可常规加用一适度水平(为 PEEPi 的 70%~80%)的外源性呼气末正压(PEEP)。

COPD 病例的撤机可能会遇到困难,需设计和实施一周密的方案。解决呼吸机撤离困难的原则是尽早撤机、避免有害并发症的发生。需引起重视的 3 个因素:首先应避免碱血症,碱血症存在时不能撤机;呼吸性酸中毒和 HCO_3^- 潴留可在低 V_A 时撤机。避免使用过量镇静剂。撤机过程中呼吸功一定要减小。给予患者足够的潮气量,保持充足的通气支持,以使患者的呼吸频率低于 30~35 次/分。

8.并发症的治疗

(1)肺性脑病:COPD Ⅱ 型呼吸衰竭,严重的缺氧和二氧化碳潴留[$PaCO_2$≤5.3 kPa(40 mmHg),$PaCO_2$>8.0 kPa(60 mmHg),pH<7.30],常出现脑水肿、脑血管扩张、颅压升高甚至并发脑疝。患者可出现意识丧失、昏迷、抽搐、呼吸节律及频率异常,进而发生呼吸心搏骤停。

治疗上应积极改善呼吸衰竭,当患者意识障碍进行性恶化时,出现缓脉、呕吐、视盘水肿、脑脊液压力升高时应给予脱水治疗,可给予甘露醇、清蛋白、地塞米松、利尿剂以减轻脑疝、降低颅压。出现神经精神症状和颅内高压的表现,原则上以改善呼吸功能、纠正缺氧和 CO_2 潴留为主,仅当脑水肿症状明显或有脑疝时可短期使用 20%甘露醇,按每次 0.5~1.0 g/kg 快速静脉滴注,每天 1~2 次,心功能不好的患者用量宜少。使用脱水剂时应注意电解质的变化,并防止痰液变黏稠不易排出。

(2)心力衰竭:慢性肺动脉高压,使右心负荷加重,左心室肥大,严重或长期缺氧招致心肌收缩力减弱,每搏输出量减少,最后导致心力衰竭。

治疗:①减轻右心前后负荷,早期肺源性心脏病应降低肺动脉高压,减轻右室后负荷。已有心力衰竭者给予硝酸异山梨酯、硝苯地平、卡托普利等,减轻右心前后负荷,改善左心功能,从而降低肺动脉压,使右室功能得到改善。②利尿剂的应用,给予氢氯噻嗪或呋塞米,并用氨苯蝶啶或螺内酯,小剂量,短疗程,注意电解质紊乱,及时纠正。如氢氯噻嗪 25 mg,每天1~3 次,螺内酯 40 mg,每天 1~2 次。对肺性脑病出现脑水肿或重度水肿者可选用呋塞米 20 mg 缓慢静脉注射。应注意利尿剂可引起低血钾、低血氯,诱发或加重代谢性碱中毒;利尿过多可致血液浓缩、痰液黏稠加重气道阻塞。③强心剂的应用,洋地黄制剂可直接作用于心肌,增加心排血量,减慢心率，增加膈肌收缩力及利尿效果，对并发左心衰竭者疗效明显。由于在缺氧、电解质紊乱等情况下易出现中毒症状，一般选用速效制剂，剂量为正常的1/2～2/3，长期应用时宜定期监测血药浓度。对难治性心力衰竭可并用辅酶 Q_{10}、多巴胺等，能增加心排血量，加强利尿。④血管扩张剂的应用，血管扩张剂可降低肺血管阻力和肺动脉压，减轻右心负荷，减轻右心衰竭的发作和加剧，是治疗 COPD 急性发作期右心衰竭的重要措施。目前临床常用的有 α 受体阻滞剂、血管紧张素转换酶抑制剂、钙通道阻滞剂、磷酸二酯酶抑制剂、NO 吸入等。血管扩张剂在降低肺动脉压力和肺血管阻力的同时也降低体循环血压，应引起注意。

(3)心律失常：患者常因传导系统和心肌损害，或因缺氧、酸碱失衡、电解质紊乱和应用药物发生各种心律失常，严重者可发生猝死。主要是识别和治疗引起心律失常的代谢原因，如低氧血症、低钾血症、低镁血症、呼吸性酸中毒或碱中毒及治疗原发病。纠正上述原因心律失常多可消失。当诱因不能去除或纠正上述原因后仍有心律失常，可考虑应用抗心律失常药物。如未用过洋地黄类药物，可考虑以毛花苷 C 0.2～0.4 mg或毒毛花苷 K 0.125～0.25 mg 加入葡萄糖液20 mL内缓慢静脉注射(20 分钟)。应注意纠正缺氧、防治低血钾，不宜依据心率的快慢观察疗效。如患者血压稳定可考虑使用血管紧张素转换酶抑制剂治疗。也可选用维拉帕米 5 mg 缓慢静脉注射，或口服 40～80 mg，每天 3 次；出现室性异位心律时可用利多卡因 50～100 mg 静脉注射，必要时 15 分钟再注射 1 次，亦可应用其他抗心律失常药物。

(4)消化道出血：患者常并发消化道出血，低氧导致胃肠道黏膜糜烂，广泛渗血。由于严重缺氧，胃肠道血管收缩，微循环障碍，黏膜防御功能减低，高碳酸血症又使氢离子增多，胃酸分泌增加，以及胃肠道淤血、药物刺激、DIC 等招致应激性溃疡、黏膜糜烂，患者先有进行性腹胀，相继发生大出血。

治疗：①制酸剂，给予质子泵抑制剂奥美拉唑或新 H_2 受体阻滞剂西咪替丁/法莫替丁等，山莨菪碱能抑制胃酸，改善微循环，兴奋呼吸中枢，可以并用。②黏膜保护剂，枸橼酸铋钾(得乐)可保护胃黏膜、减少出血。③止血剂，如无 DIC 并存，可给酚磺乙胺、6-氨基己酸等；局部止血采用冰盐水加去甲肾上腺素洗胃后给予黏膜保护剂，亦可用凝血酶口服。

(5)休克：并发休克常由于急性严重感染、消化道大出血、严重心律失常或心力衰竭、低血容量等，或综合因素所引起，进行血流动力学监测，有助于诊断。低血容量休克患者，血压、中心静脉压、心排血量均降低，心率快，体循环阻力升高；继发感染休克时，心率快，血压、体循环阻力下降，而中心静脉压不降低，心排血量上升或下降；心源性休克时，血压、心排血量下降，肺小动脉嵌压升高，中心静脉压、体循环阻力多上升。

治疗：找出病因，采取相应措施。低血容量或感染性休克可给予平衡液，增加有效细胞外液量，纠正酸中毒，改善微循环；血浆、清蛋白可提高胶体渗透压，增加有效循环血量，降低颅压、利尿；右旋糖酐-40、羟乙基淀粉除扩容外，可降低血黏度，改善微循环。失血性休克应及时输新鲜全血，纠正电解质紊乱与酸碱失衡。休克患者当血容量补足后血压仍低时，可给予血管活性药物多巴胺或并用间羟胺静脉滴注，维持血压在 10.7～12.0 kPa(80～90 mmHg)，脉压大于2.7 kPa(20 mmHg)，尿量大于 25 mL/h。心源性休克、心功能不全者可给多巴酚丁胺、洋地黄等增强心肌收缩力。感染性休克时大剂量激素可改善中毒症状，减少毛细血管通透性，阻滞 α 受体使血管扩张，稳定溶酶体膜，保护细胞，防止细胞自溶。

(6)DIC：肺源性心脏病患者由于感染、缺氧、酸中毒、休克等可激活凝血因子，引起内源系统的凝血连锁反应，使患者进入高凝状态，微血管内发生广泛血栓，致使血小板、纤维蛋白原等凝血因子大量消耗，继而引起纤维蛋白溶解。临床表现为皮肤、黏膜、脏器的栓塞出血，血小板进行性减少，凝血酶原时间较正常对照延长 3 秒以上，纤维蛋白原小于 1.5 g/L，3P 试验阳性或 FDP >20 mg/L。

治疗：①控制原发病。②肝素，抗凝治疗是阻断 DIC 病理过程的重要措施，早期给予肝素 50 mg，每天 2 次，缓慢静脉滴注，或以 10～15 U/(kg·h)静脉滴注，使凝血时间维持在 20 分钟左右。有局部大出血者如溃疡病、支气管扩张、脑出血患者禁用。③抗血小板凝聚药，双嘧达莫每天400 mg，右旋糖酐-40 500 mL，每天 1～2 次静脉滴注，用于高凝状态期。④补充凝血因子，输新鲜血、新鲜冰冻血浆、纤维蛋白原等均应与肝素同时使用。⑤抗纤溶药物，DIC 晚期，纤溶亢进已占主要地位，可在肝素化的基础上给氨甲苯酸(抗血纤溶芳酸)或 6-氨基己酸等。

(7)高黏血症：慢性缺氧继发红细胞增多，血黏度增加，招致微循环障碍，影响组织供氧，加重多脏器衰竭。

治疗：给予右旋糖酐-40 及肝素治疗。右旋糖酐-40 可抑制红细胞聚集，改善微循环，每次 500 mL静脉滴注；肝素能降低血黏度，促进肺循环，并可阻止血小板释放 5-羟色胺等介质，缓解支气管痉挛，每天 50 mg 静脉滴注。血细胞比容大于 0.60 时采用血液稀释疗法，每次放血 300 mL，输入右旋糖酐-40 500 mL。

(8)肝损害：严重心力衰竭、缺氧可致淤血性肝大，肝小叶中心坏死和退变，PaO_2<5.3 kPa (40 mmHg)，可使谷丙转氨酶、谷草转氨酶、胆红素上升，凝血酶原时间延长，缺氧纠正后肝功能恢复者称为功能性肝损伤。

治疗：纠正缺氧，心力衰竭患者给予利尿剂、多巴胺静脉滴注可增加肝血流量，高渗葡萄糖和氨基酸静脉滴注能提高血中支链/芳氨基酸比例，避免或慎用对肝功能可能损害的药物，加强护肝药物治疗，还原型谷胱甘肽每天 0.6 g 静脉给药。肝性昏迷者可行人工肝治疗。

(9)肾衰竭：严重缺氧、心力衰竭可导致肾功能损害，PaO_2<5.3 kPa(40 mmHg)时，肾血流量降低，尿量减少，血肌酐、尿素氮升高，心力衰竭时肾脏可有淤血变性。随着病情好转肾功能恢复者，称为功能性肾损害。

治疗：①避免肾毒性药物；②纠正缺氧，改善心功能，给予利尿、强心剂，增加肾血流量；右旋糖酐-40 可改善肾循环；③纠正水、电解质平衡失调，控制蛋白质摄入；④使用利尿剂；⑤透析治疗，当血尿素氮大于 29 mmol/L，血肌酐大于 707 μmol/L，血钾大于 6.5 mmol/L 时，应行腹膜或血液透析。

(10)肺源性心脏病合并肺栓塞：肺源性心脏病心力衰竭患者长期卧床，血黏稠度增高，易引起深部静脉血栓形成，血栓脱落可造成肺栓塞，或肺内炎症侵蚀，使肺动脉分支闭塞。患者表现为呼吸困难突然加重，胸痛、胸闷、烦躁不安，进行性右心衰竭，氧分压、二氧化碳分压下降等。

(高瑞华)

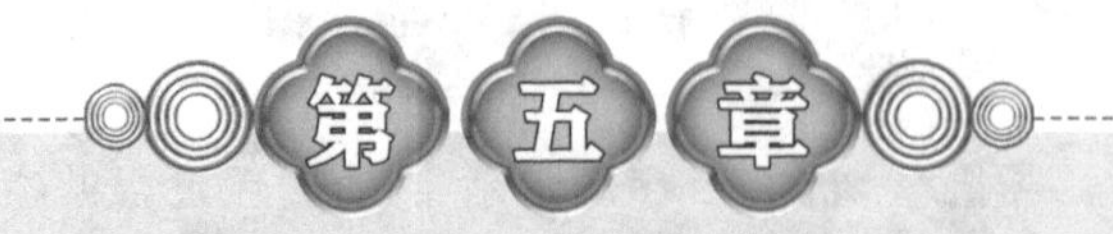

通气调节功能障碍性疾病

第一节 原发性肺泡低通气

原发性肺泡低通气(primary alveolar hypoventilation,PAH)是一种原因不明的呼吸调节异常。健康人自主呼吸是借助化学感受器和呼吸中枢的调节,使 $PaCO_2$ 和 pH 保持在狭窄的生理范围内。PAH 患者存在某些尚未发现的呼吸调节系统缺陷,呼吸中枢对 CO_2 刺激的敏感性和反应性均降低,致使肺泡通气减少,持续存在高碳酸血症和低氧血症。

PAH 可发生在任何年龄,主要累及 20～50 岁的男性。典型者呈隐袭发展,常在应用常规剂量镇静或麻醉药出现严重的呼吸抑制后才首先被发现。通气不足至一定程度可出现睡眠紊乱、清晨头痛、白天嗜睡及易疲劳、记忆力减退、严重者可出现发绀、红细胞计数增多、肺动脉高压和充血性心力衰竭。尽管动脉血气分析提示严重的低氧和 CO_2 潴留,但少见呼吸困难,可能因为化学感受器和通气驱动受损。屏气时间可明显延长而没有任何呼吸困难感觉。尽管患者清醒时可保持节律性呼吸,但通气水平已低于正常,并且在睡眠时进一步恶化,伴随着频繁的中枢性低通气或呼吸暂停。如不治疗,通常可在数月或数年内出现病情进行性加重,最终死亡。

PAH 诊断的依据是患者存在慢性呼吸性酸中毒而无呼吸肌力不足或通气机制受损证据。由于患者能有意识地过度通气,进而使 $PaCO_2$ 降至正常甚至更低水平,所以单次动脉血气分析不一定能揭示高碳酸血症,但可揭示 HCO_3^- 增加。实验室检查可发现,尽管呼吸力学和呼吸肌力量无异常,但对高 CO_2 和低氧刺激的通气反应可明显减弱或丧失。

PAH 应与其他继发于脑干或化学感受器病变的低通气相区别。临床资料包括神经系统检查可提供线索,肺功能和睡眠呼吸监测对诊断和鉴别诊断具有重要价值。部分 PAH 患者对茶碱、黄体酮等具有较好的药物反应。由于许多 PAH 患者存在高碳酸血症和低氧血症,因此,在改善通气的同时,应给予合理的氧疗,能防止长期低氧血症导致的组织损害,降低肺动脉高压,降低死亡率,对于经上述方法治疗效果不佳者,需给予机械通气呼吸支持,常用无创正压通气。适应证:①具有夜间低通气症状如白天嗜睡、早晨头痛、疲乏、噩梦及遗尿;②休息时呼吸困难;③导致肺动脉高压和肺源性心脏病时的低通气;④吸氧时存在夜间低氧血症(动脉血氧饱和度低于 88%)。植入性膈神经起搏及体外负压通气也可试用。

(胥景花)

第二节　肥胖低通气综合征

肥胖低通气综合征(obesity hypoventilation syndrome，OHS)是一种以肥胖和高碳酸血症为特征的综合征，亦称匹克威克综合征(Pickwickian syndrome)。临床主要表现为病态肥胖，静息状态下的低氧血症、高碳酸血症、重度嗜睡、肺动脉高压和慢性右心衰竭，通常与OSAHS合并存在。但较单纯OSAHS有更高的并发症发生率和死亡率。

OHS在普通人群中的准确发病率不清楚，有报道在肥胖OSAHS患者中发病率为10%～20%，而在BMI＞35 kg/m^2 的住院人群中发病率为31%。

一、病因及发病机制

其发病机制可能与呼吸系统负荷过重、呼吸中枢调节异常、睡眠呼吸疾病、神经激素等有关。OHS患者有特征性的持续夜间低氧血症，这一点与OSAHS不同。OSAHS患者的夜间低氧血症只是频繁的、间歇性的，并与AHI相关。在OHS中，大约90%的患者同时存在阻塞性睡眠呼吸暂停综合征(AHI≥5，有或没有睡眠低通气综合征)；而10%的患者则伴有睡眠低通气综合征(AHI＜5)，睡眠低通气综合征患者的特点为睡眠时的 $PaCO_2$ 较清醒时的增加1.3 kPa(10 mmHg)，而同时存在的氧饱和度持续减低不能用阻塞性呼吸暂停和低通气事件解释。值得注意的是，低通气不同于换气不足，低通气是指OSAHS患者在多导睡眠图上所出现的阻塞性呼吸事件，表现为气流幅度的降低。

二、诊断

OHS的诊断包括以下内容。

(1)肥胖(BMI≥30 kg/m^2)和清醒时的二氧化碳潴留[$PaCO_2$≥6.0 kPa(45 mmHg)]，是诊断的必备条件，通常伴有 PaO_2＜9.3 kPa(70 mmHg)。需要指出的是，BMI在亚洲人或中国人诊断OHS所需的标准(BMI≥30 kg/m^2)尚需更多的流行病学资料以明确。

(2)大多数患者(约90%)同时存在睡眠呼吸疾病。

(3)如果患者的夜间动脉血 $PaCO_2$ 较白日升高超过1.3 kPa(10 mmHg)，则更有意义。

(3)排除其他疾病引起的高碳酸血症，如严重的阻塞性气道疾病；严重的间质性肺疾病；严重的胸壁疾病；严重的甲状腺功能减退；肢端肥大症；神经肌肉疾病和先天性中枢性肺泡低通气综合征。

三、鉴别诊断

需要排除其他疾病的引起高碳酸血症，如严重的阻塞性气道疾病；严重的间质性肺疾病；严重的胸壁疾病；严重的甲状腺功能减退；肢端肥大症；神经肌肉疾病和先天性中枢性肺泡低通气综合征。通过病史、体格检查及辅助检查(血液甲状腺功能、生长激素检测、胸部影像、肺功能、头颅影像及肌电图等)不难鉴别。

四、治疗

OHS 的治疗包括以下内容。

(一)减重

必要时外科手术辅助减重。体重减低将会有效的逆转 OHS,会改善睡眠呼吸疾病、减轻清醒时的呼吸衰竭并且改善肺功能。

(二)气道内正压通气

无创或有创通气可用于呼吸支持并逆转低通气。对由于急慢性呼吸衰竭而住院的 OHS 患者,及时而正确的正压通气治疗是重要的。稳定的 OHS 患者首先应该使用无创持续气道正压(nCPAP),持续气道正压通气(CPAP)压力增加可消除所有的呼吸暂停、低通气、气流受限;如果气道阻塞解除,仍存在持续的中度低氧,应该考虑使用 BiPAP。增加吸气相正压(IPAP)压力使氧饱和度维持在 90%以上。如果 IPAP 和呼气相正压(EPAP)之差在 8~10 cmH_2O,氧饱和度仍然持续低于 90%,考虑 BiPAP 治疗的同时给氧或选用定容压力支持模式治疗。为了长期改善白天的低氧和高碳酸血症,大多数 OHS 患者需要 IPAP 在 16~20 cmH_2O,EPAP 需要在 6~10 cmH_2O;两者之间的差在 8~10 cmH_2O。没有 OSA 的 OHS 患者,EPAP 压力可置于 5 cmH_2O,而增加 IPAP 压力用以改善通气。OHS 患者使用正压通气治疗可改善晨起头痛、白天嗜睡、呼吸困难、动脉血气、肺动脉高压、下肢水肿和继发性红细胞增多症。

(三)气管切开术

上气道阻塞在 OHS 发病中是重要的因素,并且有证据表明气管切开术能有效解决上气道阻塞。因气管切开术严重影响患者的生活质量,须严格掌握适应证。此方法仅为气道内正压通气及吸氧治疗无效时的最后手段。

(四)药物

药物治疗可用来刺激呼吸中枢,但目前治疗上进展不大。

(五)氧疗

大约有一半的 OHS 患者在正压通气治疗的同时需要夜间吸氧治疗,夜间或白天吸氧可显著减少患者对正压通气治疗的依赖。但单纯氧疗而没有正压通气治疗是不够的,不能改善低通气。

(胥景花)

第三节　睡眠呼吸暂停综合征

一、概述

睡眠呼吸暂停综合征(sleep apnea syndrome,SAS)是指各种原因导致的睡眠状态时发生的呼吸暂停和/或低通气,引起低氧血症、高碳酸血症及睡眠结构紊乱,进而产生一系列病理生理改变的临床综合征。SAS 是发病率较高并具有一定潜在危险的疾病。SAS 多出现中年以后,患病率为 2%~4%,男性多于女性,女性多发生于绝经期后。患病率随着年龄增加而增高。老年人口可达到22%～24%，儿童患者也很常见。我国上海30岁以上人群患病率约为3.6%，随着病情进展可以导致肺动脉高压、肺源性心脏病、高血压及严重的心脑损害，甚至发生猝死。

二、定义及分型

呼吸暂停是指口鼻呼吸气流均停止10秒；低通气是指呼吸气流降低超过正常气流强度的50%，并伴有4%或以上氧饱和度下降。正常人睡眠时也有呼吸暂停现象，而部分老年人或婴儿睡眠时可观察到周期性低通气，正常成年人在快速眼动睡眠时或在高原也可见到中枢性睡眠呼吸暂停。睡眠呼吸暂综合征是指每晚7小时睡眠中，呼吸暂停反复发作在30次以上或睡眠呼吸紊乱指数（AHI，平均每小时睡眠呼吸的暂停＋低通气次数）超过5次。

睡眠呼吸暂停综合征分3型：①阻塞型，指鼻和口腔无气流，但胸腹式呼吸仍然存在。②中枢型，指鼻和口腔气流与胸腹式呼吸运动同时暂停。③混合型，指一次呼吸暂停过程中，开始时出现中枢暂停，继之或同时出现阻塞型呼吸暂停，或开始出现阻塞型呼吸暂停，继之或同时出现中枢型呼吸暂停。

三、病因及发病机制

（一）中枢型睡眠呼吸暂停综合征（CSAS）

CSAS可见于多种疾病，如神经系统的病变、脊髓前侧切断术、血管栓塞或变性病变引起的双侧后侧脊髓病变；自主神经功能异常如家族性自主神经异常、胰岛素相关的糖尿病、Shy-Drager综合征、脑炎。其他如肌肉的疾病，如膈肌的病变、肌强直性营养不良、肌病等，脑脊髓的异常、Ondine Curse综合征（呼吸自主调节对正常呼吸刺激反应衰竭）、枕骨大孔发育畸形、脊髓灰质炎、外侧延髓综合征，某些肥胖者、充血性心力衰竭、鼻阻塞等，发作性睡眠猝倒和一些阻塞性睡眠呼吸暂停综合征患者行气管切开或腭垂腭咽成形术后等。

CSAS发病机制：呼吸中枢位于延髓和脑干，并受控制意识和情绪的高级中枢影响，也受体液和感受性神经反射调节。位于延髓的呼吸神经元可产生呼吸的基本节律，位于脑干的呼吸中枢对调节和维持正常的节律性呼吸有重要作用。由醒觉转入睡眠时，高级中枢对呼吸的影响减弱，呼吸中枢对各种不同的刺激（如对高碳酸血症、低氧血症、上气道及肺和胸壁的反射性调节信号）反应性也减低，尤以在快速眼动睡眠期明显。这样在呼吸中枢及神经-呼吸肌系统出现病变时，虽然醒觉时可维持正常节律呼吸，睡眠时即可出现呼吸暂停。

（二）阻塞型睡眠呼吸暂停低通气综合征（OSAHS）

OSAHS可见于肥胖、鼻部疾病（鼻瓣的弹性下降、抵抗力减低、过敏性鼻炎、鼻中隔偏曲、鼻息肉、鼻中隔血肿等，鼻咽部癌瘤、腺样体增生、淋巴瘤）、咽壁肥大、扁桃体肥大、肢端肥大症、甲状腺功能减退症、巨舌、颈脂肪瘤、Hurter综合征、头和颈烧伤、乳头状瘤病和颈部肿瘤的压迫、会厌水肿、声带麻痹、喉功能不全、颌面骨性结构异常（上颌前后径短，下颌后缩，舌骨下移）等。

OSAHS发病机制：OSAHS的阻塞部位在咽腔。咽腔是上呼吸道和上食管的交叉路口，在生理上有重要意义。作为上气道的咽腔，从后鼻孔至会厌，缺乏完整的骨性结构支撑，主要靠咽腔周围肌的收缩来调节咽腔大小。咽周围肌主要包括翼状肌、腭帆张肌、颏舌肌、颏舌骨肌和胸骨舌骨肌，这些肌肉的收缩倾向于引起咽腔的开放。与躯干骨骼肌相比，咽腔周围肌的肌纤维少，血供丰富，三磷酸腺苷利用率高，收缩迅速，但易疲劳松弛。由觉醒转入睡眠时，咽腔周围肌紧张性降低，加之平卧睡眠时，由于重力的关系更易引起舌根与软腭后移，咽腔相对狭小。这样在有咽壁增厚，扁桃体肥大、巨舌、下颌后缩、颈部受压及咽部气流减少（鼻塞、咽腔入口狭窄等引起）等病理因素存在时，使咽腔闭合的压力大于开放的压力，即可引起咽腔完全闭塞，引起睡眠呼吸暂停。

中枢或阻塞因素导致呼吸停止后，可因缺氧或加深的呼吸运动等因素唤醒患者，呼吸恢复后又可入睡。总之，SAS 的发病有多种因素参与，具体机制尚不完全清楚。

四、病理生理

SAS 患者睡眠时可反复发生低氧血症及高碳酸血症，pH 下降失代偿。OSAHS 在发生咽腔闭塞时，可出现迷走性心动过缓，心率在 30～50 次/分，少数患者可出现严重的心动过缓伴 8～12 秒停搏，甚至发生猝死。通气恢复后心率加快，可达 90～120 次/分。另外，肥胖的 OSAHS患者由于胸腔负压增加，可引起胃食管反流。睡眠时反复的呼吸暂停及低通气，导致低氧血症和高碳酸血症，严重者可导致神经调节功能失衡，儿茶酚胺、肾素-血管紧张素、内皮缩血管肽分泌增加，内分泌功能紊乱及血流动力学等改变，造成组织器官缺血、缺氧，多系统多器官功能障碍。反复、急剧的低氧血症、高碳酸症和 pH 改变对机体可产生多方面的影响（图 5-1）。

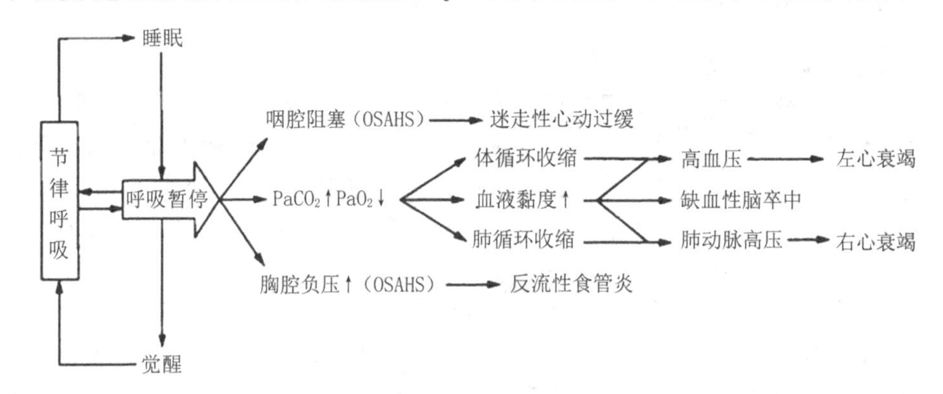

图 5-1 睡眠呼吸暂停综合征的病理生理

反复出现的呼吸暂停伴随血氧饱和度下降，可导致频繁的觉醒，脑电图出现醒觉图形，表现为睡眠片断，睡眠结构紊乱，非快速眼动睡眠（N-REM 睡眠）Ⅲ、Ⅳ期及快速眼动睡眠（REM 睡眠）等深睡状态减少或缺如，导致患者白天嗜睡、困倦，并引起脑功能障碍，可造成智力减低、记忆力下降、性格改变或行为异常等。

五、临床表现

中枢性与阻塞性睡眠呼吸暂停除因原发病不同而有不同的临床表现外，两型的临床表现也有不同（表 5-1）。OSAHS 患者睡眠时常打鼾，鼾声大，打鼾与呼吸暂停交替出现，鼾声极不规则。多数患者呼吸暂停持续 20～30 秒，甚至达 2～3 分钟，每夜可发作数十至数百次。有些患者可发生憋醒，憋醒后常感心慌、胸闷或心前区不适。患者本人常不知睡眠时有打鼾和呼吸暂停，往往首先被同居室的人观察到。有的患者睡眠呼吸暂停窒息时间较长后，身体常翻动或四肢乱动或突然坐起。

由于夜间睡眠质量不好，患者睡后仍不解乏，因而白天常常嗜睡和困倦。严重的患者在吃饭、与人谈话和看电视时也经常打瞌睡；骑自行车时可因打瞌睡而摔倒受伤；职业为汽车司机的患者，开车时可因打瞌睡而招致车祸。患者由于夜间血压增高常有晨起头痛，张口呼吸而引起咽喉干燥等。CSAS 患者由于呼吸调控或神经-肌肉功能障碍，可出现反复发作的呼吸衰竭和肺泡低通气综合征。

表 5-1 SAS 患者的临床特征

项目	体型	白天嗜睡	夜间觉醒	鼻鼾	性功能障碍
中枢性	正常	少见	多见	中等	轻微
阻塞性	多肥胖	多见	少见	很大	明显

因低氧血症及唤醒反应可引起患者夜间血压增高。起床活动后恢复正常，以后进而发展为持续性高血压；部分患者可因肺动脉高压而导致右心室肥大、右心衰竭。

SAS 中有超过 10%的患者合并有慢性阻塞性肺疾病，常常存在呼吸中枢和呼吸功能失调，临床上可反复出现呼吸困难，发绀，严重低氧和高碳酸血症等呼吸衰竭症状。甚至因呼吸暂停时间过长而发生急性呼吸衰竭。

反复低氧及睡眠结构的紊乱可引起脑功能障碍，可出现记忆力、定向力减退，精神症状以抑郁、焦虑，疑病为明显。部分患者会出现幻觉、性功能障碍或阳痿等。

六、诊断

根据病史、体征和入睡后观察 15 分钟以上可做出推测性诊断。临床上对 SAS 的并发症如高血压、右心扩大、夜间心动过缓、心律失常、红细胞增多和憋醒、白天嗜睡等易于发现，但是，往往漏诊了引起上述改变的原发性原因 SAS 的诊断，从而不能对 SAS 进行合理的治疗，临床医师应当引起高度的重视。

确诊分型、病情轻重和疗效判断均需进行多导睡眠图(polysomnography，PSG)检查，睡眠时整夜监测记录脑电图、眼动图、肌电图、鼻和口腔气流、胸腹式呼吸、心电、脉搏血氧饱和度等。近年来，由于电子计算机及传感技术的进步，多导睡眠图还可以记录鼾音、pH 及 CPAP 压力改变等，且全部材料均可由计算机储存记录和分析，PSG 检查也也可携机回家，使检查在更自然的睡眠环境中进行。

在分型的基础上，应进一步明确病情的轻重程度。睡眠呼吸紊乱指数(AHI)在 5～20 者为轻度，AHI 在 21～50 者为中度，AHI 在 50 以上为重度。但临床上往往存在打鼾、白天嗜睡、困倦而 AHI＜5 者，这类患者可能属于气道高阻力综合征。

在明确 SAS 诊断及分型的基础上，还需进一步查明引起该病的病因。对于 OSAS 患者，上气道 CT 断层扫描可测定咽腔的横断面积，X 线头颅、咽结构测量可显示气道的宽度、颅底的角度、下颌骨和甲状舌骨的位置，可为外科手术提供确切的依据。对于 CSAS 患者，应进一步分析引起呼吸调节异常的环节。

多次小睡潜伏间(multiple sleep latency test，MSLT)检查可用于评估嗜睡的严重程度，并与其他嗜睡疾病相鉴别。

七、鉴别诊断

(一)原发性鼾症

有明显的鼾声，PSG 检查无气道阻力增加，无呼吸暂停和低通气，无低氧血症。

(二)上气道阻力综合征

气道阻力增加,PSG 检查反复出现 α 觉醒波,夜间觉醒超过 10 次/小时,睡眠连续性中断,有疲倦及白天嗜睡,可有或无明显鼾声。无呼吸暂停和低氧血症。

(三)发作性睡病

白天过度嗜睡,发作性猝倒,PSG 检查睡眠潜伏期<10 分钟,入睡后 20 分钟内有快速眼动时相出现,无呼吸暂停和低氧血症。MSLT 检查平均潜伏期<8 分钟,有家族史。

八、治疗

SAS 治疗应根据其病因、类型、病情轻重而采用相应的治疗方法,治疗的主要目的是消除临床症状、减少并发症及降低死亡率。

(一)一般治疗

1.治疗原发病

治疗首先应考虑原发病的处理,CSAS 患者如重症肌无力可给予溴吡斯的明等药治疗,膈肌瘫痪可行体外膈肌起搏;减肥可使 OSAS 患者咽部脂肪沉积减少,增加咽腔的横截面积,患者体重减轻 10%,呼吸暂停次数减少近 50%;对于原发性甲状腺功能减退合并 OSAS 患者予以补充甲状腺素治疗后,睡眠呼吸暂停可显著改善或完全消失;对肢端肥大症患者,手术切除垂体肿瘤或服用抑制生长激素的药物后,睡眠呼吸暂停也有不同程度的缓解;上呼吸道感染可给予抗生素治疗。总之,引起 SAS 的原发疾病很多,对原发病的准确及时治疗,对 SAS 症状的缓解具有重要的意义。

2.吸氧治疗

对 CSAS 患者,吸氧治疗可消除或减少中枢性睡眠呼吸暂停,尤以在高原伴有低氧过度通气和酸中毒者适用。吸氧后可消除对呼吸控制通气不稳定性的影响、消除低氧血症对通气的抑制及低氧血症引起周期性呼吸的改变,因此低流量吸氧是治疗中枢性睡眠呼吸暂停有效的治疗方法。对 OSAS 患者,单纯经鼻吸氧尽管可以暂时改善低氧症状,但抵消低氧对呼吸中枢的刺激,可延长呼吸暂停的时间。但是,如果对严重的 OSAS 患者供氧加上持续气道正压通气(CPAP),则可明显减少呼吸暂停的次数,明显改善低氧血症。

3.其他

睡眠时应避免仰卧位,注意体位及枕头的高低,以维持上气道通畅为宜。睡前勿饱食、勿服安眠药,停止注射睾酮等。

(二)药物治疗

氨茶碱可兴奋呼吸中枢,对脑干损害引起的睡眠呼吸暂停可能有效。

(1)乙酰唑胺 125～250 mg,2～4 次/天,1～2 周,可增加颈动脉体活动,个别报道可减少中枢性睡眠呼吸暂停。

(2)甲羟孕酮 20 mg,每天 1～3 次/天,可兴奋呼吸中枢,对部分低通气及睡眠呼吸暂停者可增加通气、减少呼吸暂停次数,不良反应有性欲减退、体液潴留和经绝期后妇女撤药后月经可再来潮等,长期用药需要注意。

(3)普罗替林和氯丙咪嗪为抗抑郁药,对抑制快速眼动睡眠(REM 睡眠)有效,可减轻 REM 睡眠时出现的呼吸暂停和低氧血症。氯丙咪嗪常用剂量每次 25 mg,1～2 次/天,普罗替林常用剂量 10～20 mg/d。本类药物经动物试验表明可提高颏舌肌活性,有助于上气道开放,服药后个别患者可发生口干、尿潴留、心律失常等不良反应，临床使用受到一定限制。

药物治疗主要是针对 CSAS 患者，但 OSAS 患者往往也有呼吸中枢障碍，故临床上药物治疗也有一定效果。

(三)机械治疗

1.经鼻持续气道正压通气(nasal continuous positive airway pressure，nCPAP)

其原理系使用一个空气泵，空气经滤过、湿化后经面罩与患者相连，输送的正压范围在 0.2～2.0 kPa(2～20 cmH_2O)，一般压力维持在 1 kPa(10 cmH_2O)左右患者较易接受，压力太大时患者会感到发憋而不适应，近年来人工通气机已小型化、便携式，患者携机长期在家中应用，已获得较好的临床治疗效果。

(1)nCPAP 治疗能减少 CSAS 患者的呼吸暂停，可明显改善 CSAS 患者的症状和低氧血症，改善周期性呼吸和陈-施呼吸。原理在于改善上气道受体的反射作用，促进氧合作用和改善循环机制。据报道 CPAP 治疗能直接减少中枢睡眠呼吸暂停的频率或者通过改善心脏功能而间接地减少呼吸暂停。

(2)对中、重度 OSAS 患者，经鼻持续气道内正压通气(nCPAP)是一个常用有效的治疗方法。在外科治疗前、后，减肥等尚未达到理想效果时，可给患者使用。由于一定正压的空气进入呼吸道，可使患者功能残气增加，减少上气道阻力，刺激上气道机械受体，增加咽腔周围肌张力，阻止睡眠时上气道塌陷，使患者保持上气道开放，如醒觉状态时一样的口径。CPAP 治疗的近期疗效表现为治疗后患者的呼吸暂停次数明显减少或消失，血氧饱和度上升，睡眠结构改善，减轻白天嗜睡症状，降低二氧化碳浓度，降低心率和肺动脉压。长期应用 nCPAP 治疗可降低红细胞比积和改善心射血分数，减轻气道周围软组织水肿，降低 OSAS 的病死率。治疗前、后必须用多导睡眠图监测对比，以调整到理想的正压水平并确定治疗效果。如患者感到鼻塞，用机前可适当用缩血管药或色甘酸滴鼻剂等滴鼻。

2.体外膈肌起搏

体外膈肌起搏可用于因膈肌瘫痪或疲劳而引起呼吸暂停的患者。

3.气道开放装置

如舌保留装置可阻止舌根后坠，鼻咽导管可保持咽腔通畅，畸齿校正装置可使下颌前移，扩大咽腔，但共同缺点是患者耐受差，同样可影响睡眠质量，限制了临床使用。

(四)手术治疗

1.悬腭垂软腭咽成形术(uvulopalatopharyngoplasty，UPPP)

此法经口摘除扁桃体，切除部分扁桃体的前后弓、部分软腭后缘及腭垂，增大口咽和鼻咽入口直径，以防止睡眠时的上气道阻塞。术前对患者的手术适应证不加选择，术后的有效率(呼吸暂停指数较术前降低至少达到 50%者)约为 50%。术后多导睡眠图复查无明显效果者，70%的患者可主观感觉日间有所改善。

2.舌成形术

此法适用于巨舌、舌根后移、会厌过长或增厚患者，手术行中线舌根部分切除、会厌部分切除、会厌破裂黏膜部分切除，以打开下咽部中央通道，减少呼吸阻力，消除呼吸暂停。

3.气管造口术

对严重的 OSAS 伴严重的低氧血症，导致昏迷、心力衰竭或心律失常的患者，实行气管切开保留导管术，是防止上气道阻塞、解除致命性窒息最有效的救命性措施；也可用于拟行咽成形术的严重 OSAS;严重肥胖患者未达到治疗效果前也可先行气管切开保留导管术救治生命,待其他治疗方法证明有效后再拔除气管导管。其主要缺点是长期保留导管会造成患者的心理负担,容易造成气管切口周围及下呼吸道的感染。

4.其他

如下颌骨前移术、鼻中隔矫正术、舌骨悬吊术等。

九、预后

轻症预后较好,重症可引起严重的心脑血管并发症,病死率较高,据报道,未经治疗的患者,8 年内有 37%死亡。有报道 AHI>20 者的病率明显高于 AHI<20 者。

(胥景花)

第四节 高通气综合征

高通气综合征指以呼吸困难为突出表现,没有器质性心肺疾病,伴随焦虑和过度通气的一组综合征。过度通气状态,即血气 $PaCO_2$ 的降低,与高通气综合征不同。很多器质性疾病,尤其是支气管哮喘、肺栓塞、甲状腺功能异常等,都可伴随过度通气状态,血气 $PaCO_2$ 降低,后者不属于高通气综合征的范畴。诊断中应注意鉴别。

一、与焦虑的关系

焦虑是高通气综合征患者的一大特征,约 70%的患者同时符合精神疾病分类标准(DSM-Ⅳ)中焦虑障碍的诊断标准。所不同的是,焦虑障碍的诊断强调精神焦虑,同时要求伴随躯体症状;而高通气综合征的诊断更加偏重躯体症状和呼吸生理改变。

二、发病机制

尚不完全清楚,学术界倾向认为精神焦虑使皮质呼吸调节异常,丧失了呼吸调节的稳定性,发生一过性过度通气,导致症状的发生。

三、临床表现

高通气综合征的典型症状详见表 5-2,具有诊断的特异性。临床多为慢性过程,伴急性发作。急性发作时间多为 10～30 分钟,严重时长达 1 个多小时,多自然缓解。临床上可以表现为短期内频繁的症状发作,而另一时期又有较长的相对缓解期,迁延为慢性。严重发作时患者有濒临死亡的感觉,常急诊就医。尽管症状很重,但是尚未见到由于高通气综合征而死亡的报道。经过正确的诊断和处理,预后常较好。

四、诊断

有经验的医师常根据病史和症状描述就可以诊断。面对突出的呼吸困难,系统体格检查、胸部 X 线片、动脉血气、肺功能、心电图、超声心动图等实验室检查没有发现明显异常,应考虑到高通气综合征。应注意与支气管哮喘、肺栓塞、甲状腺功能异常进行鉴别，必要时进行支气管激发试验、V/Q显像以减少误诊。

表5-2 高通气综合征的典型症状

项目	典型症状
呼吸渴求	长吸气、上不来气、吸不到底、有意识辅助呼吸
胸部发紧	胸部发紧、气堵在胸部、胸闷、胸部压迫感
肢体发麻	肢体麻木或针刺感、抽搐、头晕
焦虑	精神紧张、心烦意乱、坐卧不宁、烦躁、恐惧、濒死感

五、治疗

(一)腹式呼吸训练治疗

分3个步骤。

(1)向患者解释症状与过度通气之间的联系，告知该疾病的性质和预后，解除患者的疑病观念，消除恐惧心理。

(2)学习腹式呼吸，通过减慢呼吸频率，减少或消除过度通气的倾向。

(3)患者需要接受20次呼吸训练，在2～3个月内完成。该治疗措施在缓解症状、减少发作频率和降低强度方面有很好的疗效，经过2～3个月的治疗，60%～70%的患者症状得以缓解。1～2年后随访，远期疗效很稳定，复发率较低。急性发作期的治疗是大家熟悉的面罩(或袋囊)重呼吸疗法，通过增加呼吸无效腔，使 $PaCO_2$ 增加，通气减低，症状迅速得到缓解。

(二)药物治疗

高通气综合征一经诊断，首选腹式呼吸训练治疗，尤其是躯体症状突出的患者，青少年患者应该尽可能避免精神药物治疗。精神药物治疗与腹式呼吸训练治疗相比具有疗程长、容易形成心理依赖、撤药反跳和复发率高的缺点。对焦虑突出、躯体症状不明显，伴有抑郁的患者，应该在精神专科医师的指导下使用精神药物。常用药物有以下几种。

1.苯二氮䓬类(BZD)

苯二氮䓬类药物能有效地减轻焦虑，其中的阿普唑仑被认为是有效抗惊恐药物。用量由低剂量开始，过4～6天后，依病情需要和耐受状况调整用量。其他常用药有地西泮、艾司唑仑、劳拉西泮。BZD治疗焦虑简便易行，疗程充分后疗效明确。但BZD存在许多缺点难以克服。突出缺点是镇静性强、依赖潜力高，连续服用4～8周后即出现撤药反应。因此，在治疗显效后即刻拟定减药方案。即便如此，减药过程中仍有近1/3的患者出现症状反跳。少数患者难以彻底摆脱BZD，终身服药。此外，高龄患者难以耐受较大剂量的BZD，在治疗中易出现食欲下降、注意力难以集中、记忆障碍、全身软弱，甚至摔倒等。

2.选择性5-羟色氨再摄取抑制剂(SSRI)

(1)帕罗西汀：用药从低剂量开始，在6周内增至充分治疗日用量，即帕罗西汀20～60 mg。帕罗西汀对惊恐障碍疗效明确且耐受良好，可以减少发作频率，改善焦虑不安、抑郁等症状。帕罗西汀的优点在于不良反应轻，耐受良好。与传统的阿普唑仑比较，帕罗西汀依赖潜力低，但是复发率仍较高。

(2)西酞普兰：是近一段时间综合医院使用较多的SSRI类药，由于西酞普兰的抗焦虑疗效较差，躯体症状突出的患者尤其适宜。西酞普兰的治疗量为 20 mg，每天 1 次，服药方便，半衰期长约15 天，起效慢，多数患者服药 1 个月后症状开始改善。不良反应小，安全性较好，患者耐受性好。建议疗程为 6～9 个月。

(三)认知行为疗法

作为一种独立的治疗方法，已用于治疗高通气综合征，无论单独或是与其他治疗合用，都是一种有效的治疗方法。认知行为治疗是在对患者进行疾病知识的系统教育后，让患者逐渐暴露于使其焦虑的实际场景并学会一种自控。

(胥景花)

第五节 重叠综合征

阻塞性睡眠呼吸暂停(obstructive sleep apnea，OSA)是一种慢性睡眠呼吸疾病，主要表现为睡眠期间反复出现部分或完全的上气道阻塞，以睡眠过程中频繁呼吸暂停、血氧饱和度下降和睡眠紊乱为特征的临床综合征。慢性阻塞性肺疾病(chronic obstructive pulmonary disease，COPD)是一种具有气流受限特征的肺部慢性疾病，气流受限不完全可逆，呈进行性发展，主要表现为咳嗽、咳痰、胸闷、气促、活动耐量下降，与气道和肺对有毒颗粒或气体的慢性炎性反应增强有关。COPD 和 OSA 同时存在则称为“重叠综合征”。重叠综合征患者在夜间快速动眼睡眠时可产生更为严重的低氧血症。在相同的 FEV_1%和 FEV_1/FVC%的情况下，重叠综合征患者与单纯的 COPD 患者相比，其 PaO_2 更低，而 $PaCO_2$ 则更高，且更易产生肺动脉高压、右心衰竭和高碳酸血症。OSA 在成人中的发病率为 2%～15%，而 COPD 也为常见病。鉴于各自的多发性，两者同时发生于同一患者的机会较大，且病情可因相互影响而更为严重。研究表明，OSA 患者中，有 10%以上伴有 COPD；反之，COPD 患者也有发生 OSA 的可能，在西方国家可高达 22%～29%。

一、病因及发病机制

导致 OSA 和 COPD 发生的高危因素同样存在于重叠综合征患者中，比如肥胖、吸烟或长期有害颗粒或气体吸入史、呼吸中枢调节功能障碍等。OSA 与 COPD 同时存在时，对气体交换产生协同影响。由于重叠综合征患者同时存在外周气道阻塞和上气道阻塞，气道阻力增加明显，COPD 患者在睡眠时期，每分通气量降低，尤其在快速动眼睡眠(REM)期间更为明显，潮气量显著减少，导致 PaO_2 减低。在非快速眼动睡眠时，由于上气道阻力增加而致低通气。COPD 患者的功能残气量明显减少，可能与睡眠开始之前所存在的胸廓和膈肌的功能缺陷有关，夜间仰卧位睡眠时可进一步加重。COPD 使通气与血流比例失调，导致低氧血症，OSA 又使肺泡通气不良加重，重叠综合征患者比单纯 OSA 患者夜间对 CO_2 的刺激通气反应降低，呼吸中枢对低氧、高二氧化碳刺激的敏感性降低，更易出现呼吸紊乱，造成进一步的缺氧和高碳酸血症，形成恶性循环。因此，重叠综合征患者较单纯 OSA 或 COPD 有更严重的夜间低氧，更常见的晨起头痛、白天嗜睡及肺动脉高压、右心衰竭，从而导致其更高的并发症发生率和病死率。COPD 患者如有显著的肥胖，又有 COPD 紫肿(blue bloated，BB)型的临床表现，需高度考虑存在重叠综合征的可能性。对重叠综合征的患者进行夜间单纯氧疗时，需警惕有加重和延长呼吸暂停的可能性，进而

使 $PaCO_2$ 上升到一个危险程度。

二、临床表现

(1)有 COPD 和 OSA 常见的症状和体征。

(2)COPD 患者合并睡眠呼吸障碍时,通常夜间频繁憋醒,仰卧位加重,半卧位或侧卧位减轻。患者常有入睡困难,且常频繁觉醒,觉醒时伴有焦虑和紧张。晨起感到头痛,白天嗜睡。

(3)在 REM 期有明显的动脉血氧饱和度降低,在 BB 型 COPD 患者中尤为明显。REM 期的低氧血症可持续 1~2 分钟,甚至 1 小时以上。

(4)由于睡眠期间的低氧血症,患者可并发心血管系统、神经系统和血液系统症状,如右心衰竭、高碳酸血症、心律失常、肺动脉压力升高和红细胞增多症等,甚至夜间突然死亡。

三、诊断

(一)首先要确立 COPD 的诊断

根据病史、查体及胸部影像学、肺功能、动脉血气分析可诊断。

(二)明确 OSA 的诊断

对单纯的 COPD 患者,只需在睡眠中进行血氧饱和度的监测即可。但是如怀疑 COPD 患者合并 OSA(即有重叠综合征)时,必须进行多导睡眠监测(PSG)检查。临床上应尽早发现和诊断重叠综合征病例,以指导这类患者的氧疗和夜间通气治疗。

(三)重叠综合征并发症的检测

超声心动图、血常规等。

四、治疗

(一)无创正压通气治疗

无创正压通气治疗不仅能改善或纠正 COPD 所致的慢性呼吸衰竭(缓解呼吸肌疲劳,通过改善肺部顺应性,减轻肺通气血流比例失衡,增加呼吸中枢对 CO_2 反应的敏感性),还是 OSA 首选的最有效的治疗手段。对于重叠综合征的患者,经鼻或经口鼻面罩无创正压通气尤为适用,患者能够从该治疗中受益。不仅可作为其急性加重时的辅助治疗,还可以作为稳定期时家庭维持治疗,尤其是夜间的无创正压通气治疗。无 CO_2 潴留或轻度高碳酸血症的重叠综合征可选用经鼻持续气道正压通气(CPAP),中重度高碳酸血症者则首选双水平气道正压通气(BiPAP)。IPAP 通常为 8~20 cmH_2O,而 EPAP 尽可能保持较低水平。IPAP 的设定数值增加,可改善肺泡通气,增加每分通气量,以纠正低通气,使 $PaCO_2$ 下降。而 EPAP 数值的增加可使上气道维持开放状态,以克服阻塞性睡眠呼吸暂停和低通气。CPAP 有时不能有效改善通气,可在睡眠时导致 CO_2 潴留;但 BiPAP 能改善通气而避免 CO_2 潴留。

(二)氧疗

重叠综合征患者如果存在严重而持续的低氧血症,应进行长期氧疗,氧疗可纠正或改善重叠综合征的低氧状态,对于严重重叠综合征患者可联合应用氧疗与无创通气。对重叠综合征的患者进行夜间单纯氧疗时,需警惕有加重和延长呼吸暂停的可能性,进而使 $PaCO_2$ 上升到一个危险的程度。最好在夜间无创正压通气同时给予氧疗。

(三)有创机械通气治疗

对严重的重叠综合征导致肺性脑病、昏迷的患者,实行气管插管或气管切开术行有创机械通气是改善通气功能、防止上气道阻塞及解除致命性窒息最有效的措施。接受人工气道后机械通气的重叠综合征患者可实施有创/无创序贯性机械通气治疗策略,能够缩短有创机械通气的时间及减少呼吸机相关性肺炎的发生。

(胥景花)

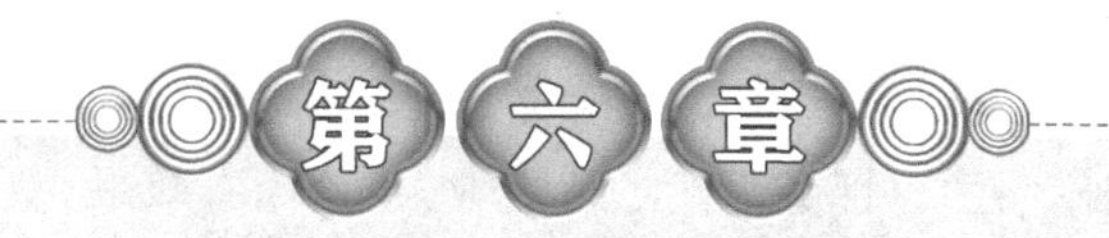

弥漫性疾病

第一节　特发性肺间质纤维化

一、概述

特发性肺间质纤维化(idiopathic pulmonary fibrosis,IPF)是病因未明的慢性进展型纤维化性间质性肺炎的一种特殊类型,好发于老年人,病变局限于肺部,组织病理学和/或影像学表现具有普通型间质性肺炎(usual interstitial pneumonia,UIP)的特征。所有表现为原因不明的慢性劳力性呼吸困难,并且伴有咳嗽、双肺底爆裂音和杵状指的成年患者均应考虑 IPF 的可能性。其发病率随年龄增长而增加,典型症状一般在 60～70 岁出现,<50 岁的 IPF 患者罕见。男性明显多于女性,多数患者有吸烟史。IPF 发病率近几年呈现明显增长的趋势,美国总人口中 IPF 患病率为 14.0/10 万～42.7/10 万,发病率为6.8/10 万～16.3/10 万。诊断 IPF 需要排除其他各种间质性肺炎,包括其他类型的特发性间质性肺炎及与环境暴露、药物或系统性疾病相关的间质性肺疾病。IPF 是一种致死性疾病,尚缺乏有效的治疗药物。IPF 的死亡率随年龄增长而增加,IPF 中位生存期 2～3 年,但其自然病程变异很大,且无法预测,总体预后不良。

二、诊断

(一)诊断依据

IPF 是病因未明的慢性进展性纤维化型间质性肺炎的一种特殊类型,好发于老年人,病变局限于肺部,组织病理学和/或影像学表现具有 UIP 的特征。

对于成人患者,诊断间质性肺疾病(interstitial lung disease,ILD)和疑诊 IPF 的诊断需要符合:①排除其他已知病因的 ILD(如家庭和职业环境暴露、结缔组织疾病和药物);②未行外科肺活检的患者,HRCT 呈现 UIP 型表现;③接受外科肺活检的患者,HRCT 和肺活检组织病理类型符合特定的组合。通过有丰富 ILD 诊断经验的呼吸内科医师、影像科医师和病理科医师之间的多学科讨论,仔细排除其他可能的病因,是获得准确诊断最为重要的环节。在多学科讨论不可行的情况下,建议把患者推荐给对 ILD 有丰富经验的临床专家。由于有高质量证据表明,高分辨率 CT(high resolution computed tomography,HRCT)表现对诊断 UIP 有高度的特异性,外科肺活检对于诊断 IPF 并非必要。结合一定的临床资料(包括完整的病史、职业和环境接触史、家族史、体格检查、肺功能测试和实验室检查),若 HRCT 表现为典型的 UIP 型时足以诊断 IPF。

1.临床表现

(1)所有表现为原因不明的慢性劳力性呼吸困难,并且伴有咳嗽、双肺底爆裂音和杵状指的成年患者均应考虑 IPF 的可能性。其发病率随年龄增长而增加,典型症状一般在 60～70 岁出现,<50 岁的 IPF 患者罕见。男性明显多于女性,多数患者有吸烟史。起病隐袭,主要表现为干咳、进行性呼吸困难,活动后明显。本病少有肺外器官受累,但可出现全身症状,如疲倦、关节痛及体重下降等,发热少见。晚期出现发绀,偶可发生肺动脉高压、肺源性心脏病和右心功能不全等。

(2)IPF 的急性加重:近期研究结果表明,每年 5%～10%的 IPF 患者会发生急性呼吸功能恶化,这些急性发作可继发于一些常见的临床状况,如肺炎、肺栓塞、气胸或心力衰竭。在没有明确诱因下,这种急性呼吸功能恶化被称为“IPF 急性加重”。目前尚不清楚 IPF 急性加重仅仅是一种隐匿的呼吸系统并发症的表现(如肺栓塞、感染),还是 IPF 疾病本身的病理生理学变化导致的病情进展。

IPF 急性加重的诊断标准:1 个月内出现不能解释的呼吸困难加重;存在低氧血症的客观证据;影像学表现为新近出现的肺部浸润影;除外其他诊断(如感染、肺栓塞、气胸或心力衰竭)。急性加重可在 IPF 病程的任何时候发生,有时还可是本病的首发症状;临床表现主要为咳嗽加重,发热,伴或不伴有痰量增加。有研究认为,胸部手术和支气管肺泡灌洗术可能诱发 IPF 急性加重,但尚不明确这种情况是真正的 IPF 急性加重还是与操作相关的并发症。

IPF 急性加重的组织学表现为急性或机化性弥漫性肺泡损伤(diffuse alveolar damage, DAD),少数病例表现为远离纤维化区域的相对正常肺组织内的机化性肺炎。极少数情况下,肺活检标本中仅有单纯的 UIP 或仅有 DAD 的机化期改变而无典型 UIP 型表现。

2.检查

(1)HRCT 是 IPF 诊断流程中的重要组成部分。HRCT 上 UIP 的特征为胸膜下和肺基底部的网格状阴影和蜂窝影,常伴有牵张性支气管扩张,尤其是蜂窝影对 IPF 的诊断有很重要的意义。HRCT 上的蜂窝影指成簇的囊泡样气腔,蜂窝壁边界清楚。囊泡直径在 3～10 mm,偶尔可大至 25 mm。磨玻璃影常见,但病变范围少于网格状影。胸腔积液,则提示 UIP 型病变可能由其他疾病所致。HRCT 上出现大量微结节、气体陷闭、非蜂窝样囊泡、大量磨玻璃样改变、肺实变或者病变以沿支气管血管束分布为主,应该考虑其他诊断。部分患者可伴纵隔淋巴结轻度增大(短径通常<1.5 cm)。

HRCT 诊断 UIP 的阳性预测值为 90%～100%。若 HRCT 无蜂窝影,但其他影像特征符合 UIP 标准,定义为可能 UIP,需进行外科肺活检确诊。HRCT 不符合 UIP 型的患者,外科肺活检的病理表现仍有可能是 UIP 型表现。

根据 HRCT 表现进行 IPF 诊断分级如下。

“典型 UIP”(符合以下四项):①病灶以胸膜下,基底部为主;②异常网状影;③蜂窝肺伴或不伴牵张性支气管扩张;④缺少第三级中任何一项(不符合 UIP 条件)。

“UIP 可能”(符合以下三项):①病灶以胸膜下,基底部为主;②异常网状影;③缺少第三级中任何一项(不符合 UIP 条件)。

“不符合 UIP”(具备以下七项中任何一项):①病灶以中上肺为主;②病灶以支气管周围为

主;③广泛的毛玻璃影(程度超过网状影);④多量的小结节(两侧分布,上肺占优势);⑤囊状病变(两侧多发,远离蜂窝肺区域);⑥弥散性马赛克征/气体陷闭(两侧分布,3 叶以上或更多肺叶受累);⑦支气管肺段/叶实变。

(2)组织病理:UIP 的组织病理学特征和主要诊断标准:低倍镜下病变的不均一性,即瘢痕形成和蜂窝样改变的纤维化区域与病变轻微或正常的肺实质区域交替出现。病变主要位于胸膜下和间隔旁的肺实质,一般情况下炎症反应轻,表现为淋巴细胞和浆细胞在肺间质中的斑片状浸润伴Ⅱ型肺泡上皮细胞和细支气管上皮细胞增生。纤维化区域主要由致密胶原组成,伴上皮下散在的成纤维细胞灶。蜂窝样改变区域由囊状纤维化气腔构成,这些气腔内衬细支气管上皮细胞,充满黏液和炎症细胞。纤维化和蜂窝样改变区域的间质内常有平滑肌上皮细胞化生。病理学上需要与 UIP 鉴别的疾病相对较少,尤其是病理改变符合 UIP 型表现时。主要的鉴别诊断在于与其他可引起 UIP 样病变的疾病的鉴别,如结缔组织疾病、慢性外源性过敏性肺泡炎和尘肺(尤其是石棉肺)。“不可分类的纤维化”指肺活检标本镜下表现为纤维化,但不符合上述 UIP 型的诊断标准;若其镜下表现缺乏典型的某些疾病(如外源性过敏性肺泡炎、结节病等)的组织病理学特征,但有典型的 IPF 的临床表现和影像学表现时,经仔细的多学科讨论后仍有可能诊断为 IPF。

UIP 病理诊断标准分级:分为典型 UIP、可能 UIP、疑似 UIP 和非 UIP 4 个等级。①“典型 UIP”,满足以下 4 条:明显结构破坏和纤维化,伴或不伴胸膜下蜂窝样改变;肺实质呈现斑片状纤维化;现成纤维细胞灶;缺乏不支持 UIP 诊断特征(非 UIP)。②“可能 UIP”,满足以下条件中的 3 条:明显结构破坏和纤维化,伴或不伴胸膜下蜂窝样改变;缺少斑片受累或成纤维细胞灶,但不能二者均无;缺乏不支持 UIP 诊断的特征(非 UIP);或仅有蜂窝肺改变。③“疑似 UIP”,满足以下 3 条:斑片或弥漫肺实质纤维化,伴或不伴肺间质炎症;缺乏典型 UIP 的其他标准;缺乏不支持 UIP 诊断的依据(非 UIP)。④“非 UIP”,满足以下任 1 条:透明膜形成;机化性肺炎;肉芽肿;远离蜂窝区有明显炎性细胞浸润;显著的气道中心性病变;支持其他诊断的特征。

(3)肺功能检查:IPF 的肺功能检测在判断、检测疾病进展、估计预后方面意义重大。典型肺功能改变为限制性通气功能障碍,表现为肺总量(TLC)、功能残气量(functional residual capacity,FRC)和残气量(residual volume,RV)下降。1 秒钟用力呼气容积/用力肺活量(FEV_1/FVC)正常或增加。单次呼吸法一氧化碳弥散(DL_{CO})降低,即在通气功能和肺容积正常时,DL_{CO}也可降低。

(4)血气检测:IPF 的血气检测在判断、检测疾病进展、估计预后方面意义重大。IPF 患者的通气/血流比例失调,PaO_2、$PaCO_2$ 下降,肺泡动脉血氧分压差[$P(A\text{-}a)O_2$]增大。

(5)肺泡灌洗液检查:BAL 的细胞学分析可能有助于诊断某些特定类型的 ILD。对疑诊 IPF 的患者,BALF 最主要的作用是排除慢性外源性过敏性肺泡炎;BALF 中淋巴细胞增多(≥40%)时应该考虑慢性外源性过敏性肺泡炎的可能。因此,绝大多数 IPF 患者的诊断流程中不应该进行 BALF 细胞学分析,但可能适用于少数患者。

(6)经支气管镜肺活检(transbronchial lung biopsy,TBLB):TBLB 有助于某些疾病的诊断(结节病等肉芽肿性疾病),但 HRCT 表现为 UIP 型时,可以大致排除这些疾病。对于怀疑 UIP 而需要进行组织病理学分析的病例,TBLB 的特异度和阳性预测值尚不明确。虽然 TBLB 的标本有时可以见到 UIP 的组织学特征,但对 UIP 诊断的敏感度和特异度尚不明确,TBLB 的取材部位和取样数目也不明确。因此,绝大多数 IPF 患者的诊断评价中不应该使用经支气管镜肺活检，但可能适用于少数患者。

(7)结缔组织疾病相关血清学检查：关于血清学筛查对疑诊 IPF 患者的评估价值，目前尚无明确的研究结论。结缔组织疾病可以出现 UIP 型表现，绝大多数疑诊的 IPF 患者应该进行结缔组织疾病相关的血清学检测，但可能不适用于少数患者。

3.病因诊断

部分慢性外源性过敏性肺泡炎的表现与 IPF 很相似，需要特别注意通过全面评价来明确该患者是否有慢性外源性过敏性肺泡炎的可能。BALF 中淋巴细胞增多(≥40%)提示该病的存在，进一步调查患者的环境暴露因素，必要时安排外科肺活检。符合结缔组织疾病诊断标准的患者不能诊断 IPF。目前没有临床或血清学特征性表现的年轻患者，尤其是年轻女性，可能在以后的观察中逐渐表现出结缔组织疾病的临床特征。所以，对于较年轻(<50 岁)的患者，需高度警惕存在结缔组织病的可能。

4.诊断注意事项

IPF 需要与脱屑型间质性肺炎(desquamative interstitial pneumonia，DIP)、急性间质性肺炎(acute interstitial pneumonitis，AIP)、弥散性肺泡损伤(diffuse alveolar damage，DAD)、非特异性间质性肺炎(nonspecific interstitial pneumonia，NSIP)、特发性闭塞性机化性肺炎(bronchiolitis obliterans with organizing pneumonia，BOOP)相鉴别。

(1)脱屑型间质性肺炎：男性多发，绝大多数为吸烟者。起病隐袭、干咳、进行性呼吸困难。半数患者有杵状指(趾)。肺功能呈限制性通气功能障碍，弥散功能降低，但不如 IPF/UIP 显著。RBILD 临床表现同 DIP，杵状指(趾)相对少见。DIP 最显著的病理学改变是肺泡腔内肺泡巨噬细胞(alveolar macrophage，AM)均匀分布，见散在多核巨细胞。与此相伴的是轻、中度肺泡间隔增厚，伴少量炎性细胞浸润，无明显的纤维化和成纤维细胞灶。低倍镜下病变均匀分布，时相一致，与 UIP 分布多样性形成鲜明对比。AM 聚积以细支气管周围气腔为主，而远端气腔不受累时，这一病理便称为 RBILD。影像学早期出现双肺磨玻璃样改变，后期出现线状、网状、结节状间质影像，通常不出现蜂窝样改变。RBILD 患者，HRCT 出现网状结节影，未见磨玻璃影。

(2)急性间质性肺炎：病因不明，起病急剧，临床表现为咳嗽、严重呼吸困难，很快进入呼吸衰竭。多数病例发病前有“感冒”样症状，半数以上患者发热。病理学表现为弥散性肺泡损伤(DAD)机化期改变。影像学表现为双侧弥散性网状、细结节及磨玻璃样阴影，急骤进展可融合成斑片乃至实变影。

(3)非特异性间质性肺炎：可发生于任何年龄，男多于女，主要表现为咳嗽、气短，少数患者有发热。病理学表现为肺泡壁明显增厚，呈不同程度的炎症和纤维化，病变时相一致，但缺乏 UIP、DIP 或 AIP 的特异性改变。肺泡结构破坏较轻，肺泡间隔内由淋巴细胞和浆细胞混合构成的慢性炎症细胞浸润是 NSIP 的特点。影像学显示双侧间质性浸润影，双肺斑片磨玻璃阴影是本病 CT 特征性所见。

(4)慢性外源性过敏性肺泡炎：急性期暴露于大量抗原物质后 4～6 小时后出现咳嗽、寒战和肌肉疼痛，症状可持续 8～12 小时，白细胞总数和嗜酸粒细胞计数增加。亚急性期为吸入少量抗原后发生的亚急性过敏性肺泡炎，其临床症状极似慢性支气管炎。慢性期为长期暴露在抗原下，可发生不可逆的肺部纤维化。病理学病变主要累及肺泡、肺泡间隔、血管和终末细支气管，其病理改变与病期有关。①急性期：肺泡壁和细支气管壁水肿，有大量淋巴细胞浸润，浆细胞也明显增加，尚有单核细胞、组织细胞，而嗜酸粒细胞浸润较少。2 周左右水肿消退，大量瘤样上皮性肉芽肿和朗格汉斯细胞产生，许多肉芽肿被胶原纤维包裹。肺肉芽肿为急性期典型病变。②慢性期：以间质纤维化，肺泡壁淋巴细胞浸润，胶原纤维增生为主，尤其在细支气管和所属小动脉有时因肌纤维和内皮细胞增生而增厚。而肉芽肿病变此时基本消失。支气管肺泡灌洗显示中淋巴细胞比例增高，IgG 和 IgM 的比例也增高。血清学检查阴性患者，可做激发试验。肺功能典型改变为限制性通气障碍。影像学早期或轻症患者可无异常发现，有时临床表现和 X 线改变不相一致。典型病例急性期在中、下肺野见弥散性肺纹理增粗，或细小、边缘模糊的散在小结节影。病变可逆转，脱离接触后数周阴影吸收。慢性晚期，肺部呈广泛分布的网织结节状阴影，伴肺体积缩小。常有多发性小囊性透明区，呈蜂窝肺。怀疑本病因仔细询问接触史，行血清沉淀抗体测定，支气管肺泡灌洗，肺功能检查等进行综合分析，必要时行肺活检。

(5)特发性闭塞性机化性肺炎：多发于 40～60 岁，最常见症状是持续性干咳，其次为轻度呼吸困难和体重减轻。约有 1/3 的患者表现为咽痛、发热、乏力等流感样症状。约 2/3 的患者肺部可闻及爆裂音。病理学病变主要累及终末和呼吸性细支气管、肺泡管，管壁内常有单核细胞浸润，管腔内则可有水肿性肉芽组织充填，肉芽组织栓内常有巢状慢性炎症细胞浸润。肺功能主要表现为限制性通气功能障碍和弥散功能障碍，很少表现为阻塞性通气功能障碍。影像学检查表现无特异性，多种多样。典型改变是双侧斑片状或磨玻璃样肺泡性浸润影，可呈游走性，类似肺嗜酸性粒细胞增多症。有时也可呈孤立性肺炎型，或弥散性间质性肺炎型。开胸肺活检对确诊 BOOP 有重要价值。

(二)临床分型

IPF 临床无分型。根据静息状态下的肺功能结果和/或影像学的病变程度，把 IPF 分为“轻度”“中度”“重度”，以及“早期”和“晚期”，但目前尚不明确上述分期是否与临床决策直接相关。

三、治疗

(一)康复措施

1.门诊治疗

患者临床症状轻，不影响生活与工作者，可采取门诊治疗。

2.住院治疗

有并发症或病情进行性加重的患者需住院治疗。

(二)非药物治疗

有静息低氧血症的 IPF 患者应该接受长期氧疗。多数 IPF 患者应该接受肺康复治疗，但对于少数患者肺康复治疗可能是不合理的选择。多数 IPF 引起的呼吸衰竭应该接受机械通气，但对于少数患者机械通气可能是合理的选择。

(三)外科治疗

某些合适的 IPF 患者应该接受肺移植治疗(强推荐，低质量级别)，术前是否需要机械通气已成为判别肺移植后早期病死率的危险因素，因此呼吸机依赖已被许多中心认为是肺移植的相对或绝对禁忌证。

(四)活动

适当活动，避免过度劳累。

(五)饮食

无特殊要求。

四、药物治疗

(一)药物治疗原则

目前尚无治疗 IPF 的有效药物,但一些临床药物试验的结果提示某些药物可能对 IPF 患者有益。用于治疗 IPF 的药物有糖皮质激素、免疫抑制剂、秋水仙碱、环孢素、干扰素、抗氧化药物(乙酰半胱氨酸)、抗凝药物和降低肺动脉压等。目前尚缺乏足够证据支持应该常规使用这些药物治疗。

(二)药物选择

根据患者病情及委员会推荐级别,对一些治疗的推荐意见是弱反对,表明这些治疗的收益与风险尚不明确,还需要更高质量的研究结果来证实。弱反对的药物可能适用于一些特定的患者,对于充分知情并强烈要求药物治疗的患者,推荐选用这些弱反对的药物。

(1)IPF 患者不应该接受糖皮质激素单药、秋水仙碱,以及环孢素治疗(强推荐,很低质量证据)。

(2)IPF 患者不应该接受糖皮质激素与免疫抑制剂(如硫唑嘌呤、环磷酰胺)的联合治疗(强推荐,低质量证据)。

(3)多数 IPF 患者不应该接受糖皮质激素、硫唑嘌呤及乙酰半胱氨酸联合治疗,不应该接受乙酰半胱氨酸单药治疗,但对于少数患者可能是合理的治疗措施(弱推荐,低质量证据)。

(4)PF 患者不应该接受干扰素 γ-1b 治疗(强推荐,高质量证据)。

(5)IPF 患者不应该接受波生坦、益赛普治疗(强推荐,中等质量证据)。

(6)多数 IPF 患者不应该接受抗凝治疗,但对少数患者抗凝治疗可能是合理的选择(弱推荐,很低质量证据)。

(7)多数 IPF 患者不应该接受吡非尼酮治疗,但对少数患者该药物可能是合理的选择(弱推荐,低-中等质量证据)。

(三)特发性肺间质纤维化复发的预防与治疗

特发性肺间质纤维化因原因不明,可能的高危因素有吸烟、环境暴露、微生物感染、胃食管反流和遗传因素。因此,戒烟、避免危险环境暴露、避免反复感染、积极治疗反流性食管炎等可能有助于 IPF 的预防和急性加重。

(四)特发性肺间质纤维化并发症和伴发疾病的治疗

IPF 患者的常见并发症和伴发疾病越来越受到人们的关注,主要包括 IPF 急性加重、肺动脉高压、胃食管反流、肥胖、肺气肿和阻塞性睡眠呼吸暂停。目前尚不明确治疗这些伴发的疾病是否会影响 IPF 患者的预后。

1.IPF 急性加重

多数 IPF 急性加重时应该接受糖皮质激素治疗,但对少数患者来说,糖皮质激素治疗可能是不合理的选择(弱推荐,很低质量证据)。

2.IPF 合并肺动脉高压

多数 IPF 患者不应该接受针对肺动脉高压的治疗,但对少数患者来说可能是合理的选择(弱推荐,很低质量证据)。

3.反流性食管炎

多数 IPF 患者应该接受针对无症状胃食管反流的治疗,但对少数患者来说可能是不合理的选择(弱推荐,很低质量证据)。

4.肥胖、肺气肿和阻塞性睡眠呼吸暂停

迄今为止尚无IPF患者伴发肥胖、肺气肿和阻塞性睡眠呼吸暂停治疗方面的研究资料,因此无法给予推荐意见。

(五)特发性肺间质纤维化姑息治疗

姑息治疗旨在减轻患者症状和减少痛苦,而不是治疗疾病。姑息治疗的目标是减轻患者生理与精神上的痛苦,为患者及其家属提供心理与精神上的支持。这些治疗措施均需个体化,是疾病辅助治疗的一部分。

IPF患者咳嗽和呼吸困难等症状的恶化很常见且疗效差。有限的研究结果提示,糖皮质激素和沙利度胺可能缓解IPF患者的慢性咳嗽;慢性阿片类药物可用于治疗严重呼吸困难和咳嗽,但需要严密监测药物不良反应。

(王德伟)

第二节 结节病

一、流行病学

结节病发生于世界各国,发病率因地域、人种及环境不同,差异较大,欧洲发病率最高,非洲及亚洲则较低,波动于1/10万～50/10万。黑人多于白人,美国白人发病率10.9/10万,而美国的黑人发病率高达35.5/10万。寒冷地区发病率高,如日本的寒、温、亚热带地区发病率之比是4∶2∶1。

二、病因

结节病的病因迄今未明。目前认为遗传、感染、化学因素、环境及职业、自身免疫反应等均可能为本病的潜在病因,但缺乏确切证据说明它们与结节病发病有直接关系;其中遗传因素的客观证据较多;结节病的易感性及临床表现、自然病程、严重程度和预后,与人类白细胞组织相容性抗原(*HLA*)的不同等位基因具有相关性。如急性起病伴结节性红斑及关节炎者,HLA_{B8}出现频率高,结节病性眼葡萄膜炎患者的HLA_{B27},检出率较其他葡萄膜炎高。英国报道10%结节患者有家族遗传史,62例患者中,含5对双胞胎(4对为单卵孪生)。北京医院诊治过6例有血缘关系的结节患者(同胞兄妹及同胞姐妹各2例、母女2例)。该6例发病前5年内均分居两地,可排除环境职业因素。他们的*HLA*检测结果:仅姐妹俩人均被检出HLA_{A11},余4例的*HLA*型分散无规律。结节病发病的种族差异和家族聚集现象均提示结节病的遗传倾向。但国内外有关报道差异较大,缺乏显著一致性。可能与*HLA*表型不同、易感基因呈多态性分布有关。总之,遗传因素在结节病发病中的作用,仍存在争议。

三、病理组织学改变

结节病的基本病理改变是由类上皮细胞、巨噬细胞、散在的多核巨细胞(朗格汉斯细胞及异物巨细胞)和淋巴细胞组成的境界清楚,无干酪样坏死的肉芽肿。有时巨细胞内可见两种包涵体

(星形体和舒曼体)。早期病变,结节形态结构单一、大小一致且分布均匀。晚期病变可见结节互相融合,并见纤维化及玻璃样变性。病理诊断采用除外性诊断方法,需排除一切与结节病相似的肉芽肿性疾病,如结核、非典型分枝杆菌病、真菌感染、布鲁氏菌病及铍病等疾病。结合临床特点,方能作出结节病诊断。病理标本应常规进行抗酸染色及免疫组化检查。

四、免疫学改变与发病机制

因结节病病因未明,很难用精辟简练的文字,阐明该病的发病机制。多数学者认为,当未知抗原进入人体后,被肺泡巨噬细胞(AM)吞噬,由抗原递呈细胞的溶酶体在细胞膜递呈抗原并持续存在,使细胞内代谢增强,产生一系列活性介质,如白介素(IL)-12、IL-1、IL-2、干扰素-r(IFN-r)、氧自由基及花生四烯酸代谢产物等,参与细胞的激活和趋化。活化的T淋巴细胞(TLC)释放细胞因子如单核细胞趋化因子(MCF)和单核细胞移动抑制因子(MIF)等,使周围血液中的T抑制细胞(Ts)相对占优势,而T辅助细胞(Th)相对减少。在BALF中Th增多,Ts细胞相对减少,这代表病变部位的Th细胞增多而Ts细胞减少。TLC、AM和单核细胞等炎症细胞在肺内的聚集浸润,形成了结节病早期的肺泡炎阶段。T细胞和巨噬细胞、肥大细胞和自然杀伤细胞等通过释放细胞因子、化学趋化、黏附分子和生长因子形成复杂的炎症反应。募集在炎症部位的单核细胞,分泌多种细胞因子,如IL-1、IL-2、TNFa及IFN-r等参与激活、趋化自身和TLC并转化为类上皮细胞、多核巨细胞和郎汉斯巨细胞、构成无干酪坏死性肉芽肿。由上皮细胞、多核巨细胞和巨噬细胞产生的ACE抑制巨噬细胞移行,亦促使肉芽肿形成。结节病患者的AM释放IFN-r和IL-1,产生纤维连接蛋白及分泌成纤维细胞生长因子。IFN-r和IL-1及成纤维细胞生长因子促使成纤维细胞在肺部聚集和增生;纤维连接蛋白吸收大量成纤维细胞并和细胞外基层黏附。与此同时,周围的炎症细胞和免疫效应细胞进一步减少以致消失;胶原蛋白和基质蛋白产生。最终成纤维细胞慢性收缩,破坏了肺的正常结构使肺泡变形。这种肺实质细胞的修复反应,导致纤维化及瘢痕组织形成。

五、临床表现

结节病的全身症状无特异性,15%～60%的患者无症状,常在胸部X线检查时偶被发现双侧肺门淋巴结肿大而就医。自觉症状和体征取决于病变累及的脏器和部位,表现多种多样。北欧的斯堪的纳维亚、瑞典、爱尔兰及波多黎各的女性常以急性发病,病程在2年以内者称亚急性,约半数以上患者属此型。病程2年以上者称慢性型,此型常伴不同程度的肺纤维化。我国的结节病以慢性及隐匿性起病为多,症状轻微者多见,急性起病者少见。

(一)结节病对各脏器的受侵率

结节病是多系统肉芽肿性疾病,人体的任何器官、任何部位均可受累。由于受地区、人种不同、疾病自然发展过程的个体差异,以及研究者搜集病例的专业、时间、调查方式和研究深度不同等因素的影响,文献对各器官受侵率的报道差异较大。如欧洲一组眼科医师报道眼结节病占结节病患者的9%;另一组眼科医师将某医院各科住院患者进行眼科检查并结膜活检。确诊眼受侵率高达54.1%。综合WASOG汇总的文献报道,受侵率最高的是肺门及纵隔淋巴结,依次是肺、眼、皮肤、肝、脾、表浅淋巴结、唾液腺、肾、神经系统、心脏、骨关节及骨骼肌、消化道、内分泌器官及生殖器。

(二)胸内结节病

1.症状

(1)全身症状 Tanoue:LT 等报道,患者就诊时主诉疲劳、体重减轻各占 20%～30%、低热 15%～22%、盗汗 15%、眼症状 10%～20%、皮肤病变 10%～28%、关节症状 5%～17%、神经系统症状 2%～5% 及心脏症状 1%～5%。北京医院曾见 2 例 Ⅱ 期肺结节病,主诉高热(39.2～39.4 ℃)住院。

(2)呼吸道症状:20%～40%患者有刺激性咳嗽或少量白痰、少数患者轻度胸痛、喘息及活动后呼吸困难。胸部影像改变显著而无症状或症状轻微者门诊屡见不鲜。国外一组报道 433 例肺结节病患者中,25 例咯血,占 6%;其中 19 例轻度咯血、4 例中度咯血、2 例大量咯血。咯血患者常合并曲霉菌感染、支气管扩张或肺囊肿。不足 5%患者单侧或双侧胸腔积液,包括胸膜增厚在内的胸膜受累占 3%～20%。国内报道 14 例胸腔积液均为渗出液。

(3)典型的 Löfgren 综合征:双侧对称性肺门淋巴结肿大,呈马铃薯状,常伴皮肤结节性红斑、发热及关节肿痛。可伴眼葡萄膜炎或虹膜炎,常为急性发病。此类患者 60%～80%在 2 年内自愈,预后良好,见图 6-1。

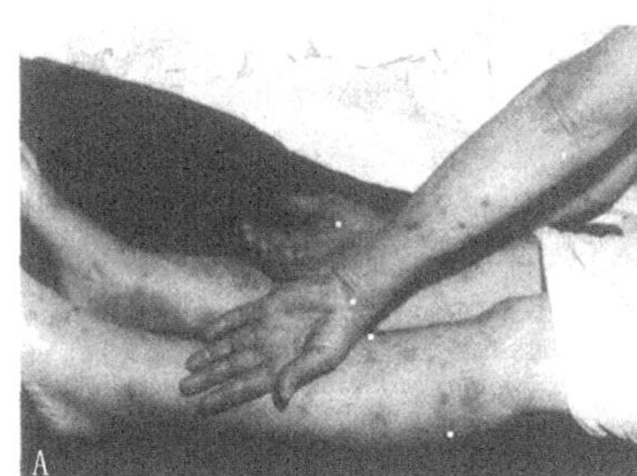

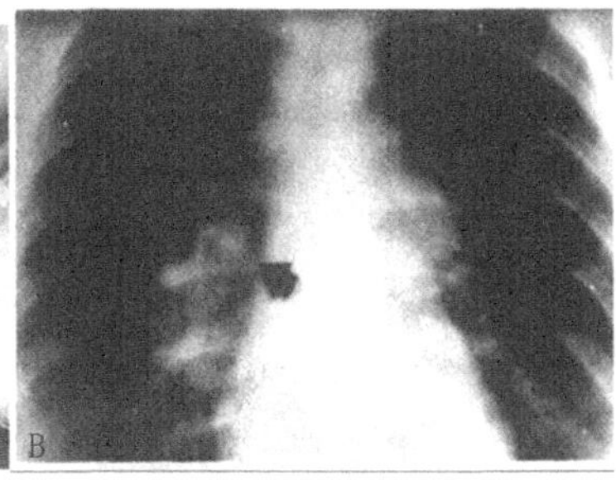

图 6-1　Löfgren 综合征

女性,30 岁。A.双上下肢结节性红斑;B.胸部正位片示双侧较对称的肺门淋巴结肿大。箭头所指显示肿大淋巴结与肺门之间有清晰的空隙。该患者结膜活检确诊结节病

(4)肺外脏器受累表现:常见者为眼部症状、皮肤结节性红斑、皮下结节、表浅淋巴结肿大、肝脾大等,肿大的纵隔淋巴结压迫食管时可出现吞咽困难。肺外结节病的临床表现与受累器官的关系详见表 6-1。

表 6-1　结节病临床表现与受累器官的关系

受累器官	临床表现
上呼吸道	呼吸困难、鼻黏膜充血及息肉致鼻塞不通气、喉肉芽肿、炎症致声音嘶哑
皮肤	丘疹、斑疹、皮下缩节、狼疮样皮损
眼	畏光、视物模糊、眼痛、低视力、泪腺肿大(考虑裂隙灯显微镜检查)
关节及骨骼肌	结节病风湿病表现:多关节炎、单关节炎、肌病
神经系统	颅神经麻痹、常见面瘫、感觉异常、癫痫、脑病、颅内占位病灶(考虑做 MRI)
心脏	晕厥、呼吸困难、传导阻滞、心力衰竭、心律不齐、心肌梗死、猝死(考虑做 EKG 及 UCG)
消化系统	吞咽困难、腹痛、黄疸、肝脾大及肝功能异常血液系统淋巴结肿大、脾功能亢进(血小板计数减少、白细胞计数减少、贫血)
肾脏	肾功能异常、肾衰竭、肾结石
内分泌代谢	尿崩症、高钙斑症、高尿钙症、附睾炎

2.体征

(1)胸部阳性体征：多数患者无阳性发现。两肺弥散性纤维化时可听到爆裂音，约占20%。胸内淋巴结显著肿大时可出现压迫肺血管的征象，如肺动脉及肺静脉高压、左无名静脉受压时可致左侧胸腔积液。如心脏受累，可出现心动过速、心律不齐、传导阻滞、心包积液、心力衰竭等。

(2)胸外阳性体征：约1/4患者体重减轻、结节性红斑占16.3%。有些表现皮肤丘疹、冻疮样皮损及皮下结节。表浅淋巴结肿大均为孤立不融合、活动无压痛。杵状指(趾)罕见。约1/4患者肝脾大。

3.肺功能检查

肺功能检查在辅助结节病的诊断、病程的动态观察、使用皮质激素的适应证、疗效判断、剂量调整及预后评估等诸方面均有重要价值，是诊治结节病不可缺少的检查。早期患者因支气管、细支气管和血管周围肉芽肿对气道和肺泡的影响，可出现阻塞性通气障碍或小气道功能障碍。严重的肺泡炎可出现弥散量(DLco)下降。肺纤维化常出现以限制为主的混合性通气功能障碍。特征性改变是肺活量(VC)、肺总量(TLC)和DLco下降。低氧血症和肺泡-动脉氧压差增加仅见于严重的肺纤维化。

肺功能异常与X线影像的范围与严重程度常呈一定相关性，但并非完全一致，可结合临床相互弥补。若多次DLco下降且呈进行性恶化的肺外结节病，虽X线影像无异常，仍应警惕早期肺泡炎的可能性。

4.旧结核菌素(OT 1∶2 000)及结核分枝杆菌纯化蛋白(PPD 5 U)皮内试验

结节病活动期常为阴性或弱阳性。

5.BALF细胞成分的改变

结节病患者的BALF中淋巴细胞显著增多(正常人小于10%)、巨噬细胞增多(正常人90%)、T淋巴细胞增多(正常人占淋巴细胞的47%)可高达80%。CD4/CD8比值增加(正常人与周围血常规相同，为0.7～2.1)。

6.实验室检查

(1)血液学改变：周围血中淋巴细胞显著下降是活动期结节病的特征之一。约50%患者血常规正常、CD8增高、CD4/CD8下降。Sweden报道181例结节病患者血常规结果：淋巴细胞减少占60%、白细胞总数下降占40%、血红素降低占30%，单核细胞增多占10%、血小板减少占10%，骨髓活检上皮细胞肉芽肿占0.3%～2.2%。

(2)SACE活性测定：活动期结节病患者的SACE活性增高，其特异性90.5%，敏感性57%～75%，因其他疾病(如粟粒结核、铍肺、淋巴瘤、戈谢病及甲状腺亢进等)也可表现SACE增高，故不能单凭SACE增高作为诊断结节病的指标。非活动期结节病患者的SACE可在正常范围，故SACE不高，不能作为排除结节病的指标。北京医院曾测定4例结节病胸腔积液的ACE活性，2/4例SACE和胸腔积液ACE均升高，而胸腔积液ACE明显高于同1天测定的SACE。

(3)血钙和尿钙测定：钙代谢紊乱是肾结节病常见特征之一。主要表现高钙血症、高尿钙症、泌尿系统结石和高钙性肾病。文献报道结节病并高钙血症占10%～20%。因血钙增高，致肾小球滤液中钙浓度增加、甲状旁腺因高血钙的抑制使分泌减少，致肾小管对钙重吸收减少，尿钙排泄增加，故高尿钙症发生率为高钙血症的3倍。国内报道结节病并高钙血症占2%～10%。北京医院对结节病患者98例，1个月内测血钙2次，血钙增高者仅占4%。

(4)其他实验室检查:①血沉增快占30%~40%,可能与贫血或血清球蛋白增高有关。②高γ-球蛋白血症占25%。③急性期IgM和IgA升高。④慢性期IgG升高。少数患者血清溶菌酶、$β_2$-微球蛋白及C-反应蛋白增高、类风湿因子阳性。血浆总胆固醇及高密度脂蛋白降低,这类改变在诊断中无确定性意义。肝损害可出现肝功能异常、骨破坏者可出现碱性磷酸酶增高。

六、影像学改变及分期

(一)胸部X线

胸部X线异常,常是结节病的首要发现和就诊主要原因,主要表现如下。

1.肺门及纵隔淋巴结肿大

两侧肺门淋巴结对称性肿大是该病主要特征。典型者呈马铃薯状,边缘清楚、密度均匀,占75%~90%。单侧肺门淋巴结肿大仅占1%~3%,常以此与结核和淋巴瘤鉴别。在Kirks报道的150例结节病患者中,两侧肺门淋巴结肿大(BHL)、BHL伴一侧气管旁淋巴结肿大及BHL伴两侧气管旁淋巴结肿大各占30%。后纵隔淋巴结肿大占2%~20%。仅有气管旁或主动脉窗淋巴结肿大无BHL者少见。

2.肺内病变

(1)网结节型:多数结节伴有网影,称网结节影,占75%~90%;结节1~5 mm;不足2 mm结节聚合一起常呈磨玻璃影。结节大多两侧对称,可分布在各肺野,以上中野居多。结节沿支气管血管束分布,为该病的特征之一。

(2)肺泡型(又称腺泡型):典型者两侧多发性,边缘模糊不规则致密影1~10 cm大,以肺中野及周边部多见;2/3患者以网结节及肺泡型共存,此型占10%~20%。

(3)大结节型:0.5~5.0 cm大,有融合倾向(图6-2),结节内可见支气管空气征,占2%~4%;结节可伴纵隔淋巴结肿大,少数结节可形成空洞。

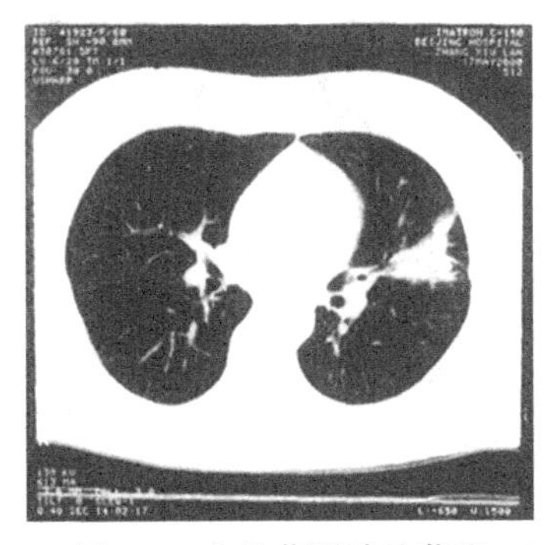

图6-2 大结节型肺结节病

女性,60岁,健康查体胸片左肺团块影,胸部CT左肺上叶舌段大结节3.5 cm×2.1 cm,与一小结节融合,周围有毛刺,肺门及纵隔各区无肿大淋巴结,疑诊肺癌,开胸活检,病理诊断结节病

(4)肺部浸润阴影呈小片状或融合成大片实变影占25%~60%,由于肉芽肿聚集,亦可致叶间裂胸膜增厚。

(5)两肺间质纤维化:结节病晚期两肺纤维化、肺大疱、蜂窝肺、囊性支气管扩张并可伴一般细菌或真菌感染,最终导致肺源性心脏病。

3.气道病变

结节病可侵犯气管、支气管和细支气管。肉芽肿阻塞支气管致阻塞性肺炎及肺不张、以中叶不张多见。大气道狭窄占5%。纤维支气管镜发现气道内肉芽肿约占60%。

4.胸膜病变

国外一组3 146例结节病资料中,胸腔积液发生率2.4%,约1/3为双侧;多数是少量胸腔积液,右侧(49%)多于左侧(28%),多数在6个月内吸收。20%残留胸膜肥大。自发气胸常因肺纤维化、肺大疱破裂所致,占2%~3%。

5.结节病性心脏病

致心影增大者小于5%。

(二)胸部CT和高分辨薄层胸部CT(HRCT)

CT平扫,以淋巴结短径大于1 cm为淋巴结肿大的标准。CT可提高纵隔内淋巴结肿大的检出率,如主动脉旁(6区)、隆突下(7区)和食管旁(8区)的肿大淋巴结在胸片未能检出者,CT可以检出。CT和胸片对肿大淋巴结的检出率各为78.1%和65.6%。胸部HRCT对肺磨玻璃影、微结节、特别是间质病变的检出率比胸片明显提高。对疾病动态观察、疗效估价有重要意义。

(三)胸外影像学阳性改变

累及骨骼占1%~13%,主要表现为:①伴有骨小梁吸收的弥散性骨髓浸润,形成圆形或卵圆形骨质疏松区;②骨骼孔状病变;③骨皮质隧道状病变,形成囊肿状或骨折,多累及肋骨。

(四)结节病分期

目前,ATS/ERS/WASOG均采用如下分期方法,即以胸部X线为依据,将结节病分为五期。

(1)0期:胸部X线正常。

(2)Ⅰ期:双侧肺门、纵隔或气管旁淋巴结肿大,肺野无异常,见图6-3。

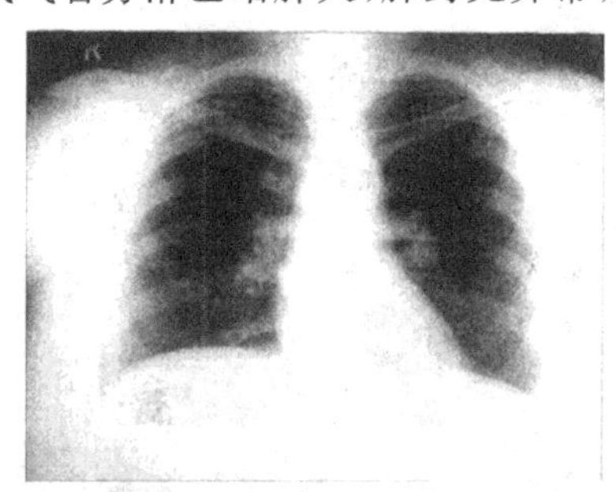

图6-3　Ⅰ期肺结节病

女性,36岁。双侧肺门淋巴结对称性肿大。不伴肺内病变。右侧颈前斜角肌脂肪垫淋巴结活检确诊结节病

(3)Ⅱ期:双侧肺门、纵隔或气管旁淋巴结肿大伴肺内病变,见图6-4。

(4)Ⅲ期:仅有肺内病变,不伴胸内淋巴结肿大,见图6-5。

(5)Ⅳ期:双肺纤维化,见图6-6。

我国1993年曾制订结节病分期为0期、Ⅰ期、ⅡA期、ⅡB期和Ⅲ期,其中ⅡA期相当于上述Ⅱ期、ⅡB期相当于上述Ⅲ期、Ⅲ期相当于上述Ⅳ期。

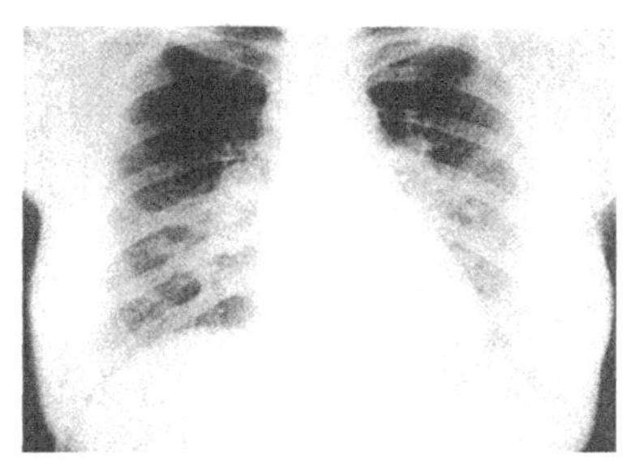

图 6-4 Ⅱ期肺结节病

女性，41岁。双侧肺门淋巴结对称性肿大。两肺较密集的微结节，中下野多见。经纤维支气管镜支气管内膜活检确诊结节病

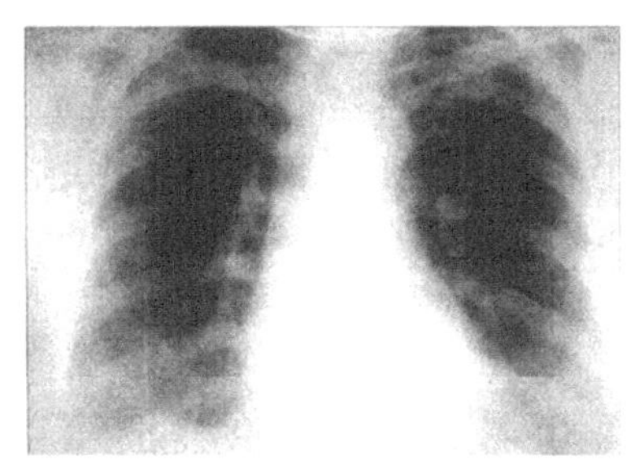

图 6-5 Ⅲ期肺结节病

女性，38岁。两肺大小不等结节影，不伴肺门纵隔淋巴结肿大。颈部淋巴结及皮下结节活检病理诊断结节病

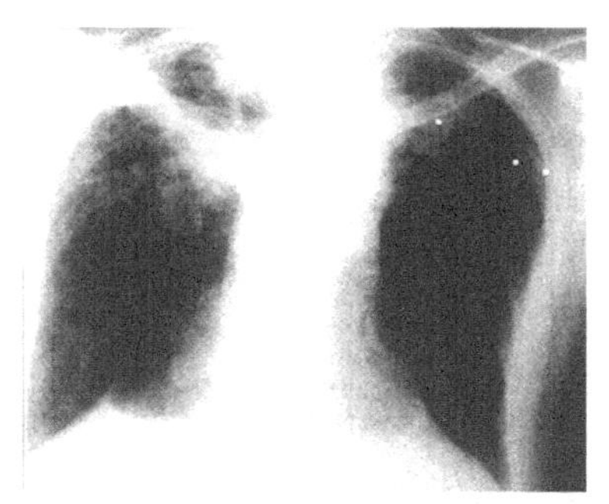

图 6-6 Ⅳ期肺结节病

女性，54岁。患结节病14年，两肺容积减小，双肺纤维化。以限制为主的通气功能障碍、TLC占预计值61%，DLco64%。Kveim皮试阳性

(五)放射性核素^{67}Ga显像

结节病患者肺门"入"影像征占72%、腮腺和泪腺对^{67}Ga对称性摄取增高时，其影像酷似"熊猫"头形，称"熊猫"征，占79%。其特异性及敏感性均较低，不能依靠^{67}Ga显像作为诊断结节病的主要手段。典型"入"征或"熊猫"征，可认为结节病活动表现。肉芽肿性血管炎引起的血管局部闭锁或破坏，可在核素扫描时表现为灌注缺损，但在胸部X线常无阳性表现。

七、诊断与鉴别诊断

(一)诊断

当临床及 X 线征象符合结节病,OT 1∶2 000 或 PPD 5 U 皮试阴性或弱阳性、SACE 活性增高或 BALF 中 CD4/CD8 不低于 3.5 时,结节病的可能性很大,应积极争取活组织检查;如组织学证实为非干酪坏死性肉芽肿病变或结节病抗原皮试阳性,可排除其他肉芽肿性疾病,结节病诊断可以确立。遇到不典型病例时,强调临床、X 线影像结合病理组织学综合判断;必要时需进行两个以上部位的组织活检确定。

1.活体组织学检查

该检查是确诊结节病的必要手段。选择适宜的活检部位是获得阳性结果的关键。常采用的部位及其阳性率和注意事项参考表 6-2。

表 6-2 选择性活检部位及其阳性率

活检部位	阳性率(%)	注意事项
皮肤黏膜	30～90	高出皮表,不规则斑丘疹或皮下、黏膜结节阳性率高。结节性红斑常为脂膜炎改变,不宜选择
表浅淋巴结	65～81	
颈前斜角肌脂肪垫淋巴结	40～86	如标本仅有脂肪垫,不含淋巴结,则无意义
眼睑、结膜、泪腺	21～75	
唾液腺	40～58	“熊猫”征者阳性率高
经纤维支气管镜膜活检(FOB)	19～68	镜下见黏膜充血,有结节处阳性率高
经纤维支气管镜肺活检(TBLB)	40～97	阳性率与活检块数成正比
胸腔镜	90 以上	切口小,并发症小于开胸活检
电视辅助下纵隔镜肺或淋巴结		
CT 引导下经皮肺活检	90 以上	
开胸肺或淋巴结活检	95 以上	
经皮肝穿刺	54～70	
经皮肾穿刺	15～40	

2.结节病抗原试验

以往,对于找不到可供活检病损部位的疑似结节病患者,该试验提供了确诊结节病的重要措施。当前诊断手段有较大进展,如 FOB 和 TBLB 方便易行,并可将 BAL、FOB 及 TBLB 一次完成。鉴于很难获得制作结节病抗原的标本且皮试需 4～6 周时间方能完成,目前,很少采用结节病抗原皮试方法。

(二)结节病活动性的判断指标

(1)症状加重,如发热、新近出现的肺外受累表现,如眼葡萄膜炎、结节性红斑、关节痛、肝脾大、心脏及神经系统受累表现等。

(2)SACE 增高或伴血沉及免疫球蛋白增高。

(3)BALF 中淋巴细胞 20%以上或 CD4/CD8 不低于 3.5。

(4)胸部影像病变增加或^{67}Ga 显示“入”征或“熊猫”征。

(5)高血/尿钙症。

(6)肺功能 TLC 及 DLco 进行性下降。

(三)鉴别诊断

结节病需与多种疾病鉴别，Ⅰ期需与淋巴结核、淋巴瘤、中心型肺癌和肺门淋巴结转移癌鉴别。Ⅱ期应与肺结核、肺真菌感染及尘肺鉴别。Ⅲ期需与过敏性肺炎、感染性间质肺炎及嗜酸性粒细胞肺浸润等鉴别。Ⅳ期需与其他原因致肺纤维化鉴别。

1.肺门淋巴结核及肺结核

肺门淋巴结核常为单侧或不对称性两侧肺门淋巴结肿大见图 6-7。原发型肺结核儿童及青少年多见。67%的成年肺结核在胸片上可见陈旧结核灶。Ⅱ期结节病如两肺密集小结节影，需与粟粒结核鉴别，见图 6-8。活动性肺结核伴发热盗汗等中毒症状、血沉快、OT 或 PPD 皮试阳性。病理组织学可见新旧不一、形态多样的干酪样坏死性肉芽肿、抗酸染色可找到抗酸杆菌。胸部增强 CT 时，肿大淋巴结出现环形强化(CT 值 101～157 HU)、中心密度减低(CT 值 40～50 HU)时，提示淋巴结坏死液化，支持结核。反之，淋巴结均匀强化，则支持结节病诊断。由于增生性结核与结节病的病理组织学极为相似，同一张病理切片在某医院病理诊断“结核”，而另一医院的病理诊断是结节病，此情况并非罕见。遇此现象时需临床、放射与病理多科室讨论，综合判断。

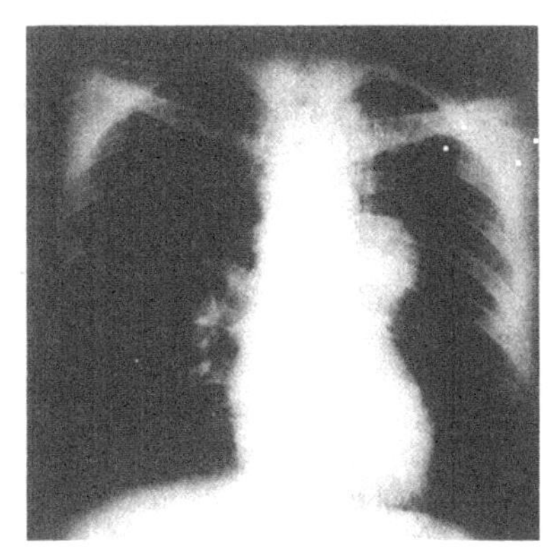

图 6-7 左侧肺门淋巴结核

男性，16 岁。低热 37.6 ℃，胸片左侧肺门淋巴结肿大。血沉 78 mm/1 h，OT 试验 1∶2 000 强阳性。颈部淋巴结活检病理诊断结核，抗酸染色找到抗酸杆菌

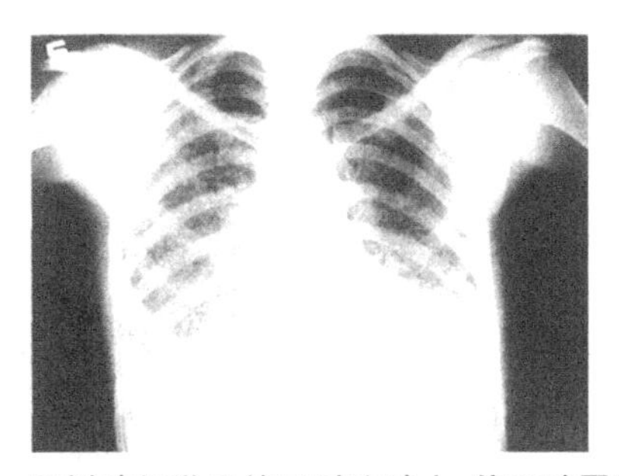

图 6-8 两侧肺门淋巴结不对称肿大，伴两肺粟粒结节

女性，26 岁。因刺激性干咳两周，拍胸片诊断粟粒性肺结核，OT 试验 1∶2 000 阳性，直至 1∶100 阴性，血沉 21 mm/1 h，SACE 68 U，纤维支气管镜下支气管黏膜充血，有结节，活检诊断结节病

据文献报道，结节病合并结核占 2%～5%，日本 1983 年全国普查中发现，Ⅰ～Ⅲ期结节病

并陈旧结核占2%，Ⅳ期合并浸润型肺结核占2.4%。中国为结核病发病率较高的国家，应给予足够的重视。

2.淋巴瘤

常为两侧不对称性肺门淋巴结肿大呈波浪状，反复高热、全身淋巴结肿大及肝脾大。病程进展快、预后差。骨髓活检可见霍奇金淋巴瘤细胞，淋巴结活检可确诊，见图6-9。

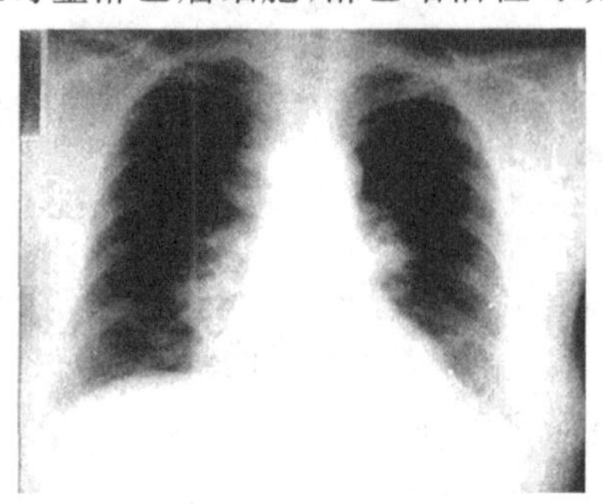

图6-9 霍奇金淋巴瘤

男性，52岁。不规则高热20天，双侧肺门淋巴结肿大，右侧肺内有浸润，骨髓活检找到霍奇金淋巴瘤细胞。SACE正常。淋巴结活检确诊淋巴瘤

3.肺癌

中心型肺癌常见于40岁以上中老年，单侧肺门影肿大呈肿块状。同侧肺野可见原发病灶，痰、纤维支气管镜刷片或活检找到癌细胞可确诊，见图6-10。肺泡型结节病的影像学酷似肺泡癌，需依靠活检病理确诊，见图6-11。肺外癌瘤经淋巴管转移至肺门或纵隔的转移性肺癌，常为单侧或不对称性双侧肺门影增大伴有肺外肿瘤的相应表现，病情发展快，应寻找可疑病灶，争取活检病理确诊。

4.肺真菌感染

以组织胞浆菌病常见，胸部X线与Ⅱ期结节病相似，有鸟禽、畜类排泄物接触史，SACE不增高、组织胞浆菌抗原阳性或痰培养、组织活检找到真菌可确诊。

5.尘肺

胸部X线显示两肺小结节伴不对称肺门淋巴结肿大，与Ⅱ期结节病相似。前者有长期粉尘接触史、长期咳嗽咳痰、渐进性呼吸困难，后期肺门淋巴结呈蛋壳样钙化，见图6-12。

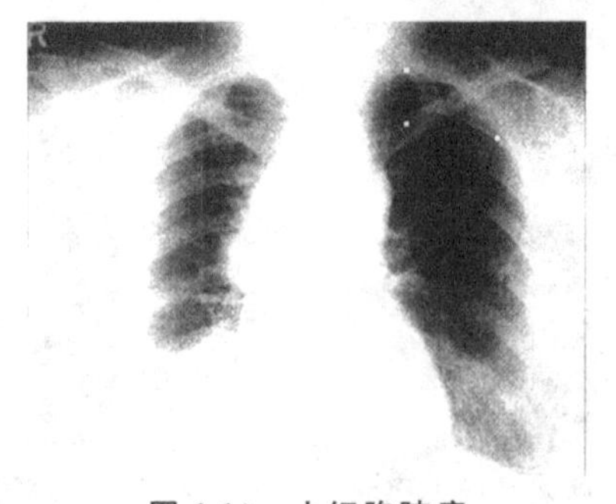

图6-10 小细胞肺癌

男性，54岁。因咯血、胸痛1周，拍胸部X线显示右侧肺门肿大。同侧有胸腔积液，心缘旁可见一肿块影，部分被胸腔积液掩盖，痰及胸腔积液中均找到癌细胞

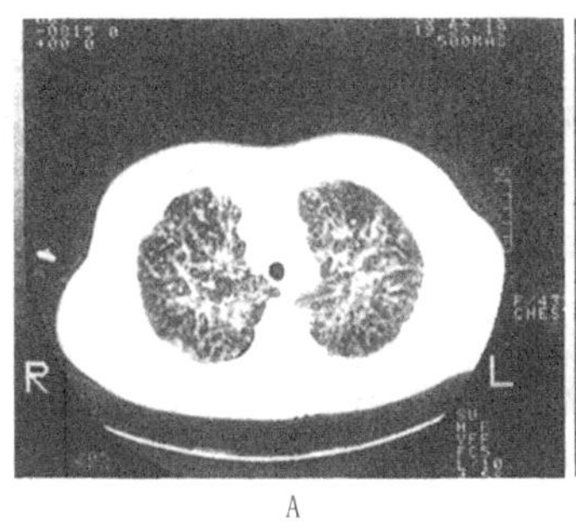

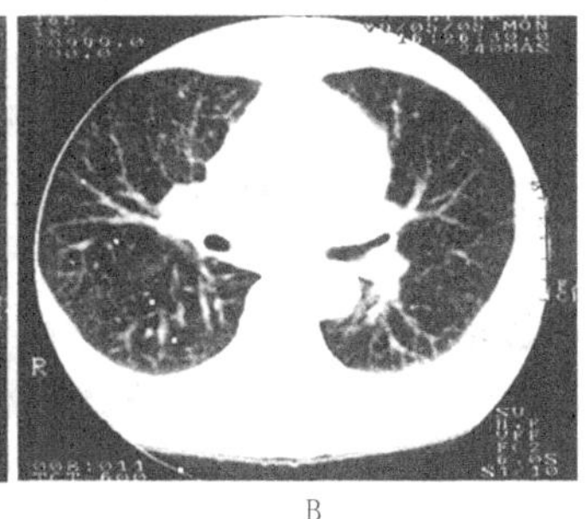

A B

图 6-11 肺泡型结节病

A.女性，51 岁。因活动后呼吸困难，拍胸部 X 线显示两肺浸润影及小结节影，胸部 CT 见片状浸润影与结节互相融合，某肿瘤医院诊断肺泡癌，肺活检确诊结节病。B.同一病例口服泼尼松 40 mg/d×2 个月，病变吸收，逐渐递减剂量。治疗后 7 个月复查 CT 两肺病灶明显吸收。右肺门淋巴结略肿大

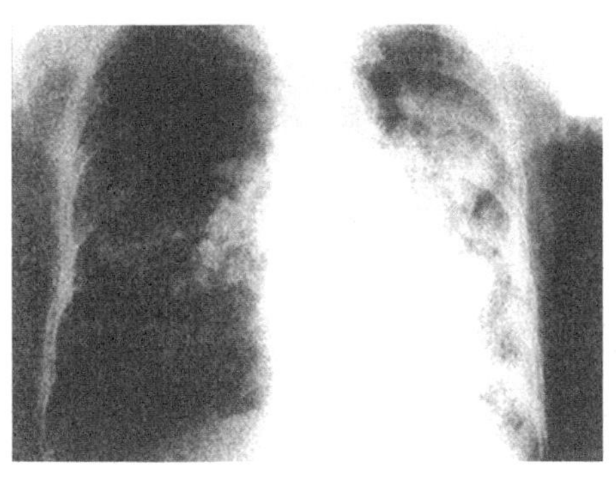

图 6-12 尘肺

男性，58 岁。接触粉尘 32 年。两肺小结节，两侧肺门不对称性淋巴结肿大。右侧肺门淋巴结呈典型的蛋壳样钙化

6.铍肺

胸部 X 线显示两肺境界不清的结节影伴不对称性肺门淋巴结肿大、病理改变与结节病相似，但从铍接触职业史、铍皮肤贴布试验阳性可与结节病鉴别。

7.肺组织细胞增多症

胸部 X 线改变与Ⅳ期结节病相似，呈蜂窝状及弥散性结节，如以囊状改变为主，则更像前者。SACE 不高，组织活检可与结节病鉴别。

8.Wegener 肉芽肿

该病非两侧对称性肺门淋巴结肿大、病情发展快、死亡率高、为多系统化脓性病变，抗中性粒细胞胞质抗体(ANCA)阳性，组织学改变为坏死性肉芽肿与多发性血管炎改变。

9.淋巴瘤样肉芽肿

该病可侵犯肺、皮肤、中枢神经系统和肾，无肺门淋巴结肿大，病理特征为血管壁淋巴网织细胞和嗜酸性粒细胞浸润，不是结节性肉芽肿。

10.变应性血管炎性肉芽肿

主要为肺浸润，偶有非对称性肺门淋巴结肿大。临床特征为哮喘、过敏体质、周围血液及病变部位嗜酸性粒细胞显著增多，组织学改变为肉芽肿性血管炎及广泛凝固性坏死。

11.支气管中心性肉芽肿

该病的胸部X线仅有肺内浸润及结节、无肺门淋巴结肿大。临床表现为发热、哮喘及较重的咳嗽咳痰、周围血液及病变部位嗜酸性粒细胞增多,组织学改变除肉芽肿结节外,有广泛凝固性坏死。

12.特发性肺间质纤维化

该病无肺门淋巴结肿大病史,突出表现为进行性呼吸困难及低氧血症。杵状指(趾)阳性、两肺可闻及爆裂音、SACE不增高、应用排除诊断法,排除已知原因引起的肺纤维化,肺组织活检可确诊。

13.结缔组织病致肺部纤维化

从临床病史及免疫学检查,如抗免疫球蛋白抗体滴度升高、类风湿因子阳性、抗DNA抗体阳性、抗双链DNA和抗Sm核抗原抗体增高或找到LE细胞等有助于鉴别诊断。

14.莱姆病

该病和结节病均可出现结节性红斑、表浅淋巴结肿大、眼葡萄膜炎、多关节炎、脑及周围神经病变、束支传导阻滞及心包炎,且结节病患者血清抗布氏疏螺旋体抗体可呈阳性,需要鉴别。莱姆病无肺门淋巴结肿大及肺浸润,SACE不高,根据流行病学及病原学不难鉴别。

八、治疗

结节病的病因未明,缺乏根治性特效治疗方法。自1952年应用皮质激素治疗结节病已50余年;多数学者认为,皮质激素仍是治疗结节病的首选药物,用药后可在短期内减轻症状、改善肺功能及X线影像病变;但迄今无确凿证据,证明皮质激素一定能够改变结节病的自然病程并预防肺纤维化及提高患者生存时间。相反,英国胸科协会(BTS)报道,皮质激素治疗无症状的肺结节病患者185例10年追随结果:胸片持续异常者多于非皮质激素治疗组、停药后复发率高于非皮质激素治疗组。鉴于皮质激素的不良反应明显,故对结节病治疗适应证一直存在争议。近年来BTS及美国的多篇文献显示,对无症状的肺结节病(包括Ⅱ期及Ⅲ期),暂不给予皮质激素治疗而严密观察,其中不少患者,病情可能自愈,避免了皮质激素的不良反应。

(一)皮质激素

1.适应证

胸内结节病。

(1)Ⅰ期(包括Löfgren综合征):无须皮质激素治疗,可给予非甾体抗炎药及对症治疗。需观察症状、胸部X线、肺功能、SACE及血/尿钙测定等。1~3个月追随1次,至少观察6个月。

(2)无症状的Ⅱ期及Ⅲ期:暂不给予治疗,先观察2~4周,如病情稳定,继续观察。如出现症状并持续或胸部X线征象加重或肺功能VC及DLco下降超过15%,应开始皮质激素治疗。

(3)Ⅳ期伴活动性证据者,可试用皮质激素。

(4)肺结节病伴肺外脏器损害,属多脏器结节病,应给予皮质激素治疗。

2.皮质激素的剂量、用法及疗程

一般首选短效泼尼松。詹弗兰克·里扎托报道702例肺结节病泼尼松治疗并追随16年结果显示:开始剂量40 mg/d足够,显著疗效出现在第2~3个月,如治疗3个月无效,提示该患者对皮质激素无反应;即使加大剂量或延长治疗时间亦无作用。当出现显著疗效后,应该逐渐递减剂量。递减至10 mg/d时,维持6个月以上者,复发率明显减低。减药剂量过快、疗程不足1年者,复发率36.6%。一般主张开始剂量20～40 mg/d[或0.5 mg/(kg·d)]持续1个月后评估疗效,如效果不明显,原剂量继续2～3个月。如疗效显著,逐渐递减剂量,开始每2周减5 mg/d,减至15 mg/d时,持续2～3个月后每2周减2.5 mg/d,直至10 mg/d时,维持3～6个月;亦可采用隔天1次日平均剂量。为避免复发,建议总疗程18个月,不少于1年。停药后或减少剂量后复发病例,应加大剂量至少是开始时的每天剂量。待病情明显好转后再递减剂量,递减速度应更缓慢。严重的心或脑结节病,开始剂量宜增至60～80 mg/d。

3.皮质激素吸入治疗

丹麦学者尼尔斯·米尔曼选择Ⅰ～Ⅲ期患者,没安慰剂双盲随机对照,治疗组吸入布地奈德1.2～2.0 mg/d连续6～12个月后评估疗效:结果两组的症状、胸片、肺功能及生化指标均无显著性差异。但治疗组的肺容量明显增加。另一组的Ⅱ～Ⅲ期患者分成两组。试验组口服泼尼松10 mg/d加吸入布地奈德1.2～2.0 mg/d持续6个月;对照组单服泼尼松10 mg/d,结果两组无显著性差异。ERS/ARS/BTS均认为吸入皮质激素不能作为结节病的常规治疗。可考虑在泼尼松维持最小剂量时,改用吸入治疗。也可考虑用于有呼吸道症状而不宜口服皮质激素治疗者。

4.皮质激素的不良反应

常见的是医源性肾上腺皮质功能亢进现象,如血压增高、水钠潴留、肥胖、低钾、血糖增高及骨质疏松等,应在治疗前开始监测体重、血压、电解质、血糖及骨密度等,直至治疗结束并做相应处理。

(二)其他免疫抑制药

甲氨蝶呤、羟氯喹、硫唑嘌呤、苯丁酸氮芥、环磷酰胺、环孢素A及沙利度胺等均可用于结节病,但不作为首选药。国外文献报道,当皮质激素治疗有效,但因某种原因不能继续治疗时,可选用以上药物和小剂量皮质激素联合治疗或皮质激素无效时试用该类药物。适应证及剂量参考表6-3。

表6-3 非皮质激素类治疗结节病药物的适应证、剂量及毒副反应

药物名称	适应证	剂量	常见毒副反应	监测内容
羟氯喹	急慢性	200～400 mg/d	视网膜损害,胃肠道反应,皮疹	眼科检查,6～12个月1次
氯喹	急慢性	250～500 mg/d	以上不良反应较重	眼科检查
甲氨蝶呤	慢性、难治性	10～15 mg/周	胃肠道反应,肝损害,骨髓抑制	血常规、肝肾功1～3个月1次
硫唑嘌呤	慢性、难治性	50～200 mg/d	肝功异常,感染骨髓抑制	血常规、肝功1～3个月1次
吗替麦考酚酯	慢性、难治性	500～3 000 mg/d	恶心、腹泻,骨髓抑制,感染	血常规,肝功1～3个月1次
环磷酰胺	难治性	500～2 000 mg/2～4周	骨髓抑制,感染,出血性膀胱炎,致癌	治疗前后血常规、肾功、尿常规1个月1次。必要时膀胱镜检查
沙利度胺	慢性,难治性	50～200 mg/每晚一次	致畸、嗜睡、便秘、末梢神经炎	妊娠试验每月1次
米诺环素	急慢性	100～200 mg/d	恶心、贫血、皮疹	

续表

药物名称	适应证	剂量	常见毒副反应	监测内容
英利西单抗	慢性难治性	开始 2 周 3～5 mg/kg，以后 1～2 个月 3～5 mg/kg	感染、变态反应，致畸	治疗前 PPD 皮试治疗期间观察有无血管渗漏

对确诊 5 年内的结节病，治疗方案见图 6-13。

对慢性结节病的治疗策略见图 6-14。

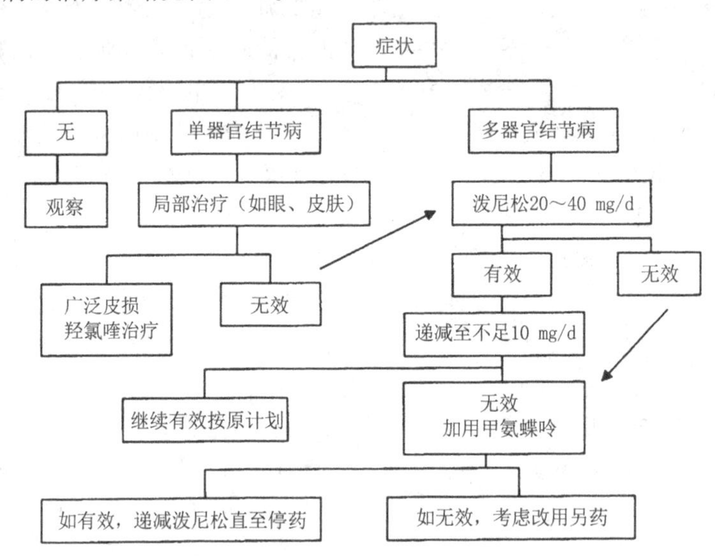

图 6-13　急性单器官(神经或心)及多器官结节病的治疗

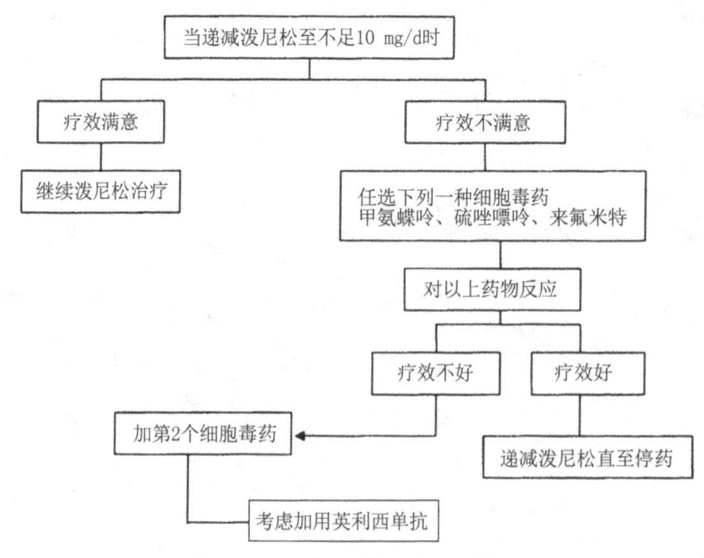

图 6-14　慢性结节病的治疗策略

(三)高钙血症的治疗

血钙增高可用阿仑膦酸钠 10 mg/d，早餐前半小时口服，并大量饮水。防止日晒，限制钙和维生素D摄入。禁服噻嗪类利尿药。血钙浓度超过3.7 mmol/L并伴高钙血症状时,可用帕米二膦酸钠15 mg稀释于不含钙离子的生理盐水125 mL中,2小时内滴完,同时监测血钙,调整剂量。

(四)结节病合并肺结核的治疗

确诊为活动性肺结核,应首先抗结核治疗。如为皮质激素治疗适应证的Ⅱ～Ⅳ期结节病,不能排除合并肺结核时,考虑皮质激素与抗结核药联合治疗。

(五)肺移植及心肺移植

有报道Ⅳ期肺结节病行单肺、双肺及心肺移植后,患者症状缓解,心肺功能改善,排异现象同其他器官移植一样。移植后的肺约有2/3在15个月内出现复发性结节病,需皮质激素治疗。

九、预后

多数结节病预后良好,总的自然缓解率60%～70%。各期自然缓解率不同,Ⅰ期60%～90%,Ⅱ期40%～70%,Ⅲ期10%～20%;Ⅳ期不会自然缓解。病死率各家报道不一致,总的死亡率1%～6%,肺结节病中,死于呼吸衰竭者占5%～10%,国内报道较少。北京医院1例Ⅳ期并肝结节病,胆汁淤积性肝硬化,消化道出血,最终死于多脏器功能衰竭。

(王德伟)

第三节 朗格汉斯细胞组织细胞增生症

一、病因及发病机制

朗格汉斯细胞组织细胞增生症病因及发病机制尚不清楚。目前多认为本病是与免疫功能异常有关的反应增生性疾病;少部分学者认为本病是一种肿瘤性疾病。也有认为本病与病毒感染(人类疱疹病毒-6)及吸烟有一定关系,但均缺乏相关性研究。一般认为LCH是一种LC细胞的非肿瘤性增生,可能是继发性细胞免疫功能紊乱现象,为抑制性T淋巴细胞缺陷所致。在外来抗原作用下(如感染),LC对异常免疫信号发生异常反应性大量增生,伴单核细胞、嗜酸性粒细胞及淋巴细胞浸润。类似于GVHD或混合性免疫缺陷性疾病的组织病理学及临床表现。

(一)朗格汉斯细胞的发生和功能

1868年保罗·兰格尔翰斯利用氯化金染色首次在表皮组织中发现一种非色素性树突状细胞,命名为兰氏细胞(LC)。它还是存在于黏膜、淋巴结和脾脏的抗原呈递细胞。4%～5%的表皮细胞为LC。树突状细胞(dendritic cells,DC)为抗原呈递细胞的一个分支,源于骨髓造血干细胞。作为单核-巨噬细胞(又称网状细胞)的一部分,LC与交叉DC、肠道DC、滤泡DC及胸腺DC均有关联。LC主要将抗原呈递给T细胞,在T细胞早期免疫反应中发挥极其重要的作用。未受抗原刺激的LC处于不成熟状态,其识别、结合和处理抗原能力强,在接触抗原后,能通过C型凝集素及Fc受体等与抗原结合,通过吞噬作用将抗原吞入细胞内,将抗原加工成可被T细胞识别的片段,表达在细胞表面MHC分子上。携带抗原的LC在TNF-α及IL-1β等作用下,迁移至局部淋巴结的T淋巴区。在迁移过程中,LC逐渐发育成熟。成熟的LC抗原呈递能力强,将抗原呈递给T淋巴细胞,产生适应性免疫应答。LC将抗原呈递给T细胞后,即开始凋亡。

(二)LCH 发病机制

1.克隆性增生学说

LCH 的病理特征是机体免疫紊乱时受抗原刺激,导致未成熟 DC 活化、克隆增生及局部“细胞因子风暴”。LCH 中增生的朗格汉斯细胞 CD83、CD86 和 DC-LAMP 表达降低,CD54 及 CD58 表达增强,提示这是一种不完全成熟的部分活化的树突状细胞。这种朗格汉斯细胞迁移至局部淋巴结抗原呈递能力减弱,GM-CSF、IL-1、IL-2、IL-3、IL-4、IL-10、TNF-α、TGF-β 及 IFN-γ 等细胞因子表达上调,可在局部引起细胞因子风暴。GM-CSF、TGF-β 及 IL-3 等细胞因子可抑制朗格汉斯细胞凋亡,促进其增生,并在局部大量聚集。LCH 中朗格汉斯细胞抗原呈递能力减弱可导致免疫系统从固有免疫向适应性免疫转化缺陷,使得免疫系统对朗格汉斯细胞异常增生失去控制。有学者通过 X 染色体连锁 DNA 探针技术研究表明 LCH 患者不同病灶的朗格汉斯细胞是单克隆性的。

最近,有学者在总结近年来关于本病的相关研究的基础上提出了本病发病机制的假说。朗格汉斯细胞在易感个体内产生缺陷,刺激可以通过免疫或炎症反应导致有缺陷的朗格汉斯细胞克隆增生,同时通过正常的朗格汉斯细胞诱导免疫反应。增生的朗格汉斯细胞在组织中通过与其他细胞相互作用导致组织损害的发生。朗格汉斯细胞的攻击性和免疫系统的调节共同决定本病的发展,如果朗格汉斯细胞攻击性强或免疫系统功能不足则损害进展,反之则损害消退。在临床则表现出从局限性病变到多系统受累的多变的疾病类型。

2.肿瘤学说

有研究发现这种增生的朗格汉斯细胞存在染色体等位基因缺失、染色体不稳定性增高及 Ki-67、P53、P16 及 Bcl-2 等细胞周期蛋白及原癌基因表达上调等异常,提示本病是一种肿瘤性疾病。有学者将恶性组织细胞肉瘤病毒转入小鼠机体后,包括朗格汉斯细胞在内的多种组织细胞均能发生肿瘤性,也提示本病可能是一种肿瘤性疾病。遗传学研究发现 LCH 有一定的家族聚集倾向,单卵双生子发生 LCH 较双卵双生子概率高,提示本病与肿瘤性疾病一样具有遗传易感性。本病有浸润及多系统受累特点,抗肿瘤药物治疗有效,也提示本病是一种肿瘤性疾病。但也有学者通过包括流式细胞术、染色体核型分析、矩阵比较基因杂交技术,以及单核苷酸多态性分析等多种分子生物学技术均未发现本病有染色体、基因及细胞周期蛋白的异常,对肿瘤学说提出了挑战。而且,肿瘤学说也不能解释部分患者存在自愈的现象及朗格汉斯细胞处于相对成熟状态等现象。因此,肿瘤学说目前还存在争议。

(三)LCH 病理学改变

本病是一非肿瘤性的 LC 细胞增生。病灶部位可见 LC 外,尚有嗜酸性粒细胞、巨噬细胞和淋巴细胞等不同程度的增生。病程进展后可呈黄色瘤样或纤维化,有局灶性坏死及出血,可见吞噬含铁血黄素颗粒的巨噬细胞。在同一器官中同时出现增生、纤维化或坏死等不同阶段病灶,全身各器官皆可受累。显微镜下除组织细胞外,还可见泡沫样细胞、嗜酸性粒细胞、合体多核巨细胞、少数中性粒细胞、浆细胞、纤维结缔组织及出血、坏死等改变。上述细胞形成大小不一的结节,严重者原有组织结构消失,无分化极差的恶性组织细胞。病变发展快的部位可见单一不充脂的组织细胞,病变越久则易见充脂性组织细胞(即泡沫细胞)。慢性病变则见大量充脂性组织细胞和嗜酸性粒细胞,或以嗜酸性粒细胞为主,形成肉芽肿,增生的中心常见坏死。病变消退可见纤维增生,逐渐纤维化。以上几种改变可见于同一病例的不同时期或不同病变处,也可见于同一损害部位中。

二、临床表现

临床表现因受累器官多少和部位的不同而差异较大。到目前为止，除肾脏、肾上腺、性腺和膀胱受累未见报道外，其他脏器均可受累。可呈局灶性或全身性变化，起病可急可缓，病程可短至数周或长达数年，各亚型有相对特殊的临床表现，但可出现过渡型或重叠性表现。不同年龄患者的临床受累程度不同。发病年龄越小，受累器官数量越多，病情就越严重，随年龄增长而病变变局限，症状也减轻。

LCH 的特征性表现是骨骼破坏。可出现在病程开始或在病程进展中。任何骨骼均可受累，但以扁平骨受累最为多见，主要为颅骨破坏，其他如颌骨、乳突、长骨近端、肋骨和脊椎骨等也可受累。可为单一或多发性骨损害。颅骨病变开始为头皮表面隆起，硬而有轻度压痛，当病变蚀穿颅骨外板后，肿物变软，触之有波动感。多可触及颅骨边缘呈锯齿状。眶骨破坏多为单侧，可致眼球突出或眼睑下垂。下颌骨破坏致齿槽肿胀，牙齿脱落。发生于 6 个月以内婴儿可有早出牙早落牙现象。脊柱严重的骨损害可导致压缩性骨折。

皮疹为常见症状，约 50%的患儿于起病早期出现。主要分布于躯干、头皮和耳后，也可见于会阴部。起病时为淡红色丘疹，直径 2～3 mm，继而呈出血性，或湿疹样及皮脂溢出样等；以后皮疹结痂、脱屑。触摸时有刺样感觉，脱痂后留有色素脱失的白斑或色素沉着。各期皮疹可同时存在，常成批出现，一批消退，一批又起。

外耳道溢脓也较常见，为耳道软组织或骨组织朗格汉斯细胞浸润的结果，除外耳道流脓外可伴有耳后肿胀和传导性耳聋。常呈慢性反复发作，与弥散性耳部细菌感染很难区别，但对抗生素不敏感。CT 检查可见骨与软组织病变。

LCH 的淋巴结病变可表现为三种形式：①单纯的淋巴结病变，即为淋巴结原发性嗜酸性粒细胞肉芽肿；②为局限性 LCH 的伴随病变，常伴有溶骨性病变或皮肤病变；③为全身弥散性病变的一部分，常累及颈部或腹股沟部位的孤立淋巴结，可有局部疼痛。单纯淋巴结受累者预后好。

内脏器官包括肺、肝、脾及脑垂体等也常受累，胸腺和胃肠道也是受累部位之一。合并功能衰竭约占 20%。组织细胞在肝和脾窦浸润可致肝脾明显肿大。肝脏受累部位多在肝三角区，可为轻度的胆汁淤积到胆管严重损伤。表现为肝功能异常、黄疸、低蛋白血症、腹水及凝血功能异常，进而可发展为硬化性胆管炎、肝纤维化和肝衰竭。肺部病变可为全身的一部分，也可单独存在，任何年龄均可发病，但儿童期多于婴儿。表现为轻重不等的呼吸困难，患儿常伴有咳嗽，当合并呼吸道感染时，症状可急剧加重，可发生肺气肿，甚至出现气胸或皮下气肿，导致呼吸衰竭而死亡。肺功能检查为肺的顺应性下降，常为限制性损害。

中枢神经系统侵犯主要为丘脑-神经垂体区，约占 15%，表现为尿崩症，可有生长障碍(不一定有蝶鞍破坏)，后者较尿崩症少见。其他的 CNS 的表现为脑积水、脑神经麻痹、共济失调、构音障碍、眼球震颤、反射亢进、视物模糊，以及智力障碍等。椎弓破坏者常伴有肢体麻木、疼痛、无力及瘫痪，甚至大小便失禁。胃肠道病变以小肠和回肠最常见，表现为呕吐、腹泻和吸收不良，长时间可造成小儿生长停滞。

三、临床分型

传统的分型将本病分为勒-雪病、韩-薛-柯综合征和骨嗜酸细胞肉芽肿。

(一)勒-雪病(急性婴儿型)

此型常见而严重,见于婴幼儿,小于1岁者占70%,最小年龄10天。男:女为1.2:1。主要侵犯内脏和皮肤。临床常见发热、特征性皮疹及肝脾大。

1.临床特点

(1)皮肤损害(真皮浅层组织浸润):约97%病例反复、成批出现形态特异的皮疹,初为棕黄色或暗红色斑丘疹或结节丘疹,继而呈渗出性(湿疹样或脂溢性)或出血性皮疹,可融合成鳞片状或黄色瘤,溃烂、脓肿、结痂、脱屑伴色素沉着或留皮肤白斑,多见于躯干和颈部,四肢较少。疹前发热伴肝脾大,疹退上述症状亦缓解。

(2)肝脾、淋巴结肿大:肝脾呈中至重度大(>80%),脾大较明显,少数肝功能损害,偶有黄疸、低蛋白血症、腹水和肝坏死。淋巴结肿大占30%。

(3)骨骼缺损:骨骼破坏(15%~50%)主要侵犯颅骨,其次肋骨和四肢管状骨。颅骨肿物初为硬结,以后变软而波动,无红、热,轻压痛,吸收后头皮下凹,可触及骨质缺损边缘。

(4)进行性贫血(70%)和不规则或持续或周期性低热或高热(89%),腹泻(39%)及营养不良(48%)。

(5)呼吸道症状:肺泡渗出者症状明显(尤为间质浸润型病例),咳嗽、气促及青紫,肺部体征不明显。合并肺泡性肺气肿和肺外积气或自发性气胸等成喘憋症状。可合并感染(71%),病情常突然发作或加重。

(6)慢性难治性中耳炎(29%)。

2.实验室检查

(1)血常规:可一系或全血细胞减少,呈正色素正细胞性贫血,中度以上贫血占57%,网织红细胞>0.2%者占38%,可发生溶血。白细胞数$>10\times10^9/L$者62%,血小板$>10\times10^9/L$者66%,常见嗜酸性粒细胞增多。

(2)免疫学异常:淋巴细胞转化功能降低,淋巴细胞H_2受体缺乏,Ts及Th减少,异常Ig,高(或低)丙球蛋白血症。

(3)骨髓细胞学检查:多数有网状内皮细胞增加,LC浸润,继发性全血减少,预后较差。

(4)组织病理检查:皮疹印片、耳脓液或肿物穿刺物涂片检查,用伊红-亚甲蓝法染色,油镜下观察可见成堆组织细胞,其核巨大,染色质疏松,胞浆淡蓝常伴泡沫(又称泡沫细胞),偶可见异形网状细胞;肿大淋巴结活检可见正常淋巴结结构破坏,病理性组织细胞呈片状增生。有时可伴淋巴瘤。

(5)光镜及电镜检查:光镜下LC细胞平均直径12 mm,胞浆量中等,有细小粉红颗粒,空泡及吞噬现象,胞核常折叠或切迹,含1~2个嗜碱性核仁。透射电镜下胞体不规则,有伪足,胞浆丰富,有Birbeck颗粒,呈网球拍状。病灶中LC含Birbeck颗粒多者预后较好。

(6)X线检查。①骨骼X线改变:呈特征性溶骨性破坏,长骨呈圆或椭圆形囊状;肋骨肿胀,骨质稀疏或囊状;扁骨呈圆形或不规则形凿穿样,大小不一,边缘锐利呈地图样;椎体扁平。②胸部X线表现:本病由于组织细胞在肺部浸润的部位,形态和机体反应的不同,呈现多种X线征象(表6-4),X线演变发展过程按自然病程可分为急性肺泡渗出晚期(吸收快)。间质浸润期[常伴小结节灶(50%)]。晚期纤维变期(勒-雪病之肺泡渗出和间质浸润约各占65%和18%)。

表 6-4　细胞组织增生症 X 的肺部 X 线征象

病理改变	X 线征象
肺泡浸润渗出型	双侧散在云絮状小片阴影，呈小叶性分布如龟背状或沿肺纹理周围分布，自肺门向外围散开类似肺水肿(非支气管肺段分布)
间质肺泡浸润型	为本病典型征：广泛分布(以肺门周围及中带为基)，稠密度不一的网结影或毛玻璃状，可伴小结节或片状浸润。常伴小囊状阴影，易致间质肺气肿和气胸
间质浸润型	肺纹理增多，毛糙，轻度局限性细网影；肺中内带低密度之细网交织影或呈毛玻璃状，少数呈间质炎变
间质纤维性变	境界清楚之间质增厚，纹理扭曲及条束影
蜂窝肺(病灶周围肺过度充气)	普遍性肺气肿，广泛分布、大小不一之小囊状阴影，可见散在点几片状病灶。易致间质肺气肿和气胸
特殊类型(肺门、纵隔淋巴结、胸腺及胸膜浸润)	肺门及纵隔淋巴结肿大，胸腺肿大，胸膜增厚

目前随着高分辨 CT(HRCT)的广泛使用，发现 HRCT 对肺部受累的 LCH，特别是单独肺损害的 LCH 的诊断价值高于 X 线，但确诊需要肺活检或肺泡灌洗液检查。HRCT 主要表现为早期多表现为双肺内广泛分布于细支气管周围的小斑片影、磨玻璃影和小结节影，部分病灶也可融合成大片状斑片影。结节影是其早期的典型征象，多为双肺对称性分布，以中上肺野为主，肺野基底部及肋膈角附近也可有少量分布；结节数量不定，可多可少，结节边缘通常不规则，当伴发纤维化和囊变时这一征象更为明显；结节通常可见于小叶中央、支气管周围，以及细支气管周围，多数和囊变同时存在。在 CT 上还可以看到结节向囊肿转化的过程，表现为结节中央部分密度减低。囊性病变是 LCH 肺部最常见且最典型的征象，常表现为多发于双上肺的小囊腔，病变直径多小于 10 mm，偶尔可见较大囊腔。囊性病变好发于上肺，多为圆形或类圆形病变，少数病例可表现为不规则形，可能与周围组织形态改变有关。2 例病例均特征性的表现为上肺多发囊性病灶。囊性病变壁多较薄，偶尔可见厚囊壁和结节样囊壁。细胞组织增生症 X 的肺部 X 线征象如表 6-4 所示。

(二)韩-薛-柯综合征

韩-薛-柯综合征(Hand-Schuller-Christian syndrome)属慢性弥散型，又称慢性黄色瘤。典型临床特征为骨质损害、尿崩症及突眼症三联征。多见于 2～5 岁儿童，男∶女为 2.3∶1。

1.临床特点

(1)骨质缺损：最早、最常见颅骨缺损，呈囊肿状突起，软，压痛，可触及骨损边缘。下颌受累致牙齿松动脱落及齿槽脓肿，其他骨盆、脊柱、肋骨及肩胛骨也常受累。

(2)突眼：约占 1/3。

(3)尿崩症：约 1/2 病儿发生尿崩，可伴有生长发育障碍(垂体受浸润或蝶鞍破坏压迫所致)，但生长发育障碍者少见。

(4)其他：棕红色斑丘疹(>50%)，黄色瘤(25%)或出血、脂溢性或湿疹样皮疹，可有呼吸道症状和中耳炎，发热、贫血及肝脾、淋巴结大比勒-雪病轻。约 1/3 病例有典型三联征，颅骨缺损加突眼为18.2%，颅骨缺损或突眼伴尿崩各占 9.1%，单颅骨缺损或尿崩症者分别为 29.1%和 0.9%。

2.实验室检查

(1)轻度贫血,骨髓涂片可见泡沫细胞。

(2)皮疹或淋巴结活检,或颅骨缺损处穿刺涂片可见大量泡沫细胞及多量嗜酸性粒细胞。

(3)骨骼及肺部X线表现与勒-雪病基本相似。本症骨骼改变常见,肺泡渗出浸润和间质浸润约占44%。

(三)骨嗜酸细胞肉芽肿

骨嗜酸细胞肉芽肿是一种良性的骨组织内局限性成熟的组织细胞增生伴大量嗜酸性粒细胞浸润性疾病,可转变为韩-薛-柯病。多见于2~7岁和青少年,男女比为3.3∶1。本病预后良好,90%~95%可治愈,单个病灶可自发缓解。临床特点:①任何骨骼均可受累,但以颅骨、四肢骨、脊椎及骨盆最常见。病灶多为单发,也可多发,患者仅骨受累部位疼痛、肿胀及压痛,椎骨受累出现脊髓压迫症,可发生病理性骨折。多无全身症状仅有低热。不少患儿在偶然体检等的情况下或出现病理性骨折时才被发现。唯有脊椎病变的患儿,特别是发生椎弓破坏者,常伴有神经压迫症状,如肢体麻木、疼痛、无力及瘫痪,甚至大小便失禁成为疾病的主诉而就医。但脊椎病变时容易漏诊,应全面检查骨骼的变化。②多发性病灶,常伴发热、畏食及体重减轻等,与韩-薛-柯病相似。偶有肺嗜酸性肉芽肿。③X线检查可见圆形地图样骨缺损。

新的分型:①Ⅰ型,骨骼或软组织的单部位损害,不表现器官功能异常者;②Ⅱ型,骨骼或软组织多部位(≥2个部位)损害,不表现器官功能异常者,可合并眼、耳或脊柱病变,或仅为皮肤多部位损害或有全身发热、体重减轻及生长发育落后等;③Ⅲ型,有器官功能异常者,包括肝、肺功能异常或血细胞减少。

四、诊断

LCH诊断需要临床症状、X线检查和病理检查三方资料互相参照,病理学检查是确诊的依据。有条件应活检送电镜找含Birbeck颗粒的LC。

1987年国际组织细胞协会的“朗格汉斯细胞组织细胞增生症病理诊断标准”:本病分为三级诊断。①确诊:透射电镜在组织细胞内发现Birbeck颗粒或细胞表面CD1a抗原阳性。②临床病理诊断。病变组织在电镜下具组织细胞特点,且细胞具下述两种或以上特征:APT酶染色阳性;S-100蛋白阳性;a-D甘露糖酶阳性及病变细胞与花生凝集素特殊结合。③拟诊(临床诊断):指常规病理检查发现组织细胞浸润。

2009年4月国际组织细胞协会发布了“朗格汉斯细胞组织细胞增生症评估与治疗指南”,2009指南认为,朗格素(langerin,CD207)表达阳性可以代表Birbeck颗粒。因此新版指南规定,上述两者具备其中一项者可确诊。只有在颈椎的扁平椎或齿状突孤立受累的LCH患者,由于活检的风险大于组织诊断的需要,可以将Birbeck颗粒作为必需项目。

(一)2009年指南的诊断标准

(1)初诊:病理检查光镜见典型的LCH细胞。

(2)诊断:在光镜的初诊基础上,以下4项中≥2项指标阳性:①APT酶染色阳性;②CD31/S-100蛋白阳性;③a-D甘露糖酶阳性;④花生凝集素受体阳性。

(3)确诊:在光镜检查的基础上,以下3项中≥1项指标阳性:①朗格素阳性;②CD1a抗原(T6)阳性;③电镜检查发现Birbeck颗粒。

(二)国内诊断标准

1.临床表现可具备下列一种或多种症状或体征

(1)发热:热型不规则,可呈周期性或持续高热。

(2)皮疹:主要分布于躯干、头皮和发际。起初为淡红色丘疹,继呈出血性或湿疹样皮脂溢出样皮疹,继而结痂。脱痂后留有白斑。

(3)齿龈肿胀、牙齿松动,或突眼,或流脓,或多饮多尿。

(4)呼吸道症状:咳嗽,重者喘憋、发绀,但肺部体征不明显,呼吸道症状可反复出现。

(5)肝、脾及淋巴结肿大,或有贫血。

(6)骨损害:颅骨、四肢骨、脊椎骨及骨盆骨可有缺损区。

2.X线检查

(1)骨骼:长骨和扁平骨皆可发生破坏,病变特征为溶骨性骨质破坏。扁平骨病灶为虫蚀样至巨大缺损,颅骨巨大缺损可呈地图样。脊椎多为椎体破坏,呈扁平椎,但椎间隙不变窄。长骨多为囊状缺损,无死骨形成。

(2)胸部X线:肺部可有弥漫的网状或点网状阴影,尚可见局限或颗粒状阴影,需与粟粒型结核鉴别,严重病例可见肺气肿或蜂窝状囊肿、纵隔气肿、气胸或皮下气肿。

3.实验室检查

(1)血常规:无特异性改变,以不同程度贫血较多见,多为正细胞正色素性。重症患者可见血小板降低。

(2)常规免疫检查大都正常,T抑制细胞及T辅助细胞都可减少,可有淋巴细胞转化功能降低,T淋巴细胞缺乏组胺 H_2 受体。

(3)病理活检或皮肤印片:病理活检是本病的诊断依据,可做皮疹、淋巴结或病灶局部穿刺物或刮除物病理检查。病理学特点是有分化较好的组织细胞增生,此外可见到泡沫样细胞、嗜酸性粒细胞、淋巴细胞、浆细胞和多核巨细胞。不同类型可由不同细胞组成,严重者可致原有组织破坏,但见不到分化较差的恶性组织细胞。慢性病变中可见大量含有多脂质性的组织细胞和嗜酸性粒细胞,形成嗜酸细胞肉芽肿,增生中心可有出血和坏死。

凡符合以上临床、实验室和X线特点,并经普通病理检查结果证实,即可初步诊断。确诊条件:除上述临床、实验室和普通病理结果外,尚需进行免疫组化检查,如S-100蛋白阳性,特别是电镜检查Birbeck颗粒。

五、治疗前评估

LCH是一组疾病的总称,所囊括的各类疾病临床表现和预后差别较大。明确的临床分级和个体化治疗是提高疗效和患者生活质量的关键。1997年WHO将其分为局限性、全身性、怠惰性、进展性LCH,以及LC肉瘤。2009年国际组织细胞协会关于"朗格汉斯细胞组织细胞增生症的评估"的指南中对治疗前的评估增加了组织病理学和影像学的内容,使器官受累的标准更加科学、客观和全面。该指南的评估如下。

(一)"危险器官"受累的标准

1.造血功能受累(伴或不伴骨髓侵犯)

符合以下≥2项。①贫血:血红蛋白含量<100 g/L,婴儿<90 g/L(非缺铁等引起)。②白细胞计数减少:白细胞计数<4×10^9/L。③血小板计数减少:血小板计数<100×10^9/L。骨髓

侵犯的定义是在骨髓涂片上证实有 CD1a 阳性细胞。

2.脾脏受累

脾脏在锁骨中线肋缘下>2 cm。

3.肝脏受累

符合以下≥1 项:①肝脏在锁骨中线肋缘下>3 cm。②肝功能不良:血浆蛋白<55 g/L,清蛋白<25 g/L,不是由于其他原因所致。③LCH 的组织病理学诊断。

4.肺受累

符合以下≥1 项:①肺的高分辨 CT(HRCT)的典型表现;②LCH 的组织病理学/细胞学诊断。

(二)特殊部位受累

压迫脊髓的颈椎导致扁平椎及齿状突受累,伴有脊髓内软组织受压及病变位于重要功能区。由于疾病进展和局部治疗障碍可对患者构成中度危险。

(三)颅面骨受累

眼眶、颞骨、乳突、蝶骨、颧骨及筛骨损害,或上颌窦或鼻旁窦,或颅窝损害,伴有颅内软组织受压。

(四)眼受累

眼球突出,突眼或眼眶损害,颧骨或蝶骨损害。

(五)耳受累

外耳炎、中耳炎、耳漏或颞骨、乳突或岩部损害。

(六)口腔受累

口腔黏膜、牙龈、颚骨、上颌骨及下颌骨损害。

(七)可危及中枢神经系统(CNS)的损害

长期的颅骨受累(不包括穹隆受累),可使患者易患尿崩症。在多系统 LCH 患者,有颅面部,尤其是耳、眼、口受累者,在病程中易发生尿崩症。

该指南根据上述器官受累的标准,进一步对病情进行临床分类,以指导治疗。与 1987 年相比,不再考虑年龄因素,而以考虑脏器与系统受累为主,具体如下。

(1)单系统 LCH(SS-LCH)有 1 个脏器/系统受累(单病灶或多病灶):①单病灶或多病灶(>1 个)骨骼受累;②皮肤受累;③淋巴结受累(不是其他 LCH 引流淋巴结);④肺受累;⑤下丘脑-垂体/CNS 受累;⑥其他(甲状腺及胸腺等)。

(2)多系统 LCH(MS-LCH)有≥2 个脏器/系统受累,伴有或不伴有“危险器官”受累。

(3)下列定位及病变程度分类是全身治疗的指针:①SS-LCH 伴有可危及 CNS 的损害;②SS-LCH伴有多病灶骨骼损害(MFB);③SS-LCH 伴有特别部位损害;④MS-LCH 伴/不伴危险器官的损害。

六、鉴别诊断

本症应与某些骨骼、淋巴和皮肤器官的疾病,以及其他组织细胞增多症相鉴别。

(一)骨骼疾病

上述骨骼的不规则破坏、软组织肿胀、硬化和骨膜反应同样常见于骨髓炎、尤文肉瘤、成骨细胞肉瘤、神经母细胞瘤骨转移、颅骨的表皮样瘤及纤维发育不良等。颅骨的溶骨性损害、突眼,以及上眼睑瘀斑往往是神经母细胞瘤的早期表现。

(二)淋巴网状系统

肝脾和淋巴结肿大,特别是颈淋巴结肿大提示弥散性肉芽肿病,如结核及组织胞浆菌病等。

(三)皮肤病

本症的皮肤改变与脂溢性皮炎、特应性湿疹、脓皮病、血小板减少性紫癜或血管炎等鉴别。皮肤念珠菌感染可能与本病的鳞屑样和色素脱失为其特点,皮疹压片可见成熟组织细胞。

七、预后

总体预后良好,经正规治疗的患儿,治愈率达 80%。但预后取决于危险脏器受累的数目及对诱导治疗反应,年龄小于 2 岁不是决定预后的关键因素。危险脏器受累且对诱导治疗反应差的患者仅 20%治愈,对这类患者采取造血干细胞移植术可提高治愈率达 40%~50%。

八、治疗

朗格汉斯细胞组织细胞增生症病情轻重悬殊,预后差异大,有不经治疗自愈的报道,但多系统受累的 LCH 病死率高。因此,综合考虑各种危险因素,采取个体化治疗非常重要。治疗方案需结合临床分型及分级而定。

(一)单系统病变

多数预后良好,局灶性骨骼病变可单纯病灶刮除,无须全身化疗。对承重部位骨骼病灶可病灶内注射皮质激素,甲基泼尼松龙每次 75~750 mg。多发的骨骼损害可短期全身使用皮质激素治疗。如病灶在眼眶骨影响视神经,以及在脊椎骨影响脊神经,皮质激素注射难以进行且术后易复发或承重的部位,也可使用低剂量放疗。对淋巴结受累者,除单纯切除外,应短期全身皮质激素治疗。皮肤病变范围较广泛者可使用,皮质激素如泼尼松 1~2 mg/(kg·d)病情控制后改为清晨顿服 3~4 周逐渐减量维持 2~3 个月停药观察。也可予 VP 方案:长春新碱 1~2 mg/(m^2·周)×4 周,泼尼松 1~2 mg/(kg·d)×28 天。疾病控制后每月 1 次 VP 方案,3~4 个月停药。

(二)放射治疗

适用于孤立的骨骼病变,尤以手术刮除困难的部位如眼眶周围、颌骨、乳突或负重后易发生骨折和神经损伤的脊椎等部位,以及早期的垂体病变。一般照射量为 5~8 Gy(500~800 cGy),照射后 3~4 个月骨骼缺损即可恢复。一般认为,尿崩症出现时间较久(如 6 个月以上),放射治疗大多无效。皮肤病变对放疗亦不敏感。

(三)化学治疗

从 1991 年开始国际组织细胞协会对 MS-LCH 进行了 3 个大规模、国际化、前瞻性的治疗研究,即 LCH-Ⅰ、LCH-Ⅱ和 LCH-Ⅲ研究。LCH-Ⅰ研究明确了在甲基泼尼松龙应用下,长春碱(VBL)与依托泊苷(VP16)同等有效,6 周诱导治疗反应率 49%~57%,复发率 55%~61%,5 年存活率 76%~80%,其中无"危险器官"受累的>2 岁患儿存活率 100%。国内应用 LCH-Ⅰ治疗,用替尼泊苷(VM26)代替 VP16,总有效率 76.5%。LCH-S-98 研究对难治性和多次复发的、伴有"危险器官"受累的危险组 MS-LCH 的 2-氯脱氧腺苷(2-chlorodeoxyadenosine,2-CDA,cladribine,克拉利平)单药治疗方案,诱导治疗反应率 22%,复发率 100%,2 年存活率 67%。LCH-Ⅱ及 LCH-Ⅲ研究将泼尼松与 VBL 作为一线诱导方案,LCH-Ⅱ加入 VP16,LCH-Ⅲ加入甲氨蝶呤(MTX)。LCH-Ⅱ提高了危险组 MS-LCH 诱导治疗反应率,为 63%~71%,降低了复发率为46%，但5年存活率无改善，为74%～79%。德国DAL-HX83/90方案，诱导治疗反应率为90.9%，复发率为22.2%。LCH-Ⅳ研究对危险组MS-LCH的解救方案。LCH-S-2005研究从2005年12月开始，研究2-CDA＋阿糖胞苷(Ara-C)的二线治疗方案。LCH-HCT研究从2006年开始，研究低强度预处理的异基因骨髓造血干细胞移植(RIC-SCT)治疗的1～3年的无病存活率。

在2009年指南中，反映了LCH-Ⅰ、LCH-S-98、LCH-Ⅱ、LCH-Ⅲ及DAL-HX83/90临床研究的结果。该指南强调：①与总疗程6个月的化疗相比，总疗程12个月的化疗可减少疾病的复发率；②在MS-LCH患者，不论是否有“危险器官”受累，如诱导方案6周治疗有效，则有很好的长期存活率；③VBL＋泼尼松的诱导方案已被证实有效，并且不良反应少，因此作为所有MS-LCH患者的初治疗法；④如果MS-LCH有“危险器官”受累者应用诱导方案6周无效，则预后较差，需要第2疗程的早期强化治疗；⑤SS-LCH伴有多病灶骨骼损害、特殊部位损害及可危及CNS的损害者，治疗后的预后好，但有30%～50%的复发率。这些患者有40%的可能发生尿崩症或其他内分泌疾病，以及实质性脑病。在基底核和小脑发生实质性脑病有很大危险性。对这些患者的治疗目的是防止再发、尿崩症和永久性不良结局。

九、治疗方案

以下介绍几种国外的化疗方案供参考。

(一)2009年国际组织细胞协会推荐方案

1.一线化疗

(1)诱导缓解：VP方案：泼尼松40 mg/(m^2·d)，口服28天(4周)，第5周(第29天)起减半量为20 mg/(m^2·d)，7天后再减半量为10 mg/(m^2·d)，1周后(第36天)停药。VBL 6 mg/(m^2·次)，静脉注射，每周1次，共6次(第1、8、15、22、29、36天)。

上述治疗评估：①无危险器官受累者，对VP方案“中度反应者”；②有危险器官受累对治疗有较好反应者；继用上述方案6周(第43天开始)。患者6～12周达CR(或NAD)者进入维持治疗。

(2)维持治疗：VP＋6-MP方案：泼尼松口服每周5天，剂量同上；VBL(剂量同上)每3周1次(第7～52周或第13～52周)；6-MP 50 mg/(m^2·d)，口服至第12个月末(疗程结束)。

(3)解救治疗。适应证：①初诊危险器官受累；②上述初次6周诱导治疗后危险器官受累无改善者；③VP方案第2疗程结束后仍有危险器官受累无改善者；④无危险器官受累但VP方案第2疗程后无改善者。均进入非危险LCH的二线治疗方案。

SS-LCH组：①伴危及CNS损害或多病灶骨损害(MFB)或特别部位损害者，应用6周VP方案，然后进入无6-MP的上述维持方案，总疗程12个月；②不伴危险器官受累者可进行局部手术治疗，如病情进展则全身化疗。

2.二线(解救方案)化疗

(1)危险LCH组：①难治性(正规治疗无效)；②复发伴有危险器官受累的MS-LCH；③伴有造血功能低下的MS-LCH。

2-CDA＋Ara-C方案：Ara-C 1 000 mg/(m^2·d)，静脉滴注2小时，连用5天；2-CDA 9 mg/(m^2·d)，静脉滴注(Ara-C滴完后)。每4周应用1个疗程，少用2个疗程。

RIC-HSCT：预处理方案：福达拉宾＋左旋美法仑＋TBI或抗CD52单抗或ATG。

(2)非危险 LCH 的二线化疗。病灶内注射糖皮质激素,甲基泼尼松龙 75～750 mg/次,局部病灶注射。适于不宜手术刮除的局部病灶。

VAP 方案:泼尼松 40 mg/(m^2·d),口服,第 1～4 周,第 5～46 周减半量,以后逐渐减量至疗程结束(12 个月)。VCR+Ara-C 组合:Ara-C 100 mg/(m^2·d)×4(第 1～4 天),每天皮下注射;VCR 1.5 mg/(m^2·d),静脉注射,第 1 天。以后第 2、5、8、12、17、23 周重复上述 VCR+Ara-C 组合。若达到 NAD 则停用;未达到 NAD 者,则每 6 周 1 次 VCR+Ara-C 组合至 NAD。

(3)2-CDA 单药治疗:2-CDA 5.0～6.5 mg/(m^2·d),静脉注射×3,每 3～4 周重复 1 次为 1 个疗程,可用 2～6 个疗程;或 3 mg/(m^2·d),在 5～7 天内渐加量至 13 mg/(m^2·d)时再用 5 天,每 3～4 周重复 1 个疗程,可用 1～6 个疗程。2-CDA 的不良反应有感染、发热、胃肠道反应、肝功能损害、骨髓抑制及免疫抑制。

(4)2-脱氧克福霉素(2-deoxycoformycin,2-DCF)单药治疗:2-DCF 4 mg/(m^2·次),静脉滴注,每周1 次共 8 次,然后改为每 2 周 1 次,应用 16～18 个月可达 NAD。不良反应同 2-CDA。

(二)DAL-HX90 方案

LCH 的分组:①A 组:仅有骨骼病变的 SS-LCH。②B 组:软组织病变的 SS-LCH 或无骨骼病变,无脏器受损。③C 组:伴脏器(肝、肺及造血系统)受累的 MS-LCH。

1.诱导缓解(A、B 组相同)

VEP 方案:泼尼松 40 mg/(m^2·d),分次口服,第 1～28 天,第 29 天起减半量用一周后再减半量,一周后停药。VBL 6 mg/(m^2·次),静脉注射,每周 1 次(第 15、22、29、36 天),连用 4 次,或用 VDS 3 mg/(m^2·次)。VP 16 100 mg/(m^2·d),静脉滴注,第 1～5 天;150 mg/(m^2·d)于第 15、22、29、36 天。

C 组泼尼松同 A 组;VP16 150 mg/(m^2·d),静脉滴注,于第 1、8、15、22、29、36 天共 6 次,同时静脉注射 VBL。

2.维持治疗

A 组:PE 方案。泼尼松(剂量同上)口服,于第 9、12、15、18、24 周,每周连用 5 天,共 5 周;VP16 150 mg/(m^2·d),静脉滴注,每周口服泼尼松的第 1 天用,共 5 次。

B/C 组:VEP+6-MP 方案。泼尼松+VP16 同 A 组;6-MP 50 mg/(m^2·d),口服,第 6～52 周。

(三)LCH-Ⅲ方案

目前国外使用较多的治疗方案为国际组织细胞协会推荐的 LCH-Ⅲ方案,该方案把多系统受累的高危和低危患者进行随机分组,并对单系统多病灶骨骼受累和特殊部位单病灶患者进行前瞻性研究。患者分成 3 组:①高危组,多系统受累且包括 1 个或 1 个以上高危器官受累;②低危组,不含高危器官的多系统受累的患者;③其他组,单系统多灶性骨损害或局部的特殊部位受累如脊柱内扩展或鼻旁、脑膜旁、眼眶周围或乳突区域的受累等,可能导致持续性的软组织肿胀。

1.高危组(多系统受累)

由 1～2 个 6 周的初始治疗和维持治疗组成,总疗程 12 个月。

(1)A 方案:①诱导缓解。VP 方案:泼尼松 40 mg/(m^2·d),分 3 次口服,持续 4 周,5～6 周逐渐减停;1～6 周的每周第一天静脉注射长春碱(VBL)6 mg/(m^2·d)。如经过 6 周的初始治疗,疾病仍进展,可再予 6 周的初始治疗,泼尼松 40 mg/(m^2·d),分 3 次口服,每周 3 天连续6 周;7～12 周的每周第一天静脉注射 VBL 6 mg/(m^2·d)。②维持治疗。根据病情于第 7 或第 13 周开始 VP-M 方案。6 MP 50 mg/(m^2·d),口服直至 12 个疗程结束;泼尼松40 mg/(m^2·d),分 3 次口服,每 3 周连用 5 天,直至疗程结束;每 3 周的第一天静脉注射 VBL 6 mg/(m^2·d),直至疗程结束。

(2)B 方案:①诱导缓解。VP-MTX 方案:泼尼松 40 mg/(m^2·d),分 3 次口服,持续 4 周,5～6 周逐渐减停;1～6 周的每周第一天静脉注射 VBL 每次 6 mg/m^2。第 1、3、5 周的第 1 天在静脉注射 VBL 后用 MTX 每次500 mg/m^2,1/10 量半小时静脉快速滴注,其余 9/10 量 23.5 小时静脉维持,同时予 2 000 mL/m^2 液体水化,并于 MTX 结束后 24 小时和 30 小时予 CF 每次 12 mg/m^2解救 2 次。如经过 6 周的初始治疗,疾病仍进展,可再予 6 周的初始治疗,泼尼松 40 mg/(m^2·d),分 3 次口服,每周 3 天连续 6 周;7～12 周的每周第一天静脉注射 VBL 6 mg/(m^2·d)。第 7、9、11 周的第 1 天在静脉注射 VBL 后用 MTX 每次 500 mg/m^2,用法同上。②维持治疗。VP+MTX 方案:VP 用法同 A 方案维持,MTX 每次 20 mg/m^2,每周 1 次口服直至疗程结束。

2.低危组

由 1～2 个 6 周的初始治疗和维持治疗组成,总疗程 6 个月或 12 个月。

(1)诱导治疗:VP 方案:泼尼松 40 mg/(m^2·d),分 3 次口服,持续 4 周,5～6 周逐渐减停;1～6 周的每周第一天静脉注射 VBL 每次 6 mg/m^2。如经过 6 周的初始治疗,疾病仍进展,可再予 6 周的初始治疗,泼尼松 40 mg/(m^2·d),分 3 次口服,每周 3 天连续 6 周;7～12 周的每周第一天静脉注射 VBL 每次 6 mg/m^2。

(2)维持治疗:根据病情于第 7 或第 13 周开始 VP 方案。泼尼松 40 mg/(m^2·d),分 3 次口服,每3 周连用 5 天,直至疗程结束;每 3 周的第一天静脉注射 VBL 每次 6 mg/m^2,直至疗程结束。

3.多发性骨病和特殊部位组

6 周的诱导治疗,第 2 个疗程的诱导治疗仅给予疾病进展的患者,总疗程 6 个月。

(1)诱导治疗:VP 方案:泼尼松 40 mg/(m^2·d),分 3 次口服,持续 4 周,5～6 周逐渐减停;1～6 周的每周第一天静脉注射 VBL 每次 6 mg/m^2。

(2)维持治疗:根据病情于第 7 或第 13 周开始 VP 方案。泼尼松 40 mg/(m^2·d),分 3 次口服,每3 周连用 5 天,直至疗程结束;每 3 周的第一天静脉注射 VBL 每次 6 mg/m^2,直至疗程结束。

(四)日本 LCH Study G roup-2002(JLSG-2002)方案

将患者分为单个系统损害组和多系统损害组,采用该方案治疗,5 年两组反应好的患者分别为 96%和 78%,5 年 OS 两组分别为 100%和 94%。

国内有应用胸腺素、α-干扰素(IFN-α)或 IFN-γ、环孢素 A 等免疫制剂对调节免疫功能、减少化疗的远期不良反应有一定效果。可选用以下制剂,在化疗期间应用。

1.胸腺素

5 mg/d,肌内注射,连用 30 天,有效可改为每周 2～3 次,连用 6 个月。

2.环孢素 A(CS-A)

3～6 mg/(kg·d),分 2 次,连用 6～12 个月。或与胸腺素连用。

3.a-Interferon

100～150 万单位/天,肌内注射,连用 10 周,以后每周 3 天,共 14 个月。

2009 年国际组织细胞协会指南推荐的支持治疗包括以下几点。①预防卡氏肺孢子虫：口服磺胺甲基异恶唑。②输注红细胞与血小板：为预防移植物抗属主病，输注放射线照射过的血制品。输注 CMV 阴性的血制品。③集落刺激因子：中性粒细胞减少时可应用粒细胞集落刺激因子(G-CSF)。由于朗格汉斯细胞属于单核-巨噬细胞系统，指南明确指出，不推荐使用粒-单细胞集落刺激因子(GM-CSF)。

十、疗效评定标准

(一)疾病状态定义

(1)非活动性疾病(NAD)：无疾病证据，所有症状和体征消失。

(2)活动性疾病(AD)。①疾病消退：症状和体征消退，无新损害出现。②疾病稳定：症状或体征持续存在，无新损害出现。③疾病进展：症状和体征有进展，或有新损害出现(孤立骨损害的患者，疾病进展表示出现新的骨病灶或其他器官病灶)。

(二)治疗反应标准

(1)较好反应：①完全消失，达到上述 NAD。②消退：达到上述 AD 的疾病消退。

(2)中度反应。①混合反应：1 个部位有新损害，另一个部位损害消失。②稳定：达到上述 AD 的疾病稳定。

(3)恶化反应：达到上述 AD 的疾病进展。

十一、随访

2009 指南推荐在治疗结束后 5 年内，每 6 个月进行体检，测量身高、体重及青春期发育；第 1 年每3 个月进行的实验室检测包括血常规、血沉、肝肾功能及尿渗透压，第 2～5 年每年检查 1 次。对疑有新的病灶或复发的患者进行骨骼影像学检查。对有耳或乳突受累病史的患者，第 1、5 年进行相应的听力检查。对有肺受累的患者，第 1 年每 6 个月进行 HR-CT 和肺功能检查。有肝功能受累的患者，第 1 年每 6 个月行 B 超检查，第 2～5 年每年检查 1 次。对有尿崩症、其他内分泌病变及可危及 CNS 的损害者，在第 1 年、以后 5 年内每 2 年 1 次头颅 MRI 检查。对有 CNS 受累者，在第 1 年，以后 5 年内每 2 年 1 次进行神经心理学测定。

(王德伟)

第四节 淋巴管平滑肌瘤病

一、定义

淋巴管平滑肌瘤病(lymphangioleiomyomatosis，LAM)是一种主要发生于育龄期女性的罕见的肺部疾病。LAM 以慢性进展的双肺弥散性囊性病变为特征，其病理基础是异常增生的平滑肌样细胞和肺部囊性病变。LAM 的主要患病群体是年轻女性，平均诊断年龄为 30～40 岁，早期症状轻微，逐渐出现活动后呼吸困难，病程中可以反复发生气胸和乳糜胸，常合并肾脏血管肌脂瘤(angio myolipoma，AML)等肺外表现，随着疾病的进展和肺功能的恶化，后期发展到呼吸衰竭,有适应证的患者需要接受肺移植治疗。

二、病因

LAM 以不典型平滑肌样细胞的过度增生为特征,病因不明。由于 LAM 发生于育龄期女性,推测其与雌激素有一定的关系。近年来发现 LAM 的病变组织中 *TSC*2 基因突变,导致其下游蛋白哺乳类西罗莫司靶蛋白(mTOR)异常活化,导致平滑肌样细胞的过度增生。除了散发的 LAM,LAM 也见于结节性硬化症(TSC)的女性患者。TSC 为遗传性疾病,*TSC*1 或 *TSC*2 基因突变,在其成年女性中,1/3 可以检测到肺部 LAM 病变。

三、高危人群筛查

(1)女性气胸患者。对于女性患者在第一次发生自发性气胸时,需要检查肺部高分辨 CT(HRCT)。

(2)TSC 成年女性患者,不管是否有症状,肺部 HRCT 应该作为基本筛查项目。

(3)弥散性肺部囊性病变。

(4)原因不明的呼吸困难,有不少患者长期被诊断为哮喘或 COPD。

(5)肺外病变,如肾 AML、血管周上皮细胞样细胞瘤(PEComa)等,需要筛查肺部是否有受累。

四、诊断

(一)病史

LAM 几乎均发生于育龄期女性,偶尔也发生于绝经后妇女,男性病例极其罕见。平均诊断年龄为 30～40 岁。LAM 起病隐匿,呼吸道症状无特征性,由于肺功能受损,在临床出现症状前可能已有活动耐力下降的表现,随疾病发展,呼吸困难症状出现并进行性加重。

(二)肺部并发症

LAM 常见的肺部并发症为自发性气胸和乳糜胸,气胸和乳糜胸常为 LAM 的首发症状,并可反复发生。其他症状有咳嗽、咯血、咳乳糜样痰液和胸痛等。

(三)肺外表现

LAM 的肺外表现无特异性,也可伴有腹胀和腹痛等。腹部和盆腔 CT 检查可发现淋巴结肿大、腹膜后淋巴管肌瘤,部分病例可出现乳糜腹水。半数以上患者有血管肌脂瘤,主要发生于肾脏,有时出现于肝和胰腺等部位。

(四)影像学检查

如无气胸和乳糜胸,胸部 X 线表现为透亮度增高,也可有网状结节影和毛玻璃样改变。胸部 HRCT 的典型表现为双肺弥散性薄壁囊性改变。直径在数毫米至数厘米。其他改变有气胸、乳糜胸、淋巴结肿大及心包积液等。

(五)肺功能检查

初期肺功能检查正常,逐渐出现阻塞性或混合性通气障碍,残气量增加,弥散功能下降。动脉血气分析提示低氧血症。

(六)血清血管内皮细胞增长因子-D(VEGF-D)检查

具有较高的诊断敏感性和特异性。

(七)病理学检查

LAM 诊断的金标准。获取病理标本的途径有经支气管镜肺活检及手术肺活检(小开胸或胸腔镜下肺活检)。

五、诊断标准和鉴别诊断

(一)诊断标准

1.临床确诊标准

(1)具有特征性的肺 HRCT 表现,同时具有以下之一:符合临床诊断或病理诊断标准的肾血管肌脂瘤;结节性硬化症;乳糜胸;乳糜腹水;符合病理诊断标准的腹部淋巴管平滑肌瘤或淋巴结受累;或血清 VEGF-D>800 pg/mL。

(2)具有特征性或符合性的肺 HRCT 表现,肺活检符合 LAM 病理诊断标准,如果为经支气管肺活检,需符合 HMB45 阳性。

2.拟诊 LAM

(1)具有特征性的肺 HRCT 表现和符合 LAM 的临床病史。

(2)具有符合性的肺 HRCT 表现,同时具有以下任何一项:肾血管肌脂瘤或胸腔或腹腔乳糜积液。

3.疑诊 LAM

仅具有特征性或符合性的肺 HRCT 表现,而缺乏其他证据,可列为 LAM 疑诊。

(二)鉴别诊断

LAM 主要表现为气胸、乳糜胸和双肺弥散性囊性改变。在鉴别诊断方面需要与一些疾病相鉴别,如肺气肿、特发性肺间质纤维化(蜂窝肺)、结缔组织病相关肺疾病(如干燥综合征)、囊性支气管扩张、Ⅳ期结节病、肺朗格汉斯细胞组织细胞增生症等。

六、治疗

(一)一般建议

均衡营养,保持正常体重,避免吸烟;注射流感疫苗和肺炎链球菌疫苗减少肺部感染的发生;LAM 患者通常可以安全进行飞机旅行,除非病情较重或近期内有气胸;避免妊娠。

(二)呼吸困难的治疗

支气管扩张剂;氧疗;对于呼吸困难严重的患者应详细评估导致呼吸困难的原因,纠正可以治疗的问题,如支气管痉挛、合并的肺部感染、肺动脉高压,以及气胸和乳糜胸的并发症。

(三)并发症的处理

LAM 患者在首次诊断时应被告知气胸和乳糜胸的发生风险、临床表现,以及发生时的自我处理措施。

(1)气胸:由于 LAM 患者的气胸很容易复发,在第一次发生气胸时就应考虑胸膜粘连术。

(2)乳糜胸患者可给予无脂饮食,同时补充中链三酰甘油。乳糜胸如果有手术治疗的指征,需在术前评估患者的淋巴循环系统、明确渗漏部位和淋巴管受损状况,再采取相应的治疗,以避免盲目的胸导管结扎术。

(3)血管肌脂瘤直径如果>4 cm,自发出血的风险增加,应考虑栓塞治疗或保留肾单位手术切除。

(四)mTOR 抑制剂

LAM 在病情快速进展而缺乏其他有效治疗手段时,可考虑试用西罗莫司治疗,治疗过程中需监测西罗莫司药物浓度(5～15 ng/mL)。治疗过程中需要密切观察不良反应和治疗效果,以确定个体化的治疗方案。

(五)黄体酮

LAM 患者不应该常规使用口服或肌内注射黄体酮。在肺功能或症状迅速恶化的患者,可考虑试用肌内注射黄体酮。在使用过程中应该得到定期肺功能和症状评估,治疗 12 个月无效者应该停药。黄体酮以外的抗雌激素治疗不推荐使用。

(六)肺移植

随着我国肺移植工作的日趋成熟,肺移植成为重症 LAM 的一个治疗选择。LAM 患者肺移植后的5 年存活率约为 65%。与单肺移植相比,双肺移植患者术后肺功能更好,同时并发症也要少一些,但选择单肺还是双肺移植不影响生存率。肺移植后偶见移植肺 LAM 复发,但常无症状,因此不需要常规监测是否有 LAM 复发。

(王德伟)

第五节 肺泡蛋白沉着症

肺泡蛋白沉着症(PAP)是一种以肺泡内有不可溶性磷脂蛋白样物质沉积为特点的弥散性肺部疾病,原因至今未明。其临床症状主要表现为气短、咳嗽和咳痰。胸部 X 线呈双肺弥散性肺部浸润阴影。病理学检查以肺泡内充满有过碘酸雪夫(PAS)染色阳性的磷脂蛋白样物质为特征。该病由 Rosen 于 1958 年首次报道。肺泡蛋白沉着症可分为原发性或特发性(iPAP,约占 90%)、继发性(sPAP,<10%)和先天性(cPAP,2%)。

一、发病机制

肺泡蛋白沉着症的发病机制尚不完全清楚,电镜观察发现肺泡蛋白样沉积物和全肺灌洗物在结构上与由Ⅱ型肺泡上皮细胞分泌的含有层状体的肺泡表面活性物质(SF)非常相似,提示肺泡蛋白沉积物可能与肺泡表面活性物质代谢障碍有关。目前,大多数证据表明肺泡蛋白沉积物是由于肺泡表面活性物质清除障碍所致,而不是产生过多。正常情况下肺泡表面活性物质的产生与清除是一个复杂的动态过程,肺泡Ⅱ型上皮细胞不仅合成和分泌肺泡表面活性物质,而且还与肺泡巨噬细胞一道参与肺泡表面活性物质的清除。当某些因素导致肺泡巨噬细胞和肺泡Ⅱ型细胞功能发生改变,肺泡表面活性物质的清除能力降低,从而引发了表面活性物质在肺泡内的沉积。

(一)特发性 PAP

iPAP 患者体内存在粒细胞巨噬细胞集落刺激因子(GM-CSF)中和抗体,导致维持肺泡巨噬细胞功能的 GM-CSF 不足,肺泡巨噬细胞功能出现障碍,不能有效清除肺泡表面活性物质。

1994 年德拉诺夫等发现在去除 *GM-CSF* 基因的小鼠肺泡有蛋白样物质沉积,其病理表现与人类 PAP 相似。之后有许多学者对此进行了研究。目前已证实:*GM-CSF* 基因敲除小鼠肺泡巨噬细胞功能存在缺陷，表现在细胞直径变大、吞噬功能降低、表面活性物质代谢能力降低、细胞表面的整合素、Toll 样受体-2、Toll 样受体-4 和黏附分子的表达降低、细胞因子（IFN-r、PGE_2、TNF-a、IL-6、IL-18、白三烯-C、白三烯-D、白三烯-E_4）产生下降。给 *GM-CSF* 基因敲除小鼠吸入 GM-CSF 可以逆转肺部 PAP 病变，提示GM-CSF在 PAP 发病机制中起重要作用。

在人类，GM-CSF 与 iPAP 之间的关系也已被许多研究所证实。1996 年西摩尔及其同事首先报道了用 GM-CSF 成功治疗 iPAP 的案例，并发现 iPAP 患者的疗效与给予 GM-CSF 的剂量存在着一定相关性，提示 iPAP 患者体内存在着相对 GM-CSF 不足。通过进一步的研究，北村及其同事发现，在11 名iPAP 患者的支气管肺泡灌洗液（BALF）和 5 名患者的血清中存在抗 GM-CSF的 IgG 型中和抗体，但是在继发性 PAP、健康对照者，以及其他肺部疾病的血清和 BALF 中均未发现 GM-CSF 抗体的存在。随后克利夫兰临床医院进行了系列研究，在 40 例 iPAP 患者的 BALF 和血清中均检测到抗 GM-CSF 中和性抗体存在，其中血清最低滴度为 1∶400，最高滴度为1∶25 600。而正常健康者中最高滴度仅为 1∶10，当血清滴度的 cutoff 值为 1∶400 时，对 iPAP 的敏感性是 100%，特异性为 100%，20 例 BALF 标本中均存在抗 GM-CSF 抗体，并且滴度均不低于 1∶100，而正常健康者和其他肺部疾病者均未检测到此抗体，这提示 iPAP 患者出现的相对 GM-CSF 不足是由于体内中和抗体的存在。

（二）先天性 PAP

肺泡表面活性物质相关蛋白-B(*SP-B*)基因突变已被证实与先天性肺泡蛋白沉着症（cPAP）有关，目前，已经证实 *SP-B* 基因至少存在 2 个突变位点，一个是第 121 位碱基 C 被三个碱基 GAA 所替代，另一个是第 122 位点上缺失了一个碱基 T，两种基因突变均可导致肺泡表面活性物质中 *SP-B* 缺失，但先天性肺泡蛋白沉着症的临床表现差异很大，提示可能还有其他位点或新的 *SP* 基因突变参与。另外GM-CSF /IL-3/IL-5受体 βc 链缺陷，导致 GM-CSF 不能与其受体结合也是先天性 PAP 的原因之一。

（三）继发性 PAP

某些感染、理化因素和矿物粉尘吸入，如白消安、苯丁酸氮芥、矽尘和铝尘等可能与肿泡蛋白沉着症有关，另外有些疾病特别是血液系统恶性肿瘤，如髓白血病、淋巴瘤、Fanconi 氏贫血，以及 IgG 型免疫球蛋白病等也可发生肺泡蛋白沉着症。其发病机制目前尚不完全清楚，可能与上述状态下，导致肺泡巨噬细胞功能受损有关。

总之，肺泡蛋白沉着症的发病机制目前尚不完全清楚，上述任何一种病因均不能完全解释所有病例。需要今后进一步研究。

二、病理表现

（一）肉眼观察

肺大部呈实变，胸膜下可见弥散性黄色或灰黄色小结节或小斑块，结节直径由数毫米到 2 cm不等，切面可见黏稠黄色液体流出。如不合并感染，胸膜表面光滑。

（二）光镜检查

肺泡及细支气管腔内充满无形态的、过碘酸雪夫（PAS）染色阳性的富磷脂物质。肺泡间隔正常或肺泡隔数目增多，但间隔内无明显的纤维化。肺泡腔内除偶尔发现巨噬细胞外无炎症表现（图 6-15）。

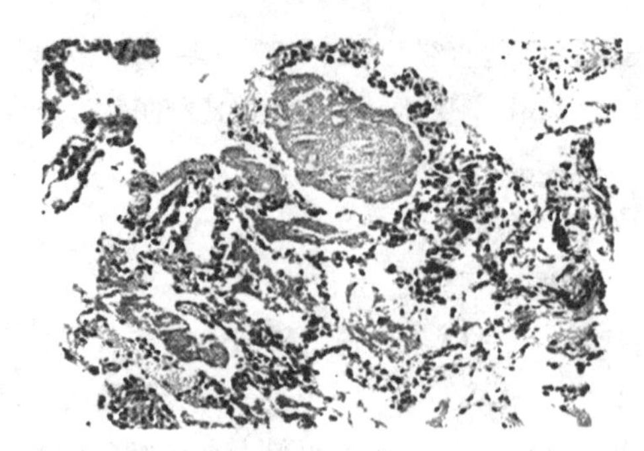

图 6-15　肺泡及细支气管腔内充满无形态的 PAS 染色阳性物质

(三)电镜检查

肺泡腔内碎片中存在着大量的层状结构,由盘绕的三层磷脂构成,其结构类似肺泡表面活性物质。

三、临床表现

本病发病率约为 0.37/10 万,患病率约为 3.7/100 万。男性多于女性,男女比约 2.5∶1,任何年龄均可发病,但 30～50 岁的中年人常见,平均 40 岁,约占病例数的 80%。3/4 的患者有吸烟史。

本病的临床表现差异很大,有的可无任何临床症状,仅在体检时发现,此类约占 1/3;约有 1/5的患者则以继发性肺部感染症状为首发表现,有咳嗽、发热、胸部不适等;另有约 1/2 的患者隐匿起病,表现为咳嗽、呼吸困难、乏力,少数病例可有低热和咯血,呼吸道症状与肺部病变受累范围有一定关系。体格检查一般无特殊阳性发现,肺底有时可闻及少量捻发音,虽然呼吸道症状与肺部病变受累范围有关,但临床体征与胸部 X 线表现不平衡是本病的特征之一。重症患者可出现发绀、杵状指和视网膜斑点状出血。极少数病例可合并肺源性心脏病。

肺泡蛋白沉着症患者合并机会感染的概率较大,为 15%左右,除了常见的致病菌外,一些特殊的病原菌如奴卡菌属、真菌、组织胞浆菌、分枝杆菌及巨细胞病毒等较为常见。

四、X 线表现

常规的胸部 X 线表现为双肺弥散性细小的羽毛状或结节状浸润影,边界模糊,并可见支气管充气症。这些病变往往以肺门区密度较高,外周密度较低,酷似心源性肺水肿。病变一般不发生钙化,也不伴有胸膜病变或肺门及纵隔淋巴结肿大。

胸部 CT 检查,尤其高分辨 CT(HRCT)可呈磨玻璃状和/或网状及斑片状阴影,可为对称或不对称性,有时可见支气管充气症。病变与周围肺组织间常有明显的界限且边界不规则,形成较特征性的"地图样"改变。病变部位的小叶内间隔和小叶间间隔常有增厚,表现为多角形态,称为"疯狂的堆砌"(Crazy-paving)(图 6-16)。

五、实验室检查

(一)血常规

多数患者血红蛋白正常,仅少数轻度增高,白细胞一般正常。血沉正常。

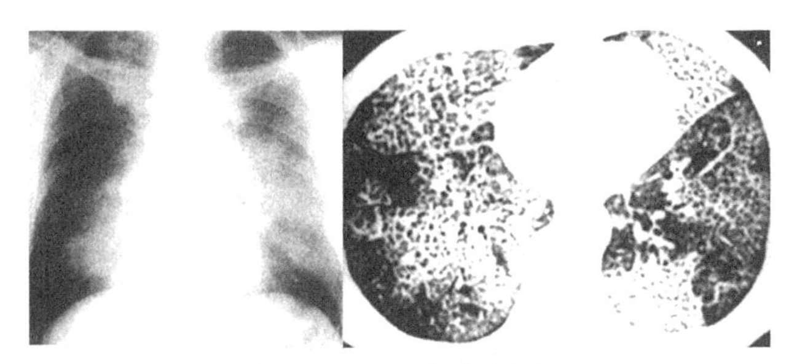

图 6-16 肺泡蛋白沉积症患者的胸部 X 线和胸部 CT

(二)血生化检查

多数患者的血清乳酸脱氢酶(LDH)明显升高,而其特异性同工酶无明显异常。一般认为血清 LDH 升高与病变程度及活动性有关,其升高的机制可能与肺泡巨噬细胞和肺泡Ⅱ型上皮细胞死亡的增多有关。少数患者还可有球蛋白的增高,但无特异性。近年来,有学者发现肺泡蛋白沉着症患者血清中肺泡表面活性物质相关蛋白 A(SP-A)和肺泡表面活性物质相关蛋白 D(SP-D)较正常人明显升高,但 SP-A 在特发性肺间质纤维化(IPF)、肺炎、肺结核和泛细支气管炎患者也有不同程度地升高,而 SP-D 仅在 IPF、PAP 和结缔组织并发的肺间质纤维化(CTD-ILD)患者中明显升高,因此,对不能进行支气管镜检查的患者,行血清 SP-A 和 SP-D 检查可有一定的诊断和鉴别诊断意义。

(三)痰检查

虽然早在 20 世纪 60 年代,就有学者发现 PAP 患者痰中 PAS 染色阳性,但由于其他肺部疾病(如慢性支气管炎、支气管扩张、肺炎)和肺癌患者的痰液也可出现阳性,加之 PAP 患者咳痰很少,故痰的检查在 PAP 患者的使用受到很大限制。近年来,有学者报道,在 PAP 患者痰中 SP-A 浓度较对照组高出约400 倍,此对照组疾病包括慢性支气管炎、支气管哮喘、肺气肿、IPF、肺炎和肺癌患者,提示痰 SP-A 检查在肺部鉴别诊断中有一定意义,但需进一步研究证实。

(四)GM-CSF 抗体检测

特发性 PAP 患者血清和 BALF 中均可检测到抗 GM-CSF 抗体,而在先天性 PAP、继发性 PAP,以及其他肺疾病中无此抗体存在,因此.对临床诊断有实用价值,但目前尚无商品化的试剂盒。

(五)支气管肺泡灌洗液检查

典型的支气管肺泡灌洗液呈牛奶状或泥浆样。肺泡蛋白沉积物的可溶性很低,一般放置 20 分钟左右,即可出现沉淀。支气管肺泡灌洗液的细胞分类对 PAP 诊断无帮助。BALF 中可以以巨噬细胞为主,也可以淋巴细胞为主,CD4/CD8 比值可以增高也可降低。BALF 的生化检查如 SP-A、SP-D 可明显升高。将 BALF 加福尔马林离心沉淀后,用石蜡包埋,进行病理切片检查。可见独特的组织学变化:在弥散性的嗜酸颗粒的背景中,可见大的、无细胞结构的嗜酸性小体;PAS 染色阳性,而奥星蓝染色及黏蛋白卡红染色阴性。

(六)肺功能

可呈轻度的限制性通气功能障碍,表现为肺活量和功能残气量的降低,但肺弥散功能降低最为显著,可能是由于肺泡腔内充满蛋白样物质有关。动脉血气分析示动脉血氧分压和氧饱和度降低,动脉 CO_2 也因代偿性过度通气而降低。Martin 等报道 PAP 患者吸入纯氧时测得的肺内分流可高达 20%,较其他弥散性肺间质纤维化患者的 8.9%明显升高。

(七)经纤维支气管镜肺活检和开胸肺活检

病理检查可发现肺泡腔内有大量无定型呈颗粒状的嗜酸性物质沉积,PAS染色阳性,奥星蓝染色及黏蛋白卡红染色阴性。肺泡间隔可见轻度反应性增厚和肺泡Ⅱ型上皮细胞的反应型增生。但由于经纤维支气管镜肺活检的组织较小,病理阴性并不能完全排除该病。

六、诊断

由于肺泡蛋白沉着症患者的症状不典型,故诊断主要依据胸部X线检查和支气管肺泡灌洗或经纤维支气管镜肺活检。PAP的胸部X线表现需与肺水肿、肺炎、肺霉菌病、结节病、结缔组织疾病相关的间质性肺病、硅沉着病、肺孢子菌肺炎及特发性肺间质纤维化等相鉴别。支气管肺泡灌洗和经纤维支气管镜肺活检是目前诊断PAP的主要手段。如支气管肺泡灌洗液外观浑浊,呈灰黄色,静置后可分层,则提示有PAP可能。光镜下若见到大量无定型、嗜酸性碎片,PAS染色阳性,而奥星蓝染色及黏蛋白卡红染色阴性,则可明确诊断。经纤维支气管镜肺活检组织若见到典型病理表现也可明确诊断。血清和BALF中抗GM-CSF抗体检查对iPAP有诊断价值。

七、治疗

由于部分肺泡蛋白沉着症患者的肺部浸润可以自行缓解,因此,对于症状轻微或无临床症状的患者,可以不马上进行治疗,适当观察一段时间,当患者症状明显加重或患者不能维持正常活动时,可以考虑进行治疗。

(一)药物治疗

对于症状轻微或生理功能损害较轻的患者,可以考虑使用溶解黏液的气雾剂或口服碘化钾治疗,但效果均不可靠。有人曾试用胰蛋白酶雾化吸入,虽然可使部分患者症状有所改善,但体外试验发现胰蛋白酶并不能消化肺泡蛋白沉着症患者的肺泡内沉积物,加之胰蛋白酶雾化吸入疗程长。可引起支气管痉挛、发热、胸痛、支气管炎等不良反应,因而逐渐被临床放弃。糖皮质激素对肺泡蛋白沉着症无治疗作用,而且由于本病容易合并感染,糖皮质激素的使用可能会促进继发感染,所以临床上不提倡使用糖皮质激素。

(二)全肺灌洗

全肺灌洗是治疗肺泡蛋白沉着症最为有效的方法。虽然到目前为止尚无随机对照研究,但有足够的证据表明全肺灌洗可以改善患者的症状、运动耐受能力、提高动脉血氧分压、降低肺内分流,改善肺功能。近年来还有学者证实全肺灌洗可以改善肺泡巨噬细胞功能,降低机会感染的发病率。

全肺灌洗的适应证:只要患者诊断明确,日常活动受到明显限制,均可认为具有全肺灌洗的指征。罗杰斯等提出的指征:①诊断明确;②分流率大于10%;③呼吸困难等症状明显;④显著的运动后低氧血症。

全肺灌洗需在全身麻醉下进行,患者麻醉后经口插入双腔气管插管,在确定双腔管的位置正确后,分别向支气管内套囊(一般位于左主支气管内)和气管套囊充气,以确保双侧肺完全密闭,然后用100%的纯氧给双肺通气至少20分钟,以洗出肺泡内的氮气。患者可取平卧位,也可取侧卧位。在用100%的纯氧给双肺通气20分钟后,在呼气末,夹闭待灌洗侧肺的呼吸通路,接通灌洗通路,以100 mL/min左右的速度向肺内注入加温至37 ℃的生理盐水,当肺充以相当于功能残气量(FRC)的生理盐水后,再滴入大概相当于肺总量(通常500～1 200 mL)盐水,然后吸出同量的肺灌洗液。这个过程反复进行，直至流出液完全清亮，总量一般 10～20 L。灌洗结束前，应将患者置头低脚高位进行吸引。

在进行全肺灌洗过程中应密切监测患者的血压、血氧饱和度及灌洗肺的液体平衡。一侧肺灌洗之后，是否立即行对侧肺灌洗，需取决于患者的当时情况而定。如果患者情况不允许，可予2～3 天后再行另一侧肺灌洗。全肺灌洗的主要优点是灌洗较为彻底，患者可于灌洗后 48 小时内症状和生理指标得到改善，一次灌洗后可以很长时间不再灌洗。其缺点是所需技术条件较高，具有一定的危险性。全肺灌洗的主要并发症：①肺内分流增加，影响气体交换；②灌注的生理盐水流入对侧肺；③低血压；④液气胸；⑤支气管痉挛；⑥肺不张；⑦肺炎等。

(三)经纤维支气管镜分段支气管肺泡灌洗

经纤维支气管镜分段支气管肺泡灌洗具有安全、简便、易推广使用、可反复进行，以及患者易接受等优点。一组对 7 例肺泡蛋白沉着症的患者进行了经纤维支气管镜分段支气管肺泡灌洗，除 1 例效果不好，改用全肺灌洗外，其余 6 例的临床症状均明显好转，劳动耐力增加，肺部浸润影明显减少，肺一氧化碳弥散量由治疗前的 54.23%±15.81%上升到 90.70%±17.95%，动脉血氧分压由治疗前的(6.95±0.98)kPa上升到(10.52±0.73)kPa。灌洗液一般采用无菌温生理盐水。每次灌洗时，分段灌洗一侧肺，每一肺段或亚段每次灌入温生理盐水100～200 mL，停留数秒钟后，以适当负压将液体吸出，然后反复进行2～3 次，再进行下一肺段灌洗。全肺灌洗液总量可达2 000～4 000 mL。每次灌洗前应局部给予少量 2%利多卡因以减轻刺激性咳嗽，吸引时可拍打肺部或鼓励患者咳嗽，以利于液体咳出。由于整个灌洗过程较长，可给予患者鼻导管吸氧。灌洗后肺部常有少量细湿啰音，第 2 天常可自动消失。必要时可适当使用口服抗生素，以预防感染。经纤维支气管镜分段支气管肺泡灌洗与全肺灌洗相比，前者对肺泡蛋白沉积物的清除不及后者，因而常需反复多次灌洗。

(四)GM-CSF 疗法

到目前为止 GM-CSF 治疗 iPAP 例数最多的一组报道来源于美国克利夫兰临床医院，他们于 2004 年应用重组人 GM-CSF 对 25 例 iPAP 患者进行了治疗研究，有 21 例完成了治疗方案。结果显示：9 例(43%)无效，12 例(57%)有效。在有效组，所有患者胸片评分均有改善，肺总量(TLC)平均增加了 0.9 L，一氧化碳弥散量(DLco)平均提高了 5 mL/(min · mmHg)，平均肺泡-动脉氧分压差降低了 2.7 kPa(20 mmHg)，在 5 μg/(kg · d)皮下注射剂量下，GM-CSF 疗法总体耐受良好，局部红斑和硬结的发生率为 36%，一例出现了嗜中性粒细胞减少，但停药后嗜中性粒细胞数天恢复。没有使用 GM-CSF 出现迟发性反应报道。

综合国外现有资料，GM-CSF 治疗 iPAP 总有效率为 50%左右，并且存在着剂量递增现象(有些患者需要在加大剂量情况下，才能取得临床疗效)，剂量从 5 μg/(kg · d)到 18 μg/(kg · d)不等，疗程 3 到12 个月。有个别报道应用 GM-CSF 吸入治疗 iPAP 的案例。

虽然 GM-CSF 治疗 iPAP 取得了一定的疗效，但仍然有一些重要的问题，如 GM-CSF 的合适剂量是多少、疗程多长、GM-CSF 剂量与抗体的滴度有何相关性，以及给予 GM-CSF 的途径等没有解决，故这种新疗法的疗效尚需更多临床试验证实。

(五)血浆置换

血浆置换可以去除血液中各种分子，包括抗体、冷球蛋白、免疫复合物，因此该方法被用在自身免疫性疾病的治疗。iPAP 患者由于体内存在 GM-CSF 抗体，理论上说，可以进行血浆置换。目前仅有 1 例报道，iPAP 患者应用血浆置换后抗体滴度从 1∶6 400 下降到 1∶400，同时伴随着胸部影像学和氧合的改善。如果今后有更多的临床病例证实该方法有效,将为 iPAP 的治疗提供另一条途径。

(六)基因治疗

由于肺泡蛋白沉着症可能与 *SP-B* 基因突变、GM-CSF 表达低下,以及 GM-CSF/IL-3/IL-5 受体 β 链缺陷等有关,因而存在着基因治疗的可能性。目前已有学者将正常 *SP-B* 基因、*GM-CSF* 基因通过病毒载体转入动物体内,并且成功表达,今后能否用于临床治疗尚需进一步研究。

八、预后

20%～25%的肺泡蛋白沉着症患者可以自行缓解,大部分患者需要进行治疗。肺泡灌洗使肺泡蛋白沉着症患者的预后有了明显改善。有 60%的患者经灌洗治疗后,病情可以改善或痊愈。有少数患者尽管反复灌洗,病情仍呈进行性发展,最终可发展为肺间质纤维化。影响肺泡蛋白沉着症预后的另一重要因素是肺部继发感染,由于肺泡蛋白沉着症患者肺泡巨噬细胞功能障碍、肺泡表面活性物质异常导致下呼吸道防御功能降低,以及肺泡腔内蛋白样物质沉积易于细菌生长等因素共同存在,使得肺泡蛋白沉着症患者发生肺部感染,尤其是机会感染的概率大大增加,是导致死亡的重要因素。

(山长红)

第六节　外源性过敏性肺泡炎

外源性过敏性肺泡炎(extrinsic allergic alveolitis,EAA)也称为过敏性肺炎,是指易感个体反复吸入有机粉尘抗原后诱发的肺部炎症反应性疾病,以肺脏间质单核细胞性炎症渗出、细胞性细支气管炎和散在分布的非干酪样坏死性肉芽肿为特征性病理改变。各种病因所致 EAA 的临床表现相同,可以是急性、亚急性或慢性。临床症状的发展依赖于抗原的暴露形式、强度、时间、个体敏感性及细胞和体液免疫反应程度。急性期以暴露抗原后 6～24 小时出现短暂发热、寒战、肌肉关节疼痛、咳嗽、呼吸困难和低氧血症,脱离抗原暴露后 24～72 小时症状消失为临床特征。持续抗原暴露将导致肺纤维化。

一、流行病学

随着对广泛存在的环境抗原认识,更加敏感的诊断手段的出现,越来越多的 EAA 被认识和诊断,因此近来流行病学研究提示 EAA 是仅次于特发性肺间质纤维化(IPF)和结节病的一种常见的间质性肺疾病。由于抗原暴露强度、频率和时间不一样,可能也存在疾病诊断标准不一致和认识不够的宿主因素,EAA 在不同人群的患病率差异很大。农民肺在苏格兰农业地区的患病率是2.3%～8.6%;美国威斯康星暴露到霉干草的人群的男性患病率是 9%～12%。芬兰农村人口的年发病率是 44/10 万,瑞典是 23/10 万。在农作业工人中 EAA 症状的发生率远高于疾病的患病率。蘑菇工人中 20%严重暴露者有症状;嗜鸟者人群中估计的患病率是 0.5%～21%。一项爱鸽俱乐部人员的调查显示鸽子饲养者肺(pigeon breeder's disease,PBD)的患病率是 8%～30%。有关化学抗原暴露的人群中 EAA 的流行病学资料很少。不同的 EAA,其危险人群和危险季节都不一样。农民肺发病高峰在晚冬和早春,患者多是男性农民,与他们在寒冷潮湿气候使用储存干草饲养牲口有关。PBD没有明显的季节性,在欧洲和美国多发生于男性,而在墨西哥则多发生于女性。欧洲和美国的嗜鸟者肺主要发生于家里养鸟的人群,无明显的性别差异。日本夏季型EAA高峰在日本温暖潮湿地区的6～9月份间,多发生于无职业的家庭妇女。

80%～95%的EAA患者都是非吸烟者。这可能是因为吸烟影响了血清抗体的形成,抑制肺脏的免疫反应,但是相关机制不是很清楚。虽然现吸烟者患EAA的可能性小,但也不绝对。

人群对EAA的易感性也不一样。除了与暴露的不一样有关外,也与宿主的易感性(遗传或获得)有关。虽然早期的研究没有证实EAA患者和无EAA的暴露人群中HLA表型的明显差异,但是有研究证实PBD患者和无症状的暴露人群及普通人群的HLA-DR和HLA-DQ表型存在差异。TNF-α启动子在PBD患者较对照组增多,但是血清TNF-α水平无明显差异。

二、病因

许多职业或环境暴露可以引起EAA,主要是这些环境中含有可吸入的抗原,包括微生物(细菌、真菌和它们的组成部分),动物蛋白和低分子量化合物。最近研究提示有些引起EAA的暴露抗原是混合物,疾病并不总是由单一抗原所致。根据不同的职业接触和病因,EAA又有很多具体的疾病命名。农民肺(farmer's lung disease,FLD)是EAA的典型形式,是农民在农作中吸入霉干草中的嗜热放线菌或热吸水链霉菌孢子所致。表6-5列出了不同名称的EAA及相关的环境抗原和可能的病因。在认识到EAA与职业环境或粉尘暴露的关系后,一些减少职业暴露的措施已经明显降低了许多职业环境中EAA的发生。虽然,现在由于传统职业所致的EAA已经不是像20多年前常见,但是,新的环境暴露抗原和疾病还在不断被认识,尤其家庭环境暴露引起的过敏性肺炎是目前值得重视的问题,如暴露于宠物鸟(鸽子、长尾鹦鹉),污染的湿化器,室内霉尘都可以引起EAA,而且居住环境的暴露很难识别。北京朝阳医院确诊的31例EAA中,27例(87.09%)是宠物饲养或嗜好者(鸽子20例、鹦鹉2例、猫2例、狗2例、鸡1例),蘑菇种植者1例,制曲工1例,化学有机物2例(其中1例为染发剂,1例为甲苯二氰酸酯)。另有6例(19.4%)为吸烟者。

表6-5 过敏性肺炎的常见类型和病因

抗原类型	疾病	抗原来源	可能的抗原
微生物	农民肺	霉干草,谷物,饲料	嗜热放线菌热吸水链霉菌
	蔗尘肺	发霉的蔗渣	嗜热放线菌
	蘑菇肺	发霉的肥料	嗜热放线菌
	空调/湿化器肺	污染的湿化器、空调、暖气系统	嗜热放线菌、青霉菌、克雷伯菌
	夏季过敏性肺泡炎	室内粉尘	皮肤毛孢子菌
	软木尘肺	发霉的软木塞	青霉菌
	麦芽工人肺	污染的大麦	棒曲霉
	乳酪工人肺	发霉的乳酪	青霉菌
	温室肺	温室土壤	青霉菌
动物蛋白	鸟饲养或爱好者肺(鸽子、鹦鹉)	鸟分泌物、排泄物、羽毛等	蛋白

续表

抗原类型	疾病	抗原来源	可能的抗原
	鸡饲养者肺	鸡毛	鸡毛蛋白
	皮毛工人肺	动物皮毛	动物皮毛
	垂体粉吸入者肺	垂体后叶粉	后叶加压素
化学物质	二异氢酸	二异氢酸酯	变性蛋白

三、发病机制

EAA主要是吸入抗原后引起的肺部巨噬细胞-淋巴细胞性炎症并有肉芽肿形成，以 $CD8^+$ 淋巴细胞增生和 $CD4^+$ Th1淋巴细胞刺激浆细胞产生大量抗体尤其是IgG为特征。在暴露早期BALF的 $CD4^+$ Th1细胞增加，但是之后多数病例是以 $CD8^+$ 细胞增加为主。巨噬细胞和 $CD8^+$ 毒性淋巴细胞参与的免疫机制还没有完全阐明。

EAA的急性期主要是吸入抗原刺激引起的巨噬细胞-淋巴细胞反应性炎症，涉及外周气道及其周围肺组织。亚急性期主要聚集的单核细胞成熟为泡沫样巨噬细胞，形成肉芽肿，但是在亚急性过程中，也形成包括浆细胞的淋巴滤泡，伴携带CD40配体的 $CD4^+$ Th1淋巴细胞增生，后者可以激活B细胞，提示部分抗体是在肺部局部形成。慢性阶段主要是肺纤维化。引起急性、亚急性和慢性的免疫机制相互重叠。

(一)Ⅲ型免疫反应

早期认为EAA是由免疫复合物介导的肺部疾病，其理论依据包括：①一般于暴露后2～9小时开始出现EAA症状；②有血清特异沉淀抗体；③病变肺组织中发现抗原、免疫球蛋白和补体；④免疫复合物刺激BAL细胞释放细胞因子增加，激活巨噬细胞释放细胞因子。

然而，进一步研究发现：①同样环境抗原暴露人群中，50%血清沉淀抗体阳性者没有发病，而且血清沉淀抗体与肺功能无关；②抗原吸入刺激后血清补体不降低；③抗原-抗体复合物介导的血管炎不明显；④EAA也可发生于低球蛋白血症患者。

(二)Ⅳ型(细胞)免疫反应

细胞免疫反应的特征是肉芽肿形成。EAA的肺组织病理学改变特点之一是淋巴细胞性肉芽肿性炎症，肉芽肿是亚急性期EAA的主要病理改变，而且抑制细胞免疫的制剂可以抑制实验性肉芽肿性肺炎。抗原吸入后刺激外周血淋巴细胞重新分布到肺脏，局部淋巴细胞增生，以及淋巴细胞凋亡减少使得肺脏淋巴细胞增多。因此抗原刺激几天后，局部免疫反应转向T细胞为主的肺泡炎，淋巴细胞占60%～70%。在单核细胞因子，主要是MIP-1的激活下，幼稚巨噬细胞转化成上皮样细胞和多核巨细胞，形成肉芽肿。然而，这种单核细胞转化成多核巨细胞形成肉芽肿的生物学细节还不是很清楚。

(三)细胞-细胞因子

目前认识到EAA的发生需要反复抗原暴露，宿主对暴露抗原的免疫致敏，免疫反应介导的肺部损害。然而，涉及EAA免疫机制的细胞之间的交互作用还不是十分清楚。抗原吸入后，可溶性抗原结合到IgG，免疫复合物激活补体途径，通过补体C5激活巨噬细胞，巨噬细胞被C5激活或活化抗原颗粒激活后，释放趋化因子，包括白介素-8(interleukin-8，IL-8)、巨噬细胞炎症蛋白-1α(macrophage inflammatory protein-1α，MIP-1α)、调节激活正常T细胞表达和分泌因子

(regulated on activation normal T cell expressed and secreted，RANTES)和细胞因子，包括IL-1、IL-6、IL-12、肿瘤坏死因子(tumor necrosis factor-α，TNF-α)、转化生长因子(TGF-β)。首先趋化中性粒细胞，几个小时后趋化和激活循环T淋巴细胞和单核细胞移入肺脏。

IL-8对淋巴细胞和中性粒细胞都有趋化性。MIP-1α不仅对单核/巨噬细胞和淋巴细胞有趋化性，也促进$CD4^+$ Th0细胞转化成Th1细胞。IL-12也促进Th0转化成Th1细胞。$CD4^+$ Th1淋巴细胞产生IFN-γ，促进肉芽肿形成。EAA鼠模型证实IFN-γ是激活巨噬细胞发展形成肉芽肿的关键。IL-1和TNF-α引起发热和其他急性反应，TNF-α促进其他因子如IL-1、IL-8及MIP-1的产生，促进细胞在肺内的聚集与激活及肉芽肿形成。EAA患者BALF中可溶性TNFR1、TNFR2和TNF-α水平增高，同时肺泡巨噬细胞的TNFR1表达也增强，提示TNF-α及其受体在EAA的作用。IL-6促进B细胞向浆细胞转化和$CD8^+$细胞成熟为毒性淋巴细胞。激活的肺泡巨噬细胞分泌TGF-β，可以促进纤维化形成和血管生成。

巨噬细胞除了通过释放细胞因子产生作用外，还通过增强表达附着分子促进炎症反应。激活的巨噬细胞增强表达CD80和CD86，激活的T淋巴细胞增强表达CD28。CD80/86(也称之为B-7)及其配体CD28是抗原呈递和$CD4^+$ Th细胞激活B细胞必需的共同刺激分子，阻止这种结合可以抑制鼠过敏性肺炎模型的炎症反应。内皮附着分子是炎症细胞进入肺组织的关键。激活的巨噬细胞不仅表达CD18/11(ICAM-1的配体)，也增强表达ICAM-1。抑制ICAM-1可以阻止淋巴细胞聚集。

EAA患者BALF的自然杀伤细胞也增加，抗原暴露后肥大细胞增加，脱离抗原后1～3个月回到正常。大多数EAA的BALF肥大细胞具有结缔组织特征，与纤维化有关，而不是黏液型，如哮喘患者。虽然EAA没有组织胺相关的症状，但是肥大细胞可能也产生细胞因子，参与单核细胞和淋巴细胞聚集和成熟，促进纤维化。EAA早期BALF包括玻璃体结合蛋白，纤维连接蛋白，前胶原Ⅲ多肽，前胶原Ⅲ多肽和肥大细胞相关，EAA鼠模型和患者资料都显示BALF的肥大细胞增加，而肥大细胞缺陷的鼠不发展成肺部炎症。

(四)其他

BAL显示致敏宿主暴露抗原后48小时内中性粒细胞在肺脏聚集，这可能是气道内免疫复合物刺激，补体旁路途径的激活和吸入抗原的内毒素效应或蛋白酶效应。这些因素造成的肺损伤促进肺脏的抗原暴露，促进免疫致敏和进一步的肺损害。我们曾经通过热吸水链霉菌胞外蛋白酶诱发EAA，48小时内主要是肺脏中性粒细胞聚集，3周后形成肉芽肿和慢性淋巴细胞性炎症。

吸烟和病毒感染也影响EAA肺炎的发展。现行吸烟者可以保护免得EAA。而病毒感染可以增加患EAA的可能。呼吸道合胞病毒和仙台病毒增加小鼠的EAA。这可能涉及抗原提呈细胞或T细胞共同刺激分子的变化和肺泡巨噬细胞抑制炎症的能力减低。有些患者虽然已经暴露多年，但只是在最近的急性呼吸道感染后出现。鼠EAA模型显示呼吸道合胞病毒感染增加肉芽肿形成和IL-8和IFN-γ的产生。然而，促进更加复杂的人类免疫反应机制发展的因素还不清楚。

只有不到10%的常规暴露人群发病，大多数暴露人群仅有正常的抗体反应。抗体单独存在不足以产生疾病，而是涉及$CD8^+$细胞毒性淋巴细胞的迟发性变态反应共同参与。$CD8^+$激活需要T细胞受体结合到抗原提呈细胞的Ⅰ类MHC分子上，但是试图联系EAA与Ⅰ类MHC分子的研究结果是不一致的。

总之，临床研究和动物实验结果提示EAA是易感个体受到环境抗原刺激后通过Ⅲ型和Ⅳ型免疫反应引起的肺脏慢性炎症伴肉芽肿形成，然而，确切的免疫机制还不很清楚。此外，个体易感性差异、炎症吸收和纤维化的机制也不清楚。

四、病理改变

EAA的特征性病理改变包括以淋巴细胞渗出为主的慢性间质性肺炎，细胞性细支气管炎（气道中心性炎症）和散在分布的非干酪样坏死性小肉芽肿，但是依发病形式和所处的疾病阶段不同，组织病理学改变也有各自的特点。

急性期的组织病理特点，主要是肺泡间隔和肺泡腔内有淋巴细胞、肥大细胞、中性粒细胞、单核-巨噬细胞浸润。早期病变主要位于呼吸性细支气管周围，其后呈肺部弥散性改变。浸润的细胞大多数是淋巴细胞，聚集在肺泡腔内，多数淋巴细胞是$CD8^+$的T淋巴细胞。常见中央无坏死的肉芽肿和多核巨细胞，可见局灶性闭塞性细支气管炎伴机化性肺炎样改变。

亚急性期主要组织学特点是非干酪样坏死性肉芽肿，主要由上皮样组织细胞、多核巨细胞和淋巴细胞组成的一种松散的边界不清楚的小肉芽肿病变，通常单个存在于细支气管或邻近肺泡腔。肉芽肿一般于抗原暴露后3周左右形成，避免抗原接触后3～4个月内可消失。其次，组织学可见肺泡间隔和肺泡腔内有由淋巴细胞、浆细胞、肥大细胞等组成的炎性细胞渗出呈现时相一致的以细支气管为中心的非特异性间质性肺炎（NSIP）改变，虽然急性暴露后早期可以见到中性粒细胞，但是中性粒细胞和嗜酸性粒细胞通常不明显。急性期一般无纤维化改变。间质纤维化和蜂窝肺主要见于疾病晚期或慢性EAA。Reyes等对60例农民肺进行病理研究发现间质性肺炎占100%，肉芽肿70%，机化性肺炎65%，间质纤维化65%，泡沫样细胞65%，外源性异物60%，孤立巨细胞53%，细支气管炎50%。闭塞性细支气管炎伴机化性肺炎10%～25%。

慢性EAA或停止抗原暴露后数年，细支气管炎和肉芽肿病变可能消失，仅遗留间质性炎症和纤维化或伴蜂窝肺样改变，这种间质纤维化可能是气道中心性或与普通型间质性肺炎（UIP）难以鉴别。因此，EAA可能代表一部分病理证实的NSIP、BOOP、UIP。

引起EAA的环境也含有G^-杆菌内毒素尘埃，急性暴露后出现发热和咳嗽；慢性暴露引起支气管炎和肺气肿。这种混合暴露的结果是工人可以患EAA，一种淋巴细胞性疾病，也可以患COPD，一种中性粒细胞性疾病，或二者都有。

五、临床表现

急性形式是最常见和具有特征的表现形式。一般在明确的职业或环境抗原接触后2～9小时开始出现“流感”样症状，如畏寒、发热、全身不适伴胸闷、呼吸困难和咳嗽，症状于6～24小时最典型。两肺底部可闻及细湿啰音或细小爆裂音，偶闻哮鸣音。反应强度或临床表现与吸入抗原的量与暴露时间有关。如果脱离抗原接触，病情可于24～72小时内恢复。如果持续暴露，接触和症状发作的关系可能不明显，反复急性发作导致几周或几个月内逐渐出现持续进行性发展的呼吸困难，伴咳嗽，表现为亚急性形式。

慢性形式是长期暴露于低强度抗原所致，也可以是反复抗原暴露导致急性或亚急性反复发作后的结果。主要表现为隐匿性发展的呼吸困难伴咳嗽和咳痰及体重减轻。肺底部可以闻及吸气末细小爆裂音，少数有杵状指。晚期有发绀、肺动脉高压及右心功能不全征象。

20%～40%的慢性EAA表现为慢性支气管炎的症状，如慢性咳嗽伴咳痰，有些甚至在普通胸部X线上不能发现肺实质的病变。病理学研究证实了农民肺存在支气管炎症。嗜鸽者也经常表现支气管炎的症状和黏液纤毛清除系统功能降低。因为多数EAA患者是非吸烟患者，没有其他原因解释其慢性支气管炎的原因，因此，这可能是EAA本身的结果，与慢性EAA的气道高反应性相关。

六、胸部影像学

（一）胸部X线

急性形式主要表现为以双侧中下肺野分布为主的弥散性分布的边界不清的小结节影，斑片磨玻璃影或伴实变（图6-17，图6-18），病变倾向于下叶肺。在停止抗原暴露后4～6周急性期异常结节或磨玻璃影可以消失。因此，急性发作缓解后的胸片可以无异常。影像学的变化与症状的关系不明显。

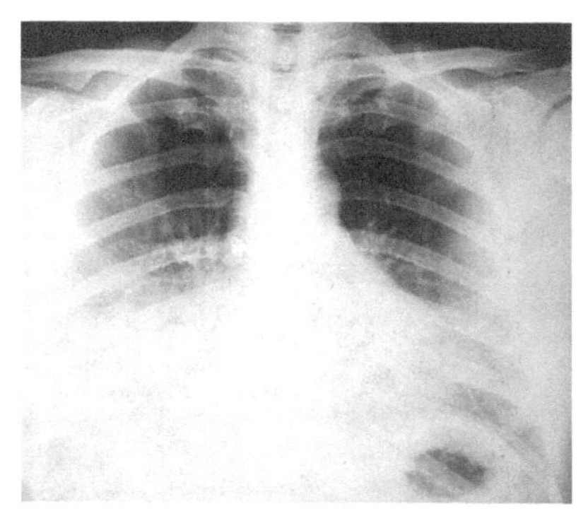

图6-17　急性期EEA

胸部X线显示双肺弥散性分布斑片磨玻璃影，下叶肺及外周分布为主

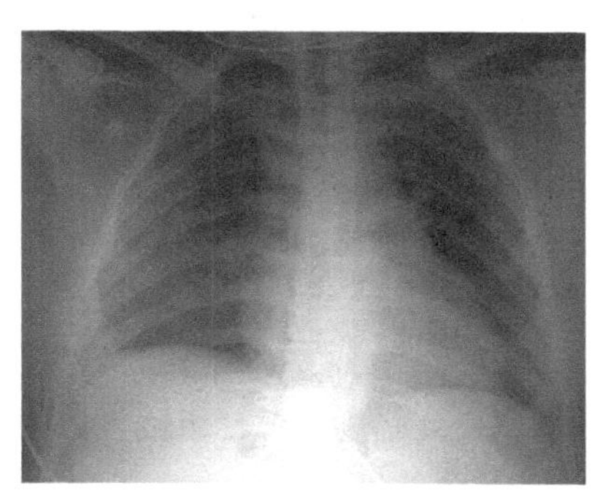

图6-18　胸片示双下肺磨玻璃影

亚急性主要是细线条和小结节形成的网结节影（图6-19）。慢性形式主要表现为以上中肺野分布为主的结节、粗线条或网状影（图6-20），疾病晚期还有肺容积减小、纵隔移位，以及肺大疱形成或蜂窝肺。一些病例表现急性、亚急性和慢性改变的重合。罕见的异常包括胸腔积液、胸膜肥大、肺部钙化、空洞、不张、局限性阴影（如钱币样病变或肿块），以及胸内淋巴结增大。

（二）胸部CT/HRCT

急性形式的胸部HRCT表现为大片状或斑片性磨玻璃和气腔实变阴影，内有弥散性分布的边界难以区分的小结节影，直径<5 mm，沿小叶中心和细支气管周围分布；斑片性磨玻璃样变和肺泡过度充气交错形成马赛克（mosaic）征象。

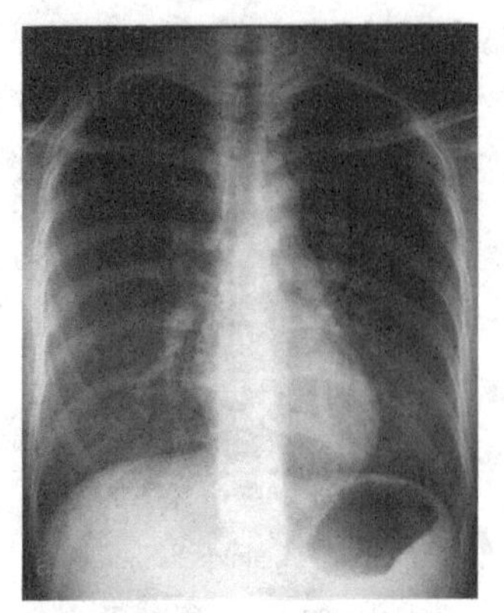

图 6-19　**亚急性期** EEA

胸部 X 线显示双肺弥散性分布的边界不清的小结节影，以中下叶肺明显

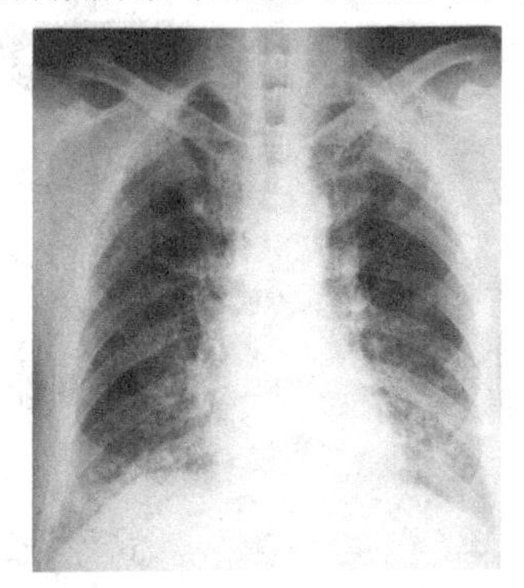

图 6-20　**慢性期** EEA

胸部 X 线显示双肺弥散性分布的网结节影，下肺磨玻璃影

亚急性形式主要显示弥散性分布的边界不清的小结节影沿小叶中心和细支气管周围分布，这些结节代表细支气管腔内肉芽组织或细胞性细支气管周围炎症。细支气管炎引起支气管阻塞引起气体陷闭，形成小叶分布的斑片样过度充气区。

慢性形式主要表现小叶间隔和小叶内间质不规则增厚，蜂窝肺伴牵拉性支气管或细支气管扩张和肺大疱；间或混有斑片性磨玻璃样变。蜂窝肺见于50%的慢性 EAA。肺气肿主要见于下肺野，见于亚急性和慢性非吸烟者，可能与细支气管炎或阻塞有关。这种改变类似于 IPF，不同的是前者的纤维化一般不影响肋膈角。轻度反应性纵隔淋巴结增大也比较常见。

七、辅助检查

（一）血液化验

急性 EAA 的外周血白细胞（中性粒细胞）一过性和轻度增高，血沉、C-反应蛋白也经常升高。外周血嗜酸性粒细胞和血清 IgE 正常。一些 EAA 患者血清可以检测到针对特异性抗原的沉淀抗体（IgG、IgM 和 IgA）。由于抗原准备尚没有标准化，因此很难确认阴性的意义，除非抗原用 EAA 患者或非 EAA 患者血清检验过，因此，商品 EAA 抗体组合试验阴性不能除外 EAA 的诊断。但是，血清特异性沉淀抗体阳性也见于无症状的抗原接触者，如 30%～60%的无症状饲鸽者存在对鸽子抗原的抗体；2%～27%的农民的血清存在抗 M.Faeni 抗体。此外，停止暴露后血清沉淀抗体会消失，在停止抗原暴露后 6 年，50%的农民肺患者血清抗体转阴；50%的 PBD 或嗜鸟者肺在停止抗原暴露后 2～3 年，其血清沉淀抗体转阴。因此，这种特异抗体的存在只说明有变应原接触史，并无诊断特异性，反过来抗体阴性也不能排除诊断。

(二)肺功能试验

疾病早期可能仅表现弥散功能障碍、肺泡-动脉氧分压差($A\text{-}aDO_2$)增加和运动时低氧血症，随着疾病进展出现限制性通气功能障碍，肺容积减低，气流速度正常或增加，肺弹性回缩增加。也可以有轻度气道阻塞和气道阻力增加，这可能与细支气管炎或肺气肿有关。20%～40%的 EAA 患者存在非特异气道高反应性。5%～10%的 EAA 患者临床有哮喘发作。停止抗原暴露后，气道高反应性和哮喘减轻。北京朝阳医院的资料分析显示 31 例 EAA 患者中，92.9%有 DL_{CO}降低，85.2%小气道病变，72.4%限制性通气功能障碍，50%有低氧血症，36.7%出现呼吸衰竭。

(三)支气管肺泡灌洗

当支气管肺泡灌洗(BAL)距离最后一次暴露超过 5 天，40%～80%的患者 BALF 中 T 淋巴细胞数呈现 2～4 倍的增加，尤其是 $CD8^+$ 细胞增加明显，导致 $CD4^+/CD8^+<1$ 或正常，但是有时 $CD4^+/CD8^+>1$或正常。这可能与暴露的形式、疾病的形式(急性或慢性)、BAL 离最后一次暴露的时间有关，有些研究提示 BALF 中 $CD8^+$ 细胞的增加与肺纤维化相关。$CD4^+$ 细胞为主见于 EAA 的纤维化阶段。许多 $CD8^+$ 细胞表达 CD57(细胞毒性细胞的标记)和 CD25(IL-2 受体)及其他活性标记，当抗原暴露持续存在，这些活性标记细胞增加。BALF 的淋巴细胞与持续的抗原暴露有关，不提示疾病和疾病的预后。此外，肺泡巨噬细胞也呈激活状态。当在暴露后 48 小时内进行 BAL 或吸入抗原后的急性期 BALF 的中性粒细胞的比例可以呈中度增加，表现一过性的中性粒细胞性肺泡炎。肥大细胞时有增加。

八、诊断与鉴别诊断

(一)诊断

根据明确的抗原接触史，典型的症状发作及与抗原暴露的明确关系，胸部影像学和肺功能的特征性改变，BAL 检查显示明显增加的淋巴细胞(通常淋巴细胞>40%和 $CD4^+/CD8^+<1$)，可以做出明确的诊断。TBLB 取得的合格病理资料将进一步支持诊断，一般不需要外科肺活检。

由于抗原制备没有标准化，含有非特异成分，因此用可疑抗原进行的皮肤试验不再具有诊断价值。特异性抗原吸入激发试验难以标准化，并且有一定的危险性，也不常规采用。表 6-6 列出了建立外源性过敏性肺泡炎诊断的主要标准和次要标准，如果满足 4 个主要标准和 2 个次要标准或除外结节病、IPF 等，EAA 诊断可以确定。有时组织学提示 EAA 而胸片正常。但是正常 HRCT 降低了急性或慢性 EAA 的可能，但是 2 次急性发作之间的 HRCT 可能正常。正常 BALF 也有利于排除 EAA。

表 6-6 建立外源性过敏性肺泡炎的诊断标准

主要诊断标准	次要诊断标准
EAA 相应的症状(发热、咳嗽、呼吸困难)	两肺底吸气末爆裂音
特异性抗原暴露(病史或血清沉淀抗体)	DLOO 降低
EAA 相应的胸部 X 线或 HRCT 改变(细支气管中心结节，斑片磨玻璃影间或伴实变，气体陷闭形成的马赛克征象等)	低氧血症

续表

主要诊断标准	次要诊断标准
BALF 淋巴细胞增加，通常＞40%（如果进行了 BAL）	
相应的组织病理学变化（淋巴细胞渗出为主的间质性肺炎，细支气管炎，肉芽肿）（如果进行了活检）	
自然暴露刺激阳性反应（暴露于可疑环境后产生相应症状和实验室检查异常）或脱离抗原接触后病情改善	

（二）鉴别诊断

急性 EAA 需要与感染性肺炎（病毒、支原体等）鉴别，另外也需要与职业性哮喘鉴别。慢性 EAA 需要与各种其他原因所致的间质性肺炎、结节病和肺结核进行鉴别。需要与 EAA 进行鉴别的疾病列于表 6-7。

表 6-7　EAA 不同阶段的鉴别诊断

阶段	鉴别疾病
急性	A.急性气管支气管炎，支气管炎，肺炎
	B.急性内毒素暴露
	C.有机粉尘毒性综合征
	D.变应性支气管肺曲霉菌病（ABPA）
	E.反应性气道功能异常综合征
	F.肺栓塞
	G.吸入性肺炎
	H.隐源性机化性肺炎（COP）
	I.弥散性肺损害
亚急性	A.反复肺炎
	B.ABPA
	C.肉芽肿性肺疾病
	D.感染：结核，真菌
	E.铍病
	F.硅沉着病
	G.滑石沉着病
	H.朗格汉斯细胞组织细胞增生症
	I.Churg Strauss 综合征
	J.韦格纳肉芽肿
	K.结节病
慢性	A.特发性肺间质纤维化（IPF）
	B.COPD 合并肺纤维化
	C.支气管扩张
	D.鸟型分枝杆菌肺疾病

九、治疗

根本的预防和治疗措施是脱离或避免抗原接触。改善作业卫生、室内通风和空气污染状况，降低职业性有机粉尘和环境抗原的吸入可以有效预防 EAA 的发生。单纯的轻微呼吸道症状在避免抗原接触后可以自发缓解，不必特殊治疗。但对于急性重症和慢性进展的患者则需要使用糖皮质激素，其近期疗效是肯定的，但是其远期疗效还没能确定。急性重症伴有明显的肺部渗出和低氧血症，经验性使用泼尼松30～60 mg/d，1～2 周或直到临床、影像学和肺功能明显改善后减量，疗程 4～6 周。亚急性经验性使用泼尼松 30～60 mg/d，2 周后逐步减量，疗程 3～6 个月。如果是慢性，维持治疗时间可能需要更长。

十、预后

如果在永久性影像或肺功能损害出现之前完全脱离抗原暴露，EAA 的预后很好。但是如果持续暴露，10%～30%会进展成弥散性肺纤维化、肺源性心脏病，甚至死亡。农民肺的病死率是 0～20%，与发作的次数相关。虽然急性大量暴露导致死亡的报告也有几例，但是死亡多发生于症状反复发作 5 年以上者。预后与 EAA 的形式或抗原的种类不同、暴露的性质不同有关。长期低水平暴露似乎与不良预后有关，而短期间歇暴露的预后较好。如在美国和欧洲的 PBD 有好的预后，而墨西哥的 PBD 预后较差，5 年病死率达 30%。不幸的是许多慢性 EAA 表现肺纤维化和肺功能异常，停止暴露后也只能部分缓解，因此早期诊断 EAA，脱离或避免抗原的接触是改善预后的关键。

（山长红）

第七节　药源性肺部疾病

一、概述

药源性肺部疾病（drug-induced lung diseases，DILD）是药物不良反应的一种，指在正常使用药物进行诊断、治疗、预防疾病时，由所用药物直接或间接引起的肺部疾病。DILD 发病方式差异大，可表现为用药数天、数周后即有明显临床表现的急性或亚急性发病，也可以慢性隐匿发病，发现时已是不可逆转阶段，逐步进展至呼吸衰竭。有些药物所致病理生理变化为暂时的、可逆的，停药后即可消失，有的则可以造成肺组织的永久性损害，严重者甚至危及生命。

二、病因

药物性肺损害呈多样性，可导致药物性肺炎、肺纤维化、哮喘、肺水肿、肺栓塞、肺出血、肺癌、肺动脉高压、肺血管炎等疾病。DILD 所涉及的药物很多，包括细胞毒性药物、抗菌药、心血管药物、中枢神经系统药物、神经节阻滞剂、非甾体抗炎药、口服降糖药及其他类药物等。本节主要介绍药物引起的肺间质病变。

（一）肺间质纤维化

能引起肺间质纤维化的药物众多，其中最常见的为细胞毒性药物，非细胞毒类药物主要有胺碘酮、呋喃妥因等。自从1961年首例白消安引起肺纤维化报道以来，有关细胞毒性药物引起肺毒性反应的报道逐渐增多。这些药物导致的肺弥散性纤维化发生的危险因素与用药频度、用药总量、合并用药、合并放疗、高浓度氧疗、原有肺部疾病、肺功能状况、肝肾功能不全及老年均有一定关系。

（二）闭塞性细支气管炎伴机化性肺炎（BOOP）

可引起BOOP的常见药物有甲氨蝶呤、环磷酰胺、呋喃妥因、胺碘酮、卡马西平、苯妥英钠、柳氮磺吡啶、米诺环素等。

（三）脱屑性间质性肺炎和淋巴细胞性间质性肺炎

到目前为止文献报道能导致脱屑性间质性肺炎的药物有白消安、干扰素-α、柳氮磺吡啶、呋喃妥因等。能导致淋巴细胞性间质性肺炎的药物有卡托普利、苯妥英钠等。

（四）过敏性肺炎

有些药物如卡马西平、多西他赛、金盐、甲氨蝶呤、呋喃妥因、丙卡巴肼等可引起过敏性肺炎。

（五）肺浸润伴嗜酸性粒细胞增多

许多药物可引起肺浸润伴肺嗜酸性粒细胞增多，β-内酰胺类、磺胺类、青霉素类、氟喹诺酮类、四环素类、大环内酯类抗生素、呋喃妥因、甲氨蝶呤、对氨基水杨酸、丙卡巴肼、异烟肼、氯磺丙脲、阿司匹林、呋喃唑酮、色甘酸钠、液状石蜡等。

（六）弥散性肺钙化

到目前为止已有长期大剂量使用钙盐或维生素D导致肺部弥散性钙化的报道。

三、发病机制

有关药物性肺病的发病机制目前尚不十分清楚。其可能机制如下。

（一）氧自由基损伤

氧自由基损伤被认为是一种重要的损伤途径之一。尤其在药物所致的急性肺损伤中，氧自由基损伤可能起着重要作用。以抗感染药物呋喃妥因为例，体外试验证明，呋喃妥因可以使肺内细胞产生过量的过氧化氢（H_2O_2）、氢氧离子（OH^-）、超氧阴离子（O_2^-）、和单原子氧（$1O_2$），这些氧自由基可对重要细胞的功能产生损害，导致肺泡弥散性损伤，肺泡上皮通透性增高，肺泡内有纤维素样渗出物、透明膜形成、出血、水肿，继之间质成纤维细胞增生，形成肺间质纤维化。

（二）细胞毒性药物对肺泡毛细血管内皮细胞的直接毒性作用

化疗药物对肺的损伤主要是通过对肺的直接损伤，抗肿瘤药物博来霉素导致的肺间质纤维化是典型代表，发病机制可能与博来霉素直接导致肺脏内细胞DNA断裂有关。

（三）磷脂类物质在细胞内沉积

胺碘酮对肺的损伤主要是导致肺泡巨噬细胞和肺泡Ⅱ型上皮细胞内磷脂沉积。目前已有二十多种药物被确认可导致机体细胞，尤其是肺脏内细胞的磷脂沉积。据报道这些药物导致的磷脂沉积是由于细胞内磷脂分解代谢障碍所致，但此作用是可逆的，停药后磷脂代谢可恢复正常。

（四）免疫系统介导的损伤

药物通过免疫介导导致的机体损害，如药物性系统性红斑狼疮（SLE）是药物性肺病另一种发病机制。目前已知至少有二十种药物可引起SLE，归纳起来可分为2组：第一组可导致抗核抗体产生，但仅少数患者出现SLE症状；另一组虽然很少产生抗核抗体，但几乎都发生SLE。由于这些药物本身无免疫源作用，因此有学者认为这些药物进入体内后可能起到佐剂或免疫刺激物的作用，使机体产生自身抗体。肺血管改变典型的病理改变为血管中心性炎症和坏死，可能为Ⅲ型或Ⅳ型变态反应所致。

除此之外，肺脏不仅具有呼吸功能，还具有代谢功能，现已知肺脏参与了一些重要的血管活性物质如前列腺素、血管紧张素、5-羟色胺和缓激肽等的代谢。但有关肺脏是否参与药物的代谢目前尚不清楚。

四、临床特征、分型与诊断

（一）临床特征与分型

(1)肺间质纤维化：其临床表现与特发性肺间质纤维化非常相似。患者的主要症状是咳嗽和进行性呼吸困难。体格检查通常可闻及吸气末啰音，杵状指有时可以见到。胸部X线检查：可发现双下肺网状及结节状密度增高阴影，病变严重时可累及双侧全肺，少数病例胸部平片可以正常。肺功能检查可呈不同程度的限制性通气功能障碍和弥散功能降低。肺组织病理检查可见非典型Ⅱ型肺泡上皮细胞增生、肺泡炎或肺间质炎症，以及不同程度的肺间质纤维化。

(2)闭塞性细支气管炎伴机化性肺炎(BOOP)与感染、结缔组织疾病和骨髓、器官移植等引起的BOOP相似，临床上有咳嗽、呼吸困难、低热及血沉增快等。体格检查通常可闻及吸气末啰音。闭塞性细支气管炎伴机化性肺炎(BOOP)胸部X线检查可发现双肺多发性斑片状浸润影。肺功能检查即可呈限制性通气功能障碍也可呈阻塞性通气功能障碍，皮质激素治疗反应良好。

(3)脱屑性间质性肺炎(DIP)和淋巴细胞性间质性肺炎(LIP)的临床表现与特发性肺间质纤维化相似，诊断主要依靠病理检查。

(4)过敏性肺炎常亚急性起病(几天)，临床表现为咳嗽、发热、呼吸困难，同时还伴有全身乏力、肌肉酸痛和关节疼痛等。约40%的患者可有不同程度的外周血嗜酸性粒细胞增多。过敏性肺炎胸部X线可见腺泡结节样浸润，且病变多位于双肺外周。肺功能检测呈不同程度的限制性通气功能障碍和低氧血症。肺活检可见肺泡腔内有多形核白细胞或嗜酸性粒细胞及单核细胞浸润，肺间质纤维化则较为少见。

(5)肺浸润伴嗜酸性粒细胞增多临床特点为亚急性或逐渐起病，有气短、咳嗽、伴或不伴有发热及皮疹，周围血中嗜酸性粒细胞增多，肺泡中嗜酸性粒细胞及巨噬细胞浸润，其临床表现类似Loeffler综合征。肺浸润伴嗜酸性粒细胞增多，胸部X线表现为斑片状肺浸润，常呈游走性。

（二）诊断

药源性肺病的诊断比较困难，原因是其肺部改变为非特异性，又缺少特异性检查手段，有些辅助检查如免疫学检查、组织学检查和肺功能检查虽可有一定帮助，但无特异性，另外由于受到患者和医院条件的限制，并非所有患者都能进行上述检查。诊断最重要的是要有对药源性肺病的警惕性、可靠详细的用药史，以及临床医师对各种药物的不良反应有所了解等。故在用药过程中，一旦发现不良反应，应结合临床经过，作全面深入的分析，排除肺部其他疾病，做出正确的诊断。可疑病例及时停药后症状消失有助于诊断，但晚期病例的组织学变化常呈不可逆性，故停药后症状持续并不能排除药源性肺病的可能。

五、治疗原则与策略

对症治疗，如哮喘、呼吸衰竭、急性肺水肿、咯血、肺动脉高压等，应及时采取相应的治疗措施，避免症状进一步加重。可靠的也是最重要的治疗手段是停药，早期的药源性肺病大多数可以在停药后症状减轻，经一定时间后可以痊愈。皮质激素治疗的疗效差异很大，有些药物性肺病患者对肾上腺皮质激素治疗有效，闭塞性细支气管炎伴机化性肺炎(BOOP)皮质激素治疗反应良好。红斑狼疮样改变停药后上述症状可以逐渐消退，激素治疗有效。常见的致肺间质纤维化药物白消安引起的肺毒性反应，预后较差，总的病死率在50%～80%。甲氨蝶呤导致的肺损伤治疗主要是使用皮质激素，由甲氨蝶呤所致肺损伤的病死率约10%。环磷酰胺引起的肺毒性预后较差，病死率约在50%。阿糖胞苷导致的肺水肿往往可在治疗后7～21天逐渐好转，阿糖胞苷导致的肺损害病死率6%～13%。

（山长红）

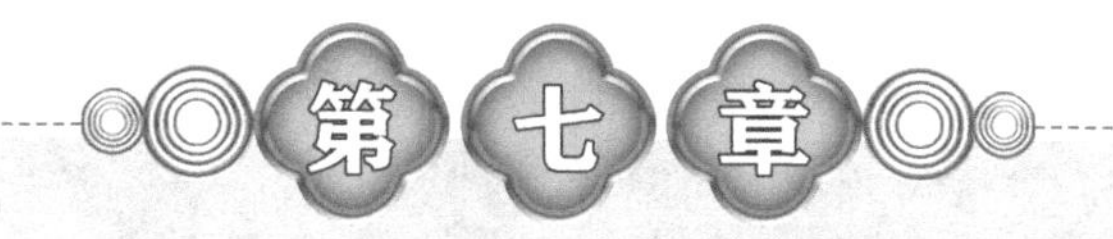

第七章 肉芽肿性疾病

第一节 浆细胞肉芽肿

浆细胞肉芽肿是炎性假瘤的一种，是一种炎症性肉芽肿。

一、病因及病理

发生原因不明，伴有明显感染症状的也有，但更多的是没有明显的临床炎症表现。考虑是浸润的浆细胞，淋巴细胞和组织细胞在炎症过程中有免疫反应与炎症的修复而形成的。以前根据瘤内所含细胞的种类及多少不同而又称为组织细胞瘤、黄色瘤、纤维黄色瘤、浆细胞瘤等。

二、临床表现

从一学者收集的 181 例看，发病年龄 1～73 岁，平均 29.5 岁，比恶性肿瘤年轻，男女各半。日本 64 例的发病年龄是 5～71 岁，平均 40.2 岁，男性 45 例，女性 19 例，男性明显的多。在肺的发生部位，左右没有明显差别。其症状有咳嗽、咳痰、发热、胸痛、咯血等，约半数病例有这些症状。另半数没有症状，多为体检发现。

胸片表现为边缘清晰的单发性均匀球状阴影的多，但也有与恶性肿块相似的毛刺和胸膜牵引征的，也有呈浸润样影的。肿块内也有钙化或空洞的。尚未见有胸腔积液报告的。

少见的也有，有学者报告 1 例 11 个月间发展为 2 cm 大小肿块。还有报告 6 个月间迅速长大且有血痰的，呈浸润影及广泛的病例，在部分切除后 1 个月或 5 年自然消退的也有。

三、实验室检查

血白细胞数上升、血沉升高。CRP 阳性的病例只是少数。从免疫学检查看，淋巴细胞亚群，PHA 幼化率、NK 活性均无异常，只见 IL-2 水平低。

四、诊断

经支气管肺活检往往因标本小，难以诊断。因此，常需要开胸肺活检或胸腔镜下活检才行。

五、治疗

(一)轻中度患者

单独口服免疫抑制剂,首选烷化剂。

1.苯丁酸氮芥

苯丁酸氮芥对淋巴细胞有较高的选择性抑制作用,口服 3～6 mg/d,早饭前 1 小时或晚饭后 2 小时服用,持续至出现疗效后 1 周开始减量,这一过程需要 1～3 个月,总量为 350～500 mg。

2.硫唑嘌呤

硫唑嘌呤通常不做为首选用药,患者不能耐受苯丁酸氮芥或者单纯肾上腺皮质激素不能控制病情时应用。口服 1～4 mg/(kg·d),连用 1～3 个月后改为维持量 0.5～2 mg/(kg·d)。

(二)中重度患者

需要免疫抑制剂和肾上腺皮质激素联合应用。

1.环磷酰胺

口服 1～2 mg/(kg·d),应用 3～6 个月。病情缓解后仍应维持治疗满 1 年,剂量递减,每 2～3 个月减 25 mg。

2.肾上腺皮质激素

泼尼松口服 1～2 mg/(kg·d),见效后逐渐减量,至 6 个月时减至 10 mg/d。

3.维持治疗

维持治疗对环磷酰胺不能耐受的患者维持治疗可以改为硫唑嘌呤 2 mg/(kg·d)和泼尼松 5～10 mg/d联合应用,疗程 6～12 个月。

六、预后

尚未见恶性变的报告。

(张艳萍)

第二节　肺嗜酸性肉芽肿

一、定义及概况

1953 年利希滕斯坦把一组单核-巨噬细胞系统疾病包括骨嗜酸细胞肉芽肿、汉-许-克病、累-赛病统一命名为组织细胞增多病 X,以 X 表示病因不明。这三种疾病的组织病理方面相同,主要为组织细胞浸润,而临床表现有很大差异。

肺嗜酸性肉芽肿又称之为原发性肺组织细胞增多症 X。如同时有骨病变或发展过程中出现骨病变,则不应列入原发性。故原发性肺组织细胞增多症 X 是指局限于肺部的病变,多发生在 20～40 岁,为成人型。

二、病因

此病的病因不明,但可能与下列因素有关,在诊断上要给予注意。研究认为约有 93.4%患者吸烟,因此认为该病与吸烟关系密切;此外可能与感染、免疫反应有关。

三、病理

病肺大体标本可见不规则结节播散于肺的周边,呈灰白色或黄色,直径<20 mm,结节剖面有空腔形成。

显微镜下肺组织随病变程度而异。早期肉芽肿为细胞性,以组织细胞、巨噬细胞、嗜酸性粒细胞和淋巴细胞,沿肺泡间隔浸润蔓延,呈星状肉芽肿,主要局限在支气管周围,管壁增厚;进而因闭塞性细支气管炎导致开放性的支气管显著减少。肺泡腔内亦填充了大量的组织细胞,巨噬细胞和淋巴细胞,类似脱屑性间质肺炎的表现。其中具有诊断特征的细胞是含有细致皱褶或锯齿状核仁的嗜酸性胞浆的细胞。

肺血管呈不同程度的肉芽肿反应,轻者仅表现为少量的内膜增殖,严重明显的病灶浸润,可引起小动静脉闭塞,使开放的血管腔广泛丢失,肺组织坏死,囊性改变,继而发生肺心病。

肺嗜酸性肉芽肿的炎症和纤维化的不同时期,均可出现大量的星状结节,纤维化牵缩引起的肺气肿和蜂窝肿,星状瘢痕具有诊断意义。

电镜可见组织细胞呈网球拍样的 X 小体,X 小体并非肺嗜酸性肉芽肿的特异表现,但是,结合临床症状与病理特征的综合分析,有助于嗜酸性肉芽肿的诊断。

四、临床表现

本病好发于 20～40 岁年龄的人,男性多于女性(男女患病比例为 5∶1)。但也有老年人原发性肺组织细胞增多症 X 的报告。常见的胸部症状为咳嗽、咳脓性痰、气急,可伴有咯血,14%的患者可发生自发性气胸。晚期有呼吸困难、发绀、肺动脉高压、肺心病体征,偶有杵状指、全身症状有发热、消瘦、乏力等。

五、诊断

(一)X 线改变

典型表现为两肺弥漫分布的网状阴影(82%),结节阴影(76%),空腔阴影(55%)。早期在炎症细胞浸润期可表现绒毛状阴影;中期两肺弥漫性结节性或网状结节性阴影,病变以两肺的上、中叶为明显,两侧肋膈角很少受累,病变可以一侧肺或双肺。晚期两肺呈粗大的条索状阴影,有明显的囊泡形成,最后变为“蜂窝肺”,偶尔表现为肺不张,伴有空洞的结节或肿块,可并发胸腔积液或肺门淋巴结肿大。

(二)CT 及高分辨 CT

CT 片比 X 线片更能显示空腔及小结节阴影,而其为肺嗜酸性肉芽肿主要及特征性表现,具有较大的诊断价值。高分辨 CT 的结果还反映了组织病理学改变,肺组织细胞增多病 X 的特征是不同病变期的囊性和结节性改变同时存在,与平片相比,高分辨 CT 能证实 5 mm 以下的结节更有价值,胸片因叠加效应呈现网状结节或气肿样改变,而高分辨 CT 呈现囊状阴影。

(三)肺功能

病变早期,肺容量缩小,弥散功能降低,肺顺应性降低。晚期病变,囊性纤维化,蜂窝肺发生,可出现阻塞性通气功能障碍。

六、鉴别诊断

(一)肺结节病

本病应首先与具有弥漫性结节类型的肺结节病相鉴别,其相似处较多,两者的呼吸道症状与全身症状都十分轻微或无症状,往往于体格检查拍X线胸片时发现,发展比较缓慢,早期两者都有自行缓解或痊愈的可能。两者虽为弥漫性阴影,但肺体积都不缩小。本病胸部X线阴影分布较均匀,结节病以中上肺病变明显,且绝大多数伴两侧对称性肺门淋巴结肿大,其他脏器常同时受累。实验室检查有血清蛋白、球蛋白倒置、γ球蛋白升高、血管紧张素转换酶阳性,如有皮肤和浅表淋巴结受累,活检即可诊断。而前者病变局限于肺部,没有阳性实验结果,必须依靠支气管肺泡灌洗或肺活检才能确诊。

(二)特发性肺间质纤维化

虽然两者都为局限性肺部病变,但临床症状与预后迥然不同。两者虽有弥漫性阴影,但前者早期为小点,片状阴影混杂,分布比较均匀,纤维化程度较轻,肺体积无明显缩小,而特发性肺间质纤维化阴影首先出现在中下肺野外带,病变集中在中下肺,使下肺缩小,肺门下降并向纵隔靠拢,病变持续加重,晚期形成蜂窝肺,肺体积明显缩小,膈肌上抬。此外,临床症状亦有巨大差别,前者症状轻微,有自愈倾向;而后者持续恶化,自起病早期即出现进行性加重的运动性呼吸困难,可出现杵状指,肺部常听到细撕裂音。皮质激素虽有一定疗效,亦多限于临床症状的好转,两者实验室检查皆无阳性改变,故诊断都依靠肺活检。

(三)慢性外源性过敏性肺泡炎

慢性外源性过敏性肺泡炎是由于长期小量有机尘埃的吸入刺激所引起,此病往往仅有轻微咳嗽,于劳动后出现轻微的呼吸困难,少数无呼吸道症状,并无急性期的典型症状,脱离接触尘埃抗原后,于数月内呼吸道症状逐渐消退,因此常不引起患者重视,胸部X线检查可见散在的弥漫性结节阴影,分布较均匀,两者有不少相似之处,但后者必须有长期接触变应原的历史,再次接触病情可复发。

(四)弥漫性肺泡细胞癌

此病早期症状很轻微,随病情发展出现咳嗽、呼吸困难,并逐渐加重不能缓解,少数患者咳大量白色泡沫痰,每天多达200 mL。胸部X线阴影早期可发生在一侧肺,然后逐渐向对侧发展。而原发性肺组织细胞增多症X线开始即为对称性阴影,其X线阴影虽增多,而呼吸道症状仍十分轻微。肺泡细胞癌痰中可找到癌细胞,两者均可通过肺泡灌洗找到癌细胞或组织细胞(X细胞),必要时需经肺活检。

七、治疗

本病治疗较好的药物为皮质激素,早期应用可取得良好的效果。泼尼松常规用量基本与特发性肺间质纤维化相似,开始30 mg/d,可以顿服,或分3次口服。视病情及X线阴影吸收的情况,可逐渐减量,其维持量在7.5 mg/d左右,疗程1~2年。通过治疗,特别早期病变,应用激素后,可促使肺部病变吸收,防止肺间质纤维化。但病变的中、晚期疗效并不理想。对激素治疗无效后,应用青霉胺可使部分患者呼吸功能及其症状得以改善。雷公藤有抗炎及免疫抑制作用,部分患者也可应用。胸腺浸出液对伴免疫功能低下者有效。在疾病进展期也有部分患者应用细胞毒性药物,如环磷酰胺、苯丁酸氮芥。局部病灶放射治疗可延缓病情。

此病多数预后良好，其中有部分患者不经任何治疗即能自行缓解。经过治疗部分患者可获得痊愈，部分患者可吸收好转，治疗可防止病情继续恶化。也有部分患者逐渐向弥漫性肺间质纤维化发展致呼吸衰竭，最后死于呼吸衰竭。

（张艳萍）

第三节　淋巴瘤样肉芽肿

淋巴瘤样肉芽肿（lympho matoid granulo matosis，LYG）是一种罕见的肺部疾病，绝大多数（超过 90%）患者有肺受累，其次为皮肤和神经系统，死亡率较高。有学者于 1972 年首先描述，开始因其兼有 Wegener 肉芽肿和淋巴瘤的临床和病理学特征，难以确定是变异性韦氏肉芽肿还是淋巴瘤，故称其为淋巴瘤样肉芽肿。近 40 年的广泛研究，目前认为 LYG 是由 EBV 阳性 B 细胞混合数量不等的反应性 T 细胞组成的血管中心和血管破坏性淋巴组织增生性疾病。另外无论其组织学形态、侵袭性还是疗效预后都具有良恶渐变的特点，部分已经为 B 细胞淋巴瘤。在 2008 年版的 WHO 关于淋巴造血组织的肿瘤的分类中，把 LYG 归属为 B 细胞淋巴瘤。

一、病因发病机制

LYG 至今病因不明，其发病与免疫功能抑制、先天性或后天性免疫功能不全有关。即抑制性 T 细胞功能障碍，促使 B 细胞过度增生所致。器官移植、HIV 感染、X-淋巴增殖综合征、原发性免疫功能缺陷者患此病的风险均较常人高。可能是因为先天或后天的细胞免疫功能缺陷导致对 EBV 的免疫监控能力下降，机体不能完全清除 EBV 感染的 B 细胞，其基因编码一系列产物如抗细胞凋亡分子、细胞因子、细胞转录因子，并加强 EBV 的感染及细胞的增殖和转录，致使 B 细胞能在有活性的 T 细胞及其他反应性细胞伴随下无限制的克隆。

二、临床表现

LYG 的年龄范围是 2.5～85 岁，发病年龄多为 34～48 岁。男性多见，男女患病比例为 2∶1。根据影像学和病理学的提示，LYG 最常累及的是肺（超过 90%），但仅 67%有肺部表现，最常见的症状为咳嗽和呼吸困难，胸痛及咯血也可发生。全身系统的症状包括发热、抑郁、体重下降、关节肌肉疼痛。

皮肤是 LYG 常见的累及部位（25%～50%）。有 10%～25%患者以皮肤损害为首发症状。有时可先于肺部受累 2～9 年出现。皮损表现为皮下结节、斑丘疹、红斑多见。血管损害时可见坏死的皮肤和溃疡形成。皮损可见于任何部位，但常见于臀部、大腿股部及下肢。修复过程伴有瘢痕和色素沉着。

神经系统受累主要是中枢神经系统，仅次于肺和皮肤的常见受累器官，主要症状为头痛、失语、共济失调、感觉异常、精神错乱等。周围神经系统也有受累。其他系统病变包括肝大、肝功能异常。少数人出现淋巴结肿大、脾大和腹水等。

三、辅助检查

(一)实验室检查

一般无特异发现,部分患者白细胞计数增多和贫血,血沉正常或增快。转氨酶轻度升高。类风湿因子可阳性,免疫球蛋白 IgM 或 IgG 轻度升高。

(二)胸部 X 线检查

胸部 X 线检查是发现 LYG 的主要手段,但缺乏特异性改变,表现依病程而异。以双下肺周边多发的片状阴影、肿块影和结节影常见,沿支气管血管束和小叶间隔分布。

(三)胸部 CT 表现

可分为 4 种不同类型。

1.类肺炎型

类肺炎型表现为双肺大片状密度增高影,多位于两肺下野边缘模糊,病灶内可见支气管征象。

2.肿块型

肿块型表现为双肺多发大小不等的不规则肿块,边缘不光整、欠锐利,有分叶,无毛刺,可合并坏死、空洞。

3.结节型

结节型表现为双肺多发大小不等的结节影,以中下肺野多见、结节边缘欠锐利。

4.混合型

混合型表现为双肺大片状密度增高影及不规则肿块或大小不等的结节影。

四、病理学表现

(一)大体

大体为灰黄或灰粉色结节,中心可有坏死和空洞形成。

(二)镜下

淋巴瘤样肉芽肿病组织形态具有以下特点:血管中心性淋巴细胞浸润,细胞成分的多样性,不同程度的坏死。病变有显著的血管中心和血管破坏性的分布特点。主要累及肌性动、静脉,血管壁全层有较多淋巴细胞浸润,内膜显著增厚,管壁狭窄,甚至闭塞。除大片坏死区外,无灶状管壁的坏死和肌层的断裂在早期或较小的病灶,病变主要局限于血管壁,随着病变扩大,可累及血管周围的肺组织。淋巴瘤样肉芽肿病浸润的细胞呈现多样性,有较多小淋巴细胞,少许组织细胞、浆细胞和数量不等体积较大的不典型淋巴细胞。但一般无中性粒细胞和嗜酸性粒细胞。尽管称其为淋巴瘤样肉芽肿病,但病变中无明显上皮样细胞肉芽肿和多核组织细胞。

(三)免疫组织化学染色

淋巴瘤样肉芽肿病的小淋巴细胞大多数为 CD2、CD3、CD4、CD45 RO 阳性的 T 辅助淋巴细胞,少数为 CD8 阳性的 T 杀伤细胞和 CD56 阳性的自然杀伤细胞。不典型大淋巴细胞 CD20、CD79a 阳性的 B 细胞,部分病例显示轻链限制性和免疫球蛋白重链重排阳性。EBER(+)。

(四)组织分级

LYG 的预后与其病变中的不典型淋巴细胞的数目有关,数量越多,预后越差。据此提出根据不典型淋巴细胞数量而定的 3 级分级系统,近来 WHO 分类对 LYG 组织分级提供了特殊标准，主要根据原位 EBV 阳性细胞数目和大 B 淋巴细胞的比例。

1 级：细胞成分多样主要为小淋巴细胞、组织细胞、浆细胞，不典型大淋巴细胞数量稀少，小于 1%，可见 EBV RNA 阳性细胞（＜5 个/HPF），无坏死或局灶性坏死，呈良性病程。

2 级：不典型大淋巴细胞数量增多，但呈散在分布，常见 EBV RNA 阳性细胞，为 5～20 个/HPF，为交界病程。

3 级：病变体积明显增大，不典型大淋巴细胞数量明显增多呈片状分布常有广泛的组织坏死，许多细胞可见 EBV RNA 阳性（＞50 个/HPF）。组织学分级越高，预后越差。

通过基因重组技术证实：大多数 1 级病例为多克隆，而 2、3 级则多为单克隆免疫球蛋白。

五、诊断

本病的早期诊断困难，凡有肺部结节、皮肤损害、神经系统症状者应怀疑本病。影像学检查是发现及动态观察本病变化的主要手段，确诊需要依靠组织病理学检查。

如果呈现典型病理学特征，LYG 诊断不困难（CD20 阳性大 B 淋巴细胞和大量 CD3 阳性的小淋巴细胞的血管浸润、坏死，伴 EBV 感染的证据）。但如缺乏这些特征，诊断有一定困难，在疑难病例，病理诊断应结合临床以帮助确诊。

（一）主要诊断标准，必要条件

（1）混合的单核细胞浸润，包含大小不等的淋巴细胞，常有浆细胞和组织细胞，其呈结节状分布于肺实质和浸润血管壁。

（2）数量不等的 CD20 阳性大 B 淋巴细胞，形态不典型，其背景为 CD3 阳性的小淋巴细胞。

（二）次要诊断标准，支持条件

（1）不典型细胞浸润伴组织坏死。

（2）原位杂交显示 EBER（＋）。

（3）影像显示肺内多发结节影，或皮肤、神经系统受累。

六、鉴别诊断

从病史、影像学特征以及组织形态的相似性，应与以下疾病相鉴别。

（1）包括淋巴瘤在内的多种淋巴增殖性疾病。

（2）坏死性肉芽性血管炎（Wegener 肉芽肿）。

（3）真菌或结核性肉芽肿。

（4）浆细胞性肉芽肿。

（5）器官移植或 MTX 导致的医源性免疫缺陷性淋巴增殖性疾病。

七、治疗

本病迄今尚无标准的治疗方案。单用糖皮质激素治疗效果差，多种药物联合效果较好。通常以大剂量的糖皮质激素加环磷酰胺为基础的联合化疗报道最多。现认为组织学分级 1、2 级且临床上无痛的病例推荐临床观察以及糖皮质激素治疗。1、2 级也可选择干扰素 α-2b。组织学 1、2 级但具有侵袭性的病例需单用或者联合化疗。强化治疗可用 R-CHOP 方案（利妥昔单抗、环磷酰胺、多柔比星、长春新碱、泼尼松）或者是 R-CVP 方案（利妥昔单抗加环磷酰胺、长春新碱、泼尼松）。组织学 3 级患者可按 EBV 阳性的大B 细胞淋巴瘤治疗，一般可推荐用 R-CHOP 或类似的强化治疗方案。在联合化疗失败者，骨髓移植可一定程度地缓解病情和延长生存期。病变局限者可进行放疗或手术治疗，术后行全身系统化疗。

八、预后

本病预后个体差异较大，并且与组织分级密切相关。1、2 级患者生存期可以很长，尤其病变局限于肺内者。约 1/3 的 1 级和 2/3 的 2 级 LYG 患者进展为淋巴瘤，3 级均为淋巴瘤。部分患者在无任何治疗的情况下，病变自行消退。多数导致患者死亡，中位生存期为 2 年。死亡原因多为呼吸衰竭和咯血、中枢神经系统侵犯。

（张艳萍）

第四节　坏死性肉芽肿性血管炎

坏死性肉芽肿性血管炎又称 Wegener 肉芽肿（Wegener granulomatosis，WG），是一种原因不明、累及全身多个系统的自身免疫性疾病。主要侵犯上、下呼吸道和肾脏。WG 通常以鼻黏膜和肺组织的局灶性肉芽肿性炎症为开始，继而进展为血管的弥漫性坏死性肉芽肿性炎症。临床常表现为鼻和鼻窦炎、肺部病变和进行性肾衰竭。可累及关节、眼、皮肤，亦可侵及眼、心脏、神经系统及耳等。WG 分为局限型和危重型，局限型常见，病变只限于上、下呼吸道，预后好。但实际上许多患者在其疾病过程中，终将累及到肾脏。危重型可表现为系统性血管炎，肾组织病理呈坏死性新月体肾小球肾炎，肺毛细血管炎及其伴随的临床综合征，多因急性肾衰竭而死亡。

一、流行病学

1931 年，有学者报道了 1 例以脉管炎和肉芽肿为病理特征，以破坏性鼻窦炎、多发肺脓肿和尿毒症为主要临床表现的病理，并命名为“结节性周围动脉炎的边界型”。1934－1935 年间，有学者先后观察到3 例临床过程疑是感染中毒性疾病、病变累及上呼吸道、肺脏和肾脏等多个器官的患者。1936 年 9 月，德国病理学会第 29 届会议上，有学者详细报告了这 3 例患者的病理特征，命名为“广泛性感染中毒性血管病”。1947 年，有学者描述了结节性周围动脉炎中这种特殊类型患者的病理改变，并首次命名为“Wegener 肉芽肿”。1948 年，有学者将 Wegener 肉芽肿从结节性周围动脉炎中分离出来，确认 Wegener 肉芽肿是一个独立的疾病。1954 年，有学者报道了 7 例 Wegener 肉芽肿，在复习公开报道的 22 例病例基础上，提出了诊断本病的三联征：呼吸道坏死性肉芽肿、广泛分布的局灶性坏死性血管炎、坏死和肉芽肿病变的肾小球肾炎。

该病从儿童到老年人均可发病，年龄范围 5～91 岁，但 30～50 岁是本病的高发年龄，平均年龄为41 岁。男性略多于女性，男女患病比例约 1.6：1.0。平均发病率为 0.4/10 万人，未经治疗的 WG 病死率高达 90％以上，经激素和免疫抑制剂治疗后，WG 的预后明显改善。

二、病因

WG 病因至今未明，目前认为 WG 的发病可能与下列因素有关。

(一)遗传因素

有研究表明 WG 患者人类白细胞抗原(HLA)-B50 和 B55，以及 DR1、DR2、DR4、DR8、DR9 和 DQ7 表达的频率明显增加，而 HLA-DR3、DR6、DR13 和 DRB1-13 表达的频率减少。遗传因素可能与 WG 有一定关系。

(二)感染因素

有学者发现 63%的 WG 患者鼻腔内长期携带金黄色葡萄球菌，而且携带金黄色葡萄球菌的患者 WG 复发率明显高于鼻腔金黄色葡萄球菌阴性的患者。但由于不能直接在病变部位找到病原体，认为感染因素在 WG 发病中的作用不是直接病因，可能是 WG 发病的促发因素。

(三)免疫因素

多数 WG 患者的自身免疫抗体中抗中性粒细胞胞质抗体(ANCA)阳性，且糖皮质激素和细胞毒性药物等免疫抑制剂治疗有效，因而认为该病的发生与免疫功能紊乱有关。

三、发病机制

WG 可能的发病机制如下：感染或其他原因等因素激活淋巴细胞释放淋巴因子，如肿瘤坏死因子(TNF)、白介素(IL)-1、IL-2、IL-8、干扰素(IFN)等，淋巴因子作用于中性粒细胞，使中性粒细胞内的蛋白酶 3 和髓过氧化物酶(MPO)等转移到细胞表面。

诱导机体产生抗体(ANCA)：①ANCA 活化中性粒细胞，使后者释放蛋白酶 3 和 MPO 及其他氧自由基。蛋白酶 3 能降解细胞外基质蛋白，如弹性蛋白、纤连蛋白、Ⅵ型胶原、层连蛋白等；MPO 可以催化过氧化氢(H_2O_2)，产生超氧阴离子。上述过程循环放大，最终结果是损伤血管内皮，引起血管炎。②血管内皮细胞在特定条件下，也可合成蛋白酶 3，ANCA 直接与内皮细胞结合，导致内皮细胞功能失调或溶解。③活化中性粒细胞表面的抗原蛋白酶 3 和 MPO 等带有阳电荷，可吸附于带有阴电荷的血管内皮如肾小球基底膜。ANCA 与蛋白酶 3 结合后，一方面可在肾脏局部形成免疫复合物，激活补体，引起组织损伤；另一方面促进溶酶体酶释放，对细胞本身广泛溶解引起严重而持久的损伤。④ANCA 可抑制对活化中性粒细胞释放毒性产物的中和反应，加重细胞损害。

四、病理

典型 WG 受累器官的基本病理改变有三种：①小、中等口径动静脉的坏死性血管炎；②坏死性肉芽肿；③炎症细胞浸润。炎症细胞以中性粒细胞、淋巴细胞、单核细胞为主，嗜酸性粒细胞较少。炎症细胞浸润最常见，见于所有病例；坏死性血管炎或肉芽肿见于 90%～95%的病例。不同的病例中，三种病理改变可以呈现不同组合，即可以表现为其中任两种病理改变或三种病理改变同时存在。

(一)上呼吸道

可以侵犯鼻、鼻旁窦、喉、咽、口腔、耳，眼眶也可受累。病变初期为鼻旁窦黏膜增厚、鼻甲肥大、鼻旁窦软组织增生，随病情发展，可以出现坏死性溃疡和骨质破坏，少数病例鼻中隔穿孔。病理改变可见血管炎、肉芽肿或炎症细胞浸润。

(二)支气管和肺

病变可以侵犯支气管壁、支气管黏膜，也可以侵犯肺实质。可见 WG 的三种基本病理改变中两种或三种病理改变同时存在。

(三)肾脏

肾脏的主要病理变化是局灶性、坏死性、节段性肾小球肾炎，呈急进性、新月体形成肾小球肾炎改变。肉芽肿少见。

五、临床表现

WG可累及多个系统，起病可急可缓，临床表现呈多样性。典型的WG有三联征：上呼吸道、下呼吸道和肾脏病变。

(一)一般症状

病初症状包括发热、疲劳、抑郁、食欲缺乏、体重下降、关节痛、盗汗、尿色改变和虚弱。其中发热最常见。

(二)上呼吸道症状

大部分患者以上呼吸道病变为首发症状。通常表现是持续地流清涕或脓涕，且不断加重。有时有上呼吸道的阻塞和疼痛症状，也可伴有鼻黏膜溃疡和结痂，鼻出血、唾液中带血丝。严重者可出现鼻中隔穿孔，鼻骨破坏，出现鞍鼻。咽鼓管的阻塞能引发中耳炎，导致听力减退或听力丧失。部分患者可因声门下狭窄出现声音嘶哑及呼吸喘鸣。

(三)下呼吸道症状

肺部受累是WG基本特征之一。约50%的患者在起病时即有肺部表现，80%以上的患者将在整个病程中出现肺部病变。

胸闷、气短、咳嗽、咯血以及胸闷、胸痛是最常见的症状，可出现胸腔积液及肺内阴影。约1/3的患者肺部影像学检查有肺内阴影，但无临床症状。严重者可发生弥漫性肺泡出血，出现呼吸困难和呼吸衰竭。查体可有叩诊浊音、呼吸音降低以及湿啰音等体征。

(四)肾脏损害

大部分病例有肾脏病变，出现蛋白尿，红、白细胞及管型尿，严重者伴有高血压和肾病综合征，导致肾衰竭，是WG的重要死因之一。无肾脏受累者称为局限型WG，应警惕部分患者在起病时无肾脏病变，随病情进展可逐渐发展至肾小球肾炎。

(五)眼部受累

眼受累的最高比例可至50%以上，约15%的患者为首发症状。WG可累及眼的任何区域，表现为眼球突出、视神经及眼肌损伤、结膜炎、角膜溃疡、巩膜外层炎、虹膜炎、视网膜血管炎、视力障碍等。

(六)皮肤黏膜表现

多数患者有皮肤黏膜损伤，表现为下肢可触性紫癜、多形红斑、斑疹、瘀点(斑)、丘疹、皮下结节、坏死性溃疡形成及浅表皮肤糜烂等。皮肤紫癜最为常见。

(七)神经系统表现

很少有WG患者以神经系统病变为首发症状。约1/3的患者在病程中出现神经系统病变。以外周神经病变为常见，多发性单神经炎是主要的病变类型，临床表现为对称性的末梢神经病变。肌电图以及神经传导检查有助于外周神经病变的诊断。少部分患者出现癫痫或精神异常。

(八)关节病变

关节病变在WG中较为常见，发病时约30%的患者有关节病变，约70%患者病程中可有关节受累。多数表现为关节疼痛以及肌痛，1/3的患者可出现对称性或非对称性，以及游走性关节炎(可为单关节或多关节的肿胀和疼痛)。

(九)其他

WG也可累及心脏而出现心包炎、心肌炎。胃肠道受累时可出现腹痛、腹泻以及消化道出血;罕见病例以急性胰腺炎为首发症状。尸检时可发现脾脏受损(包括坏死、血管炎以及肉芽肿形成)。泌尿生殖系统(不包括肾脏)如膀胱炎、睾丸炎、附睾炎等受累较少见。

六、实验室和其他检查

(一)影像学检查

上呼吸道影像学检查可见鼻旁窦黏膜增厚、鼻旁窦骨质破坏等改变。胸部影像学表现多种多样,典型的WG表现为两肺多发、大小不等的结节状影,以两下肺多见。肺结节大小多在2~10 cm,多分布在支气管血管周围,结节外缘不规则,有时在结节与肺门之间可见"滋养血管"影、长毛刺征和胸膜牵拉征。约50%的患者可以发现有厚壁空洞,洞壁内缘不规则,极少有液平和钙化。少部分患者可见弥漫性粟粒样表现或弥漫性磨玻璃影。

(二)肺功能检查

因为支气管内膜受累以及瘢痕形成,55%以上的患者在肺功能检测时可出现阻塞性通气功能障碍,另有30%~40%的患者可出现限制性通气功能障碍以及弥散功能障碍。

(三)纤维支气管镜检查

纤维支气管镜检查主要是用于发现气道内病变,包括声门下狭窄和溃疡性气管-支气管炎。由于WG病变分布常为局灶性,而且纤维支气管镜下经支气管肺活检所获组织标本量小,所以肺活检意义有限。

(四)组织活检

活体组织病理检查是诊断WG的主要措施。WG的主要组织学特点是血管炎、肉芽肿和坏死。其典型的血管炎改变为累及小、中动脉的坏死性或肉芽肿型血管炎;有时有血管阻塞或血管腔内血栓形成;少见的表现有小动脉、静脉、毛细血管中性粒细胞浸润和管壁破坏。上呼吸道活体组织病理检查创伤性相对较小,常作为首选,但阳性率较低:具有血管炎和肉芽肿2项病变者21%~23%,具有血管炎、肉芽肿、坏死3项病变者16%。肺活体组织病理检查室诊断WG阳性率较高。纤维支气管镜下经支气管肺活体组织病理检查虽然创伤小,但阳性率仅7%左右;开胸肺活检阳性率可达91%,其缺点是创伤性较大;电视辅助胸腔镜外科肺活检也可获得较高阳性率。肾脏活检主要用于除外其他肾脏疾病。肾脏活检主要病变为80%的患者呈节段性坏死性肾小球炎,仅8%的患者可以发现血管炎改变。皮肤活检可见到三种病理改变,即坏死性血管炎或白细胞碎片性血管炎、坏死性肉芽肿以及肉芽肿性血管炎。

(五)血液检查

少数患者红细胞和血红蛋白降低,白细胞和血小板数增多。活动性WG患者可见血沉增快、C反应蛋白增高,抗核抗体和类风湿因子阳性。所有这些改变都没有特异性。肾脏受累导致肾功能受损时,血肌酐、尿素氮升高,并可以发生水电解质紊乱和酸碱平衡失调。

(六)尿常规检查

所有WG患者都应进行尿液检查,以期发现肾脏受损情况。肾脏受累时可以有蛋白尿和/或镜下血尿、细胞管型等。

七、诊断

对有典型上、下呼吸道和肾脏受损的“三联征”患者，诊断并不困难。如只有一个或两个部位累及时，常易误诊或漏诊。WG 的诊断时间平均为 5～15 个月。有报道显示 40%的诊断是在不到三个月的时间里得出的，10%可长达 5～15 年才被确诊。WG 早期诊断至关重要。无症状患者可通过血清学检查 ANCA 以及鼻旁窦和肺脏的影像学检查有助于诊断。皮肤、上呼吸道、肺及肾脏活检可提供诊断依据，病理显示纤维蛋白变性、血管壁有中性粒细胞浸润、局灶性坏死性血管炎，上、下呼吸道有坏死性肉芽肿形成，以及肾脏病理为局灶性、节段性、新月体性、坏死性肾小球肾炎，免疫荧光检测无或很少免疫球蛋白以及补体沉积。必要时可进行胸腔镜或开胸活检以提供诊断的病理依据。

八、鉴别诊断

WG 主要与以下几种疾病鉴别。

(一)显微镜下多血管炎(MPA)

1993 年以前将显微镜下多血管炎作为韦格纳肉芽肿的一个亚型，现认为显微镜下多血管炎为一独立的系统性血管炎，是一种主要累及小血管的系统性坏死性血管炎，可侵犯肾脏、皮肤和肺等脏器的小动脉、微动脉、毛细血管和小静脉。常表现为坏死性肾小球肾炎和肺毛细血管炎。累及肾脏时出现蛋白尿、镜下血尿和红细胞管型。ANCA 阳性是 MPA 的重要诊断依据，60%～80%为 p-ANCA 阳性，胸部 X 线检查在早期可发现无特征性肺部浸润影或小片状浸润影，中晚期可出现肺间质纤维化。

(二)变应性肉芽肿性血管炎[Churg-Strauss 综合征(CSS)]

变应性肉芽肿性血管炎常有重度哮喘；肺和肺外脏器有中小动脉、静脉炎及坏死性肉芽肿；外周血嗜酸性粒细胞数增高。WG 与 CSS 均可累及上呼吸道，但 WG 常有上呼吸道溃疡，胸片显示肺内有结节、空洞形成，CSS 则不多见。WG 病灶中很少有嗜酸性粒细胞浸润，周围血嗜酸性粒细胞增高不明显，也无哮喘发作。

(三)淋巴瘤样肉芽肿病

淋巴瘤样肉芽肿病是多形细胞浸润性血管炎和血管中心性坏死性肉芽肿病，病变浸润细胞多为小淋巴细胞、浆细胞、组织细胞等，主要累及肺、皮肤、神经系统及肾间质，不侵犯上呼吸道。

(四)肺出血-肾炎综合征

肺出血-肾炎综合征以肺出血和急进性肾小球肾炎为特征的综合征，常有抗肾小球基底膜抗体阳性，并由此引致弥漫性肺泡出血及肾小球肾炎综合征，临床突出表现为发热、咳嗽、咯血及肾炎改变，一般无其他血管炎征象。常缺乏上呼吸道病变，肾病理可见基底膜有免疫复合物沉积。

(五)复发性多软骨炎

复发性多软骨炎以软骨受累为主要表现，临床表现可有鼻塌陷、听力障碍、气管狭窄等，一般均有耳郭受累，而无鼻旁窦受累。实验检查 ANCA 阴性，抗Ⅱ型胶原抗体阳性有助诊断。

九、治疗

未经治疗的 WG 患者的预后很差，90%以上的患者在两年内死亡，死因通常是呼吸衰竭和/或肾衰竭。早期诊断、早期治疗，对预后有明显改善。通常治疗可分为 3 期，即诱导缓解、维持缓解以及控制复发。循证医学(EBM)显示糖皮质激素+环磷酰胺(CTX)联合治疗有显著疗效,特别是累及肾脏以及具有严重呼吸系统疾病的患者,应作为首选治疗方案。

(一)糖皮质激素

活动期时泼尼松1.0~1.5 mg/(kg·d),用4~6周或病情缓解后减量并以小剂量维持。对严重病例如中枢神经系统血管炎、弥漫性肺泡出血、进行性肾衰竭,可冲击疗法;甲泼尼龙1.0 g/d×3天,第4天改口服泼尼松1.0~1.5 mg/(kg·d),然后根据病情逐渐减量。

(二)免疫抑制剂

1.环磷酰胺

环磷酰胺为首选免疫抑制剂,每天口服CTX 1.5~2 mg/kg,也可用CTX 200 mg,隔天一次。病情平稳时可用1 mg/kg维持。严重病例可给予CTX 1.0 g冲击治疗,每3~4周一次,同时给予每天口服CTX 100 mg。可使用一年或数年,撤药后患者可长期缓解。用药期间注意观察不良反应,如骨髓抑制等。研究显示,CTX能显著改善WG患者的生存期,但不能完全控制肾脏等器官损害的进展。

2.硫唑嘌呤

硫唑嘌呤有抗炎和免疫抑制双重作用,有时可替代CTX。用量为1~4 mg/(kg·d),总量不超过200 mg/d。需根据病情及个体差异而定。用药期间应监测不良反应。

3.甲氨蝶呤(MTX)

MTX一般用量为10~25 mg,一周一次,口服、肌内注射或静脉注射疗效相同,如CTX不能控制可合并使用MTX。

4.环孢素(CsA)

作用机制为抑制IL-2合成,抑制T淋巴细胞活化。常用剂量为3~5 mg/(kg·d),但免疫抑制作用也较弱。

(三)其他治疗

1.复方磺胺甲噁唑片

对于病变局限于上呼吸道以及用泼尼松和CTX控制病情者,可用复方磺胺甲噁唑片进行抗感染治疗(2~6片/天),能预防复发,延长生存时间。特别具有预防卡氏肺囊虫感染作用。

2.生物制剂

新近研究发现TNF-α受体阻滞剂与泼尼松和/或CTX联合治疗能增加疗效,减少后者的毒副作用;有报道,对泼尼松和CTX治疗无效的患者可试用TNF-α受体阻滞剂,能收到理想的疗效。

3.血浆置换

对活动期或危重型病例,可用血浆置换治疗作为临时治疗。但需与激素及其他免疫抑制剂合用。

4.透析治疗

急性期患者如出现肾衰竭时需要透析治疗。

5.外科治疗

对于声门下狭窄、支气管狭窄等患者可以考虑外科治疗。

十、预后

WG通过药物治疗,尤其是糖皮质激素加CTX联合治疗,以及严密的随诊,能诱导和维持长期的缓解。以往,未经治疗的 WG 平均生存期是 5 个月,82%的患者一年内死亡,90%多的患者两年内死亡。目前大部分患者在正确治疗下能维持长期缓解。影响预后的主要因素是难以控制的感染和不可逆的肾脏损害。早期诊断、早期治疗,力争在肾功能损害之前给予积极治疗,可明显改善预后。

(张艳萍)

第五节 肺变应性肉芽肿性血管炎

肺变应性肉芽肿性血管炎是一种以哮喘、过敏性鼻炎、嗜酸性粒细胞增多和全身性血管炎为特征的少见疾病。本病由病理学家 Churg 和 Strauss 于 1951 年首先报道,因此又称之为 Churg-Strauss 综合征。最初他们观察到 13 例哮喘患者在临床上均有发热、嗜酸性粒细胞增多和血管异常,结果仅 2 例存活,11 例死亡。这些病例都具有以下三项主要的组织学改变:①坏死性血管炎;②嗜酸性粒细胞组织浸润;③血管外肉芽肿。

一、流行病学

自 Churg 和 Strauss 的论文发表后,又有一些临床病例报道相继发表,但病例数较少。至 1988 年世界文献报道本病仅 142 例。20 世纪 90 年代后随着人们对本病的认识及诊断技术的不断提高,肺变应性肉芽肿性血管炎的发现率才逐渐提高。1995 年根据一些国家的流行病学研究估计本病的发病率在英国为 2.4/100 万、挪威 1.3/10 万、德国 1/100 万。国内文献已见有数例报道。本病的发病年龄 7~69 岁,首发症状为 20~40 岁,男性稍多。

二、病因和发病机制

肺变应性肉芽肿性血管炎的病因和发病机制尚不明确,有几种学说。60%的肺变应性肉芽肿性血管炎患者可检测到核周型抗中性粒细胞胞浆抗体(p-ANCA),其主要是抗髓过氧化物酶(MPO)。MPO-ANCAs 是如何参与肺变应性肉芽肿性血管炎发病的机制,以及其滴度与疾病活动的相关性尚不明确。MPO-ANCAs也可在以下一些疾病中检测到:特发性新月体肾小球肾炎、结节性多动脉炎和显微镜下多动脉炎。有人提出抗 MPO 抗体免疫球蛋白的亚型 IgG1 和 IgG3 可能与中性粒细胞 MPOFc 受体交联,导致中性粒细胞活化并损伤内皮细胞。有学者描述了一位伴有新月体肾小球肾炎的肺变应性肉芽肿性血管炎的患者,其 MPO-ANCA 水平明显增高,在应用激素治疗后临床症状减轻,MPO-ANCA 水平也随之降低。

有学者研究了 16 例肺变应性肉芽肿性血管炎患者活动期和非活动期的血清学标记物。活动期患者的 ECP、sIL-2R 和可溶性血栓调节素相对于恢复期均明显增高。可溶性血栓调节素是内皮细胞损伤的主要标记,与 sIL-2R 紧密相关,缓解期 sIL-2R 增高(>1 000 U/mL)则与疾病复发有关。同样有学者描述了一位患者的血清 IL-5 水平与其肺变应性肉芽肿性血管炎活动相关。应用泼尼松治疗后嗜酸性粒细胞计数下降,临床症状改善,IL-5 水平恢复正常。因而提出 IL-5 可能作为催化剂参与了嗜酸性粒细胞的感染、迁移、浸润和脱颗粒。

也有学者提出免疫病理学机制。有学者研究了 96 名肺变应性肉芽肿性血管炎患者,脱敏

(47%)、中断治疗(27%)及疫苗接种(13%)是血管炎的三个主要的触发因素。因此，建议不稳定和严重哮喘患者在接种和脱敏治疗时应严格注意。也有报道吸入抗原在肺变应性肉芽肿性血管炎的发病机制中的作用。有学者描述了一位患者，其三次肺变应性肉芽肿性血管炎发作均与鸽子接触有关，且其肺活检标本显示放线菌。另一报道，30%患者在变态反应低敏期后出现血管炎。有学者指出Ⅲ型超敏反应触发哮喘引起循环免疫复合物增加，后者不仅触发支气管受体而且可全身播散，导致血管炎的发生。尽管 IgE 增高非肺变应性肉芽肿性血管炎特有，但其明显与血管炎相关。在实验动物模型中，IgE 介导的血管活性胺释放加重了免疫复合物介导的血管炎。

对于药物诱导的肺变应性肉芽肿性血管炎缺乏统一的认识。个别报道其与雌激素替代治疗、可卡因、大环内酯类等药物的关系。也有报道肉芽肿性脉管炎和坏死性血管炎在应用别嘌呤醇、双克、卡马西平、苯妥英和奎宁时出现。

应用白三烯拮抗剂能否诱发肺变应性肉芽肿性血管炎尚存在争议。在扎鲁司特(zafirlukast) 1996 年批准上市后，一些文献报道该药可诱导哮喘患者发生肺变应性肉芽肿性血管炎。扎鲁司特、孟鲁司特、普仑司特通过受体拮抗作用阻断白三烯的效应。尚不明确肺变应性肉芽肿性血管炎是白三烯拮抗剂的直接作用还是因同时口服激素减量未能抑制嗜酸性粒细胞性炎症所引起。

有学者描述了 8 名激素依赖性哮喘患者，均在糖皮质激素减量并首次应用扎鲁司特 3 天到 3 个月时出现肺变应性肉芽肿性血管炎。所有患者均在复用激素并停用扎鲁司特后好转。一种解释是对扎鲁司特的变态反应导致了血管炎症反应。然而，在一项 6 200 名哮喘患者参加的临床试验中，并无这种并发症报道。

有关在激素停药或减量过程中应用白三烯拮抗剂时出现肺变应性肉芽肿性血管炎发作的一些病例报道支持白三烯拮抗剂与肺变应性肉芽肿性血管炎可能存在因果关系。有学者报道了一位 53 岁的非激素依赖性哮喘女性患者，在其应用扎鲁司特治疗 2 个月内出现明显的肺变应性肉芽肿性血管炎发作。患者出现明显的关节痛、斑丘疹，在应用大剂量激素并终止扎鲁司特治疗 48 小时后嗜酸性粒细胞增多迅速缓解。有学者报道了两名非激素依赖性哮喘患者，在开始扎鲁司特治疗 5～8 月后出现典型的肺变应性肉芽肿性血管炎表现。有学者报道了一位 47 岁的非激素依赖性男性哮喘患者，在开始扎鲁司特治疗1 个月后出现典型的斑丘疹、鼻窦炎、关节痛和嗜酸性粒细胞增多。在使用大剂量激素并停止扎鲁司特治疗后，病情明显改善。其在应用泼尼松治疗 5 个月后停用激素，但在停药后 1 周内再次出现嗜酸性粒细胞增多和肺浸润复发。

另一种解释这种因果关系的理论是激素撤药时可能未能掩盖潜在的基础嗜酸性粒细胞浸润异常。在伴有变态反应性气道疾病患者，激素减量或撤药即可引发潜在的炎症过程，白三烯拮抗剂可加重这一情况。有学者报道，在未使用任何白三烯拮抗剂治疗，许多患者在激素应用 1 年后的减量过程中出现肺变应性肉芽肿性血管炎的表现。有学者报道了 4 名激素依赖性的哮喘患者在激素减量或中断治疗时出现肺变应性肉芽肿性血管炎发生，而这些患者均未使用白三烯受体拮抗剂。有学者认为，这些患者肺变应性肉芽肿性血管炎的症状完全或部分被激素治疗所抑制，虽然激素治疗的初衷是控制哮喘。也有学者报道了7 名类似患者，伴有完全或部分的肺变应性肉芽肿性血管炎表现。也有人报道在中断吸入激素治疗，而未使用白三烯拮抗剂时，哮喘患者出现肺变应性肉芽肿性血管炎。

三、病理

肺变应性肉芽肿性血管炎的病理特点为嗜酸性粒细胞组织浸润、血管外肉芽肿和坏死性血管炎。各病理特征可单独出现或同时存在，且分布广泛，在许多器官均可发生。尽管中动脉也有累及，典型表现为坏死性血管炎引起的小动脉节段性损害。血管壁可见嗜酸性粒细胞、中性粒细胞、淋巴细胞和浆细胞浸润，常见有纤维素样坏死。肉芽肿可发生在心、肝、肺、肾和皮下等脏器，这种坏死性肉芽肿结节的特征是以变性的胶原、嗜酸性粒细胞为核心，周围有呈放射状排列的巨噬细胞及巨细胞。

四、临床表现

肺变应性肉芽肿性血管炎的临床表现根据血管炎累及的器官不同。其临床表现也不一，可分为呼吸道、肺部表现和肺外表现。肺变应性肉芽肿性血管炎患者常同时主诉发热、不适、食欲缺乏和体重减轻。有学者对96例肺变应性肉芽肿性血管炎患者进行回顾性研究表明，71%的患者有快速明显的体重减轻，57%的患者体温超过38 ℃达2周以上。

肺变应性肉芽肿性血管炎的呼吸系统表现主要为，70%以上患者有过敏性鼻炎、鼻息肉、鼻窦炎和哮喘的临床表现，哮喘轻重程度与血管炎活动程度无关，哮喘可先于或与血管炎同时出现。70%以上患者有肺实质的损害，主要表现为浸润性肺病变，也可表现为结节病变、产生肺梗死和胸腔积液，胸腔积液中可见大量嗜酸性粒细胞。广泛的肺部浸润性病变也可能为弥漫性肺泡出血所致。

肺变应性肉芽肿性血管炎的肺外表现，即系统性血管炎累及全身各脏器的表现，其中以神经、肌肉及皮肤受损为最常见，占80%以上，表现为多发性单神经炎、肌痛、肌萎缩、皮肤红斑、紫癜和皮下结节等。也可以有中枢神经系统受累表现包括惊厥、昏迷、恍惚和脑梗死。脑梗死是本病致残和致死的主要原因，其发生机制为脑血管炎、高血压、血栓形成和心源性血栓等。在颅神经病变中最常见的是缺血性视神经炎。有学者报告4例肺变应性肉芽肿性血管炎患者均有神经、肌肉和皮肤受损表现。心血管系统累及主要为心包炎、心包积液、心律失常、传导阻滞、心肌梗死、高血压和心力衰竭等。有学者回顾50例已知死因的肺变应性肉芽肿性血管炎中有近一半患者死于心力衰竭和/或心肌梗死。消化系统主要表现为嗜酸性粒细胞增多性胃肠炎和坏死性血管炎，临床表现为腹痛、腹泻、腹水、血便、肝大，也有报道发生小肠坏死、溃疡和穿孔等。结肠炎也是本病特征之一，在临床上类似溃疡性结肠炎，活检标本可见黏膜下嗜酸性粒细胞浸润和坏死性肉芽肿。泌尿系统典型病变为局灶性肾小球肾炎和伴有肉芽肿性结节的坏死性血管炎。临床上可有血尿、蛋白尿、肾功能损害等。感觉器官的眼结膜浸润、角膜溃疡、视网膜梗死、失明、听觉丧失等。此外在临床上还可有关节痛、贫血和淋巴结肿大等症状。

五、实验室检查和其他检查

肺变应性肉芽肿性血管炎患者的外周血清中发现嗜酸性粒细胞、ECP、可溶性IL-2受体、血沉及C反应蛋白的增高，常伴贫血，外周血嗜酸性粒细胞计数常$>1.5\times10^9/L$，比例$>10\%$，血清总IgE增高，2/3的患者抗中性粒细胞胞浆抗体（ANCA）滴度明显升高，多为P-ANCA，有助本病的诊断（如使用皮质醇激素治疗时可不增高）。支气管肺泡灌洗液（BALF）中嗜酸性粒细胞明显增高，胸腔积液及心包积液表现为渗出液，低糖含量，嗜酸性粒细胞含量明显增高。

50%～70%的患者胸部X线表现异常，最多见的是为双肺的，多灶性的，多见于外周的斑片状渗出影，变现多样，在肺变应性肉芽肿性血管炎的不同阶段均可见肺渗出影，其病理基础是嗜酸性粒细胞的肺泡、肺间质浸润，有时可呈双肺小结节样改变，亦可表现为弥漫性的双肺间质性浸润，病变常呈短暂游走性，少数出现胸腔积液，双侧肺门淋巴结增大。有 90% 的患者胸部 CT 异常，CT 可示双侧的不规则的毛玻璃样或小片状肺实变渗出影，过度充气的肺泡，纵隔淋巴结肿大，小叶间隔增厚，并可见支气管壁的增厚，其增厚多认为是继发于支气管哮喘的慢性气道炎症。

在薄层 CT 肺部表现可分为 3 类：①胸膜下的肺实变影，按叶分布，形成原因是累及中、小血管的坏死性血管炎引起的出血；②小叶中心型血管周围渗出影，血管壁增厚，血管周围见毛玻璃样阴影，原因是血管炎症和血管周围的细胞浸润；③多发的大结节，大结节周围见毛玻璃样阴影，其病理改变是出血性中心性的肉芽肿伴周围的嗜酸性粒细胞和巨细胞浸润。小叶间隔增厚的原因，除了炎症细胞的浸润，肺变应性肉芽肿性血管炎累及心肌、心包积液引起循环障碍、肺间质水肿也起一定作用。

受累组织活检标本可见嗜酸性粒细胞浸润、肉芽肿性血管炎和坏死性血管炎等特征性病变改变。

六、诊断

肺变应性肉芽肿性血管炎的诊断主要依靠临床症状、高嗜酸性粒细胞血症和全身性血管炎的组织学改变。

有学者提出诊断本病的三个标准：① 支气管哮喘；② 外周血嗜酸性粒细胞计数＞1.5×10^9/L；③ 累及两个或更多肺外器官的全身性血管炎。

1990 年美国风湿病学会基于对 20 例肺变应性肉芽肿性血管炎患者的观察，制定了两套肺变应性肉芽肿性血管炎与其他血管炎相区别的诊断方案。

在第一套具有高度特异性和传统格式的诊断方案中，描述了以下 6 条标准：①哮喘；②周围嗜酸性粒细胞增多，白细胞分类计数＞10%；③多发性单神经病变；④鼻窦病变；⑤非固定性肺浸润；⑥活检证实血管外嗜酸性粒细胞增多。满足 4 条或以上，即可诊断为肺变应性肉芽肿性血管炎。结果敏感性为 85%，特异性为 99.7%。

另一套方案更为灵敏，包括需同时满足 3 条标准：①哮喘；②周围嗜酸性粒细胞增多，白细胞分类计数＞10%；③除哮喘和药敏外的过敏史。这一方案的敏感性为 95%，而特异性为 99.2%。

七、鉴别诊断

根据肺变应性肉芽肿性血管炎的不同临床阶段有不同的鉴别诊断。

(一)多动脉炎

结节性多动脉炎和肺变应性肉芽肿性血管炎同属系统性坏死性血管炎，肺变应性肉芽肿性血管炎的临床表现和血管组织活检与结节性多动脉炎有许多相似之处，但结节性多动脉炎发病率男性为女性的2.5～4 倍，多见于 40～50 岁患者，一般无哮喘或过敏性鼻炎史，结节性多动脉炎无嗜酸性粒细胞组织浸润和外周血嗜酸性粒细胞增高，ANCA 很少阳性，部分与乙型肝炎病毒感染有关，在血管壁可查见 HBV 病毒表面抗原(HBSAg)。结节性多动脉炎的血管炎病变主要累及中等及小口径肌动脉，也可累及小动脉和小静脉，因血管壁内弹力层破坏，在狭窄处近端因血管内压力增高，血管扩张形成动脉瘤(或称假性动脉瘤)，而肺变应性肉芽肿性血管炎主要累及小动脉、小静脉，很少见微动脉瘤形成。累及肾脏肺变应性肉芽肿性血管炎以坏死性肾小球肾炎为特点，而结节性多动脉炎以肾血管炎及肾血管性高血压，肾梗死和微动脉瘤为表现。临床上有非特异性的全身症状，肾最多受累，亦常累及心脏、消化系统、肝脏、中枢神经系统、皮肤，但肺部浸润性病变较少见，治疗上除使用皮质激素外，需加用环磷酰胺等免疫抑制剂。

(二)韦氏肉芽肿(Wegener grnulomatosis)

韦氏肉芽肿病变主要累及上、下呼吸道和肾脏，较少累及胃肠道、神经、心脏组织，而肺变应性肉芽肿性血管炎也常累及上呼吸道，但较少见鼻窦炎、鼻炎伴鼻黏膜溃疡，鼻中隔穿孔性鼻出血等病变。典型的肺部侵犯表现为多发性、双侧性、结节性空腔浸润。肾脏受累是韦氏症的一个最重要的临床特征，表现为血尿、蛋白尿、管型尿、肾功能不全、肾病综合征、高血压，病理学表现为局灶性、节段性肾小球肾炎伴或不伴新月体形成。韦氏症的典型病理改变为小动静脉的坏死性血管炎伴血管内或血管外肉芽肿形成，ANCA，大多为C-ANCA在疾病活动期多为阳性，治疗主要是皮质激素和环磷酰胺。

(三)显微镜下多血管炎

显微镜下多血管炎是从结节性动脉中分支出的一类系统性坏死性血管炎疾病，ChapelHil会议将其分类为属于小血管的血管炎。主要累及毛细血管、微小动静脉。常呈亚急性起病，表现为发热、咯血、关节痛、肌痛、体重减轻等全身症状，数周或数月少数可持续至数年后出现全身血管炎症状，几乎100%累及肾脏，表现为局灶性节段性坏死性肾小球肾炎，如不经治疗可迅速进展为肾衰竭，半数以上患者累及到肺，表现为程度不同的肺出血，弥漫性肺泡出血引起的Ⅰ型呼吸衰竭是死亡的常见原因之一，多数患者的P-ANCA阳性，病理活检肾脏和皮肤组织表现为局灶性节段性坏死性小血管炎，血管壁的多种炎症细胞浸润，但无肉芽肿的形成，治疗主要是皮质激素和环磷酰胺，但有较高的复发率。

八、治疗

皮质醇激素和免疫抑制剂，特别是环磷酰胺的使用，大大地提高了肺变应性肉芽肿性血管炎患者的5年生存率，激素是肺变应性肉芽肿性血管炎的一线治疗药物，大多数情况下，可单用激素治疗。皮质激素的起始冲击剂量可达1 g/d甲基泼尼松龙，1～3天后减量至1 mg/(kg·d)的泼尼松口服，加用CTX 0.6 g/m^{2}静脉推注每月1次或1～2 mg/(kg·d)口服，肺变应性肉芽肿性血管炎经治疗后的5年生存率可达90%。肺变应性肉芽肿性血管炎一般对激素的治疗反应较好，过敏症状和高嗜酸性粒细胞血症迅速得到好转，大多数病例可获得缓解，一般在治疗后1月内血沉可降至正常，ANCA并不一定与疾病的严重程度平行，治疗好转时外周血和痰中嗜酸性粒细胞明显下降。随后可开始激素减量，但哮喘仍需小剂量激素维持，10～15 mg/d。在随访中发现有将近1/4患者出现血管炎的复发，复发前多先有外周血嗜酸性粒细胞的增高。

其他免疫抑制剂：环磷酰胺，静脉给药或口服给药的方式目前仍有争议，但口服给药的毒副反应发生率较高，可用于肺变应性肉芽肿性血管炎的复发，用于对皮质激素无反应的患者和一些严重的坏死性血管炎患者可改善预后，但也可带来一些毒副作用如膀胱出血、膀胱纤维化、骨髓抑制、性腺抑制、感染等，出血性膀胱炎的发生率随剂量的累积而增加，但也可发生在仅100 mg的剂量。在有肾功能不全的患者CTX的剂量必须相应地减小，有报道在CTX治疗4～6月后，用骁悉或硫唑嘌呤替代治疗取得不错效果。有其他一些治疗方法的报道如血浆置换疗法，免疫球蛋白治疗，疗效均未肯定。有学者曾报道在一组对皮质激素治疗无效的患者接受α-干扰素治疗，使用300～1 000万单位剂量，每周3次的治疗，结果接受α-干扰素患者获得临床好转，并能停用CTX，减少皮质激素的用量，结果提示α-干扰素可作为一些难治性肺变应性肉芽肿性血管炎患者的辅助治疗，但值得注意的是该药可引起心律失常、缺血性心脏病、心肌病等不良反应。

九、预后

大多数肺变应性肉芽肿性血管炎患者经治疗后预后较好，治疗后的5年生存率可为62%～79%。有学者通过对96例患者的多因素分析发现心肌和胃肠道严重受累与预后不良和死亡密切相关。单因素分析显示，蛋白尿（≥1 g/d）和哮喘-血管炎发病间隔时间短与预后不良有关。无肾功能不全、胃肠道、心脏累及的患者绝大多数可长期存活。

（胥景花）

第六节　支气管中心性肉芽肿病

支气管中心性肉芽肿病（bronchocentric granulomatosis，BG）是1972年一学者报道的一种少见疾病，肉芽肿侵犯下呼吸道支气管和细支气管，很少累及肺实质。多数患者有气管曲菌病及支气管黏栓，50%以上有哮喘，大多数哮喘型患者与变应性支气管肺曲菌病（allergic bronchopulmonary aspergillosis，ABPA）有关。一般无肺外表现。

一、病因

病因不明。哮喘型患者可能与变态反应性支气管曲菌病有关，非哮喘型患者考虑可能是对未知的吸入抗原的高敏反应有关。

二、病理

肺活检显示病变好发于下呼吸道，尤其是远端细支气管，气管内充满坏死性肉芽肿，哮喘型患者病灶中以嗜酸性粒细胞浸润为主，非哮喘型患者病灶中以浆细胞浸润为主。肉芽肿内有真菌菌丝，但未侵犯肺组织。邻近肉芽肿的肺动静脉有血管炎表现。BG患者常有支气管扩张，扩张腔内有坚韧的灰褐色分层物质，镜下见其有黏液、坏死上皮、炎性细胞、嗜酸性粒细胞和夏科-莱登结晶（Charcot-Leyden crystal），并可发现真菌菌丝。

三、临床表现

哮喘患者易发病，分为两型，哮喘型和非哮喘型，所有患者肺外表现少见。哮喘型患者一般均于年轻时发病，男性多见，起病急，咳嗽、气喘、呼吸困难、咳黏液栓痰，伴发热、胸痛。非哮喘型患者起病年龄较大，平均50岁，女性多见，症状轻，无气道收缩症状，仅有干咳、乏力、上呼吸道感染等症状。

四、实验室检查

哮喘型患者血IgE升高，外周血和痰以及病变组织中嗜酸性粒细胞增高，有曲霉菌部分患者和其他真菌感染的血清学证据，部分患者甚至痰中可见曲霉菌；外周血白细胞数轻、中度增高，偶有显著增高，血沉可以升高；影像学检查：病变类似肺曲菌病或支气管黏液栓症，肺叶或肺段实质性浸润或不张,呈块状、线状或结节状阴影,病变可呈孤立性或多发性,部分患者可见空洞或明显的支气管扩张。

五、诊断和鉴别诊断

患者大都有哮喘病史,以咳嗽、咳痰等呼吸道症状起病,胸片显示肺部有浸润或不张,临床除外结核、肺真菌等病变,检查血嗜酸性粒细胞计数增高,对曲菌抗原高度敏感,支气管内有黏液栓,应该怀疑本病,但明确诊断需要依据病理检查。临床除了与感染性疾病鉴别外,还需与以下疾病鉴别。

(一)肉芽肿病多血管炎(GPA)

肺外累及器官较多,主要依据病理鉴别:GPA 病变范围不仅累及气道,而且在其周围实质性肺组织中也有典型病变。

(二)慢性吸入性肺炎

临床有误吸病史,病理检查气道内可以见到吸入性物质并且周围有巨细胞聚集。

六、治疗

对于哮喘型患者主要应用肾上腺皮质激素,一般采用泼尼松 30 mg/d,疗效良好,无须维持治疗。部分患者可能复发,需要重复治疗。非哮喘型患者应该重点寻找感染因素,还可以给予平喘等对症治疗。

(胥景花)

第七节　坏死性结节病样肉芽肿病

一、概论

坏死性结节病样肉芽肿病(necrotizing sarcoid granulo-matosis,NSG)于 1973 年由一学者在一篇肺肉芽肿病和血管炎的文献中首先报道。NSG 主要表现为肺部的结节病样肉芽肿,伴有不同程度的非干酪样坏死和肉芽肿性血管炎。NSG 的病因和发病机制不明。

二、病理表现

NSG 肺部大体病理常见多发结节,大小不等的团块,多分布于胸膜下或沿支气管血管束分布,偶然中心可见空洞。胸膜上可有多发结节,黏附在壁层胸膜上,引起胸膜肥厚和纤维化。NSG 肉芽肿的镜下特征和分布与结节病非常相似,其血管炎可累及肺脏的肌性动脉和静脉,表现为不同类型的病理损害,包括坏死性肉芽肿、巨细胞血管炎和慢性炎症细胞浸润等,常见整条血管的闭塞。支气管破坏、闭塞和阻塞性肺泡炎也很常见。肿大的肺门淋巴结中可见肉芽肿性炎症。胸膜受累时,可见广泛的肉芽肿和机化性纤维化。

NSG 的发病年龄多在 40 岁以上(14～75 岁,平均 49 岁),女性多见,男女患病之比约为 1∶2.2。咳嗽是最常见的临床表现,其他症状包括胸膜性胸痛、呼吸困难,可有发热、盗汗、体重下降、乏力等全身症状。肺外受累少见，可累及脑、肝、肾、消化道等，可有色素膜炎，15%～40%患者没有症状。

三、影像学表现

最常见的影像学表现为双侧胸膜下或沿支气管血管束分布的多发性肺部结节，其次为分布特征和结节影相同的多发边界不清晰的斑片状或片状肺实变影，有些可见支气管气相。结节和弥漫性浸润影可以并存。单发结节和团块少见。HRCT可见结节内空洞，强化不均一。肺门淋巴结肿大报道不一，从8%～79%不等。胸腔积液少见，常为单侧。影像学表现上，虽然沿淋巴管分布的特征和结节病很像，但是和经典的结节病不同，纵隔和肺门淋巴结分布常常靠近下方，并且肺部病变常常倾向于形成空洞。

四、鉴别诊断

NSG和结节病之间的关系存在很大的争议。有学者认为NSG是一种独立的疾病，主要原因为NSG的病理学表现中血管炎和坏死都很显著，这些和经典的结节病不同，同时，肺门淋巴结肿大少见。有人则认为其为结节病的一个亚型，主要依据为NSG肉芽肿的组织学表现和结节病非常相似，NSG和一般结节病不同的是较大范围的凝固性梗死，可能是肉芽肿性血管炎导致血管阻塞后所发生的。另外，有学者发现NSG病变部位CD4/CD8比例升高，而外周血则相反，这点和结节病相同。

NSG可被误诊为肺结核、真菌感染、Wegener肉芽肿等，诊断依赖肺活检病理。其和Wegener肉芽肿的主要鉴别点在于后者肺组织病理中类似于结节病样的肉芽肿很少见，且无上呼吸道受累、肾小球肾炎或其他系统性血管炎的表现。

五、治疗

NSG目前尚无标准治疗方案。部分患者可在数周到1年内自愈。病情严重者可使用糖皮质激素治疗。部分孤立性病变常在手术切除后诊断明确。NSG可复发，有文献报道复发间隔时间长达12年。NSG预后良好，因为部分可自愈或对激素治疗反应好，目前不主张使用免疫抑制剂。

（胥景花）

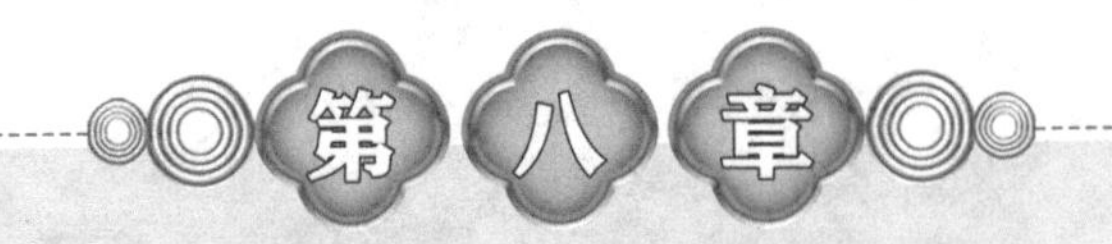

呼吸系统疾病的护理

第一节　慢性支气管炎的常规护理

慢性支气管炎是由于感染或非感染因素引起气管、支气管黏膜及其周围组织的慢性非特异性炎症。临床以咳嗽、咳痰或伴有喘息反复发作为特征，每年持续3个月以上，且连续2年以上。

一、病因和发病机制

慢性支气管炎的病因极为复杂，迄今尚有许多因素不够明确，往往是多种因素长期相互作用的综合结果。

(一)感染

病毒、支原体和细菌感染是本病急性发作的主要原因。病毒感染以流感病毒、鼻病毒、腺病毒和呼吸道合胞病毒常见；细菌感染以肺炎链球菌、流感嗜血杆菌和卡他莫拉菌及葡萄球菌常见。

(二)大气污染

化学气体如氯气、二氧化氮、二氧化硫等刺激性烟雾，空气中的粉尘等均可刺激支气管黏膜，使呼吸道清除功能受损，为细菌入侵创造条件。

(三)吸烟

吸烟为本病发病的主要因素。吸烟时间的长短与吸烟量决定发病率的高低，吸烟者的患病率较不吸烟者高2～8倍。

(四)过敏因素

喘息型支气管患者，多有过敏史。患者痰中嗜酸性粒细胞和组胺的含量及血中IgE明显高于正常。此类患者实际上应属慢性支气管炎合并哮喘。

(五)其他因素

气候变化，特别是寒冷空气对慢支的病情加重有密切关系。自主神经功能失调，副交感神经功能亢进，老年人肾上腺皮质功能减退，慢性支气管炎的发病率增加。维生素C缺乏，维生素A缺乏，易患慢性支气管炎。

二、临床表现

(一)症状

患者常在寒冷季节发病，出现咳嗽、咳痰，尤以晨起显著，白天多于夜间。病毒感染痰液为白色黏液泡沫状，继发细菌感染，痰液转为黄色或黄绿色黏液脓性，偶可带血。慢性支气管炎反复发作后，支气管黏膜的迷走神经感受器反应性增高，副交感神经功能亢进，可出现过敏现象而发生喘息。

(二)体征

早期多无体征。急性发作期可有肺底部闻及干、湿性啰音。喘息型支气管炎在咳嗽或深吸气后可闻及哮鸣音，发作时有广泛哮鸣音。

(三)并发症

(1)阻塞性肺气肿：为慢性支气管炎最常见的并发症。

(2)支气管肺炎：慢性支气管炎蔓延至支气管周围肺组织中，患者表现寒战、发热、咳嗽加剧、痰量增多且呈脓性；白细胞总数及中性粒细胞增多；X线胸片显示双下肺野有斑点状或小片阴影。

(3)支气管扩张症。

三、诊断

(一)辅助检查

1.血常规

白细胞总数及中性粒细胞数可升高。

2.胸部X线

单纯型慢性支气管炎，X线片检查阴性或仅见双下肺纹理增多、增粗、模糊、呈条索状或网状。继发感染时为支气管周围炎症改变，表现为不规则斑点状阴影，重叠于肺纹理之上。

3.肺功能检查

早期病变多在小气道，常规肺功能检查多无异常。

(二)诊断要点

凡咳嗽、咳痰或伴有喘息，每年发作持续3个月，连续2年或2年以上者，并排除其他心肺疾病(如肺结核、肺尘埃沉着病、支气管哮喘、支气管扩张症、肺癌、肺脓肿、心脏病、心功能不全等)、慢性鼻咽疾病后，即可诊断。如每年发病不足3个月，但有明确的客观检查依据(如胸部X线片、肺功能等)亦可诊断。

(三)鉴别诊断

1.支气管扩张

多于儿童或青年期发病，常继发于麻疹、肺炎或百日咳后，并有咳嗽、咳痰反复发作的病史，合并感染时痰量增多，并呈脓性或伴有发热，病程中常反复咯血。在肺下部周围可闻及不易消散的湿性啰音。晚期重症患者可出现杵状指(趾)。胸部X线片上可见双肺下野纹理粗乱或呈卷发状。薄层高分辨CT(HRCT)检查有助于确诊。

2.肺结核

活动性肺结核患者多有午后低热、消瘦、乏力、盗汗等中毒症状。咳嗽痰量不多，常有咯血。

老年肺结核的中毒症状多不明显，常被慢性支气管炎的症状所掩盖而误诊。胸部X线片上可发现结核病灶，部分患者痰结核分枝杆菌检查可获阳性。

3.支气管哮喘

支气管哮喘常为特质性患者或有过敏性疾病家族史，多于幼年发病。一般无慢性咳嗽、咳痰史。哮喘多突然发作，且有季节性，血和痰中嗜酸性粒细胞常增多，治疗后可迅速缓解。发作时双肺布满哮鸣音，呼气延长，缓解后可消失，且无症状，但气道反应性仍增高。慢性支气管炎合并哮喘的患者，病史中咳嗽、咳痰多发生在喘息之前，迁延不愈较长时间后伴有喘息，且咳嗽、咳痰的症状多较喘息更为突出，平喘药物疗效不如哮喘等可资鉴别。

4.肺癌

肺癌多发生于40岁以上男性，并有多年吸烟史的患者，刺激性咳嗽常伴痰中带血和胸痛。胸部X线检查肺部常有块影或反复发作的阻塞性肺炎。痰脱落细胞及支气管镜等检查，可明确诊断。

5.慢性肺间质纤维化

慢性咳嗽，咳少量黏液性非脓性痰，进行性呼吸困难，双肺底可闻及爆裂音(Velcro啰音)，严重者发绀并有杵状指。X线胸片见中下肺野及肺周边部纹理增多紊乱呈网状结构，其间见弥漫性细小斑点阴影。肺功能检查呈限制性通气功能障碍，弥散功能减低，PaO_2下降。肺活检是确诊的手段。

四、治疗

(一)急性发作期及慢性迁延期的治疗

以控制感染、祛痰、镇咳为主，同时解痉平喘。

1.控制感染

抗感染药物及时、有效、足量，感染控制后及时停用，以免产生细菌耐药或二重感染。一般患者可按常见致病菌用药。可选用青霉素G 80万U肌内注射；复方磺胺甲噁唑(SMZ)，每次2片，2次/天；阿莫西林2～4 g/d，3～4次口服；氨苄西林2～4 g/d，分4次口服；头孢氨苄2～4 g/d或头孢拉定1～2 g/d，分4次口服；头孢呋辛2 g/d或头孢克洛0.5～1.0 g/d，分2～3次口服。亦可选择新一代大环内酯类抗生素，如罗红霉素，0.3 g/d，2次口服。抗菌治疗疗程一般7～10天，反复感染病例可适当延长。严重感染时，可选用氨苄西林、环丙沙星、氧氟沙星、阿米卡星、奈替米星或头孢菌素类联合静脉滴注给药。

2.祛痰镇咳

刺激性干咳者不宜单用镇咳药物，否则痰液不易咳出。可给盐酸溴环己胺醇30 mg或羧甲基半胱氨酸500 mg，3次/天，口服。乙酰半胱氨酸(富露施)及氯化铵甘草合剂均有一定的疗效。α-糜蛋白酶雾化吸入亦有消炎祛痰的作用。

3.解痉平喘

解痉平喘主要为解除支气管痉挛，利于痰液排出。常用药物为氨茶碱每次0.1～0.2 g，每8小时1次口服；丙卡特罗50 mg，2次/天；特布他林2.5 mg，2～3次/天。慢性支气管炎有可逆性气道阻塞者应常规应用支气管舒张剂，如异丙托溴铵(异丙托溴铵)气雾剂、特布他林等吸入治疗。阵发性咳嗽常伴不同程度的支气管痉挛，应用支气管扩张药后可改善症状，并有利于痰液的排出。

(二)缓解期的治疗

应以增强体质、提高机体抗病能力和预防发作为主。

(三)中药治疗

采取扶正固本原则,按肺、脾、肾的虚实辨证施治。

五、护理措施

(一)常规护理

1.环境

保持室内空气新鲜、流通,安静,舒适,温湿度适宜。

2.休息

急性发作期应卧床休息,取半卧位。

3.给氧

持续低流量吸氧。

4.饮食

给予高热量、高蛋白、高维生素、易消化饮食。

(二)专科护理

(1)解除气道阻塞,改善肺泡通气。及时清除痰液,神志清醒患者应鼓励咳嗽,痰稠不易咳出时,给予雾化吸入或雾化泵药物喷入,减少局部淤血水肿,以利痰液排出。危重体弱患者,定时更换体位,叩击背部,使痰易于咳出,餐前应给予胸部叩击或胸壁震荡。方法:患者取侧卧位,护士两手手指并拢,手背隆起,指关节微屈,自肺底由下向上,由外向内叩拍胸壁,震动气管,边拍边鼓励患者咳嗽,以促进痰液的排出,每侧肺叶叩击 3～5 分钟。对神志不清者,可进行机械吸痰,需注意无菌操作,抽吸压力要适当,动作轻柔,每次抽吸时间不超过 15 秒,以免加重缺氧。

(2)合理用氧,减轻呼吸困难。根据缺氧和二氧化碳潴留的程度不同,合理用氧,一般给予低流量、低浓度、持续吸氧,如病情需要提高氧浓度,应辅以呼吸兴奋剂刺激通气或使用呼吸机改善通气,吸氧后如呼吸困难缓解、呼吸频率减慢、节律正常、血压上升、心率减慢、心律正常、发绀减轻、皮肤转暖、神志转清、尿量增加等,表示氧疗有效。若呼吸过缓,意识障碍加深,需考虑二氧化碳潴留加重,必要时采取增加通气量措施。

(张　丽)

第二节　肺脓肿的常规护理

肺脓肿是由多种病原菌引起肺实质坏死的肺部化脓性感染。早期为肺组织的化脓性炎症,继而坏死、液化,由肉芽组织包绕形成脓肿。高热、咳嗽和咳大量脓臭痰为其临床特征。本病可见于任何年龄,青壮年男性及年老体弱有基础疾病者多见。自抗生素广泛应用以来,发病率有明显降低。

一、护理评估

(一)病因及发病机制

急性肺脓肿的主要病原体是细菌,常为上呼吸道、口腔的定植菌,包括需氧、厌氧和兼性厌氧菌。厌氧菌感染占主要地位,较重要的厌氧菌有核粒梭形杆菌、消化球菌等。常见的需氧和兼性厌氧菌为金黄色葡萄球菌、化脓链球菌(A组溶血性链球菌)、肺炎克雷伯菌和铜绿假单胞菌等。免疫力低下者,如接受化学治疗、白血病或艾滋病患者其病原菌也可为真菌。根据不同病因和感染途径,肺脓肿可分为以下3种类型。

1.吸入性肺脓肿

吸入性肺脓肿是临床上最多见的类型,病原体经口、鼻、咽吸入致病,误吸为最主要的发病原因。正常情况下,吸入物可由呼吸道迅速清除,但当受凉、劳累等诱因导致全身或局部免疫力下降时,在有意识障碍,如全身麻醉或气管插管、醉酒、脑血管意外时,吸入的病原菌即可致病。此外,也可由上呼吸道的慢性化脓性病灶,如扁桃体炎、鼻窦炎、牙槽脓肿等脓性分泌物经气管被吸入肺内致病。吸入性肺脓肿发病部位与解剖结构有关,常为单发性,由于右主支气管较陡直,且管径较粗大,因而右侧多发。病原体多为厌氧菌。

2.继发性肺脓肿

继发性肺脓肿可继发于:①某些肺部疾病如细菌性肺炎、支气管扩张、空洞型肺结核、支气管肺癌、支气管囊肿等感染;②支气管异物堵塞也是肺脓肿尤其是小儿肺脓肿发生的重要因素;③邻近器官的化脓性病变蔓延至肺,如食管穿孔感染、膈下脓肿、肾周围脓肿及脊柱脓肿等波及肺组织引起肺脓肿。阿米巴肝脓肿可穿破膈肌至右肺下叶,形成阿米巴肺脓肿。

3.血源性肺脓肿

因皮肤外伤感染、痈、疖、骨髓炎、静脉吸毒、感染性心内膜炎等肺外感染病灶的细菌或脓毒性栓子经血行播散至肺部引起小血管栓塞,产生化脓性炎症、组织坏死导致肺脓肿。金黄色葡萄球菌、表皮葡萄球菌及链球菌为常见致病菌。

(二)病理

肺脓肿早期为含致病菌的污染物阻塞细支气管,继而形成小血管炎性栓塞,进而致病菌繁殖引起肺组织化脓性炎症、坏死,形成肺脓肿,继而肺坏死组织液化破溃经支气管部分排出,形成有气液平的脓腔。另因病变累及部位不同,可并发支气管扩张、局限性纤维蛋白性胸膜炎、脓胸、脓气胸、支气管胸膜瘘等。急性肺脓肿经积极治疗或充分引流,脓腔缩小甚至消失,或仅剩少量纤维瘢痕。如治疗不彻底或支气管引流不畅,炎症持续存在,超过3个月以上称为慢性肺脓肿。

(三)健康史

多数吸入性肺脓肿患者有齿、口咽部的感染灶,故要了解患者是否有口腔、上呼吸道慢性感染病灶,如龋齿、化脓性扁桃体炎、鼻窦炎、牙周溢脓等;或手术、劳累、受凉等;是否应用了大量抗生素。

(四)身体状况

1.症状

急性肺脓肿患者,起病急,寒战、高热,体温高达39~40℃,伴有咳嗽、咳少量黏液痰或黏液脓性痰,典型痰液呈黄绿色、脓性,有时带血。炎症累及胸膜可引起胸痛。伴精神不振、全身乏力、食欲减退等全身毒性症状。如感染未能及时控制,于发病后10~14天可突然咳出大量脓臭痰及坏死组织,痰量可达 300～500 mL/d,痰静置后分三层。厌氧菌感染时痰带腥臭味。一般在咳出大量脓痰后,体温明显下降,全身毒性症状随之减轻。约 1/3 患者有不同程度的咯血,偶有中、大量咯血而突然窒息死亡者。部分患者发病缓慢,仅有一般的呼吸道感染症状。血源性肺脓肿多先有原发病灶引起的畏寒、高热等全身脓毒血症的表现。经数天或数周后出现咳嗽、咳痰,痰量不多,极少咯血。慢性肺脓肿患者除咳嗽、咳脓痰、不规则发热、咯血外,还有贫血、消瘦等慢性消耗症状。

2.体征

肺部体征与肺脓肿的大小、部位有关。早期病变较小或位于肺深部,多无阳性体征;病变发展较大时可出现肺实变体征,有时可闻及异常支气管呼吸音;病变累及胸膜时,可闻及胸膜摩擦音或胸腔积液体征。慢性肺脓肿常有杵状指(趾)、消瘦、贫血等。血源性肺脓肿多无阳性体征。

(五)实验室及其他检查

1.实验室检查

急性肺脓肿患者血常规白细胞计数明显增高,中性粒细胞在 90%以上,多有核左移和中毒颗粒。慢性肺脓肿血白细胞可稍升高或正常,红细胞和血红蛋白减少。血源性肺脓肿患者的血培养可发现致病菌。并发脓胸时,可做胸腔脓液培养及药物敏感试验。

2.痰细菌学检查

气道深部痰标本细菌培养可有厌氧菌和/或需氧菌存在。血培养有助于确定病原体和选择有效的抗菌药物。

3.影像学检查

X 线胸片早期可见肺部炎性阴影,肺脓肿形成后,脓液排出,脓腔出现圆形透亮区和气液平面,四周有浓密炎症浸润。炎症吸收后遗留有纤维条索状阴影。慢性肺脓肿呈厚壁空洞,周围有纤维组织增生及邻近胸膜增厚。CT 能更准确定位及发现体积较小的脓肿。

4.纤维支气管镜检查

纤维支气管镜检查有助于明确病因、病原学诊断及治疗。

(六)心理、社会评估

部分肺脓肿患者起病多急骤,畏寒、高热伴全身中毒症状明显,厌氧菌感染时痰有腥臭味等,使患者及家属常深感不安。患者会表现出忧虑、悲观、抑郁和恐惧。

二、主要护理诊断及医护合作性问题

(一)体温过高

与肺组织炎症性坏死有关。

(二)清理呼吸道无效

与脓痰聚积有关。

(三)营养失调,低于机体需要量

与肺部感染导致机体消耗增加有关。

(四)气体交换受损

与气道内痰液积聚、肺部感染有关。

(五)潜在并发症

咯血、窒息、脓气胸、支气管胸膜瘘。

三、护理目标

体温降至正常，营养改善，呼吸系统症状减轻或消失，未发生并发症。

四、护理措施

(一)一般护理

保持室内空气流通、适宜温湿度、阳光充足。晨起、饭后、体位引流后及睡前协助患者漱口，做好口腔护理。鼓励患者多饮水，进食高热量、高蛋白、高维生素等营养丰富的食物。

(二)病情观察

观察痰的颜色、性状、气味和静置后是否分层。准确记录24小时排痰量。当大量痰液排出时，要注意观察患者咳痰是否顺畅，咳嗽是否有力，避免脓痰引起窒息；当痰液减少时，要观察患者中毒症状是否好转，若中毒症状严重，提示痰液引流不畅，做好脓液引流的护理，以保持呼吸道通畅。若发现血痰，应及时报告医师，咯血量较多时，应严密观察体温、脉搏、呼吸、血压及神志的变化，准备好抢救药品和用品，嘱患者患侧卧位，头偏向一侧，警惕大咯血或窒息的突然发生。

(三)用药及体位引流护理

肺脓肿治疗原则是抗生素治疗和痰液引流。

1.抗生素治疗

吸入性肺脓肿一般选用青霉素，对青霉素过敏或不敏感者可用林可霉素、克林霉素或甲硝唑等药物。开始给药采用静脉滴注，体温通常在治疗后3～10天降至正常，然后改为肌内注射或口服。如抗生素有效，宜持续8～12周，直至胸片上空洞和炎症完全消失，或仅有少量稳定的残留纤维化。若疗效不佳，要注意根据细菌培养和药物敏感试验结果选用有效抗菌药物。遵医嘱使用抗生素、祛痰药、支气管扩张剂等药物，注意观察疗效及不良反应。

2.痰液引流

痰液引流可缩短病程，提高疗效。无大咯血、中毒症状轻者可进行体位引流排痰，每天2～3次，每次10～15分钟。痰黏稠者可用祛痰药、支气管舒张药或生理盐水雾化吸入，以利脓液引流。有条件应尽早应用纤维支气管镜冲洗及吸引治疗，脓腔内还可注入抗生素，加强局部治疗。

3.手术治疗

内科积极治疗3个月以上效果不好或有并发症，可考虑手术治疗。

(四)心理护理

向患者及家属及时介绍病情，解释各种症状和不适的原因，说明各项诊疗、护理操作目的、操作程序和配合要点。由于疾病带来口腔脓臭气味使患者害怕与人接近，在帮助患者口腔护理的同时消除患者的紧张心理。主动关心并询问患者的需要，使患者增加治疗的依从性和信心，指导患者正确对待本病，使其勇于说出内心感受，并积极进行疏导。教育患者家属配合医护人员做好患者的心理指导，使患者树立治愈疾病的信心，以促进患者早日康复。

(五)健康指导

1.疾病知识指导

指导患者及家属了解肺脓肿发生、发展、治疗和有效预防方面的知识。积极治疗肺炎、皮肤疖、痈或肺外化脓性等原发病灶。教会患者练习深呼吸，鼓励患者咳嗽并采取有效的咳嗽方式进行排痰，保持呼吸道的通畅，促进病变的愈合。对重症患者做好监护，教育家属及时发现病情变化,并及时向医师报告。

2.生活指导

指导患者生活要有规律,注意休息,劳逸结合,应增加营养物质的摄入。提倡健康的生活方式,重视口腔护理,在晨起、饭后、体位引流后、晚睡前要漱口、刷牙,防止污染分泌物误吸入下呼吸道。鼓励平日多饮水,戒烟、酒。保持环境整洁、舒适,维持适宜的室温与湿度,注意保暖,避免受凉。

3.用药指导

抗生素治疗非常重要,但需要时间较长,为防止病情反复,应遵从治疗计划。指导患者及家属根据医嘱服药,向患者讲解抗生素等药物的用药疗程、方法、不良反应,发现异常及时向医师报告。

4.加强易感人群护理

对意识障碍、慢性病、长期卧床者,应注意指导家属协助患者经常变换体位、翻身、拍背促进痰液排出,疑有异物吸入时要及时清除。有感染征象时应及时就诊。

五、护理评价

患者体温平稳,呼吸系统症状消失,营养改善,无并发症发生或发生后及时得到处理。

(张 丽)

第三节 肺栓塞的常规护理

一、概述

肺栓塞(pulmonary embolism,PE)是由内源性或外源性栓子堵塞肺动脉或其分支引起肺循环和右心功能障碍的一组临床和病理生理综合征,包括肺血栓栓塞症(pulmonary thromboembolism,PTE)、脂肪栓塞综合征、羊水栓塞、空气栓塞、肿瘤栓塞等。

来自静脉系统或右心的血栓堵塞肺动脉或其分支引起肺循环和呼吸功能障碍的临床和病理综合征称为PTE,临床上95%以上的PE是由于PTE所致,是最常见的PE类型,因此,临床上所说的PE通常指的是PTE。PE中80%~90%的栓子来源于下肢或骨盆深静脉血栓,临床上又把PE和深静脉血栓形成(deep venous thrombosis,DVT)划归于静脉血栓栓塞症(venous thromboembolism,VTE),并认为PE和DVT具有相同的易患因素,大多数情况下二者伴随发生,为VTE的两种不同临床表现形式。PE可单发或多发,但常发生于右肺和下叶。当栓子堵塞肺动脉,如果其支配区的肺组织因血流受阻或中断而发生坏死,称之为肺梗死(pulmonary infarction,PI)。由于肺组织同时接受肺动脉、支气管动脉和肺泡内气体三重供氧,因此肺动脉阻塞时临床上较少发生肺梗死。如存在基础心肺疾病或病情严重,影响到肺组织的多重氧供,才有可能导致PI。

经济舱综合征(economy class syndrome,ECS)是指由于长时间空中飞行,静坐在狭窄而活动受限的空间内,双下肢静脉回流减慢,血液淤滞,从而发生DVT和/或PTE,又称为机舱性血栓形成。长时间坐车(火车、汽车、马车等)旅行也可以引起 DVT 和/或 PTE,故广义的 ECS 又称为旅行者血栓形成。

“e 栓塞”是指上网时间比较长而导致的下肢静脉血栓形成并栓塞的事件,与现代工作中电脑的普及和相应工作习惯有关。

二、病因与发病机制

PE 的栓子 99%是属血栓性质的,因此,导致血栓形成的危险因素均为 PE 的病因。这些危险因素包括自身因素(多为永久性因素)和获得性因素(多为暂时性因素)。自身因素一般指的是血液中一些抗凝物质及纤溶物质先天性缺损,如蛋白 C 缺乏、蛋白 S 缺乏、抗凝血酶Ⅲ(ATⅢ)缺乏,以及凝血因子 V Leiden 突变和凝血酶原(PTG)20210A 突变等,为明确的 VTE 危险因素,常以反复静脉血栓形成和栓塞为主要临床表现,称为遗传性血栓形成倾向,或遗传性易栓症。若 40 岁以下的年轻患者无明显诱因反复发生 DVT 和 PTE,或发病呈家族聚集倾向,应注意检测这些患者的遗传缺陷。获得性因素临床常见有:高龄、长期卧床、长时间旅行、动脉疾病(含颈动脉及冠状动脉病变)、近期手术史、创伤或活动受限如卒中、肥胖、真性红细胞增多症、管状石膏固定患肢、VTE 病史、急性感染、抗磷脂抗体综合征、恶性肿瘤、妊娠、口服避孕药或激素替代治疗等。另外随着医学科学技术的发展,心导管、有创性检查及治疗技术(如 ICD 植入和中心静脉置管等)的广泛开展,也大大增加了 DVT-PE 的发生,因此,充分重视上述危险因素将有助于对 PE 的早期识别。

引起 PTE 的血栓可以来源于下腔静脉径路、上腔静脉径路或右心腔,其中大部分来源于下肢深静脉,尤其是从腘静脉上端到髂静脉段的下肢近端深静脉(占 50%~90%)。盆腔静脉丛亦是血栓的重要来源。

由于 PE 致肺动脉管腔阻塞,栓塞部位肺血流量减少或中断,机械性肺毛细血管前动脉高压,加之肺动脉、冠状动脉反射性痉挛,使肺毛细血管床减少,肺循环阻力增加,肺动脉压力上升,使右心负荷加重,心排血量下降。由于右心负荷加重致右心压力升高,右室扩张致室间隔左移,导致左室舒张末期容积减少和充盈减少,使主动脉与右室压力阶差缩小及左心室功能下降,进而心排血量减少,体循环血压下降,冠状动脉供血减少及心肌缺血,致脑动脉及冠状动脉供血不足,患者可发生脑供血不足、脑梗死、心绞痛、急性冠状动脉综合征、心功能不全等。肺动脉压力升高程度与血管阻塞程度有关。由于肺血管床具备强大的储备能力,对于原无心肺异常的患者,肺血管床面积减少 25%~30%时,肺动脉平均压轻度升高;肺血管床面积减少 30%~40%时,肺动脉平均压可达 4.0 kPa(30 mmHg)以上,右室平均压可升高;肺血管床面积减少 40%~50%时,肺动脉平均压可达 5.3 kPa(40 mmHg),右室充盈压升高,心排血指数下降;肺血管床面积减少 50%~70%时,可出现持续性肺动脉高压;肺血管床面积减少达 85%以上时,则可发生猝死。PE 时由于低氧血症及肺血管内皮功能损伤,释放内皮素、血管紧张素Ⅱ,加之血栓中的血小板活化脱颗粒释放 5 羟色胺、缓激肽、血栓素 A、二磷酸腺苷、血小板活化因子等大量血管活性物质,均进一步使肺动脉血管收缩,致肺动脉高压等病理生理改变。PE 后堵塞部位肺仍保持通气,但无血流,肺泡不能充分地进行气体交换,致肺泡无效腔增大,导致肺通气/血流比例失调,低氧血症发生。由于右心房与左心房之间压差倒转,约 1/3 的患者超声可检测到经卵圆孔的右向左分流,加重低氧血症,同时也增加反常栓塞和卒中的风险。较小的和远端的栓子虽不影响血流动力学,但可使肺泡出血致咯血、胸膜炎和轻度的胸膜渗出,临床表现为“肺梗死”。

若急性 PE 后肺动脉内血栓未完全溶解，或反复发生 PTE，则可能形成慢性血栓栓塞性肺动脉高压(chronic thromboembolic pulmonary hypertension，CTEPH)，继而出现慢性肺心病，右心代偿性肥厚和右心衰竭。

三、临床表现

PE 发生后临床表现多种多样，可涉及呼吸、循环及神经系统等多个系统，但是缺乏特异性。其表现主要取决于栓子的大小、数量、与肺动脉堵塞的部位、程度、范围，也取决于过去有无心肺疾病、血流动力学状态、基础心肺功能状态、患者的年龄及全身健康状况等。较小栓子可能无任何临床症状。小范围的 PE(面积小于肺循环 50％的 PE)一般没有症状或仅有气促，以活动后尤为明显。当肺循环＞50％突然发生栓塞时，就会出现严重的呼吸功能和心功能障碍。

多数患者因呼吸困难、胸痛、先兆晕厥、晕厥和/或咯血而疑诊为急性肺栓塞。常见症状：①不明原因的呼吸困难及气促，尤以活动后明显，为 PE 最重要、最常见症状，发生率为80％～90％。②胸痛：为 PE 常见的症状，发生率为 40％～70％，可分为胸膜炎性胸痛(40％～70％)及心绞痛样胸痛(4％～12％)。胸膜炎性胸痛常为较小栓子栓塞周边的肺小动脉，局部肺组织中的血管活性物质及炎性介质释放累及胸膜所致。胸痛多与呼吸有关，吸气时加重，并随炎症反应消退或胸腔积液量的增加而消失。心绞痛样胸痛常为较大栓子栓塞大的肺动脉所致，是梗死面积较大致血流动力学变化，引起冠状动脉血流减少，患者发生典型心绞痛样发作，发生时间较早，往往在栓塞后迅速出现。③晕厥：发生率为 11％～20％，为大面积 PE 所致心排血量降低致脑缺血，值得重视的是临床上晕厥可见于 PE 首发或唯一临床症状。出现晕厥往往提示预后不良，有晕厥症状的 PTE 病死率高达 40％，其中部分患者可猝死。④咯血占 10％～30％，多于梗死后 24 小时内发生，常为少量咯血，大咯血少见，多示肺梗死发生。⑤烦躁不安、惊恐甚至濒死感：多提示梗死面积较大，与严重呼吸困难或胸痛有关。⑥咳嗽、心悸等。各病例可出现以上症状的不同组合。临床上有时出现所谓“三联征”，即同时出现呼吸困难、胸痛及咯血，但仅见于 20％的患者，常常提示肺梗死患者。急性肺栓塞也可完全无症状，仅在诊断其他疾病或尸检时意外发现。

(一)症状

常见体征如下。①呼吸系统：呼吸频率增加(＞20 次/分)最常见；发绀；肺部有时可闻及哮鸣音和/或细湿啰音；合并肺不张和胸腔积液时出现相应的体征。②循环系统：心率加快(＞90 次/分)，主要表现为窦性心动过速，也可发生房性心动过速、心房颤动、心房扑动或室性心律失常；多数患者血压可无明显变化，低血压和休克罕见，但一旦发生常提示中央型急性肺栓塞和/或血流动力学受损；颈静脉充盈、怒张，或搏动增强；肺动脉瓣区第二心音亢进或分裂，三尖瓣可闻收缩期杂音。③其他：可伴发热，多为低热，提示肺梗死。

(二)体征

下肢 DVT 的主要表现为患肢肿胀、周径增大、疼痛或压痛、皮肤色素沉着，行走后患肢易疲劳或肿胀加重。但半数以上的下肢 DVT 患者无自觉症状和明显体征。应测量双侧下肢的周径来评价其差别。

(三)DVT 的症状与体征

周径的测量点分别为髌骨上缘以上 15 cm 处，髌骨下缘以下 10 cm 处。双侧相差＞1 cm 即考虑有临床意义。

四、辅助检查

尽管血气分析的检测指标不具有特异性，但有助于对PE的筛选。为提高血气分析对PE诊断的准确率，应以患者就诊时卧位、未吸氧、首次动脉血气分析的测量值为准。由于动脉血氧分压随年龄的增长而下降，所以血氧分压的正常预计值应按照公式 PaO_2(mmHg)=106－0.14×年龄(岁)进行计算。70%～86%的患者示低氧血症及呼吸性碱中毒，93%的患者有低碳酸血症，86%～95%的患者肺泡-动脉血氧分压差 $P_{(A-a)}O_2$ 增加[>2.0 kPa(15 mmHg)]。

(一)动脉血气分析

为目前诊断PE及DVT的常规实验室检查方法。急性血栓形成时，凝血和纤溶系统同时激活，引起血浆*D*-二聚体水平升高，如>500 μg/L对诊断PE有指导意义。*D*-二聚体水平与血栓大小、堵塞范围无明显关系。由于血浆中2%～3%的血浆纤维蛋白原转变为血浆蛋白，故正带人血浆中可检测到微量*D*-二聚体，正常时*D*-二聚体<250 μg/L。*D*-二聚体测定敏感性高而特异性差，阴性预测价值很高，水平正常多可以排除急性PE和DVT。在某些病理情况下也可以出现*D*-二聚体水平升高，如肿瘤、炎症、出血、创伤、外科手术，以及急性心肌梗死和主动脉夹层，所以*D*-二聚体水平升高的阳性预测价值很低。本项检查的主要价值在于急诊室排除急性肺栓塞，尤其是低度可疑的患者，而对确诊无益。中度急性肺栓塞可疑的患者，即使检测*D*-二聚体水平正常，仍需要进一步检查。高度急性肺栓塞可疑的患者，不主张检测*D*-二聚体水平，此类患者不论检测的结果如何，均不能排除急性肺栓塞，需行超声或CT肺动脉造影进行评价。

(二)血浆*D*-二聚体测定

心电图改变是非特异性的，常为一过性和多变性，需动态比较观察有助于诊断。窦性心动过速是最常见的心电图改变，其他包括电轴右偏，右心前区导联及Ⅱ、Ⅲ、aVF导联T波倒置(此时应注意与非ST段抬高性急性冠脉综合征进行鉴别)，完全性或不完全性右束支传导阻滞等；最典型的心电图表现是 $S_{Ⅰ}Q_{Ⅲ}T_{Ⅲ}$(Ⅰ导联S波变深，S波>1.5 mm，Ⅲ导联有Q波和T波倒置)，但比较少见。房性心律失常，尤其是心房颤动也比较多见。

(三)心电图

在提示诊断、预后评估及排除其他心血管疾病方面有重要价值。超声心动图具有快捷、方便和适合床旁检查等优点，尤其适用于急诊，可提供急性肺栓塞的直接和间接征象，直接征象为发现肺动脉近端或右心腔(包括右心房和右心室)的血栓，如同时患者临床表现符合PTE，可明确诊断。间接征象多是右心负荷过重的表现，如右室壁局部运动幅度降低；右室和/或右房扩大；室间隔左移和运动异常；近端肺动脉扩张；三尖瓣反流速度增快等。既往无心肺疾病的患者发生急性肺栓塞，右心室壁一般无增厚，肺动脉收缩压很少超过4.7～5.3 kPa(35～40 mmHg)。因此在临床表现的基础上，结合超声心动图的特点，有助于鉴别急、慢性肺栓塞。

(四)超声心动图

PE时X线检查可有以下征象。①肺动脉阻塞征：区域性肺血管纹理纤细、稀疏或消失，肺野透亮度增加。②肺动脉高压征及右心扩大征：右下肺动脉干增宽或伴截断征，肺动脉段膨隆，以及右心室扩大。③肺组织继发改变：肺野局部片段阴影，尖端指向肺门的楔形阴影，肺不张

(五)胸部X线检查

胸部X线检查或膨胀不全，肺不张侧可见膈肌抬高，有时合并胸腔积液。CT肺动脉造影具有无创、快捷、图像清晰和较高的性价比等特点，同时由于可以直观地判断肺动脉阻塞的程度和

形态，以及累及的部位和范围，因此是目前急诊确诊PE最主要确诊手段之一。CT肺动脉造影可显示主肺动脉、左右肺动脉及其分支的血栓或栓子，不仅能够发现段以上肺动脉内的栓子，对亚段或以上的PE的诊断价值较高，其诊断敏感度为83%，特异度为78%～100%，但对亚段以下的肺动脉内血栓的诊断敏感性较差。PE的直接征象为肺动脉内的低密度充盈缺损，部分或完全包围在不透光的血流之间(轨道征)，或者呈完全充盈缺损，远端血管不显影。间接征象包括肺野楔形密度增高影，条带状的高密度区或盘状肺不张，中心肺动脉扩张及远端血管分支减少或消失等。同时也可以对右室的形态和室壁厚度等右心室改变的征象进行分析。

(六)CT肺动脉造影

本项检查是二线诊断手段，在急诊的应用价值有限，通常禁用于肾功能不全、造影剂过敏或者妊娠妇女。严重肺动脉高压，中度以上心脏内右向左分流及肺内分流者禁用此诊断方法。典型征象是与通气显像不匹配的肺段分布灌注缺损。其诊断肺栓塞的敏感性为92%，特异性为87%，且不受肺动脉直径的影响，尤其在诊断亚段以下肺动脉血栓栓塞中具有特殊意义。

(七)放射性核素肺通气灌注扫描

放射性核素肺通气灌注扫描是公认诊断PE的金指标，属有创性检查，不作为PTE诊断的常规检查方法。肺动脉造影可显示直径1.5 mm的血管栓塞，其敏感性为98%，特异性为95%～98%。肺动脉造影影像特点：直接征象为血管腔内造影剂充盈缺损，伴或不伴轨道征的血流阻断；间接征象为栓塞区域血流减少及肺动脉分支充盈及排空延迟。多在患者需要介入治疗如导管抽吸栓子、直接肺动脉内溶栓时应用。

(八)肺动脉造影

单次屏气20秒内完成MRPA扫描，可直接显示肺动脉内栓子及肺栓塞所致的低灌注区。与CT肺动脉造影相比，MRPA的一个重要优势在于可同时评价患者的右心功能，对于无法进行造影的碘过敏患者也适用，缺点在于不能作为独立排除急性肺栓塞的检查。

(九)磁共振肺动脉造影(MRPA)

对于PE来讲这项检查十分重要，可寻找PE栓子的来源。血管超声多普勒检查为首选方法，可对血管腔大小、管壁厚度及管腔内异常回声均可直接显示。除下肢静脉超声外，对可疑的患者应推荐加压静脉超声成像(compression venous ultrasonography，CUS)检查，即通过探头压迫静脉等技术诊断DVT，静脉不能被压陷或静脉腔内无血流信号为DVT的特定征象。CUS诊断近端血栓的敏感度为90%，特异度为95%。

五、病情观察与评估

(1)监测生命体征，观察患者有无呼吸、脉搏增快，血压下降。

(2)观察有无剧烈胸痛、晕厥、咯血"肺梗死三联征"。

(3)观察有无口唇及肢端发绀、鼻翼扇动、三凹征、辅助呼吸肌参与呼吸等呼吸困难的表现。

(4)观察患者有无下肢肿胀、疼痛或压痛，皮肤发红或色素沉着等深静脉血栓的表现。

(5)评估辅助检查结果*D*-二聚体在肺血栓栓塞症(PTE)急性期升高；动脉血气分析表现为低氧血症、低碳酸血症、肺泡-动脉血氧分压差增大；深静脉超声检查发现血栓。

(6)评估有无活动性出血、近期自发颅内出血等溶栓禁忌证。

六、护理措施

(一)体位与活动

抬高床头,绝对卧床休息。

(二)氧疗

根据缺氧严重程度选择鼻导管或面罩给氧。如患者有意识改变,氧分压(PaO_2)<8.0 kPa(60 mmHg),二氧化碳分压($PaCO_2$)>6.7 kPa(50 mmHg)时行机械通气。

(三)用药护理

1.溶栓药

常用尿激酶、链激酶、重组纤溶酶原激活物静脉输注。

2.抗凝药物

常用普通肝素输注、低分子量肝素皮下注射、华法林口服。

3.镇静止痛药物

常用吗啡或哌替啶止痛。

4.用药注意事项

溶栓、抗凝治疗期间观察大小便颜色,有无皮下、口腔黏膜、牙龈、鼻腔、穿刺点出血等。观察患者神志,警惕颅内出血征象。使用吗啡者观察有无呼吸抑制。定时测定国际标准化比值(INR)、部分凝血活酶时间(APTT)、凝血酶原时间(PT)及血小板。

七、健康指导

(1)告知患者避免挖鼻、剔牙及肌内注射,禁用硬毛牙刷,以免引起出血。

(2)禁食辛辣、坚硬、多渣饮食,服用华法林期间,避免食用萝卜、菠菜、咖啡等食物。

(3)告知患者戒烟,控制体重、血压、血脂、血糖。

(4)告知下肢静脉血栓患者患肢禁止按摩及冷热敷。

(5)定期随访,定时复查 INR、APTT、PT 及血小板。

(张　丽)

第四节　肺动脉高压的常规护理

肺动脉高压(pulmonary arterial hypertension,PAH)是发病率较低、预后较差的恶性肺血管疾病,表现为肺动脉压力和肺血管阻力进行性升高,最终导致右心室衰竭和死亡。肺动脉高压是一种肺动脉循环血流受限引起肺血管阻力病理性增高,并最终导致右心衰竭的综合征。从血流动力学角度来看,是指海平面水平,右心导管测得平均肺动脉压(mPAP)≥3.3 kPa(25 mmHg),同时心排血量减少或正常和肺小动脉楔压(PAWP)≤2.0 kPa(15 mmHg)和肺血管阻力(PVR)>3 WU(wood units)。

20 世纪 80 年代进行的美国原发性 PAH 登记注册研究(NIH)显示其 1 年、3 年、5 年生存率分别为 68%、48%、34%。近 10 余年来随着 PAH 规范化诊治的推广、新的靶向药物的应用,

2000年后进行的PAH登记注册研究结果均显示预后较前有所改善，2002—2003年进行的法国登记注册研究显示PAH的1年、2年、3年生存率分别为85.7%、69.6%、54.9%。

一、肺动脉高压病因、分类与发病机制

(一)病因、分类

2013年法国尼斯举行的第五次世界肺高血压会议对肺高血压的诊断分类再次进行更新。

(二)发病机制

PAH的研究已有100多年，但其发病机制尚未完全明了。PAH的病理改变为肺小动脉闭塞及有效循环血管床数量的锐减，肺血管内皮细胞损伤引起血管收缩反应增强和肺动脉平滑肌细胞增生、肥厚，外周小血管肌化，以及细胞外基质的增多，导致肺血管重构。研究认为与肺血管内皮功能异常、血管收缩及血栓形成有关。从病理学角度分析，是由于各种原因引起肺动脉内皮细胞，平滑肌细胞，包括离子通道的损伤，导致细胞内钙离子浓度升高，平滑肌细胞过度收缩和增殖，及凋亡减弱等一系列血管重构过程，引起肺血管闭塞，血管阻力增加。可能与缺氧、神经体液、先天性、遗传等因素有关。其组织病理学改变主要累及内径为100～1 000 μm的肺毛细血管前肌型小动脉，早期病变为血管中层平滑肌细胞和内膜细胞增生，晚期为血管壁纤维化，胶原沉着，呈特征性的丛样病变。

随着PAH发病机制的深入研究，发现一氧化氮(NO)、内皮素(ET-1)、5-羟色胺(5-HT)、血栓烷(TX2)和前列环素失衡、血管生成素等细胞因子、基因分子等成分对肺血管的舒张和收缩调节失衡，引起肺血管收缩、增厚、内皮细胞瘤样增生、血栓形成等病理形态学改变，导致血管重塑、心力衰竭、静脉淤血等使病情进行性加重。近年来，细胞生物学和分子遗传学的飞速发展促进了对肺动脉高压发病机制的深入研究，进而带动了肺动脉高压诊断学和治疗学研究的进步。

二、临床表现

肺动脉高压缺乏特异性的临床症状，患者早期可无自觉症状或仅出现原发疾病的临床表现，随肺动脉压力升高出现一些非特异性症状，如劳力性呼吸困难、乏力、晕厥、胸痛、水肿、腹胀等。

(一)气短、呼吸困难

气短、呼吸困难是早期、常见的症状，其特征是劳力性，发生率超过98%。主要表现为活动后气短，休息时好转；严重患者休息时亦可出现。

(二)疲乏

因心排血量下降，氧交换和运输减少引起的组织缺氧。各人的表现不尽相同，严重程度常与气喘相似。

(三)胸痛

约30%的患者会出现胸痛，多在活动时出现。其持续时间、部位和疼痛性质多变，并无特异性表现。

(四)晕厥

PAH患者由于小肺动脉存在广泛狭窄甚至闭塞样病变，肺血管阻力明显增加，导致心脏排血量下降。患者活动时由于心排血量不能相应增加，脑供血不足，容易引起低血压甚至晕厥。诱发晕厥的可能因素：①肺血管高阻力限制运动心排血量的增加；②低氧性静脉血通过开放的卵圆孔分流向体循环系统；③体循环阻力下降；④肺小动脉痉挛；⑤大的栓子堵塞肺动脉；⑥突发心律

失常，特别是恶性心动失常。有些患者晕厥前没有前驱症状，如患者出现胸痛、头晕、肢体麻木感应警惕晕厥发生。

（五）水肿

右心功能不全时可出现身体不同部位的水肿，严重时可有颈静脉充盈、怒张，肝大，腹水、胸腔积液甚至心包积液，这些症状的出现标志着患者右心功能不全已发展到比较严重的程度。

（六）咳嗽、咯血

PAH 患者肺小动脉狭窄、闭塞，引起侧支循环血管开放。由于侧支循环血管的管壁较薄，在高压力血流的冲击下容易破裂出血。出血主要发生在毛细血管前小肺动脉及各级分支和/或肺泡毛细血管。约 20%PAH 患者有咳嗽，多为干咳，有时可能伴痰中带血或咯血。咯血量较少，也可因大咯血死亡。

（七）发绀

1.中心性发绀

多见于先天性心脏病、艾森门格综合征、心力衰竭、支气管扩张的患者。出现中心性发绀提示患者全身组织缺氧，是疾病严重的标志之一。

2.差异性发绀

差异性发绀是动脉导管未闭、艾森门格综合征患者特有的临床表现，有很高的诊断价值。

（八）杵状指

有些先天性心脏病和慢性肺疾病的患者，其手指或足趾末端增生、肥厚、呈杵状膨大，这种现象称为杵状指。

（九）雷诺现象

雷诺现象是由于手指和足趾对寒冷异常敏感所致，10%～14%的 PAH 患者存在雷诺现象，提示预后不佳。

（十）其他

如 PAH 患者出现声音嘶哑，为肺动脉扩张挤压左侧喉返神经所致，病情好转后可消失。

所有类型的 PAH 患者症状都类似，但上述症状都缺乏特异性，PAH 以外的疾病也可引起。PAH 患者症状的严重程度与 PAH 的发展程度有直接相关性。

三、肺动脉高压诊断标准与检查

（一）诊断标准

根据肺动脉高压诊治指南，PAH 的诊断标准：静息状态下，右心导管测得的平均肺动脉压（mPAP）≥3.3 kPa（25 mmHg），并且 PAWP≤2.0 kPa（15 mmHg），PVR＞3 WU。肺动脉高压的诊断应包含两部分：①确诊肺动脉高压；②确定肺动脉高压的类型和病因。

（二）检查

PAH 的早期诊断和治疗，是决定其预后的关键。美国胸科医师学会（ACCP）PAH 诊断和治疗指南推荐对高危人群进行筛查。2009 年欧洲心脏病学会和欧洲呼吸病学会（ESC/ERS）发布的《肺动脉高压诊治指南》提到下列实验室和辅助检查有助于 PAH 的诊断，确定 PAH 的分类。

1.实验室检查

主要包括脑钠肽、肌钙蛋白、C 反应蛋白水平、代谢生化标志物等。脑钠肽能反应 PAH 患者病情的严重程度、疗效、生存和预后，且与血流动力学变化密切相关，是监测右心衰竭的重要指标。肌钙蛋白T检测敏感性和特异性很高，其血浆中浓度与心肌受损程度成正相关。C反应蛋白水平在PAH患者中明显升高，与疾病严重程度密切相关，是预测PAH死亡和临床恶化独立的风险因素。

2.心电图

PAH特征性的心电图改变：①电轴右偏；②Ⅰ导联出现s波；③肺型P波；④右心肥厚的表现，右胸前导联可出现ST-T波低平或倒置。心电图检查作为筛查手段，其敏感性和特异性均不是很高。

3.胸部X线

PAH患者胸片的改变包括肺动脉扩张和周围肺纹理减少。胸部X线检查可以帮助排除中至重度的肺部疾病或肺静脉高压患者。但肺动脉高压的严重程度和肺部X线检查的结果可不一致。

4.肺功能检查和动脉血气分析

PAH患者的肺功能特点为通气功能相对正常，弥散功能减退，运动肺功能异常。由于过度换气，动脉二氧化碳分压通常降低。

5.超声心动图

超声心动图是筛选PAH最重要的无创性检查方法，它提供肺动脉压力估测数值，同时能评估病情严重程度和预后。每个疑似PAH患者都应该进行该项检查。右心的形态、功能与PAH患者的预后密切相关，也是超声心动图评价PAH的核心。研究显示临床常规采集的一些指标可以反映PAH患者的预后。超声探测到中量至大量心包积液的PAH患者病死率增加。

6.腹部超声

可以排除肝硬化和门静脉高压。应用造影剂和彩色多普勒超声能够提高准确率。门静脉高压可以通过右心导管检查阻塞静脉和非阻塞静脉压力差确诊。

7.高分辨率计算机体层成像(CTPA)

作为一种成熟的技术在肺动脉高压鉴别诊断中有重要的作用，也是不明原因的肺动脉高压的一线检查手段。

8.胸部磁共振(MRI)

MRI诊断PAH可以从肺动脉形态改变，也可以从其功能变化上进行较全面分析肺动脉及其分支管径和右心功能情况。

9.通气/灌注显像

用于PAH中怀疑慢性血栓栓塞性肺动脉高压(CETPH)的患者。通气/灌注扫描在确诊CTEPH中比CT的敏感性高。

10.肺动脉造影(PAA)

肺动脉造影是了解肺血管分布、解剖结构、血流灌注的重要手段之一。

11.右心导管检查(RHC)

右心导管检查是目前临床测定肺动脉压力最为准确的方法，也是评价各种无创性测压方法准确性的“金标准”，能准确评价血流动力学受损的程度、测试肺血管反应性。

12.急性血管扩张试验

这一试验现已成为国际上公认筛选钙通道阻滞剂敏感患者的最可靠检查手段。研究证实，急性血管扩张试验阳性患者使用钙通道阻滞剂治疗可以使预后得到显著的改善。

四、肺动脉高压患者功能分级评价标准

功能分级是临床上选择用药方案的根据及评价用药后疗效的重要指标。世界卫生组织(WHO)根据PAH患者临床表现的严重程度将PAH分为4级,从Ⅰ级到Ⅳ级表示病情逐渐加重,是评估患者病情的重要指标。WHO心功能分级是对患者运动耐力的粗略评估,研究显示心功能分级是预后的强预测因子,与WHO心功能Ⅱ级患者相比,心功能Ⅲ级及Ⅳ级的患者预后差,而经治疗后心功能分级改善的患者生存率也改善。

五、肺动脉高压的治疗

目前PAH仍是一种无法根治的恶性疾病。现有的治疗手段无法从根本上逆转PAH,只能相对延缓病情恶化。

20世纪90年代前对PAH缺少治疗手段,医学界常采用主要针对右心功能不全和肺动脉原位血栓形成的、无特异性的传统治疗(氧疗、利尿、强心和抗凝等)。20世纪90年代后,联合新型靶向药物治疗(目前公认的PAH三大治疗途径靶向药物,如钙通道阻滞剂、内皮素受体拮抗剂、前列环素及其类似物、吸入一氧化氮和5型磷酸二酯酶抑制等),生存率得到明显提高。但PAH患者的治疗不能仅仅局限于单纯的药物治疗,专科医师根据PAH的不同临床类型、PAH的功能分类,评估患者的病情、血管反应性、药物有效性和不同药物联合治疗等,制订一套完整的个体化治疗方案,其中包括原发病、基础疾病的治疗,靶向治疗及手术治疗。

(一)肺动脉高压的传统治疗

吸氧、强心、利尿、抗凝是肺动脉高压的基本治疗措施。低氧是强烈的肺血管收缩因子,可影响肺动脉高压的发生和发展。通常认为将患者的动脉血氧饱和度持续维持在90%以上很重要。肺动脉高压患者合并右心衰竭失代偿时使用利尿剂可明显减轻症状。在使用利尿剂时,应密切观察电解质和肾功能的变化。肺动脉高压患者常有心力衰竭和体力活动减少等危险因素存在,易发生静脉血栓栓塞,抗凝治疗可提高患者生存率。

(二)肺动脉高压靶向药物治疗

包括钙通道阻滞剂类、前列环素类似物(贝前列素钠、吸入用伊洛前列素溶液)、内皮素受体拮抗剂(波生坦、安立生坦)、5型磷酸二酯酶抑制剂(西地那非、伐地那非)、Rho激酶抑制剂等。

1.钙通道阻滞剂(CCB)

钙通道阻滞剂在急性血管反应试验阳性患者中有较好的疗效,长期应用大剂量CCB可以延长此类患者的生存期,与CCB治疗无效的患者相比,其5年生存率明显提高,分别为95%和27%。但须指出的是,其仅对5%~10%的急性血管扩张试验阳性的轻、中度PAH患者有效,在不出现不良事件的情况下,可以最高耐受量进行治疗。

2.前列环素及类似物(PGI2)

能明显扩张肺循环和体循环,抑制血小板聚集,抑制平滑肌细胞的迁移和增殖,延缓肺血管结构重建,抑制ET合成和分泌等作用。PGI2类似物伊洛前列素、曲前列环素等药物相继在欧洲、美国、日本等国家上市用于治疗肺动脉高压,均取得较好疗效。

3.内皮素受体拮抗剂(ET)

ET-A受体激活引起血管收缩和血管平滑肌细胞增殖,ET-B受体激活后调节血管内皮素的

清除和诱导内皮细胞产生 NO 和前列环素。内皮素受体拮抗剂有双重内皮素受体拮抗剂波生坦和选择性内皮素 A 受体拮抗剂西他生坦。多中心对照临床试验结果证实，该药可改善肺动脉高压患者的临床症状和血流动力学指标，提高运动耐量，改善生活质量和生存率，推迟临床恶化的时间。欧洲和美国的指南认为，该药是治疗心功能Ⅲ级肺动脉高压患者首选治疗药物。

4.磷酸二酯酶(PDE-5)抑制剂

西地那非是一种选择性口服 PDE-5 的抑制剂，通过升高细胞内环磷鸟苷水平舒张血管并起到抗血管平滑肌细胞增殖的作用。多项临床试验证实，西地那非能够改善 PAH 患者的运动力，降低肺动脉压力和改善血流动力学。

肺动脉高压是由多因素导致肺血管损伤的病理生理过程。药物联合治疗可以使药物的治疗作用相互叠加，互相促进，从而疗效增加。开展药物联合治疗可能寻找到长期有效的肺动脉高压治疗方案。

(三)肺动脉高压的外科治疗

介入和手术治疗适用于重度 PAH 患者，行房间隔造瘘术可提高生存率，但经导管或手术行房间隔造瘘术均是姑息方法，适应证为内科治疗无效或者为肺移植过渡治疗的患者。

六、肺动脉高压的护理

(一)护理评估

1.一般情况评估

(1)一般资料：包括护理对象的姓名、性别、年龄、民族、职业、婚姻状况、受教育水平、家庭住址、联系人等。

(2)目前健康状况：包括此次患病的情况，主述，当前的饮食、营养、排泄、睡眠、自理和活动等情况。

(3)既往健康状况：包括既往患病史、创伤史、手术史、过敏史、烟酒嗜好，女性患者的婚育史和月经史、家族史等。

(4)心理状态：包括护理对象对疾病的认识和态度，康复的信心，患病后精神、情绪及行为的改变等。

(5)社会文化状况：包括护理对象的职业、经济状况、卫生保健待遇，以及家庭、社会的支持系统状况等。

2.症状评估

(1)评估神志，面色，颈静脉充盈情况，皮肤温度、湿度；有无发绀、咯血、胸痛、晕厥、声音嘶哑、杵状指(趾)、四肢厥冷等症状。

(2)评估心率、心律、节律等变化。

(3)评估呼吸频率、节律、呼吸方式等变化，监测动脉血气等。

(4)评估血压，脉压的变化，询问患者有无头晕、乏力等症状。

(5)评估体温变化，尤其是危重患者及合并肺部感染患者。

(6)评估患者有无双下肢水肿、腹水等情况。

(二)病情观察

(1)加强患者生命体征情况的观察，及时发现病情变化，异常时及时通知医师，准确执行各项医嘱。

(2)观察患者神志,面色,颈静脉充盈情况,皮肤温度、湿度;有无发绀、咯血、胸痛、晕厥、声音嘶哑、杵状指(趾)、四肢厥冷等症状。

(3)心力衰竭患者输液速度控制在20～30滴/分;观察药物作用及不良反应。

(4)准确记录24小时出入量,每天测量腹围、体重等。

(三)氧疗护理

低氧会引起肺血管收缩,能加重肺动脉高压。氧疗可以缓解支气管痉挛、减轻呼吸困难,改善通气功能障碍;能改善睡眠和大脑供氧状况,提高运动耐力和生命质量;能减轻红细胞增多症,降低血液黏稠度,减轻右心室负荷,延缓右心衰竭的发生、发展。

(1)PAH患者需要长期氧疗,使患者动脉血氧饱和度>90%。通常氧流量控制在2～3 L/min,每天吸氧时间一般不少于6小时;静息时指末氧饱和度低于90%患者吸氧不少于15 h/d。

(2)合并心力衰竭患者缺氧严重而无二氧化碳潴留时氧流量为6～8 L/min;低氧血症,伴二氧化碳潴留时氧流量为1～2 L/min。

(3)观察氧疗效果,如呼吸困难缓解,心率下降,发绀减轻,氧分压(PaO_2)上升等,表示纠正缺氧有效。若出汗、球结膜充血、呼吸过缓、意识障碍加深,二氧化碳分压($PaCO_2$)升高,须警惕二氧化碳潴留加重,遵医嘱予呼吸兴奋剂静脉滴注或无创呼吸机辅助呼吸。

(4)为了预防呼吸道感染,清洁鼻腔2次/天,75%乙醇棉球消毒鼻导管2次/天,湿化瓶每天消毒。

(四)饮食护理

(1)指导患者进食易消化、低盐、低蛋白、维生素丰富和适量无机盐的食物。进餐时取端坐位,少量多餐,切忌过饱,避免餐后胃肠过度充盈及横膈抬高,增加心脏负荷;避免摄入过多碳酸饮料、进食产气、油腻食物;饭后取坐位或半卧位30分钟。香烟中的尼古丁可损伤血管内皮细胞,引起静脉收缩,影响血液循环,禁忌吸烟。

(2)合并心力衰竭的饮食护理:指导患者进流质、半流质饮食,病情好转后进食软饭;吃新鲜蔬菜、水果,适量吃鱼、瘦肉、牛奶等;维生素B_1及维生素C,可以保护心肌。低钾血症时会出现心律失常,长期利尿治疗的患者应多吃含钾丰富的食物及水果,如土豆、紫菜、油菜、西红柿、牛奶、香蕉、红枣、橘子等;限制钠盐摄入,每天2～3 g为宜。忌食用各种咸菜、豆制品、腌制食品等;一般情况下,量出而入,可根据患者的运动量、排尿量计算入水量;每天蛋白质可控制在25～30 g。一般情况下,量出而入,WHO心功能Ⅰ、Ⅱ级患者24小时液体摄入量为1 500 mL左右,夏季可稍增加;WHO心功能Ⅲ级、Ⅳ级者应严格控制饮水量,一般24小时不超过600～800 mL。

(3)抗凝治疗的饮食护理:适当减少摄入酸奶酪、猪肝、蛋黄、豆类、海藻类、绿色蔬菜和维生素E制剂。因为绿色蔬菜中含有丰富的维生素K,维生素K可以增加凝血酶的生成,导致华法林的作用减弱。

(五)用药观察

目前临床应用于PAH的药物有强心药、抗凝剂、利尿剂、靶向药物等。

1.地高辛

使用地高辛时应观察有无恶心、厌食、腹泻、腹痛、头痛、精神错乱、幻觉、抑郁、视力变化(黄绿色晕)等中毒反应;测心率、心律;心率小于60次/分或大于120次/分,心律不齐等及时报告医师,必要时停药。

2.抗凝剂

应用抗凝剂时，应重点观察患者口腔黏膜、牙龈、鼻腔及皮下的出血倾向；关注华法林用量、INR的监测间隔时间是否需要进行调整，还应指导患者规律服药，不能漏服、重复及延迟用药。

3.利尿剂

使用利尿剂的患者，应观察患者血电解质情况，要准确记录出入水量，观察其下肢水肿有无加重。

4.靶向药物

治疗者观察药物不良反应，如有无头晕、头痛、面部潮红、腹泻等症状。护士应落实药物宣教，必要时提供专用的分药器，指导患者正确分药，尽量使药物分割均匀，保证每次剂量准确。

(1)钙通道阻滞剂：患者可出现头痛、面红、心悸等不良反应，密切观察心律、心率，血压的变化。

(2)前列环素及类似物：如吸入性伊洛前列素(商品名：万他维)是一种治疗PAH安全有效的药物，主要不良反应有潮热、面部发红、头痛、颊肌痉挛(口腔开合困难)、咳嗽加重、血压降低(低血压)、抑制血小板功能和呼吸窘迫等。伊洛前列素雾化吸入时患者尽量取坐位或半卧位，如果患者出现呼吸困难、气急，可暂停，予吸氧。伊洛前列素的血管扩张作用，会引起颜面部血管扩张充血，皮肤潮红，在雾化治疗期间避免使用面罩，仅使用口含器来给药。有晕厥史的患者应避免情绪激动，每天清醒未下床时吸入首剂。

(3)内皮素受体拮抗剂：如波生坦，主要不良反应是肝功能异常，需要每个月检测1次肝功能，当转氨酶升高大于正常、血红蛋白减少时应减少剂量或停药；并对患者做好安抚工作。

(4)磷酸二酯酶(PDE-5)抑制剂：如西地那非。口服西地那非的患者常会出现晕厥现象。因此，护理人员要重视安全护理，患者服药后卧床休息30～60分钟，防止直立性低血压。另外，西地那非联合利尿剂使用会导致患者口渴，应注意控制饮水量在600～800 mL/d，并向患者讲解限水的重要性。将湿纱布含于清醒无睡眠的患者口中，可起到解渴作用。

5.其他

如有异常及时报告医师，停止用药。

(六)休息与排便

1.建立良好的睡眠卫生习惯

根据心功能状况合理安排活动量。WHO肺高压功能Ⅲ级的患者，护理人员协助进食、洗漱、大小便等生活护理，严格限制体力活动；WHO肺高压功能Ⅳ级的患者需绝对卧床、进食、洗漱、大小便均在床上，由护理人员帮助完成一切生活护理。

2.养成按时排便习惯

保持大便通畅，避免发生便秘。如果排便不畅，予温水按摩腹部或开塞露纳肛，必要时甘油灌肠剂灌肠等通便治疗，严禁排便时用力屏气，防止诱发阿-斯综合征。

(七)心理护理

靶向药物基本上是进口药，价格较贵，目前大部分地区尚未列入医保。患者需要长期治疗，医疗费用高，精神压力、经济压力巨大。患者易生气，产生悲观、焦虑、抑郁、烦躁等心理。抑郁、焦虑、生气等会使肺动脉压力升高，不利于疾病恢复。护士应提供持续的情感支持，加强与患者沟通，提供优质护理服务，尽量满足患者的需求，鼓励、帮助患者树立战胜疾病的信心，积极配合治疗与护理。

(八)出院指导

(1)加强锻炼,按时作息,注意休息,避免劳累,劳累后易诱发心力衰竭。

(2)消除患者紧张、焦虑、恐惧情绪,保证睡眠质量。

(3)外出时注意保暖,尽量不要去人群密集的地方,避免感冒,因为感冒后易诱发心力衰竭。

(4)长期家庭氧疗。

(5)扩张肺血管、激素、抗凝、利尿、补钾等治疗药,必须规律、足量、全程用药,必须在专业医师指导下用药,不能擅自停药或减量。

(6)有咳嗽、胸闷、气急、呼吸困难、尿量减少、下肢水肿等病情变化,及时就医。

(7)禁烟,可以适量喝红葡萄酒。

(8)定期随访。

(张　丽)

第五节　慢性肺源性心脏病的常规护理

慢性肺源性心脏病,简称慢性肺心病,是由肺组织、肺动脉血管或胸廓的慢性病变引起肺组织结构和/或功能异常,致肺血管阻力增加,肺动脉压力增高,使右心室扩张和/或肥厚,伴或不伴有右心功能衰竭的心脏病,并排除先天性心脏病和左心病变引起者。

慢性肺心病是一种常见病,在各种失代偿性心功能衰竭中占 10%～30%。从肺部基础疾病发展为慢性肺心病一般需 10～20 年。本病急性发作以冬、春季多见,以急性呼吸道感染为心肺功能衰竭的主要诱因。以往研究显示,慢性肺心病的患病率存在地区差异,北方地区患病率高于南方地区,农村患病率高于城市,并随年龄增高而增加,吸烟者比不吸烟者患病率明显增高,男女明显差异。

慢性肺心病常反复急性加重,随肺功能的进一步损害病情逐渐加重,多数预后不良,病死率在 10%～15%,但经积极治疗可以延长寿命,提高患者生活质量。

一、病因与发病机制

(一)病因

根据原发病的部位,可分为如下 3 类。

1.支气管、肺疾病

支气管、肺疾病最常见,慢性阻塞性肺疾病(COPD)是我国肺心病最主要的病因,占 80%～90%,其次为支气管哮喘、支气管扩张、肺结核、间质性肺疾病等。

2.胸廓运动障碍性疾病

胸廓运动障碍性疾病较少见,严重脊椎后凸、侧凸,脊椎结核,类风湿关节炎、胸廓广泛粘连及胸廓成形术后造成的严重胸廓或脊椎畸形,以及神经肌肉疾病(如脊髓灰质炎等),均可引起胸廓活动受限、肺受压、支气管扭曲或变形,以致肺功能受损。气道引流不畅,肺部反复感染,并发肺气肿或纤维化。

3.肺血管疾病

特发性肺动脉高压、慢性血栓栓塞性肺动脉高压及肺小动脉炎等，均可引起肺血管阻力增加、肺动脉高压和右心室负荷加重，发展为慢性肺心病。

4.其他

原发性肺泡通气不足及先天性口咽畸形、睡眠呼吸暂停综合征等均可产生低氧血症，引起肺血管收缩，导致肺动脉高压，发展为慢性肺心病。

(二)发病机制

疾病不同，所致肺动脉高压的机制也有差异，本文主要论述低氧性肺动脉高压，尤其是COPD所致肺动脉高压的机制及病理生理改变。

1.肺动脉高压的形成

(1)肺血管阻力增加的功能性因素：肺血管收缩在低氧性肺动脉高压的发生中起着关键作用。缺氧、高碳酸血症和呼吸性酸中毒使肺血管收缩、痉挛，其中缺氧是肺动脉高压形成最重要的因素。缺氧时收缩血管的活性物质增多，如白三烯、5-羟色胺(5-HT)、血管紧张素Ⅱ、血小板活化因子(PAF)等使肺血管收缩，血管阻力增加。其次，内皮源性舒张因子(EDRF)和内皮源性收缩因子(EDCF)的平衡失调，在缺氧性肺血管收缩中也起一定作用。缺氧使平滑肌细胞膜对 Ca^{2+} 的通透性增加，细胞内 Ca^{2+} 含量增高，肌肉兴奋-收缩耦联效应增强，直接使肺血管平滑肌收缩。此外，高碳酸血症，由于 H^+ 产生过多，使血管对缺氧的收缩敏感性增强，致肺动脉压增高。

(2)肺血管阻力增加的解剖学因素：各种慢性胸、肺疾病可导致肺血管解剖结构的变化，形成肺循环血流动力学障碍。主要原因有：①长期反复发作的慢阻肺及支气管周围炎，可累及邻近肺小动脉，引起血管炎，管壁增厚、管腔狭窄或纤维化，甚至完全闭塞，使肺血管阻力增加，产生肺动脉高压。②肺气肿导致肺泡内压增高，压迫肺泡毛细血管，造成毛细血管管腔狭窄或闭塞。肺泡壁破裂造成毛细血管网的毁损，肺泡毛细血管床减损超过70%时肺循环阻力增大。③肺血管重构，慢性缺氧使肺血管收缩，管壁张力增高，同时缺氧时肺内产生多种生长因子(如多肽生长因子)，可直接刺激管壁平滑肌细胞、内膜弹力纤维及胶原纤维增生，使肺血管构型重建。④血栓形成，部分慢性肺心病急性发作期患者存在多发性肺微小动脉原位血栓形成，引起肺血管阻力增加，加重肺动脉高压。

(3)血液黏稠度增加和血容量增高：慢性缺氧产生继发性红细胞增高，血液黏稠度增加。缺氧可使醛固酮分泌增加，导致水、钠潴留；缺氧又使肾小动脉收缩，肾血流减少也加重水、钠潴留，血容量增多。血液黏稠度增加和血容量增多，可致肺动脉压进一步升高。

2.心脏病变和心力衰竭肺循环阻力增加

心脏病变和心力衰竭肺循环阻力增加导致肺动脉高压，右心发挥代偿功能，在克服肺动脉阻力升高时发生右心室肥厚。肺动脉高压早期，右心室尚能代偿，舒张末期仍正常。随着病情进展，特别是急性加重期，肺动脉高压持续升高，超过右心室的代偿能力，右心失代偿，右心排血量下降，右心室收缩末期血量增加，舒张末期压增高，促使右心室扩大和右心衰竭。

慢性肺心病除发现右心室改变外，也有少数可见左心室肥厚。由于缺氧、高碳酸血症、酸中毒、相对血流量增多等因素，使左心负荷加重。如病情进展，则可发生左心室肥厚，甚至导致左心衰竭。

3.其他重要器官的损害缺氧和高碳酸血症

除影响心脏外，还导致其他重要脏器如脑、肝、肾、胃肠及内分泌系统、血液系统等发生病理改变，引起多脏器的功能损害。

二、临床表现

本病发展缓慢，临床上除原有支气管、肺和胸廓疾病的各种症状和体征外，主要是逐步出现肺、心功能障碍及其他脏器功能损害的表现。按其功能的代偿期与失代偿期进行分述。

(一)肺、心功能代偿期

1.症状

咳嗽、咳痰、气促，活动后可有心悸、呼吸困难、乏力和劳动耐力下降。感染可加重上述症状。少数患者有胸痛或咯血。

2.体征

可有不同程度的发绀，原发肺脏疾病体征，如肺气肿体征，干、湿性啰音，$P_2>A_2$，三尖瓣区可出现收缩期杂音或剑突下心脏搏动增强，提示有右心室肥厚。部分患者因肺气肿使胸腔内压升高，阻碍腔静脉回流，可有颈静脉充盈甚至怒张，或使横隔下降致肝界下移。

(二)肺、心功能失代偿期

1.呼吸衰竭

(1)症状：呼吸困难加重，夜间为甚，常有头痛、失眠、食欲下降，白天嗜睡，甚至出现肺性脑病的表现(如表情淡漠、神志恍惚、谵妄等)。

(2)体征：发绀明显，球结膜充血、水肿，严重时可有颅内压升高的表现(如视网膜血管扩张、视盘水肿等)。腱反射减弱或消失，出现病理反射。因高碳酸血症可出现周围血管扩张的表现，如皮肤潮红、多汗。

2.右心衰竭

(1)症状：明显气促，心悸、食欲缺乏、腹胀、恶心等。

(2)体征：发绀明显，颈静脉怒张，心率增快，可出现心律失常，剑突下可闻及收缩期杂音，甚至出现舒张期杂音。肝大并有压痛，肝颈静脉回流征阳性，下肢水肿，重者可有腹水。少数患者可出现肺水肿及全心衰竭的体征。

三、检查与诊断

根据患者有COPD或慢性支气管炎、肺气肿病史，或其他胸、肺疾病病史，并出现肺动脉压增高、右心室增大或右心功能不全的征象，如颈静脉怒张、$P_2>A_2$、剑突下心脏搏动增强、肝大压痛、肝颈静脉反流征阳性、下肢水肿等，心电图、X线胸片、超声心动图有肺动脉增宽和右心增大、肥厚的征象，可以作为诊断。

(一)X线检查

除肺、胸基础疾病及急性肺部感染的特征外，尚有肺动脉高压征。X线诊断标准如下(具备以下任一条均可诊断)：①右下肺动脉干扩张，其横径≥15 mm或右下肺动脉横径与气管横径比值≥右下肺动，或动态观察右下肺动脉干增宽>2 mm；②肺动脉段明显突出或其高度≥3 mm；③中心肺动脉扩张和外周分支纤细，形成“残根”征；④圆锥部显著凸出(右前斜位45度)或其高度≥7 mm；⑤右心室增大。

(二)心电图检查

心电图对慢性肺心病的诊断阳性率为60.1%～88.2%。其诊断标准为(具备以下任一条均可诊断):①额面平均电轴≥面平均电;② $V_1R/S2$;③重度顺钟向转位(V_5R/S 钟向);④ $R_{v1}+S_{v5}\geq 1.05$ mV;⑤aVRR/S或R/Q≥1;⑥ V_1-V_3 呈QS、Qr或qr(酷似心肌梗死,应注意鉴别);⑦肺型P波。

(三)超声心动图检查

超声心动图诊断肺心病的阳性率为60.6%～87.0%。诊断标准为:①右心室流出道内径≥30 mm;②右心室内径≥20 mm;③右心室前壁厚度≥5 mm或前壁搏动幅度增强;④左、右心室内径比值<2;⑤右肺动脉内径≥18 mm或肺动脉干≥20 mm;⑥右心室流出道/左心房内径>1.4;⑦肺动脉瓣曲线出现肺动脉高压征象者(a波低平或<2 mm,或有收缩中期关闭征等)。

(四)血气分析

慢性肺心病肺功能失代偿期可出现低氧血症甚至呼吸衰竭或合并高碳酸血症。当 PaO_2 <8.0 kPa(60 mmHg)、$PaCO_2$ >6.7 kPa(50 mmHg)时,提示呼吸衰竭。

(五)血液检查

红细胞及血红蛋白可升高。全血及血浆黏滞度增加,红细胞电泳时间常延长;合并感染时白细胞总数增高,中性粒细胞增加。部分患者血清学检查可有肾功能或肝功能异常,以及电解质异常(如血清钾、钠、氯、钙、镁、磷)。

(六)其他

慢性肺心病合并感染时痰病原学检查可指导抗生素的选用。早期或缓解期慢性肺心病可行肺功能检查评价。

四、治疗

(一)肺、心功能代偿期

原则上采用中西医结合的综合治疗措施,延缓基础支气管、肺疾病的进展,增强患者的免疫功能,预防感染,减少或避免急性加重。如通过长期家庭氧疗、加强康复锻炼和营养支持等,以改善患者的生活质量。

(二)肺、心功能失代偿期

治疗原则为积极控制感染,保持呼吸道通畅,改善呼吸功能,纠正缺氧和二氧化碳潴留,控制呼吸衰竭和心力衰竭,防治并发症。

1.控制感染

呼吸系统感染是引起慢性肺心病急性加重以致肺、心功能失代偿的常见原因,需积极控制感染。可参考痰细菌培养及药物敏感实验选择抗生素。在结果出来前,根据感染环境及痰涂片革兰染色选用抗生素。院外感染以革兰阳性菌占多数,院内感染则以革兰阴性菌为主。或选用二者兼顾的抗菌药物。选用广谱抗菌药时必须注意可能继发的真菌感染。培养结果出来后,根据病原微生物的种类,选用针对性强的抗生素。以10～14天为1个疗程,但主要是根据患者情况而定。

2.控制呼吸衰竭

给予扩张支气管、祛痰等治疗,通畅呼吸道,改善通气功能。合理氧疗,予鼻导管或面罩给氧,以纠正缺氧。必要时给予无创正压通气或气管插管有创正压通气治疗。具体参见"呼吸衰竭”相关护理内容。

3.控制心力衰竭

慢性肺心病患者一般在积极控制感染、改善呼吸功能、纠正缺氧和二氧化碳潴留后，心力衰竭便能得到改善，患者尿量增多，水肿消退，不需常规使用利尿药和正性肌力药。但对经上述治疗无效或严重心力衰竭患者，可适当选用利尿药、正性肌力药或扩血管药物。

(1)利尿药：可减少血容量、减轻右心负荷、消除水肿。由于应用利尿药后易出现低钾、低氯性碱中毒，痰液黏稠不易排痰和血液浓缩，故原则上宜选用作用温和的利尿药，联合保钾利尿药，短期、小剂量使用。如氢氯噻嗪 25 mg，1～3 次/天，联用螺内酯 20～40 mg，1～2 次/天。

(2)正性肌力药：慢性肺心病患者由于慢性缺氧和感染，对洋地黄药物的耐受性降低，易发生毒性反应。应选用作用快、排泄快的洋地黄类药物，剂量宜小，一般为常规剂量的 1/2 或 2/3。应用指征：①感染已控制，低氧血症已纠正，使用利尿药后仍反复水肿的心力衰竭患者；②以右心衰竭为主要表现而无明显感染的患者；③出现急性左心衰竭者；④合并室上性快速性心律失常，如室上性心动过速、心房颤动伴快速心室率者。

(3)血管扩张药：钙通道阻滞剂、一氧化氮(NO)、川芎嗪等有一定的降低肺动脉压效果，对部分顽固性心力衰竭可能有一定效果，但并不像治疗其他心脏病那样效果明显。血管扩张药在扩张肺动脉时也扩张体动脉，可造成体循环血压下降，反射性产生心率增快、氧分压下降、二氧化碳分压上升等不良反应，因而限制了血管扩张药在慢性肺心病的临床应用。

4.控制心律失常

一般经抗感染、纠正缺氧等治疗后，心律失常可自行消失，如持续存在可根据心律失常的类型选用药物。

5.抗凝治疗

应用普通肝素或低分子量肝素防止肺微小动脉原位血栓的形成。

五、护理措施

(一)护理评估

1.一般情况评估

(1)一般资料：包括护理对象的姓名、性别、年龄、民族、职业、婚姻状况、受教育水平、家庭住址、联系人等。

(2)目前健康状况：包括此次患病的情况，主述，当前的饮食、营养、排泄、睡眠、自理和活动等情况。

(3)既往健康状况：包括既往患病史、创伤史、手术史、过敏史、烟酒嗜好，女性患者的婚育史和月经史、家族史等。

(4)心理状态：包括护理对象对疾病的认识和态度，康复的信心，患病后精神、情绪及行为的改变等。

(5)社会文化状况：包括护理对象的职业、经济状况、卫生保健待遇，以及家庭、社会的支持系统状况等。

2.症状评估

(1)评估神志，面色，颈静脉充盈情况，皮肤温度、湿度；有无发绀、杵状指(趾)、四肢厥冷等症状。

(2)评估心率、心律、节律等变化。

(3)评估呼吸频率、节律、呼吸方式等变化，监测动脉血气等。

(4)评估血压，脉压的变化，询问患者有无头晕、乏力等症状。

(5)评估体温变化，尤其是危重患者及合并肺部感染患者。

(6)评估患者有无双下肢水肿、腹水等情况。

(二)病情观察

(1)观察患者的生命体征及意识状态，注意有无发绀和呼吸困难及其严重程度。

(2)定期检测动脉血气分析，观察有无右心衰竭的表现。

(3)警惕肺性脑病，密切观察患者有无头痛、烦躁不安、表情淡漠、神志恍惚、精神错乱、嗜睡和昏迷等症状，及时通知医师并协助处理。

(三)呼吸功能锻炼

(1)长期卧床、久病体弱无力咳嗽者及痰液黏稠不易咳出者，应鼓励患者勤翻身，协助拍背排痰，及时清除痰液改善肺泡通气功能。

(2)可针对患者有目的地进行肺康复呼吸功能锻炼，指导患者练习腹式呼吸、吹气球、做呼吸操等，以逐步增加呼吸肌力，提高呼吸功能，进而提高整体活动能力。

(四)氧疗护理

(1)持续低流量、低浓度给氧，氧流量 1～2 L/min，浓度在 25%～29%。防止高浓度吸氧抑制呼吸，加重缺氧和二氧化碳潴留。

(2)为了预防呼吸道感染，清洁鼻腔 2 次/天，75%乙醇棉球消毒鼻导管 2 次/天，湿化瓶每天消毒。

(3)观察氧疗效果，如呼吸困难缓解，心率下降，发绀减轻，氧分压(PaO_2)上升等，表示纠正缺氧有效。若出汗、球结膜充血、呼吸过缓、意识障碍加深，二氧化碳分压($PaCO_2$)升高，须警惕二氧化碳潴留加重，遵医嘱予呼吸兴奋剂静脉滴注或无创呼吸机辅助呼吸。

(五)用药观察

(1)对二氧化碳潴留、呼吸道分泌物多的重症患者慎用镇静剂、麻醉药、催眠药，若必须用药，使用后注意观察是否有抑制呼吸和咳嗽反射减弱的情况。

(2)应用利尿剂后易出现低钾、低氯性碱中毒而加重缺氧，过度脱水引起血液浓缩、痰液黏稠不易咳出等不良反应，应注意观察及预防。使用排钾利尿剂时，督促患者遵医嘱补钾。利尿剂尽可能在白天给药，避免患者由于夜间频繁排尿而影响睡眠。

(3)应用洋地黄类药物时，应询问有无洋地黄用药史，遵医嘱准确用药，注意观察药物毒性反应。

(4)应用血管扩张剂时，注意观察患者心率及血压情况。血管扩张药在扩张肺动脉的同时也扩张体循环动脉，往往造成患者血压下降，反射性心率增快、氧分压下降、二氧化碳分压上升等不良反应。

(5)应用抗生素时，注意观察感染控制的效果、有无继发性感染。

(6)应用呼吸兴奋剂时，观察药物的疗效和不良反应。出现心悸、呕吐、震颤、惊厥等症状，立即通知医师。

(六)皮肤护理

注意观察全身水肿情况，有无压疮发生。肺心病患者常有营养不良和身体下垂部位水肿，若长期卧床，极易形成压疮。可指导患者穿宽松、柔软的衣物；定时更换体位，在受压处垫气圈或海绵垫，或使用气垫床。

（七）饮食护理

（1）给予高纤维、易消化、清淡饮食，防止患者因便秘、腹胀而加重呼吸困难。

（2）避免含糖高的食物，以防引起痰液黏稠。

（3）如患者出现水肿、腹水或尿少时，应限制钠水摄入，每天钠盐<3 g、水分<1 500 mL、蛋白质 1.0～1.5 g/kg。

（4）少食多餐，减少用餐时的疲劳，进餐前后漱口，保持口腔清洁，增进食欲。必要时遵医嘱静脉补充营养。

（八）休息与活动

应使患者充分了解休息有助于心肺功能的恢复，同时也让其了解适宜活动的必要性和正确的方式方法。

（1）在心肺功能失代偿期，应绝对卧床休息，协助患者采取舒适体位（如半卧位或坐位），以减少机体耗氧量，促进心肺功能的恢复，减慢心率及减轻呼吸困难，意识障碍者给予床档进行安全保护，必要时专人护理。

（2）代偿期以量力而行、循序渐进为原则，鼓励患者进行适量活动，活动量以不引起疲劳、不加重症状为度。对卧床患者，应协助定时翻身、更换姿势。根据患者的耐受能力指导患者在床上进行缓慢的肌肉松弛活动，如上肢交替前伸、握拳，下肢交替抬离床面，使肌肉保持紧张 5 秒后，松弛平放床上。鼓励患者进行呼吸功能锻炼，提高活动耐力。指导患者采取既有利于气体交换又能节省能量的姿势，如站立时，背倚墙，使膈肌和胸廓松弛，全身放松；坐位时，凳高合适，两足平放在地，身体稍前倾，两手摆放于双腿上或趴在小桌上，桌上放软枕，使患者胸椎与腰椎尽可能在一直线上；卧位时，抬高床头，略抬高床尾，使下肢关节轻度屈曲。

（九）健康指导

1.疾病预防指导

慢性肺心病是各种原发肺、胸疾病晚期的并发症，应针对高危人群加强宣传教育，劝导戒烟，积极防治 COPD 等慢性支气管肺疾病，以降低发病率。

2.疾病知识指导

向患者和家属介绍疾病发生、发展过程，减少反复发作的次数。积极防治原发病，避免各种可能导致病情急性加重的诱因，坚持家庭氧疗等。加强营养支持，保证机体康复的需要。病情缓解期应根据肺、心功能及体力情况进行适当的体育锻炼和呼吸功能锻炼，如散步、气功、太极拳、腹式呼吸、缩唇呼吸等，改善呼吸功能，提高机体免疫功能。

3.病情监测指导

告知患者及家属病情变化的征象，如体温升高、呼吸困难加重、咳嗽剧烈、咳痰不畅、尿量减少、水肿明显或发现患者神志淡漠、嗜睡、躁动、口唇发绀加重等，均提示病情变化或加重，需及时就诊。

（张　丽）

第六节　肺癌的常规护理

一、概述

肺癌大多数起源于支气管黏膜上皮，因此也称支气管肺癌，是肺部最常见的恶性肿瘤。肺癌的发生与环境的污染及吸烟密切相关，肺部慢性疾病、人体免疫功能低下、遗传因素等对肺癌的发生也有一定影响。根据肺癌的生物学行为及治疗特点，将肺癌分为小细胞肺癌、鳞癌、腺癌、大细胞癌。根据肿瘤的位置分为中心型肺癌及周边型肺癌。肺癌转移途径有直接蔓延、淋巴结转移、血行转移及种植性转移。

二、诊断

（一）症状

肺癌的临床症状根据病变的部位、肿瘤侵犯的范围、是否有转移及肺癌副癌综合征全身表现不同而异，最常见的症状是咳嗽、咯血、气短、胸痛和消瘦，其中以咳嗽和咯血最常见，咳嗽的特征往往为刺激性咳嗽、无痰；咯血以痰中夹血丝或混有粉红色的血性痰液为特征，少数患者咯血可出现整口的鲜血，肺癌在胸腔内扩散侵犯周围结构可引起声音嘶哑、Hornet 综合征、吞咽困难和肩部疼痛。当肺癌侵犯胸膜和心包时可能表现为胸腔积液和心包积液，肿瘤阻塞支气管可引起阻塞性肺炎而发热，上腔静脉综合征往往是肿瘤或转移的淋巴结压迫上腔静脉所致。小细胞肺癌常见的副癌综合征主要表现恶病质、高血钙和肺性骨关节病或非恶病质患者清/球蛋白倒置、高血糖和肌肉分解代谢增加等。

（二）体征

1.一般情况

以消瘦和低热为常见。

2.专科检查

如前所述，肺癌的体征根据其病变的部位、肿瘤侵犯的范围、是否有转移及副癌综合征全身表现不同而异。肿瘤阻塞支气管可致一侧或叶肺不张而使该侧肺呼吸音消失或减弱，肿瘤阻塞支气管可继发肺炎出现发热和肺部啰音，肿瘤侵犯胸膜或心包造成胸腔或心包积液出现相应的体征，肿瘤淋巴转移可出现锁骨上、腋下淋巴结增大。

（三）检查

1.实验室检查

痰涂片检查找癌细胞是肺癌诊断最简单、最经济、最安全的检查，由于肺癌细胞的检出阳性率较低，因此往往需要反复多次的检查，并且标本最好是清晨首次痰液立即检查。肺癌的其他实验室检查往往是非特异性的。

2.特殊检查

(1)X 线摄片：可见肺内球形灶，有分叶征、边缘毛刺状，密度不均匀，部分患者见胸膜凹陷征(兔耳征)，厚壁偏心空洞，肺内感染、肺不张等。

(2)CT检查:已成为常规诊断手段,特别是对位于肺尖部、心后区、脊柱旁、纵隔后等隐蔽部位的肿瘤的发现有益。

(3)MRI检查:在于分辨纵隔及肺门血管,显示隐蔽部的淋巴结,但不作为首选。

(4)痰细胞学:痰细胞学检查阳性率可达80%,一般早晨血性痰涂片阳性率高,至少需连查3次以上。

(5)支气管镜检查:可直接观察气管、主支气管、各叶、段管壁及开口处病变,可活检或刷检取分泌物进行病理学诊断,对手术范围及术式的确定有帮助。

(6)其他:①经皮肺穿刺活检,适用于周围型肺内占位性病变的诊断,可引起血胸、气胸等并发症;②对于有胸腔积液者,可经胸穿刺抽液离心检查,寻找癌细胞;③PET对于肺癌鉴别诊断及有无远处转移的判断准确率可达90%,但目前价格昂贵。

其他诊断方法如放射性核素扫描、淋巴结活检、胸腔镜下活检术等,可根据病情及条件酌情采用。

(四)诊断要点

(1)有咳嗽、咯血、低热和消瘦的病史和长期吸烟史;晚期患者可出现声音嘶哑、胸腔积液及锁骨淋巴结肿大。

(2)影像学检查有肺部肿块并具有恶性肿瘤的影像学特征。

(3)病理学检查发现癌细胞。

(五)鉴别诊断

1.肺结核

(1)肺结核球:易与周围型肺癌混淆。肺结核球多见于青年,一般病程较长,发展缓慢。病变常位于上叶尖后段或下叶背段。在X线片上肿块影密度不均匀,可见到稀疏透光区和钙化点,肺内常另有散在性结核病灶。

(2)粟粒型肺结核:易与弥漫型细支气管肺泡癌混淆。粟粒型肺结核常见于青年,全身毒性症状明显,抗结核药物治疗可改善症状,病灶逐渐吸收。

(3)肺门淋巴结结核:在X线片上肺门肿块影可能误诊为中心型肺癌。肺门淋巴结结核多见于青少年,常有结核感染症状,很少有咯血。

2.肺部炎症

(1)支气管肺炎:早期肺癌产生的阻塞性肺炎,易被误诊为支气管肺炎。支气管肺炎发病较急,感染症状比较明显。X线片上表现为边界模糊的片状或斑点状阴影,密度不均匀,且不局限于一个肺段或肺叶。经抗菌药物治疗后,症状迅速消失。肺部病变吸收也较快。

(2)肺脓肿:肺癌中央部分坏死液化形成癌性空洞时,X线片上表现易与肺脓肿混淆。肺脓肿在急性期有明显感染症状,痰量多,呈脓性,X线片上空洞壁较薄,内壁光滑,常有液平面,脓肿周围的肺组织或胸膜常有炎性变。支气管造影空洞多可充盈,并常伴有支气管扩张。

3.肺部其他肿瘤

(1)肺部良性肿瘤:如错构瘤、纤维瘤、软骨瘤等有时需与周围型肺癌鉴别。一般良性肿瘤病程较长,生长缓慢,临床上大多没有症状。X线片上呈现接近圆形的块影,密度均匀,可以有钙化点,轮廓整齐,多无分叶状。

(2)支气管腺瘤:是一种低度恶性肿瘤。发病年龄比肺癌轻,女性发病率较高。临床表现与肺癌相似,常反复咯血。X线片表现有时也与肺癌相似。经支气管镜检查,诊断未能明确者宜尽早做剖胸探查术。

4.纵隔淋巴肉瘤

纵隔淋巴肉瘤可与中心型肺癌混淆。纵隔淋巴肉瘤生长迅速，临床上常有发热和其他部位浅表淋巴结肿大。在X线片上表现为两侧气管旁和肺门淋巴结肿大。对放射疗法高度敏感，小剂量照射后即可见到肿块影缩小。纵隔镜检查也有助于明确诊断。

三、治疗

治疗肺癌的方法主要有外科手术治疗、放射治疗、化学药物治疗、中医中药治疗及免疫治疗等。尽管80%的肺癌患者在明确诊断时已失去手术机会，但手术治疗仍然是肺癌最重要和最有效的治疗手段。然而，目前所有的各种治疗肺癌的方法效果均不能令人满意，必须适当地联合应用，进行综合治疗以提高肺癌的治疗效果。具体的治疗方案应根据肺癌的分级和TNM分期、病理细胞学类型、患者的心肺功能和全身情况，以及其他有关因素等，进行认真详细地综合分析后再做决定。

（一）手术治疗

手术治疗的目的是彻底切除肺部原发癌肿病灶和局部及纵隔淋巴结，并尽可能保留健康的肺组织。

肺切除术的范围决定于病变的部位和大小。对周围型肺癌，一般施行肺叶切除术；对中心型肺癌，一般施行肺叶或一侧全肺切除术。有的病例，癌变位于一个肺叶内，但已侵及局部主支气管或中间支气管，为了保留正常的邻近肺叶，避免行一侧全肺切除术，可以切除病变的肺叶及一段受累的支气管，再吻合支气管上下切端，临床上称为支气管袖状肺叶切除术。如果相伴的肺动脉局部受侵，也可同时做部分切除，端端吻合，此手术称为支气管袖状肺动脉袖状肺叶切除术。

手术治疗效果：非小细胞肺癌、T_1 或 $T_2N_0M_0$ 病例经手术治疗后，约有半数的患者能获得长期生存，有的报道其5年生存率可达70%以上。Ⅱ期及Ⅲ期病例生存率则较低。据统计，我国目前肺癌手术的切除率为85%～97%，术后30天病死率在2%以下，总的5年生存率为30%～40%。

手术禁忌证：①远处转移，如脑、骨、肝等器官转移（即 M_1 患者）；②心、肺、肝、肾功能不全，全身情况差的患者；③广泛肺门、纵隔淋巴结转移，无法清除者；④严重侵犯周围器官及组织，估计切除困难者；⑤胸外淋巴结转移，如锁骨上（N_3）等，肺切除术应慎重考虑。

（二）放射治疗

放射治疗是局部消灭肺癌病灶的一种手段。临床上使用的主要放疗设备有^{60}Co治疗机和加速器等。

在各种类型的肺癌中，小细胞癌对放射疗法敏感性较高，鳞癌次之，腺癌和细支气管肺泡癌最低。通常是将放射疗法、手术与药物疗法综合应用，以提高治愈率。临床上常采用的是手术后放射疗法。对癌肿或肺门转移病灶未能彻底切除的患者，于手术中在残留癌灶区放置小的金属环或金属夹做标记，便于术后放疗时准确定位。一般在术后1个月左右患者健康状况改善后开始放射疗法，剂量为40～60 Gy，疗程约6周。为了提高肺癌病灶的切除率，有的病例可手术前进行放射治疗。

晚期肺癌病例，并有阻塞性肺炎、肺不张、上腔静脉阻塞综合征或骨转移引起剧烈疼痛者，以及癌肿复发的患者，也可进行姑息性放射疗法，以减轻症状。

放射疗法可引起倦乏、胃纳减退、低热、骨髓造血功能抑制、放射性肺炎、肺纤维化和癌肿坏死液化空洞形成等放射反应和并发症,应给予相应处理。

下列情况一般不宜施行放射治疗:①健康状况不佳,呈现恶病质者;②高度肺气肿放射治疗后将引起呼吸功能代偿不全者;③全身或胸膜、肺广泛转移者;④癌变范围广泛,放射治疗后将引起广泛肺纤维化和呼吸功能代偿不全者;⑤癌性空洞或巨大肿瘤,后者放射治疗将促进空洞形成。

对于肺癌脑转移患者,若颅内病灶较局限,可采用γ刀放射治疗,有一定的缓解率。

(三)化学治疗

有些分化程度低的肺癌,特别是小细胞癌,疗效较好。化学疗法作用遍及全身,临床上可以单独应用于晚期肺癌病例,以缓解症状,或与手术、放射等疗法综合应用,以防止癌肿转移复发,提高治愈率。

常用于治疗肺癌的化学药物有:环磷酰胺、氟尿嘧啶、丝裂霉素、多柔比星、表柔比星、丙卡巴肼、长春碱、甲氨蝶呤、洛莫司汀、顺铂、卡铂、紫杉醇等。应根据肺癌的类型和患者的全身情况合理选用药物,并根据单纯化疗还是辅助化疗选择给药方法、决定疗程的长短,以及哪几种药物联合应用、间歇给药等,以提高化疗的疗效。

需要注意的是,目前化学药物对肺癌疗效仍然较低,症状缓解期较短,不良反应较多。临床应用时,要掌握药物的性能和剂量,并密切观察不良反应。出现骨髓造血功能抑制、严重胃肠道反应等情况时要及时调整药物剂量或暂缓给药。

(四)中医中药治疗

按患者临床症状、脉象、舌苔等表现,应用辨证论治法则治疗肺癌,一部分患者的症状得到改善,生存期延长。

(五)免疫治疗

近年来,通过实验研究和临床观察,发现人体的免疫功能状态与癌肿的生长发展有一定关系,从而促使免疫治疗的应用。免疫治疗的具体措施有以下几种。

1.特异性免疫疗法

用经过处理的自体肿瘤细胞或加用佐剂后,皮下接种进行治疗。此外尚可应用各种白介素、肿瘤坏死因子、肿瘤核糖核酸等生物制品。

2.非特异性免疫疗法

用卡介苗、短小棒状杆菌、转移因子、干扰素、胸腺素等生物制品,或左旋咪唑等药物以激发和增强人体免疫功能。

当前肺癌的治疗效果仍不能令人满意。由于治疗对象多属晚期,其远期生存率低,预后较差。因此,必须研究和开展以下几方面的工作,以提高肺癌治疗的总体效果:①积极宣传,普及肺癌知识,提高肺癌诊断的警惕性,研究和探索早期诊断方法,提高早期发现率和诊断率;②进一步研究和开发新的有效药物,改进综合治疗方法;③改进手术技术,进一步提高根治性切除的程度和同时最大范围地保存正常肺组织的技术;④研究和开发分子生物学技术,探索肺癌的基因治疗技术,使之能有效地为临床服务。

四、护理措施

(一)做好心理支持,克服恐惧绝望心理

当患者得知自己患肺癌时,会面临巨大的身心应激,而心理应对结果会对疾病产生明显的积

极或消极影响，护士通过多种途径给患者及家属提供心理与社会支持。根据患者的性别、年龄、职业、文化程度、性格等，多与其交谈，耐心倾听患者诉说，尽量解答患者提出的问题和提供有益的信息，帮助患者正确估计所面临的情况，让其了解肺癌的有关知识及将接受的治疗、患者和家属应如何配合、在治疗过程中的注意事项，请治愈患者现身说法，增强对治疗的信心，积极应对癌症的挑战，与疾病作斗争。

(二)保持呼吸道通畅，做好咳嗽、咳痰的护理

分析患者病情，判断引起呼吸困难的原因，根据不同病因，采取不同的护理措施。

(1)如肿瘤转移至胸膜，可产生大量胸腔积液，导致气体交换面积减少，引起呼吸困难，要配合医师及时行胸腔穿刺置管引流术。

(2)若患者肺部感染痰液过多、纤毛功能受损、机体活动减少，或放疗、化疗导致肺纤维化，痰液黏稠，无力咳出而出现呼吸困难，应密切观察咳嗽、咳痰情况，详细记录痰液的色、量、质，正确收集痰标本，及时送检，为诊断和治疗提供可靠的依据，并采取以下护理措施。①提供整洁、舒适的环境，减少不良刺激，病室内维持适宜的温度(18～20 ℃)和相对湿度(50%～60%)，以充分发挥呼吸道的自然防御功能；避免尘埃与烟雾等刺激，对吸烟的患者与其共同制定有效的戒烟计划；注意患者的饮食习惯，保持口腔清洁，避免油腻、辛辣等刺激性食物，一般每天饮水 1 500 mL以上，可保证呼吸道黏膜的湿润和病变黏膜的修复，利于痰液稀释和排除。②促进有效排痰：指导患者掌握有效咳嗽的正确方法：患者坐位，双脚着地，身体稍前倾，双手环抱一个枕头。进行数次深而缓慢的腹式呼吸，深吸气末屏气，然后缩唇，缓慢地通过口腔尽可能呼气(降低肋弓、使腹部往下沉)。在深吸一口气后屏气 3～5 秒，身体前倾，从胸腔进行 2～3 次短促有力的咳嗽，张口咳出痰液，咳嗽时收缩腹肌，或用自己的手按压上腹部，帮助咳嗽，有效咳出痰液。湿化和雾化疗法：湿化疗法可达到湿化气道、稀释痰液的目的。适用于痰液黏稠和排痰困难者。常用湿化液有蒸馏水、生理盐水、低渗盐水。临床上常在湿化的同时加入药物以雾化方式吸入。可在雾化液中加入痰溶解剂、抗生素、平喘药等，达到祛痰、消炎、止咳、平喘的作用。胸部叩击与胸壁震荡：适用于肺癌晚期长期卧床、体弱、排痰无力者，禁用于肺癌伴肋骨转移、咯血、低血压、肺水肿等患者。操作前让患者了解操作的意义、过程、注意事项，以配合治疗，肺部听诊，明确病变部位。叩击时避开乳房、心脏和骨突出部位及拉链、纽扣部位。患者侧卧，叩击者两手手指并拢，使掌侧呈杯状，以手腕力量，从肺底自下而上、由外向内、迅速而有节律地叩击胸壁，震动气道，每一肺叶叩击 1～3 分钟，120～180 次/分，叩击时发出一种空而深的拍击音则表明手法正确。胸壁震荡法时，操作者双手掌重叠置于欲引流的胸壁部位，吸气时手掌随胸廓扩张慢慢抬起，不施加压力，从吸气最高点开始，在整个呼气期手掌紧贴胸壁，施加一定的压力并做轻柔的上下抖动，即快速收缩和松弛手臂和肩膀，震荡胸壁 5～7 次，每一部位重复 6～7 个呼吸周期，震荡法在呼气期进行，且紧跟叩击后进行。叩击力量以患者不感到疼痛为宜，每次操作时间 5～15 分钟，应在餐后 2 小时至餐前 30 分钟完成，避免治疗中呕吐。操作后做好口腔护理，除去痰液气味，观察痰液情况，复查肺部呼吸音及啰音变化。③机械吸痰：适用于意识不清、痰液黏稠无力咳出、排痰困难者。可经患者的口、鼻腔、气管插管或气管切开处进行负压吸痰，也可配合医师用纤维支气管镜吸出痰液。

(三)对于咯血或痰中带血的患者

应予以耐心解释，消除其紧张情绪，嘱患者轻轻将气管内存留的积血咯出，以保持呼吸道通畅，咯血时不能屏气，以免诱发喉头痉挛，血液引流不畅导致窒息。小量咯血者宜进少量凉或温的流质饮食，多饮水，多食富含纤维素食物，以保持大便通畅，避免排便时腹压增加而咯血加重；密切观察咯血的量、色，大咯血时，护理方法见应急措施。大量咯血不止者，可采用丝线固定双腔球囊漂浮导管经纤维支气管镜气道内置入治疗大咯血的方法（详见应急措施）；同时做好应用垂体后叶激素的护理，静脉滴注速度勿过快，以免引起恶心、便意、心悸、面色苍白等不良反应，监测血压、血氧饱和度；冠心病患者、高血压病患者及孕妇忌用；配血备用，可酌情适量输血。

（四）疼痛的护理

（1）采取各种护理措施减轻疼痛。提供安静的环境，调整舒适的体位，小心搬动患者，避免拖、拉、拽动作，滚动式平缓地给患者变换体位，必要时支撑患者各肢体，指导、协助胸痛患者用手或枕头护住胸部，以减轻深呼吸、咳嗽或变换体位所引起的胸痛；胸腔积液引起的疼痛，可嘱患者患侧卧位，必要时用宽胶布固定胸壁，以减少胸部活动幅度，减轻疼痛；采用按摩、针灸、经皮肤电刺激止痛穴位或局部冷敷等，以降低疼痛的敏感性。

（2）药物止痛，按医嘱用药，根据患者疼痛再发时间，提前按时用药，在应用镇痛药期间，注意预防药物的不良反应，如便秘、恶心、呕吐、镇静和精神紊乱等，嘱患者多进食富含纤维素的蔬菜和水果，缓解和预防便秘。

（3）患者自控镇痛，可自行间歇性给药，做到个体化给药，增加了患者自我照顾和对疼痛的自主控制能力。

（五）饮食支持护理

根据患者的饮食习惯，给予高蛋白、高热量、高维生素、易消化饮食，调配好食物的色、香、味，以刺激食欲，创造清洁舒适、愉快的进餐环境，促进食欲。病情危重者应采取喂食、鼻饲或静脉输入脂肪乳、复方氨基酸和含电解质的液体。对于有大量胸腔积液的患者，应酌情输血、血浆或清蛋白，以减少胸腔积液的产生，补充癌肿或大量抽取胸腔积液等因素所引起的蛋白丢失，增强机体抗病能力。有吞咽困难者应给予流质饮食，进食宜慢，取半卧位以免发生吸入性肺炎或呛咳，甚至窒息。

（六）做好口腔护理

向患者讲解放疗、化疗后口腔唾液腺分泌减少，pH 下降，易发生口腔真菌感染和牙周病，使其理解保持口腔卫生的重要性，以便主动配合。患者睡前及三餐后进行口腔护理；戒烟酒，以防刺激黏膜；忌食辛辣及可能引起黏膜创伤的食物，如带刺或碎骨头的食物，用软牙刷刷牙，勿用牙签剔牙，并延期牙科治疗，防止黏膜受损；进食后，用盐水或复方硼砂溶液漱口，控制真菌感染；口唇涂润滑剂，保持黏膜湿润，黏膜口腔溃疡，按医嘱应用表面麻醉剂止痛。

（七）化疗药物毒性反应的护理

1.骨髓抑制反应的护理

化疗后机体免疫力下降，发生感染、出血。护士接触患者之前要认真洗手，严格执行无菌操作，避免留置尿管或肛门指检，预防感染；告知患者不可到公共场所或接触感冒患者；在做全身卫生处置时，要特别注意易感染部位，如鼻腔、口腔、肛门、会阴等，各部位使用毛巾要分开，以免交叉感染；监测体温，观察皮肤温度、色泽、气味，早期发现感染征象；当白细胞总数降至 1×10^9/L 时，做好保护性隔离。对血小板计数小于 50×10^9/L 时，密切观察有无出血倾向，采取预防出血的措施，避免患者外出活动，防止身体受挤压或外伤，保持口腔、鼻腔清洁湿润，勿用手抠鼻痂、牙签剔牙，尽量减少穿刺次数，穿刺后应实施局部较长时间按压，必要时，遵医嘱输血小板控制出血。

2.恶心呕吐的护理

化疗期间如患者出现恶心呕吐，按医嘱给予止吐药，嘱患者深呼吸，勿大动作转动身体，给予高营养清淡易消化的饮食，少食多餐，不催促患者进食，忌食辛辣等刺激性食物，戒烟酒，不要摄入加香料、肉汁和油腻的食物，建议平时咀嚼口香糖或含糖果，加强口腔护理去除口腔异味。对已有呕吐患者灵活掌握进食时间，可在其间歇期进食，多饮清水，多食薄荷类食物及冷食等。

3.静脉血管的保护

在给化疗药时，要选择合适的静脉，给化疗药前，先观察是否有回血，强刺激性药物护士应在床旁监护，或采用静脉留置针及中小静脉插管；观察药物外渗的早期征象，如穿刺部位疼痛、烧灼感、输液速度减慢、无回血、药液外渗，应立即停止输注，应用地塞米松加利多卡因局部封闭，24小时内给予冷敷，50%硫酸镁湿敷，24小时后可给予热敷。

4.应用化疗药后

常出现脱发，影响患者形象，增加其心理压力，护士要告诉患者脱发是暂时的，停药后头发会再生，鼓励其诉说自己的感受，帮助其调整外观的变化，让患者戴假发或帽子、头巾遮挡，改善自我形象，夜间睡眠可佩戴发帽，减轻头发掉在床上而至的心理不适；指导患者头发的护理，如动作轻柔减少头发梳、刷、洗、烫等，可用中性洗发护发素。

五、健康教育

(1)宣传吸烟对健康的危害，提倡不吸烟或戒烟，并注意避免被动吸烟。

(2)对肺癌高危人群要定期进行体检，早期发现肿瘤，早期治疗。

(3)改善工作和生活环境，防止空气污染。

(4)给予患者和家属心理上的支持，使之正确认识肺癌，增强治疗信心，维持生命质量。

(5)督促患者坚持化疗或放疗，告诉患者出现呼吸困难、咯血或疼痛加重时应立即到医院就诊。

(6)指导患者加强营养支持，合理安排休息，适当活动，保持良好精神状态，避免呼吸道感染以调整机体免疫力，增强抗病能力。

(7)对晚期癌肿转移患者，要指导家属对患者临终前的护理，告知患者及家属对症处理的措施，使患者平静地走完人生最后一程。

（张 丽）

第七节 支气管哮喘的康复护理

一、康复评定

(一)危险因素评估

1.宿主因素

(1)遗传因素：目前认为哮喘为多基因遗传与环境因素相互作用导致的疾病。据统计，哮喘的遗传度为70%～80%，父母其中一方患有哮喘的儿童，其哮喘发病率是其他儿童的2～5倍。

(2)肥胖:多项流行病学研究证实肥胖和超体质量可增加哮喘发生的危险性。肥胖患者的潮式呼吸时小气道关闭,导致肺泡与支气管的黏附破坏,气道狭窄加重。而且这种小气道的关闭还能导致局部低氧性肺血管收缩,引起肺间质水肿,继而增加支气管周围的压力。肥胖和哮喘之间关联的基础可能与慢性全身性炎症以及能量调节激素等有关。

(3)性别:流行病学调查显示,男性是儿童哮喘的高危因素,我国2010年0～14岁儿童调查显示,男女患病率比分别为1.67∶1.0和1.74∶1.0。随着成长,在性别中的差异随之减少,但最近研究显示成人女性患病比例可能超过男性。

2.环境因素

(1)变应原:包括引起哮喘发生和发展各种特异性和非特异性物质。特异性变应原,如尘螨、花粉、真菌、动物毛屑等。

(2)感染:感染对哮喘的发病具有两方面的作用。一方面,在婴儿期接触一些病毒和非典型病原体,如呼吸道合胞病毒、流感病毒和支原体等,可诱发哮喘的发生。另一方面,婴幼儿早期接触一些特定的呼吸道感染,可以避免哮喘的发生。特异性体质和病毒感染之间的作用十分复杂,强烈的特异性体质可能影响下呼吸道对病毒感染的反应,病毒感染可以影响变应性疾病的发生和发展。

(3)空气污染:大气污染、汽车尾气、烟草烟雾和电磁烟雾等空气污染使哮喘患者呼出气一氧化氮水平增加,降低第一秒用力呼气量(FEV_1),增加哮喘的急性发作。

(4)饮食:如抗氧化剂和n-3多不饱和脂肪酸摄入减少,n-6多不饱和脂肪酸增加可使哮喘和变态反应性疾病增加;盐、冷饮、巧克力等食物摄入量增加亦可增强呼吸道高反应,从而引发或加重哮喘。引起过敏最常见的食物是鱼类、虾蟹、蛋类、牛奶等。

(5)药物:①阿司匹林,2.3%～20%哮喘患者因服用阿司匹林类药物而诱发哮喘,称为阿司匹林哮喘。患者症状多在用药后2小时内出现。②普萘洛尔等β受体阻滞剂,可因阻断β-肾上腺素能受体而引起哮喘。

(6)运动:有70%～80%的哮喘患者在剧烈运动后诱发哮喘,称为运动诱发性哮喘或称运动性哮喘。典型的病例是在运动6～10分钟,停止运动后1～10分钟内支气管痉挛最明显,许多患者在30～60分钟内自行恢复。剧烈运动后因过度通气致使气道黏膜的水分和热量丢失,呼吸道上皮暂时出现克分子浓度过高,导致支气管平滑肌收缩。

(7)气候改变:当气温、温度、气压和/或空气中离子等改变时可诱发哮喘,故在寒冷季节或秋冬气候转变时较多发病。

(8)精神因素:患者情绪激动、紧张不安、怨怒等都会促使哮喘发作,一般认为它是通过大脑皮质和迷走神经反射或过度换气所致。哮喘发病的第一高峰期为0～14岁,第二高峰期为30～40岁。

(二)实验室及其他检查

1.血常规检查

发作时可有嗜酸性粒细胞增高,但多数不明显,如并发感染可有白细胞数增高,分类中性粒细胞比例增高。

2.痰液检查

涂片在显微镜下可见较多嗜酸性粒细胞,可见嗜酸性粒细胞退化形成的尖棱结晶(Charcort-Leyden结晶体),黏液栓(Curschmann螺旋)和透明的哮喘珠(Laennec珠)。

3.肺功能检查

缓解期肺通气功能多数在正常范围。在哮喘发作时，由于呼气流速受限，表现为第一秒用力呼气量（FEV_1），第一秒用力呼气量/用力肺活量比值（$FEV_1/FVC\%$）、最大呼气中期流速（MMER）、呼出50%与75%肺活量时的最大呼气流量（MEF 50%与MEF 75%）以及呼气峰值流速（PEFR）均减少。

4.血气分析

哮喘严重发作时可有缺氧、PaO_2和SaO_2降低，由于过度通气可使$PaCO_2$下降，pH上升，表现为呼吸性碱中毒。如为重症哮喘，气道阻塞严重，可有缺氧及CO_2潴留，$PaCO_2$上升，表现为呼吸性酸中毒。如缺氧明显，可合并代谢性酸中毒。

5.胸部X线检查

早期在哮喘发作时可见两肺透亮度增加，呈过度充气状态；在缓解期多无明显异常。如并发呼吸道感染，可见肺纹理增加及炎症性浸润阴影。同时要注意肺不张、气胸或纵隔气肿等并发症的存在。

6.特异性变应原的检测

可用放射性变应原吸附试验（RAST）测定特异性IgE，过敏性哮喘患者血清IgE可较正常人高2～6倍。在缓解期可做皮肤过敏试验判断相关的变应原，但应防止发生变态反应。

（三）呼吸功能评定

1.通气功能评定

发作时呈阻塞性通气功能障碍，呼气流速指标显著下降，FEV_1、$FEV_1/FEV\%$、最大呼气中期流速（MMEF）、呼气峰值流速（PEFR）均减少。

2.支气管激发试验

用以测定气道反应性。在设定的激发剂量范围内，如FEV_1下降>20%，可诊断为激发试验阳性。

3.支气管舒张试验

用以评定气道气流的可逆性。如FEV_1较用药前增加>15%，且绝对值增加>200 mL，可判断阳性。

（四）肺功能评定

肺功能评定见表8-1。

表8-1　哮喘慢性持续期肺功能分级标准

分级	临床表现	肺功能改变
间歇（第一级）	间歇出现症状，<每周1次，短暂发作（数小时至数天），夜间哮喘症状≤每月2次，发作间期无症状	FEV_1≥80%预计值或PEF≥80%个人最佳值，PEF或FEV_1变异率<20%
轻度持续（第二级）	症状≥每周1次，但<每天1次，可能影响活动和睡眠，夜间哮喘症状>每月2次，但<每周1次	FEV_1≥80%预计值或PEF≥80%个人最佳值，PEF或FEV_1变异率20%～30%
中度持续（第三级）	每天有症状，影响活动和睡眠，夜间哮喘症状≥每周1次	FEV_1为60%～79%预计值或PEF为60%～79%个人最佳值，PEF或FEV_1变异率>30%

续表

分级	临床表现	肺功能改变
严重持续(第四级)	每天有症状,频繁发作,经常出现夜间哮喘症状,体力活动受限	FEV_1<60%预计值或PEF<60%个人最佳值,PEF或FEV_1变异率>30%

(五)哮喘患者日常生活能力评定

哮喘患者日常生活能力评定见表8-2。

表8-2 哮喘急性发作时病情严重度的分级及日常生活能力评定

病情程度	临床表现	血气分析	血氧饱和度	支气管舒张剂
轻度	对日常生活影响不大,可平卧,说话连续成句,步行、上楼时有气短。呼吸频率轻度增加,呼吸末期散在哮鸣音,脉率<100次/分。可有焦虑	PaO_2正常,$PaCO_2$<6.0 kPa(45 mmHg)	>95%	能被控制
中度	日常生活受限,稍事活动便有喘息,喜坐位,讲话常有中断。呼吸频率增加,哮鸣音响亮而弥漫。脉率100~120次/分,有焦虑和烦躁	PaO_2为8.0~10.7 kPa(60~80 mmHg),$PaCO_2$≤6.0 kPa(45 mmHg)	91%~95%	仅有部分缓解
重度	日常生活受限,喘息持续发作,只能单字讲话,端坐呼吸,大汗淋漓,呼吸频率>30次/分,哮鸣音响亮而弥漫。脉率>120次/分,常有焦虑和烦躁	PaO_2<8.0 kPa(60 mmHg),$PaCO_2$>6.0 kPa(45 mmHg)	≤90%	无效
危重	患者不能讲话,出现嗜睡、意识模糊,哮鸣音明显减弱或消失。脉率>120次/分或变慢和不规则	PaO_2<8.0 kPa(60 mmHg),$PaCO_2$>6.0 kPa(45 mmHg)	<90%	无效

(六)营养状态评定

营养状态是哮喘患者症状、残疾及预后的重要因素,应该高度重视,评估分良好、中等、不良3个等级,见表8-3。

表8-3 营养状态评定表

分级	临床表现
良好	黏膜红润,皮肤光泽,弹性良好,皮下脂肪丰满而弹性,肌肉结实,指甲毛发润泽,肋间隙及锁骨上窝深浅适中,肩胛部和股部肌肉丰满
中等	于两者之间
不良	皮肤黏膜干燥,弹性降低,皮下脂肪菲薄,肌肉松弛无力,指甲粗糙无光泽,毛发稀疏,肋间隙和锁骨上窝凹陷,肩胛骨和髂骨嶙峋突出

(七)心理-社会状态评定

哮喘是一种气道慢性炎症性疾病,患者对环境多种激发因子易过敏,发作性症状反复出现,严重时可影响睡眠、体力活动。应注意评估患者有无烦躁、焦虑、恐惧等心理反应。由于哮喘需要长期甚至终身防治,可加重患者及其家属的精神、经济负担。注意评估患者有无忧郁、悲观情绪,以及对疾病治疗失去信心等。评估家属对疾病知识的了解程度、对患者关心程度、经济情况和社区医疗服务状况等。

二、康复治疗

(一)康复治疗目标

(1)尽可能控制症状,包括夜间症状。

(2)改善活动能力和生活质量。

(3)使肺功能接近最佳状态。

(4)预防发作及加剧。

(5)提高自我认识和处理急性加重的能力,减少急诊或住院。

(6)避免影响其他医疗问题。

(7)避免药物的不良反应。

(8)预防哮喘引起死亡。

上述治疗目标的意义在于强调:①应该积极地治疗,争取完全控制症状。②保护和维持尽可能正常的肺功能。③避免或减少药物的不良反应。为了达到上述目标,关键是有合理的治疗方案和坚持长期治疗。

(二)康复治疗原则

消除病因,控制急性发作,巩固治疗,改善肺功能,防止复发,提高生活质量。

1.发作期

(1)一般的治疗:卧床休息,解除思想顾虑,保持安静,去除变应原及其他诱因,适当补液,有继发感染者积极抗感染治疗。

(2)控制急性发作:单用或联用支气管舒张剂。

2.哮喘持续状态

要积极解除支气管痉挛,改善通气及防治并发症。

3.缓解期

查找变应原进行脱敏治疗。

(三)康复治疗

尽管哮喘的病因及发病机制均未完全阐明,但目前的治疗方法,只要能够规范地长期治疗,绝大多数患者能够使哮喘症状能得到理想的控制,减少复发甚至不发作,与正常人一样生活、工作和学习。

1.药物治疗治疗

哮喘药物因其均具有平喘作用,常称为平喘药,临床上根据它们作用的主要方面又将其分为两类。

(1)缓解哮喘发作:主要作用是舒张支气管,即支气管舒张剂。①β_2受体激动剂:为首选药物。常用的药物有:短效的作用时间为4～6小时,有沙丁胺醇(沙丁胺醇,全特宁)、特布他林(博利康尼、喘康速)和非诺特罗。长效的作用时间为10～12小时,常用的有福莫特罗、沙美特罗及丙卡特罗等。②茶碱类:增强呼吸肌的收缩,气道纤毛清除和抗炎的作用。③抗胆碱类:常用的有异丙托溴铵、噻托溴铵吸入或雾化吸入。

(2)控制哮喘发作:此类药物主要控制哮喘的气道炎症,即抗炎药。主要有糖皮质激素,白三烯拮抗剂及其他如色甘酸钠等。沙美特罗替卡松粉吸入剂以联合用药形式(支气管扩张剂和吸入皮质激素），用于可逆性阻塞性气道疾病的常规治疗，包括成人和儿童哮喘。

2.急性发作期的治疗

急性发作的治疗目的是尽快缓解气道阻塞，纠正低氧血症，恢复肺功能，预防进一步恶化或再次发作，防止并发症。一般根据病情的分度进行综合性治疗。

(1)脱离诱发因素：处理哮喘急性发作时要注意寻找诱发因素。多数与接触变应原、感冒、呼吸系统感染、气候变化、进食不适当的药物（如解热镇痛药、β受体拮抗剂等）、剧烈运动或治疗不足等因素有关。找出和控制诱发因素，有利于控制病情，预防复发。

(2)正确认识和处理重症哮喘是避免哮喘死亡的重要环节。对于重症哮喘发作，应该在严密观察下治疗。治疗的措施包括：①吸氧，纠正低氧血症。②迅速缓解气道痉挛，首选雾化吸入 β_2 受体激动剂，其疗效明显优于气雾剂。③经上述处理未缓解，一旦出现 $PaCO_2$ 明显增高[≥6.7 kPa(50 mmHg)]、吸氧状态下 PaO_2≤8.0 kPa(60 mmHg)、极度疲劳状态、嗜睡、神志模糊，甚至呼吸减慢的情况，应及时进行人工通气。④注意并发症的防治：包括预防和控制感染；补充足够液体量，避免痰液黏稠；纠正严重酸中毒和调整水电解质平衡，当 pH<7.20 时，尤其是合并代谢性酸中毒时，应适当补碱；防治自发性气胸等。

3.运动治疗

支气管哮喘患者在哮喘缓解期或药物控制下可进行适当的体育锻炼，增强心肺功能，以达到减少、减轻支气管哮喘发作的目的。适合支气管哮喘患者锻炼项目有游泳、划船、太极拳、体操、羽毛球、散步、骑车、慢跑等耐力性运动练习。

耐力运动的原则是做适当强度的运动，并持续一定的时间，具体方法视体力情况而定。体力较差时做散步、太极拳等低强度的运动练习，体力较好时练习较快的步行、慢跑、缓慢登楼、游泳等。运动强度应控制在运动时的最高心率为 170 减去年龄数字的水平，主观感觉以稍感气急，尚能言谈为宜。

4.呼吸训练

(1)放松训练。①前倾依靠位：患者坐于床前或桌前，桌上或床上放两床叠好的被子或四个枕头，患者两臂置于棉被或枕下以固定肩带并放松肩带肌群，头靠在被上或枕上放松颈肌。②椅后依靠位：患者坐于非常柔软舒适的有扶手的椅或沙发上，头稍后靠于椅背或沙发背上，完全放松 5～15 分钟。③前倾站立位：自由站立，两手指互握置于身后并稍向下拉以固定肩带，同时身体稍前倾以放松腹肌，也可前倾站立，两手支撑于前方的低桌上以固定肩带，此体位不仅可起到放松肩部和腹部肌肉群的作用，还是腹式呼吸的有利体位。

(2)呼吸模式训练。①缩唇呼吸：也称吹口哨式呼吸法，经鼻吸气，呼气时缩唇，吹口哨样缓慢呼气，口唇缩小到以能够忍受为止，将气体均匀地自双唇之间逸出，一般吸气和呼气的时间比例为 1∶2 或 1∶3。利用这一方法可减少下呼吸道内压力的递减梯度，防止小气道过早闭塞。②腹式呼吸方法：患者取立位，也可取坐位或仰卧位，上身肌群放松做深呼吸，一手放于腹部，一手放于胸前，吸气时尽力挺腹，也可用手加压腹部，呼气时腹部内陷，尽量将气呼出，一般吸气 2 秒，呼气 4～6 秒。吸气与呼气时间比为 1∶2 或 1∶3。用鼻吸气，用口呼气要求缓呼深吸，不可用力，每分钟呼吸速度保持在 7～8 次，开始每天 2 次，每次 10～15 分钟，熟练后可增加次数和时间，使之成为自然的呼吸习惯。③主动呼气训练：主动呼气代替吸气训练，每次呼气后不要忙于吸气，要稍停片刻，适当延长呼气过程，使呼气更加完善，减少肺泡内残留的气量。然后放松肌肉，轻轻地吸气。这样，增加了呼气量，就增加了吸气量，使呼吸更加完全。

在进行上述呼吸训练时应注意：思想集中，肩背放松，吸鼓呼瘪，吸气时经鼻，呼气时经口，细呼深吸，不可用力。

5.肌力——耐力训练

(1)下肢训练。①方式：采用有氧训练的方法，如步行、划船、骑车、登山等。②强度：根据活动平板或功率车运动试验，得到最大心率及最大 MET 值，然后根据表 8-4 确定运动强度。运动后不应出现明显气短、气促或剧烈咳嗽。运动时间 30～45 分钟，准备及结束活动时间保证各 5～10 分钟。③频率：3～5 次/周，尽可能终生坚持。运动合适的指征：无明显气短、气促。

表 8-4 运动训练强度的选择

运动试验终止原因	靶心率	靶 MET 值
呼吸急促，最大心率未达到	75%～85%	70%～85%
达到最大心率	65%～75%	50%～70%
心血管原因	60%～65%	40%～60%

(2)上肢训练：包括手摇车训练及提重物训练。①手摇车训练：从无阻力开始，每阶段递增 5 W，运动时间 20～30 分钟，速度为 50 转/分，以运动时出现轻度气短、气促为宜。②提重物训练：患者手持重物，开始 0.5 kg，以后增至 2～3 kg，做高于肩部的各个方向运动，每次活动 1～2 分钟，休息 2～3 分钟，每天 2 次，监测以出现轻微的呼吸急促和上臂疲劳为度。

6.排痰训练

包括体位引流、胸骨叩击、震颤和直接咳嗽，目的是促进呼吸道分泌物直接排出，降低气流阻力，减少支气管及肺的感染。

(1)体位引流。

(2)咳嗽训练：深吸气→短暂闭气→关闭声门→增加胸腔内压，使呼气时产生高速气流→声门开放，即可形成由肺内冲出的高速气流，促进分泌物移动，随咳嗽排出体外。

(3)理疗：超短波治疗和超声或氧气雾化治疗等。有利于消炎、抗痉挛、排痰及保护黏膜和纤毛功能。超短波治疗采用无热量或微热量，每天 1 次，15～20 次为 1 个疗程。超声雾化治疗每次 20～30 分钟，每天 1 次，7～10 天为 1 个疗程。氧气雾化治疗每次 5～10 分钟，每天 2 次，7～10 天为 1 个疗程。

7.中医外治法

是指运用非口服药物的方法，通过刺激经络、穴位、皮肤、黏膜、肌肉、筋骨等以达到防病治病为目的的一种传统医学疗法。其治疗疾病的范围也越来越广泛。特别是哮喘病这样的既是常见难治病，又属心身疾病的病症，增加外治法可以显著地提高临床疗效，延长缓解期，减轻医药费用，促进康复。咳喘灵膏药即是中医外治法的典型代表。

三、康复护理

(一)康复护理目标

(1)呼吸困难症状减轻：呼吸形态、深度、节律、频率正常，动脉血气分析值正常。

(2)能进行有效呼吸：掌握呼吸功能锻炼的方法，能自行坚持有效锻炼。

(3)能进行有效咳嗽：掌握有效咳嗽的方法，排出痰液。

(4)能够自觉正确使用雾化吸入剂。

(二)康复护理

1.环境与体位

有明确变应原者,应尽快脱离。提供安静、舒适、温湿度适宜的环境,保持室内清洁、空气流通。根据病情给予舒适体位,如为端坐呼吸者提供床旁桌以支撑,减少体力消耗。病室、家庭不宜摆放花草,避免使用皮毛、羽绒或蚕丝织物。保持病室内空气新鲜,每天通风 1～2 次,每次 15～30 分钟,室内保持适宜的温度和湿度。温度为 20～22 ℃,湿度为 50%～70%。

2.缓解紧张情绪

哮喘新近发生和重症发作的患者,通常会情绪紧张,甚至惊恐不安,应多巡视患者尽量陪伴患者,使患者平静,以减轻精神紧张。耐心解释病情和治疗措施,给以心理疏导和安慰,消除过度紧张情绪,这对减轻哮喘发作的症状和病情的控制有重要意义。

3.氧疗护理

重症哮喘患者常伴有不同程度的低氧血症,应给以鼻导管或面罩吸氧,氧流量为每分钟 1～3 L。吸入的氧浓度不超过 40%。吸入的氧气应尽量温暖湿润,以避免气道干燥和寒冷气流的刺激而导致气道痉挛。给氧的过程中,监测动脉血气分析。如哮喘严重发作,经一般药物治疗无效,或患者出现神志改变,PaO_2＜8.0 kPa(60 mmHg),$PaCO_2$＞6.7 kPa(50 mmHg)时,准备进行机械通气。

4.饮食护理

大约 20%的成年患者和 50%的患儿可以因为不适当饮食诱发或加重哮喘。应提供清淡、易消化、足够热量的饮食,避免进食硬、冷、油煎的食物。尽量避免食用鱼、虾、蟹、蛋类及牛奶等可能导致哮喘发作的食物。某些食物添加剂如酒石黄、亚硝酸盐亦可诱发哮喘发作,应当引起注意。同时戒烟戒酒。

5.口腔与皮肤护理

哮喘发作时,患者常会大量出汗,应每天用温水擦浴,勤换衣服和床单,保持皮肤清洁、干燥和舒适。鼓励并协助患者咳嗽后用温开水漱口,保持口腔清洁。

6.用药护理

观察疗效及不良反应。

(1)β_2受体激动剂:指导患者按医嘱用药,不宜长期、规律、单一、大量使用。因为长期应用可引起 β_2受体功能下降和气道反应性增高,出现耐药性;指导患者正确使用雾化吸入剂,保证药物疗效;静脉滴注沙丁胺醇时注意控制滴速(每分钟 2～4 μg)。用药过程中观察有无心悸、骨骼肌震颤、低血钾等不良反应。

(2)糖皮质激素:吸入药物治疗,全身不良反应少,少数患者可出现口腔念珠菌感染、声音嘶哑或呼吸道不适,指导患者喷药后 2～3 分钟用清水漱口以减轻局部反应和胃肠道吸收。口服宜在饭后服用,以减少对胃肠道黏膜的刺激。气雾吸入糖皮质激素可减少其口服量,当用气雾剂替代口服剂时,通常同时使用两周后再逐步减少口服量,指导患者不得自行减量或停药。

(3)茶碱类:静脉注射时浓度不宜过高,速度不宜过快,注射时间宜在 10 分钟以上,以防中毒症状发生。其不良反应有恶心、呕吐等胃肠道症状;有心律失常、血压下降和兴奋呼吸中枢作用,严重者可致抽搐甚至死亡。用药时监测血药浓度,安全浓度为 6～16 μg/mL。发热、妊娠、小儿或老年有心、肝、肾功能障碍及甲状腺功能亢进者不良反应增加。合用西咪替丁、喹诺酮类、大环内酯类药物等可影响茶碱代谢而使排泄减慢,应该加强观察。茶碱缓释片有控释材料,不能嚼服,必须整片吞服。

(4)其他:色甘酸钠及奈多罗米钠,少数患者吸入后可有咽干不适、胸闷、偶见皮疹,孕妇慎用。抗胆碱药吸入后,少数患者有口苦或口干感。酮替芬有镇静、头晕、口干、嗜睡等不良反应,对高空作业人员、驾驶员、操纵精密仪器者应予以强调。白三烯调节剂的主要不良反应是较轻微的胃肠道症状,少数有皮疹、血管性水肿、转氨酶升高,停药后可恢复。

(三)康复健康教育与管理

哮喘患者的教育和管理是提高疗效、减少复发、提高患者生活质量的重要措施。根据不同的对象和具体情况,采用适当的、灵活多样的、为患者及其家属乐意接受的方式对他们进行系统教育,提高积极治疗的主动性,提高用药的依从性,才能保证疗效。哮喘患者通过规范治疗可以达到长期控制,保证良好的生活质量。在急性发作期,患者由于各种不适症状明显,甚至影响正常生活,所以治疗依从性较好。但是,在慢性持续期和缓解期,由于症状减轻甚至没有症状,很多患者就放松了警惕,甚至开始怀疑医师的诊断,擅自停药或减量,从而使症状加重或急性发作。与患者共同制订长期管理、防止复发的计划,对患者进行长期系统管理是非常必要的。对哮喘患者进行长期系统管理,包括以下相关的内容。

1.长期治疗指导

根据哮喘的严重程度,在医师的指导下制订长期治疗方案。护士指导患者每天做好哮喘日记,记录哮喘症状和出现的频次以及 PEF 值,判定哮喘控制的效果。通常达到哮喘控制并至少维持 3 个月,可试用降级治疗,最终达到使用最少药物维持症状控制的目的。

(1)通过规律的肺功能监测(PEF)客观地评价哮喘发作的程度。

(2)避免和控制哮喘促(诱)发因素,减少复发。

(3)制订哮喘长期管理的用药计划。

2.康复健康教育

(1)提供有关哮喘防治的科普书籍和科普文章供患者和家属翻阅;向患者和家属发放防治哮喘的宣传手册;组织哮喘患者座谈,交流防治经验和体会;责任护士对住院患者进行针对性的宣教。

(2)教育患者了解支气管哮喘目前并没有特效的治疗方法,治疗的目标是:控制症状,维持最轻的症状甚至无症状;防止病情恶化;尽可能保持肺功能正常或接近正常水平;维持正常活动(包括运动)能力;减轻(避免)哮喘药物的不良反应;防止发生不可逆气道阻塞;避免哮喘死亡,降低哮喘死亡率。

(3)教育患者了解哮喘控制的标准:①最少慢性症状,包括夜间症状;②哮喘发作次数减至最少;③无需因哮喘而急诊;④最少按需使用 β_2 受体激动剂;⑤没有活动限制;⑥PEF 昼夜变异率＜20％;PEF 正常或接近正常。

(4)教育患者了解导致哮喘发病有关原因和诱发因素,使患者能够避免触发因素。①变应原,如花粉类、尘螨、屋尘和粉尘、真菌、蟑螂、纤维(丝、麻、木棉、棕等)、食物(米面类、鱼肉类、乳类、蛋类、蔬菜类、水果类、调味食品类、硬壳干果等)、动物皮毛、化妆品等;②烟草烟雾;油烟、煤烟、蚊香烟雾;③刺激性或有害气体,如油漆、杀虫剂、发胶、香水、煤气或天然气燃烧所产生的二氧化硫等;④职业性因素;⑤呼吸道感染,气候因素,气压的变化;⑥运动和过度通气;⑦过度的情感变化和精神因素。

(四)并发症的防治

1.下呼吸道和肺部感染

(1)在哮喘患者缓解期应提高免疫功能,保持气道通畅,清除气道内分泌物,保持室内清洁,预防感冒,以减少感染机会。

(2)一旦有感染先兆,应尽早经验性应用抗生素治疗,进一步根据药敏试验选用敏感抗生素治疗。

2.水电解质和酸碱失衡

及时检测血电解质和动脉血气分析,及时发现异常并及时处理。除此,对于心功能较好的患者,应注意积极补液,在维持水、电解质平衡的基础上,也利于患者痰液的引流。

3.气胸和纵隔气肿

当哮喘患者出现下列情况时应警惕并发气胸的可能。

(1)病情加重发生于剧烈咳嗽等促使肺内压升高的动作之后。

(2)出现原发病无法解释的严重呼吸困难伴刺激性干咳。

(3)哮喘加重并出现发绀、突发昏迷、休克。

哮喘合并气胸治疗的关键在于尽早行胸膜腔穿刺或引流排气,加速肺复张,同时配合抗感染、支气管扩张剂和糖皮质激素等治疗。对于张力性气胸则应尽早采取胸腔闭式引流,特别是合并肺气肿的哮喘患者。对于张力性气胸和反复发作的气胸,可考虑行外科手术治疗。

哮喘并发纵隔气肿是哮喘急性加重、危及生命的重要原因之一。哮喘急性发作可造成肺泡破裂,气体进入间质,沿气管、血管末梢移行至肺门进入纵隔引起纵隔气肿。

4.呼吸衰竭

一旦出现呼吸衰竭,由于严重缺氧、二氧化碳潴留和酸中毒,哮喘治疗更加困难。要尽量消除和减少诱因,预防呼吸衰竭的发生。应注意观察患者治疗后的反应及监测动脉血气分析的变化。如症状持续不缓解,血气分析 pH 和 $PaCO_2$值进行性升高,应考虑及早机械通气治疗。

5.致命的心律失常

如并发心力衰竭时应用洋地黄制剂,为使支气管舒张频繁应用 β 受体激动剂、茶碱制剂等。如果静脉注射氨茶碱,血浓度＞30 mg/L 时,可以诱发快速性心律失常。在治疗早期,应积极纠正离子紊乱,保持酸碱平衡。目前,临床上常用多索茶碱替代普通的氨茶碱治疗,可有效地避免由氨茶碱引起的不良反应。雾化吸入 β_2受体激动剂也能有效地减低心动过速的发生。

6.黏液栓阻塞与肺不张

积极、有效地控制支气管哮喘,注意出入水量的平衡,防止脱水的发生,尽快地采取呼吸道引流和积极的体位引流及叩击背部等护理措施。经上述处理,约 75%的患者可在 4 周内恢复,如果效果不佳,尽快应用纤维支气管镜支气管冲洗吸出黏液栓。

7.闭锁肺综合征

一旦发生闭锁肺综合征,提示预后不好,抢救不及时,常有生命危险。因此,在重症哮喘患者治疗中,应早期应用糖皮质激素和平喘药物,保持出入水量平衡,尽量避免其发生。

8.肺气肿、肺动脉高压和慢性肺源性心脏病

加强哮喘患者的教育,指导早期规律用药,避免气道发生不可逆的阻塞。

四、社区家庭康复指导

(一)鼓励哮喘患者与医护人员建立伙伴关系

为患者建立个体化的控制哮喘加重的治疗计划和定期随访。建立哮喘患者档案，安排专职护士跟踪管理，定期或根据患者病情对患者进行电话随访，及时解答患者的疑问，指导患者正确地监测病情和使用药物，使患者症状得到控制，维持最轻的症状甚至无症状，减少哮喘发作，维持长期稳定，提高生活质量。

(二)建立哮喘患者联盟，定期举行哮喘患者联谊会

在会上通过科学讲座、哮喘患者经验交流、哮喘知识竞赛、哮喘患者座谈等形式，最大限度调动起哮喘患者及家属防治哮喘的积极性，提高哮喘患者防病治病水平。强调吸入疗法的重要性及使用要点，介绍监测风流速的意义和风流速仪的使用方法。

(三)减少螨虫滋生

引起过敏的主要是尘螨，生长于居室的皮毛制品或其他柔软的物品中，如地毯、皮毛玩具和床垫，一个床垫中的螨虫数量可有 200 万只之多。在卧具的安排与保洁上：被褥不要用羽绒被和丝绵被，不用动物皮毛制成的被褥。定期烫洗、日晒被罩、枕套、床罩等物品。卧具应经常暴晒和拍打。室内避免用呢绒制成的沙发、软椅、窗帘和坐垫。地面最好采用水泥或木地板，以便擦洗，勿使用地毯。小儿患者不要玩呢绒或动物皮毛制成的松软玩具，要定期(如每周 1 次)把此类玩具放入冰箱的冷冻室内 12 小时以冻死螨虫。

(四)减少室内其他产生异体蛋白的来源

室内要避免潮湿、阴暗，减少真菌的滋生；避免种植一些有花植物；特别是当春季等花粉飘扬高峰季节宜关闭门窗。室内不要喂养各种宠物，因猫、狗、鸟类等宠物的皮毛、皮屑、分泌物及排泄物均有可能作为变应原而导致哮喘发作，狗、猫等宠物的皮屑、皮毛具有更强的致敏作用。陈旧的羽毛和羊毛也常引起过敏。一些昆虫(主要是蟑螂)的排泄物也可引起哮喘发作，对以上变应原都要尽量避免。

(五)减少室内灰尘

室内灰尘可以作为载体诱发哮喘。如尘螨及其排泄物、真菌及其孢子、花粉等。这些物质大多数属于过敏性物质，当患者吸入这些灰尘后，有可能会导致哮喘发作，室内灰尘愈陈旧其致敏性就愈强。因此应定期清除尘土，最好由患者家属处理(避免患者吸入灰尘)。一般每 1～2 天简单清扫 1 次，大清扫每月 1 次。室内家具应简单洁净，表面易于清扫。

(六)减少室内气体污染

居住环境最好避免空气污染，这样可以减少不必要的刺激因素。切勿使用各种喷雾杀虫剂，避免樟脑、香水、化妆品等刺激性气味。室内不要吸烟，要采用适当方法减少煤气和油烟的污染。室内注意通风。每天至少通风 2 次，每次根据季节通风 10～30 分钟(室外空气污染较重时或花粉飘扬高峰季节除外)，必要时可采用室内空气净化装置来维持室内空气清洁。

(七)正确地使用吸入剂

治疗支气管哮喘常用的是支气管扩张剂，学会发现先兆表现：如眼和结膜的卡他症状：鼻痒、打喷嚏、流涕、眼痒、流泪和干咳等；还可有胸部发紧、喉部发痒、胸闷、呼吸不畅、精神紧张等应立即服用平喘药，如沙丁胺醇、氨茶碱等，避免症状加重。教会患者正确使用喷雾剂以及使用后的注意事项，当哮喘袭来时，正确地使用吸入剂，可迅速地减轻病情。教育患者对付哮喘病的最佳

方式，愈早行动，病情愈轻微。

（八）控制呼吸道感染

呼吸道感染与支气管哮喘发作直接相关，因此支气管哮喘患者在流感、副流感等呼吸系统传染病流行时应尽量避免去公共场所，家人有呼吸道感染时也应注意。平时注意保暖，起居有节，避免过度劳累、淋雨等。

（九）学会发现哮喘的早期征兆

及时发现体内的警示信息，发现在明显症状之开始，就要求患者及家属必须能够识别早期征兆：如咳嗽加重，活动能力下降，乏力、胸闷等，立即采取行动，以避免哮喘发作。学会应急，支气管哮喘发作时，应采取舒适的半卧位或坐位。以帮助排痰吸氧，并找医师。病情缓解时，可做预防性治疗。支气管哮喘一年四季都可以发病，其中春秋季或遇寒时支气管哮喘症状会加重。因此患者要避免受凉引起疾病的发生。

（十）支气管哮喘的饮食指导

支气管哮喘患者的饮食应遵循以下原则：饮食宜清淡，忌肥腻；宜温热，忌过冷过热；宜少量多餐细嚼慢咽，不宜过饱；忌过咸过甜；不喝冷饮及人工配制的含气饮料；避免吃刺激性食物和产气食物。哮喘患者忌吃（或少吃）食物有鸡蛋黄、公鸡、肥猪肉、羊肉、狗肉、海鱼、蛤类、蟹、虾、木瓜、韭菜、金针菜、笋（或笋干）、花生、咸菜、辣椒、胡椒、糖精、香精、色素、巧克力、雪糕等冷饮、汽水等碳酸饮料、酒、咖啡、浓茶等。

（十一）心理指导

指导患者要保持精神愉快、乐观开朗、心境平和是防止哮喘复发的重要措施。首先应了解哮喘病的有关知识，树立战胜哮喘的信心，消除紧张情绪，减轻压力，患者家属在这方面应对患者进行鼓励和开导，协助患者克服恐惧、抑郁、自卑、依赖等心理。要多培养一些兴趣爱好比如听音乐等方式来陶冶情操，进行放松训练等心理调控方法，来使自己保持一个良好的心境。

（十二）定期去医院随访

运动及外出时随身携带急救卡及气雾剂等急救药。

（牛艳芳）

第八节　慢性阻塞性肺疾病的康复护理

一、康复评定

（一）健康状态评估

（1）患者一般情况并了解家族史。

（2）在 COPD 的各种致病因素中，吸烟是最重要的因素，应询问吸烟时间及吸烟量。

（3）了解患者过去史，是否患有慢性支气管炎、肺气肿、哮喘等。

（二）肺功能测试

第一秒用力呼气量（FEV_1）百分比预计值。

第一秒用力呼气量/用力肺活量比值（FEV_1/FVC）。

(三)COPD严重程度评估

对确诊为COPD的患者,可以根据其 FEV_1%预计值下降的幅度作出严重程度的分级,见表8-5。

表8-5　COPD严重程度的评估表

分级	分级标准
Ⅰ级	轻度,$FEV_1/FVC<70\%$,$FEV_1\geqslant80\%$预计值
Ⅱ级	中度,$FEV_1/FVC<70\%$,$50\%\leqslant FEV_1<80\%$预计值
Ⅲ级	重度,$FEV_1/FVC<70\%$,$30\%\leqslant FEV_1<50\%$预计值
Ⅳ级	极重度,$FEV_1/FVC<70\%$,$FEV_1<30\%$预计值或 $FEV_1<50\%$预计值,伴慢性呼吸衰竭

(四)运动能力评估

(1)平板或功率车运动试验通过活动平板或功率车进行运动试验获得最大吸氧量、最大心率、最大代谢当量(MET)值、运动时间等相关量化指标来评估患者运动能力定量行走评估。

(2)对于不能进行活动平板运动试验的患者可行6分钟或12分钟行走距离测定,以判断患者的运动能力及运动中发生低氧血症的可能性。

(五)日常生活能力评估

日常生活能力评估见表8-6。

表8-6　日常生活能力评估

分级	分级标准
0级	虽存在不同程度的肺气肿,但活动如常人,对日常生活无影响,活动时无气短
1级	一般劳动时出现气短
2级	平地步行无气短,较快行走、上坡或上下楼梯时气短
3级	慢走不及百步即有气短
4级	讲话或穿衣等轻微动作时即有气短
5级	安静时出现气短、无法平卧

(六)影像学检查

可见两肺纹理增粗、紊乱。并发肺气肿时,可见肋间隙增宽,膈低平,两肺透亮度增加。心脏常呈垂直位,心影狭长。

(七)血气分析

表现为动脉血氧分压(PaO_2)下降,二氧化碳分压($PaCO_2$)升高,pH降低等。可出现代偿性呼吸性酸中毒。

(八)心理社会评估

详细了解患者及家庭对疾病的态度,了解疾病对患者的影响,如心情、性格、生活方式的改变,是否感到焦急、忧虑、恐惧、痛苦,是否悲观失望,是否失去自信自尊、退出社会和躲避生活。

(九)与健康相关的生活质量

呼吸问卷分为三部分:症状、活动能力、疾病对日常生活的影响。主要是询问患者咳嗽、咳痰、气喘和呼吸困难等发作情况及对日常生活和工作的影响。对生活影响越严重,权重越高,分值越大,波动范围是0～100分,对生活完全没有影响是0分,对生活极度影响是100分。

二、康复治疗

(一)体位

患者采取坐位或半卧位,有利于肺扩张。保持和改善呼吸道的通畅。

(二)呼吸训练

1.有效咳嗽

方法:先深吸气,然后关闭喉头增加气道内压力,再收缩腹肌(通过增加腹压抬高膈肌)同时收缩肋间肌(固定胸廓不使其扩张)以提高胸腔内压,在肺泡内压力明显增高时突然将声门打开,即可将痰液喷出气流排出。

2.胸部叩拍

将手掌微曲呈碗口状在吸气和呼气时叩击患者胸壁。叩拍力可通过胸壁传至气道将支气管壁上的分泌物松解。叩拍应沿支气管的走向从上往下拍或从下往上拍,叩拍时间 1～5 分钟。高龄或皮肤易破损者可用薄毛巾或其他保护物包盖在叩拍部位以保护皮肤。

3.体位引流

体位引流是依靠重力作用促使各肺叶或肺段气道分泌物的引流排出。适用于神志清楚体力较好,分泌物较多的老年人。原则:应将病变部位置于高处,使引流支气管的开口方向向下。体位引流方法:每天做 2～3 次,总治疗时间 30～45 分钟,每种体位维持 5～10 分钟。宜在早晨清醒后作体位引流。为了预防胃食管反流、恶心和呕吐,应在饭后 1～2 小时进行头低位引流。引流过程中需注意生命体征的变化。

4.呼吸训练

放松练习:患者可采取卧、坐、站立位,放松全身肌肉。对不易松弛的患者可以教给放松技术,还可作肌紧张部位节律性摆动或转动以利于该部肌群的放松。放松练习有利于气急、气短症状的缓解。

5.腹式呼吸

是进行 COPD 康复的重要措施,腹式呼吸的关键,在于协调膈肌和腹肌在呼吸运动中的活动。呼气时,腹肌收缩帮助膈肌松弛,随腹腔内压增加而上抬,增加呼气潮气量。吸气时,膈肌收缩下降,腹肌松弛,保证最大吸气量。呼吸运动时,尽可能减少肋间肌、辅助呼吸肌的无效劳动,使之保持松弛休息。

6.腹部加压暗示呼吸法

可在卧位或坐位进行,患者用一只手按压在上腹部,呼气时腹部下沉,此时该手再稍加压用力,以使进一步增高腹内压,迫使膈肌上抬。吸气时,上腹部对抗该手的压力,将腹部徐徐隆起,该压力既可吸引患者的注意力,同时又可诱导呼吸的方向和部位。按此法进行练习,可使膈肌活动范围增加 2～3 cm,从而有效地增加通气量达 500 mL 以上。

(三)提高活动能力训练

1.氧疗

慢性肺气肿患者多存在低氧血症或潜在低氧血症,尤其夜间明显。低氧血症可致多脏器功能不全。专家已肯定,长期坚持夜间持续低流量(1～3 L/min)吸氧＞12 小时,能延缓疾病进展,降低死亡率,延长生存期,改善心肺功能,提高生活质量。家庭氧疗每天吸氧时间 14～16 小时,流量为 0.5～1 L/min,若能达到持续 24 小时吸氧效果更好。条件许可的患者应尽可能在活动时应用携带式氧气筒。运动吸氧能改善运动时产生的乳酸中毒。

2.步行为主的有氧训练

通常可作最简单的12分钟行走距离测定,了解患者的活动能力。然后采用亚极量行走和登梯练习,改善耐力。开始进行5分钟活动,休息适应后逐渐增加活动时间。当患者能耐受20分钟/次运动后,即可以增加运动。每次运动后心率至少增加20%～30%,并在停止运动后5～10分钟恢复至安静值。

3.提高上肢活动能力

可以用体操棒做高度超过肩部的各个方向的练习或高过头的上肢套圈练习,还可手持重物(0.5～3 kg)作高于肩部的活动,每活动1～2分钟,休息2～3分钟。每天2次。

(四)饮食调整

营养不良是慢性阻塞性肺气肿患者的常见并发症。营养不良还影响通气驱动力,降低呼吸中枢对氧的反应,营养不良使呼吸肌贮备下降易于疲劳。由于呼吸负荷加重或呼吸频率增加使呼吸功能增加,致使能量消耗增高。此外,饮食摄入不足也是一个因素。指导患者多食一些有营养价值的饮食,如肉类、蛋类、奶类,注意补充维生素和矿物质。同时创造良好的进食环境以增进食欲,吃饭的时间必须充足,在放松的心情下非常愉快的进食。

(五)心理治疗

焦虑和抑郁是COPD患者常伴随的情绪障碍,神经敏感及抑郁可引起呼吸短促。COPD患者由于对呼吸困难和窒息的恐惧,可引起紧张和焦虑,心理指导及治疗在COPD患者康复中的治疗十分重要。

1.药物

选择性5-羟色胺再吸收抑制剂是公认治疗COPD相关性焦虑一线用药。

2.心理社会干预

包括心理社会支持和行为干预策略,如戒烟、改变饮食、保持运动锻炼等。

3.认知-行为治疗模式

是目前心理社会干预策略中的重要模式,对治疗COPD相关性焦虑和抑郁有效,包括对不现实和有害思维模式的矫正(如灾祸性气短),采取一些技术,如引导性意象、放松和呼吸操练习。

三、康复护理

(一)康复护理目标

(1)提高患者的生活质量,减少急性发作次数和住院期,延长生存时期,使患者能够带病延年。预防呼吸系统的并发症,增进呼吸功能,增强心理健康。

(2)制订个体化护理方案,在制订康复护理方案时要全面了解患者的病情,按病情的不同阶段分步骤教导,向患者宣传有关本病康复护理的知识。调动其主观能动性,积极配合康复治疗与护理,让患者做循序渐进的运动,提高对运动的耐力,并逐步进行耐寒锻炼,有条件者可进行氧疗,劝告患者戒烟并注意饮食的调整。

(二)康复护理

COPD患者呼吸浅速,若有膈肌疲劳可出现胸腹矛盾呼吸,这些呼吸模式异常可降低通气效率,腹式呼吸、缩唇呼吸和我国传统医学中的气功锻炼可以改善COPD患者呼吸模式,提高呼吸效率。慢性阻塞性肺气肿患者以呼吸系统康复为主,以提高呼吸肌肉的耐力和力量,增加呼吸的有效性，改善通换气功能。

1.指导呼吸训练

(1)腹式呼吸做法，全身放松，采取上身前倾位，吸气时有意识鼓腹，呼吸时收缩腹部，可以用自己的手置于腹部，略加压力，加大腹腔压力。长期锻炼可增加膈肌运动幅度。

(2)臀高位呼吸，患者取臀高位，类似胸膝位，利用内脏对横膈的压力，在呼气时增加横膈运动幅度。

(3)吹蜡烛、吹瓶练习：即对一排蜡烛吹气，从近到远，逐渐增加吹灭蜡烛的根数；串联两个瓶子，瓶内置水，用力将甲瓶内水吹向乙瓶。

(4)缩唇呼吸：用鼻吸气，用口呼气，呼气时口唇收拢，作吹口哨样，呼吸须按节律进行，吸与呼的时间之比为1∶(2～3)。这使肺内残留气减少，吸气量增加，肺泡内氧分压增进，使氧气吸入增加，提高气道内压，防止气道过早闭合，增加呼吸的有效性。

(5)深呼吸技术的指导：深呼吸通常指胸式呼吸，目的是增加肺容量，使胸腔充分扩张。方法是：患者处于放松体位，经鼻深吸一口气，在吸气末，憋气几秒钟，以便使部分塌陷的肺泡有机会重新扩张。然后经口腔将气体缓慢呼出，可以配合缩唇呼吸，使气体充分排出。

2.运动训练指导

运动可以改善心肺功能，恢复活动能力。运动训练是呼吸功能康复的重要组成部分，包括下肢训练、上肢训练及呼吸肌训练。

3.保持和改善呼吸道的通畅

有效咳嗽、体位引流排痰。

4.吸氧疗法

休息时 PaO_2＜6.7 kPa(50 mmHg)应予以吸氧。改善低氧血症引起的神经精神症状及呼吸困难。减轻肺动脉高压，减轻右心负荷，改善呼吸功能不全。做好持续低流量吸氧护理。

5.劝告戒烟

慢性阻塞性肺气肿疾病的发生70%～80%由于长期吸烟引起的，吸烟能引起咳嗽、咳痰、气短等呼吸系统症状和呼吸功能减退，应耐心对患者讲解吸烟与疾病的关系，劝告患者戒烟，室内要保持适宜的温度、湿度，空气流通。

6.心理康复护理

患者长期缺氧、气短、气促且疾病反复发作，消耗体能，疾病带来较大的心理压力和精神负担。鼓励及支持患者进行力所能及的各种社会活动和正常交往，积极配合功能锻炼，提高战胜疾病的信心。坚持运动训练，提高机体免疫力，减少发病，延缓疾病的进展。

7.康复健康教育

(1)呼吸道相关知识，如呼吸道的解剖结构、呼吸肌的功能。

(2)COPD病因、病理生理、症状的正确评估。

(3)康复治疗的意义、方法和注意事项。

(4)长期低流量吸氧可提高患者生活质量。

(5)感冒的预防，戒烟。增加营养的重要性。

四、社区家庭康复指导

(一)饮食

因慢性阻塞性肺疾病是消耗较大的疾病，饮食应富含营养、易消化、高热量、高蛋白、高维生素饮食，多食新鲜水果、蔬菜，养成定时、定量进食的习惯。急性期一般给半流质，缓解期给普食，鼓励多饮水。要时刻注意“八分饱”，不要吃得太饱，因为吃多了容易腹胀而影响膈肌的运动，引起呼吸困难。通过补充和调整饮食来提高摄入量，从而改善营养状况和呼吸肌功能。

(二)坚持呼吸训练及活动

根据具体情况安排适当活动，将腹式呼吸练习和一般性全身运动相结合，如气功、太极拳、医疗步行等，在疾病缓解期坚持康复运动。

(三)注重疾病预防，提高机体抗病能力

防止感冒及呼吸道感染，可采取：①耐寒锻炼，入冬前坚持冷水洗鼻，每天 2～3 次，每次 2～3 分钟，还可以用冷水洗脸，自我按摩鼻部、迎香穴、揉风池穴等预防感冒；②提高呼吸道免疫功能：核酪、卡介苗定期注射；③冬病夏治，中医治疗。

(四)家庭用药指导

COPD 患者稳定期仍然要用多种药物维持治疗，正确的用药非常重要。①抗生素类药物：告诉患者不要随便服用，以免引起细菌耐药。当出现呼吸困难加重，咳嗽伴有脓痰量增加时，应及时就医。②祛痰药：患者呼吸道内产生黏液较多，痰液不及时咳出可继发感染，增加气道阻力，应及时咳出。氯化铵容易引起胃肠道反应、皮疹等，若有不适应及时调整药物。③平喘药：可松弛支气管平滑肌，扩张支气管，缓解气流受限。茶碱的主要不良反应有胃部不适、恶心、心悸、头痛、失眠等，指导患者严格按照医嘱服用，教会患者正确使用沙丁胺醇和沙美特罗等气雾剂，做到定时、等量使用。④家庭内应备有支气管解痉药、抗生素、痰液溶解剂，必要时应备有氧气，掌握正确使用方法。

(五)定期到呼吸门诊随访

出现上呼吸道感染时应及时去医院就诊，外出随带急救药。

(牛艳芳)

第九节 慢性呼吸衰竭的康复护理

一、康复评定

(一)肺通气功能评定方法

1.常规肺活量测定(VC)

在平静呼吸 3～4 个潮气量之后进行深吸气至极限后，不限制时间的深呼气至残气量水平，取其最高值。

2.用力肺活量(FVC)

在平静呼吸数次后尽力深吸气至 TLC(肺总量)位，然后做最大力、最快速的呼气至 RV(残气量)位，一口气完成不能中断。其中第一秒呼出的气量就称为第一秒用力呼气量。

3.最大通气量(MVV)

是单位时间内的最大呼吸量，反映呼吸动态功能。

4.峰流速

指受试者用力呼气时最大流速。

(二)肺换气功能的评定

通过检测二氧化碳的弥散量来判断肺的弥散功能，通过核医学的检测并结合一些生理指标测定来判断肺的通气血流比例。

(三)通气血流比例测定

正常情况下 V/Q 约为 0.8，>0.8 或<0.8，均提示存在影响肺部通气血流比例失调的因素，检测方法包括放射性核素测定、静-动脉分流量测定、肺泡-动脉氧分压差测定、多种惰性气体检测法等。

(四)血气分析评估

临床最常用的血气分析标本为动脉血样，主要取血部位有肱动脉、桡动脉、股动脉。

1.进行酸碱失衡判断

主要通过血气结果中 HCO_3^- 与 $PaCO_2$ 这两个关键参数并结合 pH 的变化来进行判断。

2.呼吸功能判断

(1)判断是否有呼吸衰竭及其类型：当 PaO_2<8.0 kPa(60 mmHg)，$PaCO_2$ 降低或正常时为Ⅰ型呼衰，当 PaO_2<8.0 kPa(60 mmHg)，$PaCO_2$>6.7 kPa(50 mmHg)时，为Ⅱ型呼衰。

(2)判别急性与慢性：一般情况下急性患者血气结果中常有 pH 改变，慢性病变时 pH 常常接近或已经正常(代偿)，并持续 1 个月以上。

(3)对换气状况判断：肺泡气-动脉血氧分压差($PA\text{-}aDO_2$)>2.0 kPa(15 mmHg)提示有换气功能障碍。

(4)对机体氧合状态的评估：按 PaO_2 评估缺氧程度。PaO_2<10.7 kPa(80 mmHg)为轻度缺氧，<8.0 kPa(60 mmHg)为中度缺氧，<5.3 kPa(40 mmHg)为重度缺氧。

(五)运动负荷试验

在运动试验中具体检测记录每分通气量、心率等，分别测定安静、定量活动后及恢复期中的耗氧量或测最大运动能力时的最大摄氧量(VO_{2max})。

1.运动试验方法

(1)6 分钟步行试验：是一种运动试验，在平坦的地面划出一段长达 30.5 m 的直线距离，折返处应有锥形标志。患者围绕锥形体往返走动，步履缓急由患者根据自己的体能决定。在旁监测的人员每 2 分钟报时 1 次，并记录患者可能发生的气促、胸痛等不适。如患者体力难支可暂时休息或中止试验。6 分钟后试验结束，监护人员统计患者步行距离进行结果评估。划为 4 个等级：1 级少于 300 m，2 级为 300～374.5 m，3 级为 375～449.5 m，4 级超过 450 m。级别越低心肺功能越差。达到 3 级与 4 级者，可说心肺功能接近或已达到正常。

(2)踏功率车：运动强度以功率表示。由于受试者是坐在踏车上进行原地踏车运动的，躯干及上肢相对固定，对血压测量和心电图记录干扰小，对于不能适应跑台的患者更为合适。操作时通过增加阻力来增加运动负荷。

2.运动负荷实验的评定

运动能力的评定：直接反映心肺功能综合能力的最主要指标是最大摄氧量(VO_{2max})，在逐渐递增的运动试验中，一段时间内 VO_2 会随运动功率增加而增加，但当运动到一定程度时，VO_2 即会维持在一定水平，不再随运动功率的增加而增加了，此时的 VO_2 即为 VO_{2max}。正常值：大于预计值的 84%。各种心肺疾病、贫血等均能引起氧的运输或利用障碍，导致 VO_{2max} 下降，见表 8-7～表 8-9。

表 8-7 用最大摄氧量(VO_{2max})评估运动能力

编号	VO_{2max}(mL・kg)	运动能力	备注
1	25～39	一定强度娱乐比赛，如高尔夫球、赛马等	能胜任日常工作
2	20～24	娱乐运动，如走路(7 km/h)、骑车(14 km/h)等	
3	10～19	休闲家务，如走路(7 km/h)、家务劳动等	
4	6～9	少量活动，如坐着或站着干点活等	

表 8-8 美国心脏与胸科协会对心肺功能障碍的评估标准

编号	VO_{2max}(mL・kg)	运动能力	备注
1	16～20	轻度心肺功能障碍	康复治疗
2	10～15	中度心肺功能障碍	胜任外科手术
3	6～9	重度心肺功能障碍	胜任外科手术
4	<6	严重心肺功能障碍	手术禁忌证

表 8-9 美国医学会肺功能障碍指南

程度	呼吸困难	FVC，FEV_1，FEV_1/FVC	VO_{2max}
1 级(无障碍)	无	所有指标>95%预计值	>25 mL/(kg・min)
2 级(轻度障碍)	活动、爬山、上楼时出现，走平路时不明显	占预计值的 60%～65%	20～25 mL/(kg・min)
3 级(中度障碍)	走平路时可出现	FVC 为 50%～60%，FEV_1 为 40%～60%，FEV_1/FVC 为 40%～60%	15～20 mL/(kg・min)
4 级(重度障碍)	超过 100 m 步行即可出现，甚至休息状态亦出现	FVC<50%，FEV_1<40%，FEV_1/FVC<40%	<15 mL/(kg・min)

(六)呼吸系统主观症状的评定方法

呼吸系统的主观症状通常以有无出现气短、气促为标准。采用六级制，即按日常生活中出现气短、气促症状，分成 6 个等级。

二、康复治疗

呼吸衰竭康复治疗原则是在保持呼吸道通畅的条件下，迅速纠正缺氧、CO_2 潴留、酸碱失衡和代谢紊乱，防治多器官功能受损，积极治疗原发病，消除诱因，预防和治疗并发症。

(一)保持呼吸道通畅

气道不通畅可加重呼吸肌疲劳，气道分泌物积聚时可加重感染并可导致肺不张，减少呼吸面积，加重呼吸衰竭，因此，保持气道通畅是纠正缺氧和 CO_2 潴留的最重要措施。

(1)清除呼吸道分泌物及异物。

(2)缓解支气管痉挛：用支气管舒张药，必要时给予糖皮质激素以缓解支气管痉挛。

(3)建立人工气道:如上述方法不能有效地保持气道通畅,可采用简易人工气道、气管插管或气管切开建立人工气道,以方便吸痰或作机械通气治疗。

(二)氧疗

任何类型呼吸衰竭都存在低氧血症,氧疗是呼衰患者重要治疗措施。不同类型呼衰其氧疗指征和给氧方法不同。原则是Ⅱ型呼衰应给予低浓度(<35%)持续给氧,Ⅰ型呼衰应给予较高浓度(>35%)持续给氧。

(三)增加通气量、减少 CO_2 潴留

1.呼吸兴奋剂

呼吸兴奋剂通过刺激呼吸中枢或外周化学感受器,增加呼吸频率和潮气量,改善通气,当同时增加呼吸做功,增加氧耗量和 CO_2 的产生量,所以必须在保持呼吸道通畅的前提下使用,否则会促发和/或加重呼吸肌疲劳,加重 CO_2 潴留。主要用于以中枢抑制为主所致的呼衰,不宜用于以换气功能障碍为主所致的呼衰。常用药物有尼可刹米、洛贝林、多沙普仑等。

2.机械通气

对于呼吸衰竭严重、经上述处理不能有效改善缺氧和 CO_2 潴留时需考虑机械通气。

3.抗感染

感染是慢性呼吸衰竭急性加重最常见诱因,一些非感染性因素诱发的呼衰加重也常继发感染,因此需进行积极抗感染治疗。

4.纠正酸碱平衡失调

慢性呼吸衰竭常有 CO_2 潴留,导致呼吸性酸中毒,宜采用改善通气的方法纠正。如果呼吸性酸中毒发生发展过程缓慢,机体常以增加碱储备来代偿,当呼吸性酸中毒纠正后原已增加的碱储备会使 pH 升高,对机体造成危害,因此,在纠正呼吸性酸中毒的同时需给予盐酸精氨酸和氯化钾,以防止代谢性碱中毒发生。

5.病因治疗

由于引起呼吸衰竭的原因很多,因此在解决呼吸衰竭本身造成危害的同时,须采取适当的措施消除病因,此乃治疗呼吸衰竭的根本所在。

6.一般支持治疗

重症患者需转入 ICU 进行积极抢救和监测,预防和治疗肺动脉高压、肺源性心脏病、肺性脑病、肾功能不全和消化功能障碍,防治多器官功能障碍综合征。

(四)物理治疗

超短波治疗、超声雾化治疗等有助于消炎、抗痉挛,利用排痰保护黏液毯和纤毛功能。

(五)自然疗法

提高机体抵抗力是预防慢性呼衰急性加重发作的基本措施,包括合适的户外运动锻炼、保健按摩等空气浴、日光浴、森林浴等均有一定效果。

三、康复护理

(一)康复目标

(1)症状改善,呼吸困难发作减少,自信心增加,抑郁、焦虑和恐慌改善,睡眠质量改善。

(2)在家中、社区和休闲活动时活动能力改善。

(3)下肢肌、上肢肌和呼吸肌耐力和肌力改善。

(4)在自我照料、购物、休闲活动和工作、性功能等方面有改善。

(5)增强自我照顾能力,如分泌物清除、药物及氧气使用、营养摄入和家庭事务处理。

(二)康复护理

1.营养指导

指导患者制订高热量、高蛋白、高维生素的饮食计划,少量多餐,避免在餐前或餐后过多饮水,餐后避免平卧,有利于消化,腹胀的患者应进软食,细嚼慢咽,指导患者避免进食过高碳水化合物以免产生过多的二氧化碳,避免进食产气的食物,如汽水、啤酒、豆类、马铃薯和胡萝卜等,避免易引起便秘的食物,如油煎食物、干果、坚果等。改善营养状态可增强呼吸肌力量,最大限度改善患者的整体健康状态。

2.运动训练

运动和活动受限是患者典型特征,疾病早期过度用力会引起呼吸困难,中后期进行一般体力活动(工作、娱乐活动、休闲、日常保洁)就会出现呼吸困难、腿无力,有不适感。为了避免上述症状的出现,患者会限制自己的活动,这将形成恶性循环,加重体力和精神状态的恶化。因此运动训练是肺功能康复的基础所在。运动训练的绝对禁忌证包括伴发眩晕或用力性晕厥的严重肺动脉高压、药物不能控制的严重充血性心力衰竭、不稳定的冠状动脉综合征以及易引起骨折或顽固性疲劳的恶性肿瘤。

(1)呼吸功能锻炼:是以有效的呼吸增强呼吸肌,特别是膈肌的肌力和耐力为主要原则,以减轻呼吸困难,提高机体活动能力、预防呼吸肌疲劳、防治发生呼吸衰竭及提高患者生存质量为目的,常见的呼吸功能锻炼方法有:腹式呼吸、缩唇呼吸肌及全身呼气体操。要想取得效果,达到运动目的,最为重要的是持之以恒,每天坚持。

全身呼吸体操:将腹式呼吸、缩唇呼吸和扩胸、弯腰、下蹲等动作结合,每天 1~2 次,每次1~2 遍,逐渐增加至 3~4 遍。其步骤如下:①平静呼吸;②立位吸气,而后前倾呼气;③单举上臂呼气,双手压腹呼气;④平举上肢吸气,双臂下垂呼气;⑤平伸上肢吸气,双手压腹呼气;⑥抱头吸气,转体呼气;⑦立位上举上臂呼气,蹲位呼气;⑧缩唇呼吸;⑨平静呼吸及放松。

(2)上、下肢力量和耐力训练、排痰训练、咳嗽训练。

3.氧疗护理

慢性呼吸衰竭患者的呼吸中枢对 CO_2 刺激的敏感性明显降低,有赖于低氧状态来兴奋中枢。持续性低流量吸氧(每分钟 1~2 L)可提高患者生活质量,使患者生存率提高 2 倍。给氧温度保持 37 ℃,湿度 100%为宜。

4.无创通气护理

(1)保持呼吸道通畅,及时清除口鼻、咽喉部分泌物和胃反流物,鼓励患者每天饮水 1 000~1 500 mL,采用雾化吸入,和应用祛痰药使气道充分湿化。对咳嗽、咳痰无力者定时翻身、叩背,予湿化后吸痰。有舌根后坠者可用口咽通气管保持气道通畅。

(2)合理调节参数,肺大疱患者注意吸气压力不可过大,以免导致气胸发生。指导患者吸气闭口,跟随呼吸机同步呼吸预防胃胀气发生。

(3)选择大小合适的鼻面罩,头带松紧适宜,以能伸入一指为宜,每 1~2 小时松解面罩 5~10 分钟,以预防面部压疮发生,饭后停用呼吸机 30 分钟,防止呕吐误吸发生。

(4)密切观察精神神经症状及球结膜水肿体征,出现神志不清、嗜睡、球结膜水肿明显,分泌物不能自行有效清除,血气分析结果二氧化碳潴留加重等,应做好气管插管准备行有创通气治疗。

(5)做好呼吸机管道管理,预防呼吸机相关性肺炎发生。

5.心理护理

老年慢性呼吸衰竭患者心理负担较重,易产生恐惧、紧张、和焦虑抑郁等情绪。对前途、家庭经济问题顾虑重重,产生不同程度悲观、淡漠、沮丧、失眠、孤独感,康复训练消极等。护士要多抽时间与患者交谈,讲明病情和预后情况,打消其顾虑,激发其坚强的意志力去战胜疾病,增强康复信心,从而提高患者的生活质量和自我照顾能力。生活上给予体贴,夜间睡眠光线要弱,尽量满足患者生活所需。使用无创通气经济费用较高,因而患者常出现焦虑情绪,对疾病治疗失去信心;有些患者不能适应呼吸机,造成人机对抗反而加重病情,造成恐惧心理。上机前一定先和患者做模拟训练,使患者呼吸能跟随机器同步,同时使患者充分认识到无创通气优于有创通气的诸多优点。

四、社区家庭康复指导

慢性呼吸衰竭患者度过危重期后,重要的是预防和及时控制呼吸道感染等因素,以减少急性发作,尽可能延缓肺功能恶化的进程,使患者能在回归家庭的较长时间内保持生活自理能力,包括进食、沐浴、如厕、功能性转换(厕所、浴盆、沐浴扶手、床、椅)、食物的准备、餐具清洁、衣物的洗。家庭安排、工作、休闲等,提高生活质量。

(一)疾病治疗知识指导

在疾病治疗中使患者了解药物剂量、用法、不良反应、禁忌证。使患者认识到氧疗的治疗作用十分重要。指导患者及家属如何利用医疗资源,包括正确使用相关设备,对治疗要有依从性。利用脉搏氧饱和度仪监测血氧饱和度的增高情况,以加深患者通过对正确呼吸技巧的认识。教育患者运用咳嗽技巧、拍打及震动和体位引流来清除过多的痰液。

(二)运动指导

制订个人运动计划,鼓励患者养成良好的运动习惯。针对个体进行呼吸设备的教育和训练,包括使用设定剂量的吸入器、氧输送系统和储存系统、呼吸肌训练设备、非侵袭性和侵袭性通气辅助装置及气管造口术后护理等。

(三)氧疗知识指导

正确及安全使用氧气:在氧气使用过程中主要应防止火灾及爆炸,在吸氧过程中禁止吸烟。患者自感喘憋加重时常自行调节流量吸入高浓度氧而导致 CO_2 潴留,加重缺氧,要对患者及家属进行氧疗知识的宣教。

(四)疾病预防知识指导

指导患者预防感冒,防止受凉,注意天气变化,适时增减衣物,保持室内温度。可采用防感冒按摩、冷水洗脸、食醋熏蒸、增强体质等方法来预防。教育患者戒烟,治疗尼古丁依赖,避免环境或职业刺激,做好呼吸系统感染的早期自我监测,以尽早开始治疗计划,避免病情的全面恶化。

(五)饮食指导

推荐合适食物的摄入,以达到适宜体重,摄入足够水量,纠正电解质失衡。

(六)心理指导

主要指导患者减少压力,控制焦虑和抑郁,少发脾气,使家庭关系更融洽,改变行为方式。

(牛艳芳)

参考文献

[1] 李丹,陈洪编.常见呼吸道疾病防治实用手册[M].哈尔滨:黑龙江科学技术出版社,2022.
[2] 常静侠.呼吸内科常见疾病新规范[M].开封:河南大学出版社,2021.
[3] 龙云铸,谭英征,李丹.新发呼吸感染病学[M].长沙:中南大学出版社,2022.
[4] 李风森,张建.呼吸系统疑难疾病解析[M].北京:科学出版社,2020.
[5] 郑则广.呼吸康复手册[M].北京:人民卫生出版社,2022.
[6] 何朝文.新编呼吸内科常见病诊治与内镜应用[M].开封:河南大学出版社,2020.
[7] 冀霞,杨胜军,彭宁.呼吸与危重症医学[M].北京/西安:世界图书出版公司,2022.
[8] 赵娜.现代呼吸科疾病诊断与治疗[M].长春:吉林科学技术出版社,2020.
[9] 张金铭.呼吸疾病相关综合征[M].天津:天津科学技术翻译出版有限公司,2022.
[10] 马春丽.内科临床诊治[M].长春:吉林大学出版社,2020.
[11] 宋安全.呼吸系统疾病诊断及临床治疗[M].长春:吉林科学技术出版社,2022.
[12] 张晓立,刘慧慧,宫霖.临床内科诊疗学[M].天津:天津科学技术出版社,2020.
[13] 王先芳.呼吸系统重症急救与监护技术[M].北京:科学出版社,2021.
[14] 荣磊.呼吸科常见病诊断与防治[M].南昌:江西科学技术出版社,2020.
[15] 李圣青.呼吸危重症临床实践手册[M].上海:复旦大学出版社,2021.
[16] 崔艳红.呼吸科常见病诊断与防治[M].北京:科学技术文献出版社,2020.
[17] 马雨霞.临床呼吸系统疾病诊疗规范[M].北京:中国纺织出版社,2021.
[18] 赵庆厚.现代呼吸病的诊断治疗进展[M].北京:中国纺织出版社,2020.
[19] 张晓菊.呼吸系统疾病诊治技术与临床实践[M].北京:科学技术文献出版社,2021.
[20] 孙京喜.内科疾病诊断与防治[M].北京:中国纺织出版社,2020.
[21] 马春丽.临床内科诊疗学[M].长春:吉林大学出版社,2020.
[22] 李冠华.呼吸内科临床诊疗[M].哈尔滨:黑龙江科学技术出版社,2020.
[23] 张秀伟,邹良能.现代呼吸系统疾病基础与临床[M].长春:吉林科学技术出版社,2019.
[24] 何朝文.新编呼吸内科常见病诊治与内镜应用[M].开封:河南大学出版社,2020.
[25] 魏红.现代实用内科疾病诊疗[M].北京:科学技术文献出版社,2020.
[26] 王毅.现代内科临床研究[M].长春:吉林科学技术出版社,2020.
[27] 李雅慧.实用临床内科诊疗[M].北京:科学技术文献出版社,2020.
[28] 李瑞书.呼吸系统疾病诊断思维及临床治疗[M].长春:吉林科学技术出版社,2019.

[29] 何权瀛.呼吸内科诊疗常规[M].北京:中国医药科技出版社,2020.
[30] 顾玉海.实用呼吸内科治疗学[M].天津:天津科学技术出版社,2020.
[31] 刘海.呼吸内科临床诊治思维与实践[M].天津:天津科学技术出版社,2020.
[32] 杨晓东.临床呼吸内科疾病诊疗新进展[M].开封:河南大学出版社,2020.
[33] 熊维宁,常春.支气管哮喘的生物靶向治疗[M].武汉:华中科技大学出版社,2020.
[34] 刘敬才.呼吸内科疾病诊断与治疗[M].北京:科学技术文献出版社,2020.
[35] 邱菊.现代呼吸系统疾病与职业防护[M].北京:科学技术文献出版社,2020.
[36] 杨一民,洪菲萍,石慧莉,等.白三烯受体拮抗剂治疗支气管哮喘的药物基因组学研究进展[J].广西医学,2022,44(5):548-552.
[37] 王雪妃,田玉洁.慢性阻塞性肺疾病合并呼吸系统曲霉菌感染研究进展[J].中华医院感染学杂志,2022,32(24):3822-3826.
[38] 柳天宇,张杨,胡枭,等.呼吸道微生态与呼吸系统疾病的研究进展[J].医学综述,2022,28(12):2419-2425.
[39] 宋红岩,张煜楠,李世星.胸部CT对鉴别诊断支原体肺炎与链球菌肺炎的临床效果分析[J].现代诊断与治疗,2022,33(4):588-591.
[40] 麦婉湘,文宏宇,黄亚薇.肺炎链球菌的不同形态观察及临床药敏分析[J].检验医学与临床,2022,19(5):673-676.